薬の基本とはたらきがわかる

薬理学

編／柳田俊彦

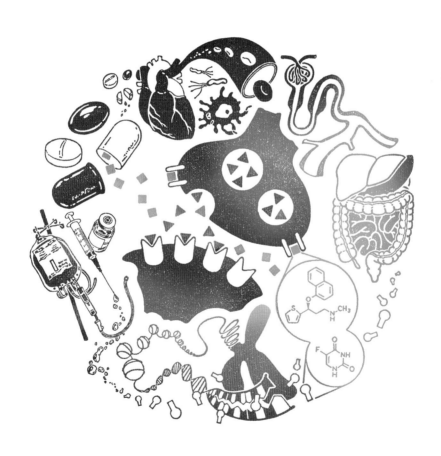

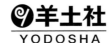
YODOSHA

■ 正誤表・更新情報

https://www.yodosha.co.jp/textbook/book/7099/index.html

本書発行後に変更，更新，追加された情報や，訂正箇所のある場合は，上記のページ中ほどの「正誤表・更新情報」からご確認いただけます．

■ お問い合わせ

https://www.yodosha.co.jp/textbook/inquiry/index.html

本書に関するご意見・ご感想や，弊社の教科書に関するお問い合わせは上記のリンク先からお願いします．

序

　薬理学とは，その名の通り，薬の理（ことわり）を研究する学問である．薬はなぜ効くのか，なぜ有害作用が出るのか，それを防ぐにはどうしたらいいのか，どう対応すべきかを明らかにするものである．

　医学の進歩・新薬の開発に伴って薬物治療も大きく変化している．厚生労働省に認められた薬価収載医薬品（病院で使う医薬品）は，1万3,000品目（2023年8月時点）に及ぶため，治療薬すべてに詳しくなることはおよそ不可能である．そのため，まずは，薬理学の基本的な考え方を総論において学ぶとともに，よく使われる薬について，各論でしっかりとした知識を身につけることが重要である．本書も「総論」と「各論」の二部構成となっている．臨床で必要とされる薬物相互作用，特に食事成分の影響などは，個々の薬で理解することも大切であるが，基本となる原則ルールを知ることで応用できるようになる．本書では，総論を大事にしているが，それは応用力を身につけてほしいとの願いからである．また，「総論」↔「各論」，「各論」↔「各論」など，参照先を多く掲載しているのも特徴である．参照先をあたることで，ばらばらの知識が自然につながり，理解が深まっていくはずである．

　本書の制作にあたっては，学生さんが自ら勉強し続けたくなる（＝「気づき」を促す）薬理学の教科書を目指した．執筆は，薬理学研究教育の第一線でご活躍されている多くの先生方に参画いただいた．ただ単に薬理作用や有害作用を記載するだけではなく，将来，臨床の現場において役に立つ知識をできるだけわかりやすく，イメージしやすい図表を使いながら解説いただいたので，臨床に出てからも参照できる内容となっている．「難しい」と苦手意識をもたれがちな薬理学であるが，側注に有害作用のイラストや薬の名前の由来などを載せて，できるだけ記憶に残るよう工夫しているので，ぜひあわせて見ていただきたい．

　医療従事者となる学生の皆さんが，これから長く付き合うことになる薬と向き合ううえで，本書が"薬理学"の楽しさを知るきっかけになればと願っている．本書の制作にあたり，ご尽力いただきました多くの先生方，そして本書の企画段階から完成まで，根気強く丁寧に支えていただきました羊土社の杉田真以子氏，金子葵氏，望月恭彰氏に心より感謝申し上げます．

2023年10月

柳田俊彦

薬の基本とはたらきがわかる

薬理学
CONTENTS

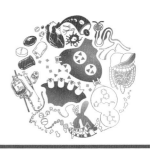

序 ………………………………………………………… 3

本書の使用にあたって ………………………………… 12

執筆者一覧 ……………………………………………… 14

総論
※各章末に章末問題があります

第1章 薬の基礎知識　16

Ⓐ 医薬品の定義と分類 ……………… 16
- **1** 医薬品の定義 ………………………… 16
- **2** 法律による医薬品の分類 …………… 16
  - 1）医療用医薬品と一般用医薬品／2）毒薬・劇薬／3）麻薬／4）向精神薬／5）覚醒剤
- **3** 製造方法や承認制度などによる医薬品の分類 …………………………………… 18
  - 1）低分子化合物とバイオ医薬品／2）先発医薬品と後発医薬品，オーソライズドジェネリック（AG）／3）先行バイオ医薬品とバイオシミラー

- **4** 使用目的による医薬品の分類 ……… 19

Ⓑ 薬が効くしくみ …………………… 20
- **1** 薬物治療の基本的概念 ……………… 20
- **2** 薬力学と薬物動態学 ………………… 21
- **3** 薬力学（PD）とは ………………… 21
  - 1）薬の作用点〜受容体／2）その他の作用点
- **4** 薬物動態学（PKとは）……………… 27
  - 1）薬物の投与経路／2）吸収／3）分布／4）代謝／5）排泄

第2章 薬物治療の注意点　37

Ⓐ 薬物相互作用 ……………………… 37
- **1** 薬物動態学的相互作用 ……………… 37
  - 1）吸収における薬物相互作用／2）分布における薬物相互作用／3）代謝における薬物相互作用／4）排泄における薬物相互作用
- **2** 薬力学的相互作用 …………………… 41

Ⓑ 薬効の個人差 ……………………… 41
- **1** 新生児・小児への薬物投与 ………… 41
- **2** 小児への薬物投与量の設定 ………… 42
- **3** 高齢者への薬物投与 ………………… 43

- **4** 妊婦・授乳婦への薬物投与 ………… 44
- **5** 腎機能・肝機能が低下している患者への薬物投与 ……………………………… 44

Ⓒ 薬物治療の有益性・安全性 ……… 44
- **1** 用量関連性・非用量関連性の薬物有害反応 …………………………………… 45
- **2** 薬物の用量と作用の関係 …………… 45
  - 1）有効量・中毒量・致死量／2）用量反応曲線
- **3** 治療薬物モニタリング（TDM）…… 46

D さまざまな有害反応 ──────── 47
- **1** 薬物に対するアレルギー反応 ──── 47
  - 1）アナフィラキシー／2）スティーブンス・ジョンソン症候群／中毒性表皮壊死症
- **2** 薬物性肝障害 ──────────── 48
- **3** 薬物性腎障害 ──────────── 49
- **4** 変異原性と発がん性 ──────── 49

E 妊娠中の投薬：催奇形性と胎児毒性
────────────────── 49
  - 1）薬物の胎盤通過性／2）薬物投与経路による

血中濃度の違い／3）妊娠週数による薬物の胎児に対する影響の違い／4）個々の薬物の胎児危険度

F 授乳中の投薬 ───────────── 51

G 薬物の反復投与による影響 ───── 53
- **1** 薬物耐性 ──────────────── 53
- **2** 薬物依存（drug dependence）──── 53
  - 1）精神依存／2）身体依存

H ポリファーマシー ──────────── 54

■ **臨床現場と薬物〜その留意点** ──────────────── 56

第3章 くすりと法律・新薬の開発   59

A 薬と法律 ──────────────── 59

B 処方箋と添付文書 ──────────── 62
  - 1）処方箋／2）添付文書

C 薬の開発と臨床試験 ─────────── 66
- **1** 基礎研究（探索・スクリーニング）──── 67

- **2** 非臨床試験 ──────────────── 67
- **3** 臨床試験 ───────────────── 68
- **4** 承認申請・製造販売後調査 ──────── 68

D 薬物療法とチーム医療 ──────── 69
  - 1）チーム医療の効果／2）医療チームの具体例／3）薬物療法にかかわるチーム医療

各論   ※各章末に章末問題があります

第4章 感染症治療薬   74

A 感染症治療薬と適正使用 ─────── 74
- **1** 感染症と感染経路 ──────────── 74
- **2** 感染症治療薬 ─────────────── 75
- **3** 培養検査 ───────────────── 76
- **4** 抗微生物薬の適正使用 ──────── 77

B 抗菌薬 ──────────────── 77
- **1** 抗菌薬概論 ──────────────── 77
- **2** 抗菌薬の種類と作用機序 ──────── 77
- **3** 時間依存性と濃度依存性 ──────── 78
- **4** PK（薬物動態）とPD（薬力学）の関係性
  ────────────────────── 79
- **5** 各抗菌薬の特徴 ──────────── 80
  - 1）β-ラクタム系抗菌薬／2）アミノグリコシ

ド系抗菌薬／3）キノロン系抗菌薬／4）マクロライド系抗菌薬／5）抗MRSA薬

C 抗真菌薬 ───────────────── 85
- **1** 抗真菌薬概論 ─────────────── 85
- **2** 各抗真菌薬の特徴 ──────────── 86

D 抗ウイルス薬 ─────────────── 88
- **1** 抗ウイルス薬概論 ──────────── 88
- **2** 抗インフルエンザウイルス薬 ────── 88
- **3** 抗ヘルペスウイルス薬 ─────────── 90
- **4** 抗HIV薬 ──────────────── 90
- **5** 抗サイトメガロウイルス薬 ──────── 91
- **6** B型肝炎ウイルス治療薬 ────────── 92
- **7** C型肝炎ウイルス治療薬 ────────── 93

Ⓔ 抗寄生虫薬 ———————— 94
　🔲 抗寄生虫薬概論 ———————— 94
　🔲 抗原虫薬 ———————————— 94
　🔲 抗蠕虫薬 ———————————— 95
Ⓕ 消毒薬 ————————————— 95

　🔲 滅菌と消毒 ———————————— 95
　🔲 各種消毒薬 ———————————— 97
　　1）高水準消毒薬／2）中水準消毒薬／3）低水準消毒薬

第5章 抗がん薬 102

Ⓐ がん治療とは ———————— 102
Ⓑ がん薬物療法の目標 ———— 102
Ⓒ 抗がん薬の理論 ——————— 103
　1）Skipper の exponential growth model と log-kill 仮説／2）Gompertz のモデルと Norton-Simon 理論／3）Dose dense 療法／4）多剤併用療法／5）薬剤耐性／6）用量制限毒性（DLT）

Ⓓ 抗がん薬の種類と特徴 ——— 104
　🔲 細胞障害性抗がん薬 ———————— 104
　🔲 分子標的治療薬 ———————————— 108
　　1）モノクローナル抗体／2）低分子化合物
　🔲 内分泌療法 ———————————————— 113
　🔲 免疫チェックポイント阻害薬 ———— 115

第6章 免疫治療薬 117

Ⓐ 免疫系とは ————————— 117
　🔲 免疫システム ———————————— 117
　🔲 免疫に関与する主な細胞とその機能 — 119
Ⓑ 免疫抑制薬 ————————— 120
　🔲 代表的な免疫抑制薬 ———————— 120
Ⓒ 免疫増強薬・予防接種薬 —— 124

　🔲 代表的な免疫増強薬 ———————— 124
　　1）インターフェロン（IFN）／2）免疫チェックポイント阻害薬
　🔲 代表的な予防接種薬 ———————— 125
　　1）弱毒生ワクチン／2）不活化ワクチン／3）RNA ワクチン／4）ウイルスベクターワクチン／5）ワクチンの副反応／6）免疫グロブリン製剤／7）抗毒素

第7章 抗炎症薬・鎮痛薬 130

Ⓐ 抗アレルギー薬 ——————— 130
　🔲 アレルギー反応とは ———————— 130
　🔲 アレルギーの原因となる化学メディエーター ———————————————————— 132
　🔲 抗アレルギー薬の作用機序 ———— 133
Ⓑ ステロイド性抗炎症薬 ——— 135
　🔲 ステロイド骨格〜糖質および鉱質コルチコイドと性ホルモンの基本構造 ———— 135
　🔲 ステロイドの離脱症状 ———————— 137
Ⓒ 非ステロイド性抗炎症薬（NSAIDs）
　————————————————————— 138

　🔲 NSAIDs の作用機序 ———————— 138
　🔲 NSAIDs の弱点を補う COX-2 選択的阻害薬 ———————————————————— 139
　🔲 アセトアミノフェン〜 NSAIDs 類似の解熱・鎮痛作用 ——————————————— 140
Ⓓ 関節リウマチ治療薬 ———— 140
　🔲 関節リウマチ ———————————— 140
　🔲 薬物治療 ———————————————— 141
　　1）ステロイド，NSAIDs ／2）DMARDs 〜鎮痛だけでなく，関節を破壊から守る／3）生物学的製剤

第8章 末梢神経系に作用する薬 145

Ⓐ末梢神経系とは 145
- 1 末梢神経系を構成する神経 145
- 2 交感神経と副交感神経の機能的役割 145
- 3 自律神経の神経伝達物質と受容体 147

Ⓑ交感神経作用薬 149
- 1 概要 149
- 2 各論 149
  - 1）カテコールアミン／2）アドレナリン受容体刺激薬／3）アドレナリン受容体遮断薬

Ⓒ副交感神経作用薬 153
- 1 概要 154

- 2 各論 154
  - 1）抗コリン薬（ムスカリン受容体遮断薬）／2）ACh放出阻害薬／3）コリン作動薬（ムスカリン受容体刺激薬）／4）コリンエステラーゼ（ChE）阻害薬／5）有機リン化合物（非可逆性ChE阻害薬）

Ⓓ筋弛緩薬・局所麻酔薬 159
- 1 筋弛緩薬 159
  - 1）分類と作用／2）臨床でよく使う覚えておくべき薬剤
- 2 局所麻酔薬 162
  - 1）分類と作用／2）臨床でよく使う覚えておくべき薬剤／3）血管収縮薬との併用

第9章 中枢神経系に作用する薬 166

Ⓐ中枢神経系とは 166
- 1 中枢神経系の構造 166
- 2 中枢神経系を構成する主な細胞と機能 166

Ⓑ睡眠薬・抗不安薬 170
- 1 睡眠薬 170
- 2 抗不安薬 171
- 3 ベンゾジアゼピン受容体アゴニストによる常用量依存 173
- 4 フルマゼニル 173

Ⓒ抗うつ薬と気分安定薬 174
- 1 気分障害とは 174
- 2 抗うつ薬 174
- 3 気分安定薬（双極性障害の治療薬） 177

Ⓓ抗精神病薬 178
- 1 統合失調症 178
- 2 抗精神病薬 179
  - 1）定型抗精神病薬／2）非定型抗精神病薬
- 3 有害作用 183
  - 1）中枢神経系の有害作用／2）悪性症候群／3）高プロラクチン血症／4）体重増加・耐糖能異常（糖尿病）／5）心筋の伝導障害／6）無顆粒球症（好中球数500/mL以下）

Ⓔパーキンソン病治療薬 185
- 1 パーキンソン病の病態と薬物療法 185
  - 1）病態／2）治療
- 2 抗パーキンソン病薬 186
  - 1）脳内ドパミンを増加させる薬物／2）ドパミン受容体刺激薬（ドパミンアゴニスト）／3）他の神経系あるいは受容体に作用する薬物

Ⓕ認知症（アルツハイマー病）治療薬 191
- 1 認知症とは 191
- 2 アルツハイマー病治療薬 192
- 3 アルツハイマー病の病態を改善する疾患修飾薬の開発 194
- 4 BPSDに対する薬物療法 194

Ⓖ抗てんかん薬 194
- 1 てんかんの概要 194
- 2 臨床で覚えておくべき代表的な抗てんかん薬 195
  - 1）主な第一選択薬／2）主な第二選択薬
- 3 小児・思春期のてんかん発作 198
- 4 血中濃度モニタリングの必要性 198
- 5 有害作用 198

Ⓗ 麻薬性鎮痛薬
- ① 痛みとオピオイド・・・・・・・・・・・・・・・198
- ② オピオイドスイッチングとオピオイド
  レスキュー・・・・・・・・・・・・・・・・・・200
- ③ 臨床で覚えておくべき代表的な
  麻薬性鎮痛薬・・・・・・・・・・・・・・・・200
- ④ 緩和ケア・・・・・・・・・・・・・・・・・・201
- ⑤ 有害作用と使用上の注意・・・・・・・・・202

Ⓘ 全身麻酔薬・・・・・・・・・・・・・・・・・202
- ① 全身麻酔薬の要素・・・・・・・・・・・・・202
- ② 吸入麻酔薬・・・・・・・・・・・・・・・・203

1）分類・投与法／2）指標／3）代表的な薬剤／
4）有害作用
- ③ 静脈麻酔薬・・・・・・・・・・・・・・・・205
- ④ 鎮痛薬（オピオイド鎮痛薬，麻薬）・・・・206
- ⑤ 筋弛緩薬・・・・・・・・・・・・・・・・・206

Ⓙ 片頭痛治療薬・・・・・・・・・・・・・・・207
- ① 片頭痛・・・・・・・・・・・・・・・・・・207
- ② 臨床で覚えておくべき代表的な片頭痛の
  薬物療法（治療と予防）・・・・・・・・・・208

1）急性期治療薬／2）予防療法

第10章 循環器系疾患治療薬

Ⓐ 高血圧治療薬・・・・・・・・・・・・・・・213
- ① 血圧の上がるメカニズム・・・・・・・・・213
- ② 心拍出量（循環血液量）の増加する理由
  ・・・・・・・・・・・・・・・・・・・・・214
- ③ 末梢血管抵抗の増加する理由・・・・・・・214
- ④ 降圧薬を継続して服薬してもらうために 215
- ⑤ 降圧薬のメリットと注意点・・・・・・・・215
- ⑥ 降圧薬の種類と特徴・・・・・・・・・・・216

1）心拍出量（循環血液量）の低下をめざした薬
剤／2）末梢血管抵抗の軽減をめざした薬剤／
3）心拍出量（循環血液量）の低下および末梢血
管抵抗の軽減をめざした薬剤

Ⓑ 狭心症治療薬・・・・・・・・・・・・・・・219
- ① 心臓の働き・・・・・・・・・・・・・・・219
- ② 狭心症に伴った胸痛・・・・・・・・・・・219
- ③ 狭心症のタイプ・・・・・・・・・・・・・220
- ④ 心筋梗塞・・・・・・・・・・・・・・・・220
- ⑤ 虚血性心疾患に用いられる薬の種類と特徴
  ・・・・・・・・・・・・・・・・・・・・・221

1）狭心症治療薬／2）心筋梗塞治療薬

Ⓒ 心不全治療薬・・・・・・・・・・・・・・・223
- ① 心不全についての治療の考え方・・・・・・224
- ② 最近の心不全治療・・・・・・・・・・・・225
- ③ 心不全の種類と新しい治療ターゲット・・・226
- ④ 心不全治療に用いられる薬の種類と特徴
  ・・・・・・・・・・・・・・・・・・・・・226

1）強心薬／2）ジギタリス／3）非強心薬

Ⓓ 抗不整脈薬・・・・・・・・・・・・・・・229
- ① 不整脈の種類と発症のメカニズム・・・・229
- ② 不整脈の治療・・・・・・・・・・・・・・230
- ③ 抗不整脈薬の種類・・・・・・・・・・・・231
- ④ 不整脈治療に用いられる薬の種類と特徴
  ・・・・・・・・・・・・・・・・・・・・・231

1）抗不整脈（ナトリウムチャネル遮断薬）／2）
β遮断薬／3）カリウムチャネル遮断薬／4）カ
ルシウム（Ca）拮抗薬（カルシウムチャネル遮
断薬）／5）HCNチャネル遮断薬／6）徐脈に対
する薬物

Ⓔ 利尿薬・・・・・・・・・・・・・・・・・233
- ① 体液量のバランス・・・・・・・・・・・・234
- ② 利尿薬について・・・・・・・・・・・・・234
- ③ 尿細管と利尿薬・・・・・・・・・・・・・234
- ④ 降圧薬としての利尿薬・・・・・・・・・・235
- ⑤ 利尿薬の種類と特徴・・・・・・・・・・・235

1）サイアザイド系利尿薬／2）ループ利尿薬／
3）カリウム保持性利尿薬／4）SGLT2阻害薬／
5）炭酸脱水酵素阻害薬／6）心房性ナトリウム
利尿ペプチド（ANP）製剤，ARNI／7）浸透圧
利尿薬／8）バソプレシンV_2受容体拮抗薬

Ⓕ 腎不全治療薬・・・・・・・・・・・・・・・238
- ① 腎臓は老化をあらわす臓器・・・・・・・・238
- ② 腎機能の低下と治療の基本・・・・・・・・239
- ③ 腎不全治療薬の種類と特徴・・・・・・・・239

1）腎保護作用のある降圧薬（RA系阻害薬）／2）
腎性貧血治療薬（エリスロポエチン，HIF-PH

阻害薬）／3）高リン血症治療薬／4）尿毒症治
療薬／5）高カリウム血症治療薬／6）代謝性ア
シドーシス治療薬／7）掻痒症治療薬

Ⓖ 脳血管障害治療薬 ……………………… 241

1 脳血管障害 …………………………………… 242
　1）脳卒中の概要／2）脳梗塞の種類／3）脳出
　血の治療／4）脳保護薬・後遺症治療薬

2 脳血管障害の治療に用いられる薬の種類と
　特徴 ………………………………………… 243
　1）血栓溶解薬（t-PA）／2）脳梗塞治療薬（抗血
　小板薬）／3）脳梗塞治療薬（抗凝固薬）／4）脳
　梗塞治療薬（脳保護薬）／5）脳浮腫治療薬／6）
　脳循環・代謝賦活薬／7）くも膜下出血治療薬

Ⓗ 血栓症治療薬 ………………………………… 246

1 生理的止血と病的血栓 …………………………… 246

2 抗血小板薬 …………………………………… 247
　1）血小板薬凝集のしくみ／2）抗血小板薬の種類

3 抗凝固薬 …………………………………… 251
　1）複雑な血液凝固系の要：第Ⅹ因子とトロンビ
　ン（第Ⅱ因子）／2）抗凝固薬の種類

4 血栓溶解薬 …………………………………… 254
　◇線溶系とプラスミノゲンアクチベーター

Ⓘ 血液に作用する薬 ……………………… 254

1 貧血治療薬 …………………………………… 254
　1）貧血治療の基本は不足した鉄分の回復／2）
　造血に必要なビタミンと葉酸／3）ホルモン製剤

2 その他の造血薬 …………………………… 255
　1）白血球の不足→増殖因子の補充／2）血小板
　の不足→トロンボポエチン受容体刺激

第11章

内分泌系疾患・代謝系疾患治療薬

258

Ⓐ 糖尿病治療薬 ……………………………… 258

1 糖尿病とは …………………………………… 258

2 糖尿病の治療 ………………………………… 259

3 インスリン製剤 ……………………………… 259
　1）適応／2）生理的インスリン分泌を模した
　インスリン製剤の工夫

4 インスリン分泌を促進する血糖降下薬 … 261
　1）スルホニル尿素（SU）薬・速効型インスリン
　分泌促進薬（グリニド薬）／2）インクレチン関
　連薬（DPP-4阻害薬・GLP-1受容体作動薬）／
　3）イメグリミン

5 インスリン分泌を促進しない血糖降下薬
　……………………………………………… 263

Ⓑ 脂質異常症治療薬 ……………………… 266

1 脂質異常症とは ……………………………… 266

2 脂質異常症の治療 …………………………… 267

3 LDL-C低下薬 ………………………………… 267
　1）スタチン（HMG-CoA還元酵素阻害薬）／2）
　小腸コレステロールトランスポーター阻害薬／
　3）陰イオン交換樹脂（レジン）／4）プロブコー
　ル／5）家族性高コレステロール血症治療薬
　（PCSK9阻害薬・MTP阻害薬）

4 TG低下薬 …………………………………… 270
　1）フィブラート系薬／選択的PPARαモジュレー
　ター／2）多価不飽和脂肪酸／3）ニコチン酸誘
　導体

Ⓒ 甲状腺疾患治療薬 ……………………… 271

1 甲状腺ホルモンとは ………………………… 271
　1）甲状腺ホルモンの産生と体内動態／2）甲状
　腺ホルモンの作用／3）甲状腺ホルモンの調節

2 甲状腺機能低下症 …………………………… 273
　1）原因と症状／2）甲状腺ホルモン製剤

3 甲状腺機能亢進症（バセドウ病）………… 274
　1）原因と症状／2）抗甲状腺薬／3）甲状腺中
　毒症に対する治療薬

Ⓓ 骨粗鬆症治療薬 ………………………… 276

1 骨粗鬆症とは ………………………………… 276

2 骨粗鬆症治療薬 ……………………………… 276
　1）骨折のリスクが高い患者に対する治療薬／2）
　閉経後骨粗鬆症に対する治療薬／3）その他の骨
　粗鬆症治療薬

Ⓔ 高尿酸血症・痛風治療薬 ……………… 280

1 高尿酸血症・痛風とは ……………………… 280

2 高尿酸血症治療薬 …………………………… 282
　1）尿酸排泄促進薬／2）尿酸生成抑制薬／3）
　尿酸分解酵素薬／4）尿アルカリ化薬

3 痛風発作治療薬 ……………………………… 283
　1）抗炎症薬／2）コルヒチン

Ⓕ 視床下部・下垂体ホルモン製剤 …… 284

1 視床下部・下垂体によるホルモン分泌量の
　調節 ………………………………………… 284

2 視床下部・下垂体ホルモンの分泌異常による疾患──285

3 視床下部・下垂体前葉ホルモンの分泌異常

に対する薬物──285

4 下垂体後葉ホルモンの分泌異常に対する薬物──285

第12章 消化器系・呼吸器系・泌尿生殖器系疾患治療薬　289

A 消化器系疾患治療薬──289

1 消化性潰瘍の治療薬──289
　1）胃酸分泌機構と粘膜防御機構／2）消化性潰瘍とは／3）消化性潰瘍治療薬（攻撃因子抑制薬）／4）消化性潰瘍治療薬（防御因子増強薬）

2 制吐薬──291
　1）嘔吐の発生機構／2）制吐薬

3 便秘・下痢の治療薬──293
　1）便秘・下痢の発生機構／2）下剤／3）止瀉薬

B 呼吸器系疾患治療薬──294

1 気管・気管支の収縮・弛緩機構──294

2 気管支喘息──294

3 気管支喘息治療薬──295

4 鎮咳薬──297

5 去痰薬──297

C 泌尿生殖器系疾患治療薬──298

1 排尿における膀胱・尿道の収縮・弛緩機構──298

2 過活動膀胱治療薬──299
　1）過活動膀胱／2）過活動膀胱治療薬

3 前立腺肥大症治療薬──300
　1）前立腺肥大症／2）前立腺肥大症治療薬

4 ED治療薬──302
　1）勃起の生理的機構／2）ED（勃起障害）／3）ED治療薬

5 子宮収縮・弛緩薬──303
　1）子宮の収縮・弛緩機構／2）子宮収縮薬／3）子宮弛緩薬

第13章 皮膚科用薬・眼科用薬　306

A 皮膚科用薬──306

1 皮膚の構造と働き──306
　1）働き／2）構造

2 皮膚疾患の種別──307

3 皮膚疾患と治療薬──307

4 ステロイド外用薬──310

B 眼科用薬──310

1 眼の構造と機能──310
　1）眼球の構造／2）房水による眼圧調節

2 眼科関連疾患と治療薬──311
　1）緑内障／2）白内障／3）加齢黄斑変性症／4）角膜上皮治療薬／5）ドライアイ改善薬

第14章 漢方薬　315

A 漢方医学総論──315

1 漢方医学の歴史および漢方薬の特徴──315

2 漢方の診察・診断法と役割──316
　1）診察・診断法／2）漢方薬の役割

3 医療用漢方製剤と市販の一般用漢方製剤　317

4 漢方薬の有害作用──318

5 科学的エビデンスをもちはじめた漢方薬　318

B 漢方医学各論──319

1 医療用漢方薬でよく用いられる漢方薬──319

2 高齢者に用いられる漢方薬──321

3 がん患者に用いられる漢方薬──321

4 婦人科疾患による症状を改善する漢方薬──322

第15章 輸液 324

1. 体内での水分の組成と分布 ················ 324
2. 輸液の目的 ················ 325
3. 体液のバランス補正のための輸液法 ······ 325
   1）水分欠乏型脱水に用いられる輸液製剤／

2）Na⁺欠乏型脱水に用いられる輸液製剤（細胞外液補充液）／3）酸，塩基補正に用いられる輸液製剤

4. 栄養補給に用いられる輸液製剤 ············ 328

文献一覧 ················ 331
索引 ················ 332

コラム

椅子取りゲームと椅子壊しゲーム ··············· 24
治療薬は阻害薬だらけ ························· 26
【早覚え】体液のpH ························· 32
薬物動態学と人口動態学 ····················· 35
ポリファーマシーを減らすには ··············· 54
麻薬の取り扱い ····························· 61
薬害 ······································· 69
バンコマイシンの投与時間に注意 ············· 85
医療現場での針刺し事故と血液関連感染症 ····· 94
テガフール・ギメラシル・オテラシルカリウム
　　配合薬 ······························· 106
モノクローナル抗体とインフュージョン
　　リアクション ························· 111
マブ（-mab）製剤について ················· 112
「炎症＝inflammation」という名称 ········· 131
「ステロイド」と「コレステロール」 ········· 135
ステロイドは「怖い薬」なのか？ ············· 137
もう1つの化学メディエーター
　　「ブラジキニン」 ····················· 141
酵素の名前とその正体 ····················· 143
交感神経と副交感神経：一斉放送とヒソヒソ話 · 148
アナフィラキシーの第一選択薬がアドレナリン
　　なのはなぜ？ ························· 150
自律神経による瞳孔・焦点・眼圧の調節 ······· 157
有機リン中毒の解毒薬とその作用 ············· 158
リアノジン受容体 ························· 161
コカイン ································· 163

血液脳関門（BBB）と薬物トランスポーター ··· 169
ナルコレプシー ··························· 172
睡眠時無呼吸症候群 ······················· 172
グレープフルーツと睡眠薬 ················· 173
抗うつ薬療法と病相の経過 ················· 177
「こうせいしんやく（向精神薬）」と「こうせいしん
　　びょうやく（抗精神病薬）」 ············· 179
ドパミン神経系：4つのドパミン神経系の機能を
　　考えよう！ ··························· 180
大脳基底核神経回路：ドパミンによる調節と
　　パーキンソン病における機能変化 ········· 190
ベンゾジアゼピン（BZP）系薬剤の注意点 ····· 197
痛みのコラム ····························· 199
ラスミジタン ····························· 209
Ca拮抗薬を大きく3群で考える ············· 218
ニトロの出番は… ························· 222
高齢化に伴う薬物治療のハードルが高くなる
　　理由 ································· 228
利尿薬のコワさ ··························· 236
心不全と腎不全の患者のコントロール改善 ····· 240
健診と医療機関の有機的な連携 ············· 246
インスリン製剤の保管方法 ················· 261
抗がん薬治療と制吐薬 ····················· 292
尿管結石とアスピリン喘息 ················· 296
過活動膀胱治療薬としての抗コリン薬と
　　アドレナリンβ₃受容体刺激薬 ··········· 300
切迫流産と切迫早産 ······················· 304

本書の使用にあたって

■ 薬剤情報について

薬剤情報は基本が身につくよう，厳選して掲載しています．添付文書は網羅しておりませんので，詳細な情報につきましては，添付文書をご確認ください．

[医薬品医療機器総合機構（PMDA）のホームページ]
　　　　https://www.pmda.go.jp

代表的な薬剤 原則，一般名を記しています．また，基本的には有効成分を記載し，「○○塩酸塩」「○○硫酸塩」などは省略しています．

有害作用 よくみられるものや注意すべき有害作用を示しています．

■ 各種アイコンについて

アイコンの意味は以下の通りです．基本やアドバンストな知識の習得にお役立てください．

1 参照（◆）

他のページに解説がある場合，その参照先を示しています．

2 側注（★）

用語解説や記載内容に関する補足事項，臨床的意義などを記載しています．

3 フルスペル（●）

よく使う略語のフルスペルを記載しています．

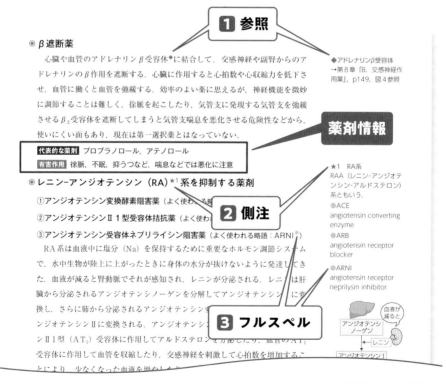

※上記の紙面はイメージです

■ 章末問題について

復習や自主学習にお役立てください.

- **解答**は，問題の右上にある**QRコード**を読み込むことによって，お手持ちの端末でご覧いただけます.
  - ※QRコードのご利用には「QRコードリーダー」が必要となります. お手数ですが，各端末に対応したアプリケーションをご用意ください.
  - ※QRコードは株式会社デンソーウェーブの登録商標です.

- 9，10章については，**追加問題**を同じように見ることができますので，理解度チェックにご活用ください.

> 解答は QR コードより確認できます

第1章 **章末問題**　　　　　　　解答➡

問1 医薬品は使用目的別に1) ～4) に分類される. それぞれの代表例を, a) ～d) より選べ.
1) 原因療法薬　　　　　　a) 糖尿病に対するインスリン製剤
2) 補充療法薬　　　　　　b) インフルエンザなどに対するワクチン
3) 対症療法薬　　　　　　c) 発熱や疼痛に対する解熱鎮痛剤
4) 予防薬　　　　　　　　d) 病原菌を攻撃する抗生物質

問2 麻薬の取り扱いについて，正しいものには○，間違っているものには×をつけよ.
1) 麻薬及び向精神薬取締法に管理について規定されている.
2) 麻薬施用者の指示があれば，看護師も扱うことができる
3) アンプルの麻薬注射液は，無駄にならないように複数の患者に分割して用いる.
4) 使用後の注射液，アンプルは麻薬管理者に返却する.
5) 鍵をかけた堅固な保管庫であれば，他の医薬品と区別しなくてもよい.

問3 次の文章の （ ① ）～（ ⑤ ）に入る適切な語句を【語群】から選べ.
- 薬理学とは，薬物と生体との間で起こる選択的な相互作用を研究する分野であり，薬物の吸収，分布，代謝，排泄などに及ぼす影響を調べる「（ ① ）学」と，薬物が生体に及ぼす薬理作用を調べる「（ ② ）学」とに分けられる.
- 経口投与され，消化管で吸収された薬が門脈に入り，全身を循環する前に肝臓で代謝を受けることを（ ③ ）という.
- 代謝されることで薬理作用を発揮するように設計された薬物を（ ④ ）という.
- グルクロン酸抱合を受けた薬物

- また，羊土社ホームページの**本書特典ページ**（下記参照）にも解答を掲載しております.

---

1 **羊土社ホームページ**（www.yodosha.co.jp/）にアクセス（URL入力または「羊土社」で検索）

2 羊土社ホームページのトップページ右上の **書籍・雑誌付録特典**（スマートフォンの場合は**付録特典**）をクリック

3 コード入力欄に下記をご入力ください

　コード： `hzz` - `suol` - `ejqy`　　※すべて半角アルファベット小文字

4 本書特典ページへのリンクが表示されます
  - ※ 羊土社会員にご登録いただきますと，2回目以降のご利用の際はコード入力は不要です
  - ※ 羊土社会員の詳細につきましては，羊土社ホームページをご覧ください
  - ※ 付録特典サービスは，予告なく休止または中止することがございます. 本サービスの提供情報は羊土社HPをご参照ください

執筆者一覧

■ 編集・執筆

柳田 俊彦　宮崎大学医学部看護学科 学科長，臨床薬理学 教授
〔…第1章，第2章，臨床現場と薬物〜その留意点〕

■ 執 筆 （執筆順）〔　〕内は執筆担当部分

武田 泰生　日本病院薬剤師会 会長
〔…第3章〕

寺薗 英之　鹿児島大学病院薬剤部 教授・薬剤部長
〔…第3章〕

平原 康寿　宮崎大学医学部附属病院 副薬剤部長
〔…第4章〕

池田 龍二　宮崎大学医学部附属病院 教授・薬剤部長
〔…第5章〕

西村 有平　三重大学大学院医学系研究科統合薬理学 教授
〔…第6章〕

近藤 一直　藤田医科大学医学部薬理学講座 教授
〔…第7章　第10章H, I〕

西　昭徳　久留米大学医学部薬理学講座 教授
〔…第8章A〜C　第9章C〜F, I〕

山田 清文　名古屋大学医学部附属病院薬剤部 教授・薬剤部長
〔…第8章D　第9章A, B〕

溝口 博之　名古屋大学医学部附属病院薬剤部 准教授・副薬剤部長
〔…第9章G, H, J〕

茂木 正樹　愛媛大学大学院医学系研究科薬理学 教授
〔…第10章A〜G〕

安藤　仁　金沢大学医薬保健研究域医学系細胞分子機能学 教授
〔…第11章〕

齊藤 源顕　高知大学医学部薬理学講座 教授
〔…第12章〕

上園 保仁　東京慈恵会医科大学医学部疼痛制御研究講座 特任教授
〔…第13章，第14章，第15章〕

総論

第1章　薬の基礎知識

第2章　薬物治療の注意点

第3章　くすりと法律・新薬の開発

第1章 薬の基礎知識

> ● 医薬品の定義と分類について説明できる
> ● 薬力学の基本事項について説明できる
> ● 薬物動態学の基本事項について説明できる

Ⓐ 医薬品の定義と分類

1 医薬品の定義

　医薬品は，病気の診断，治療，予防を目的として使用される物質である．医薬品の品質，有効性，および安全性を確保する目的で，「**医薬品、医療機器等の品質、有効性及び安全性の確保等に関する法律**」◆（医薬品医療機器等法あるいは薬機法と称される）が定められている．これは，わが国の薬物に関して最も基本となる法律で，医薬品，医薬部外品，化粧品，医療機器および再生医療等製品に関する運用などが制定されている．

◆医薬品、医療機器等の品質、有効性及び安全性の確保等に関する法律
→第3章 くすりと法律・新薬の開発 参照

　この「医薬品医療機器等法」では，以下が医薬品として定義されている．

- 日本薬局方（にほんやっきょくほう）に収められている物
- 人又は動物の疾病の診断、治療又は予防に使用されることが目的とされている物であって、機械器具等でないもの
- 人又は動物の身体の構造又は機能に影響を及ぼすことが目的とされている物であって、機械器具等でないもの

　「**日本薬局方**」とは，「医薬品医療機器等法」に基づいて医薬品の品質・純度・強度の基準などについて定めた規格基準書である．基準内におさまっている医薬品は「局方品」とよばれ，その医薬品一覧も掲載されている．

2 法律による医薬品の分類

　薬物は有用性の反面，さまざまな危険性を有する．そのため，薬物の製造・販売・使用などに関して，各種の法律によって規制されている．前述の「医薬品医療機器等法」のほか，麻薬や覚醒剤，向精神薬に関しては，精神依存や身体依存をきたしやすいため，「麻薬及び向精神薬取締法」や「覚醒剤取締法」によって厳しく規制されている◆．

◆麻薬及び向精神薬取締法,覚醒剤取締法
→第3章 くすりと法律・新薬の開発 参照

1）医療用医薬品と一般用医薬品 （表1）

　医薬品は，医師の処方箋が必要な**医療用医薬品**と，処方箋が不要の**要指導医**

表1　医療用医薬品と一般用医薬品

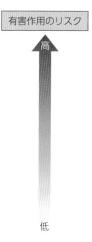

有害作用のリスク

高

低

医療用医薬品		医師の処方箋に基づいて薬剤師が調剤する薬．高い効き目が期待できる反面，有害作用の恐れもあるため，医師や薬剤師の指導が必要
要指導医薬品		医療用医薬品から一般用医薬品になって間もないもの．有害作用などのリスクが不確定なため，薬剤師の説明が必須
一般用医薬品	第1類医薬品	一般用医薬品のなかで有害作用が生じる恐れが高い医薬品で，販売は薬剤師に限られる．購入者に対しての情報提供は義務
	第2類医薬品	一般用医薬品のなかで日常生活に支障が出るほどの有害作用の恐れがある医薬品（第1類医薬品に分類されている製品は除く）で，販売は薬剤師あるいは登録販売者．購入者に対しての情報提供は努力義務
	第3類医薬品	一般用医薬品のなかでリスクが比較的低い医薬品で，販売は薬剤師あるいは登録販売者．購入者に対しての情報提供の義務はない

薬品，**一般用医薬品**の大きく3つに分類される．「一般用医薬品」は薬局・薬店などで購入できる医薬品であり，カウンター越しに購入できるという意味で，**OTC**（over the counter）**医薬品**とよばれる．医療用医薬品から一般用医薬品に転用した医薬品は「スイッチOTC」と呼ばれる．一般用医薬品は，そのリスクに基づいて，第1類から第3類に分類される．

2）毒薬・劇薬

　毒薬・劇薬とは，人体に吸収された際に，有害作用などの危害を起こしやすい毒性・劇性の強い「医薬品」で，「医薬品医療機器等法」に基づいて，表示や保管が定められている．普通薬（比較的安全性の高い薬）と区別して保管する必要があり，毒薬は施錠管理が必要．毒薬と劇薬の違いは，動物実験での毒性（致死量）で定められており，毒薬の方がより致死性が高い．

3）麻薬

　麻薬とは，精神と行動の著しい変化および依存性と耐性の可能性を伴う強力な鎮痛作用をもつ医薬品であり，優れた鎮痛効果があるため，医療用麻薬（モルヒネやコデイン◆など）として，がん患者の疼痛管理などにおいて使用される．麻薬は特定の薬の名前ではなく，麻薬指定されているものを指す．同じ成分であっても，ごく少量の場合には麻薬指定されず，一般用医薬品にも含まれている（鎮咳薬：ジヒドロコデインなど）．麻薬の容器には「麻」の文字を表示する．

　麻薬を処方できるのは，**麻薬施用者免許**（各都道府県に申請）を有する医師，歯科医師または獣医師のみであり，「麻薬及び向精神薬取締法」に基づいた特別な管理が求められる．看護師はこの免許を取得できないが，医師の指示に基づいて使用することは可能である．保管取扱上の留意点は後述の通りである．

薬容器のラベル

毒薬　　劇薬

麻薬　　向精神薬

◆医療用麻薬
→第9章「H. 麻薬性鎮痛薬」参照

- 麻薬の保管には，鍵のかかる堅固な保管庫を使用する．他の薬や書類と一緒にしてはならない
- 麻薬の使用は，麻薬施用者免許をもつ医師の氏名が記載された麻薬処方箋に従う．使用に際しては，患者氏名，麻薬の品名，用量，時間などに間違いがないことを確認する
- 麻薬の注射剤は，患者に直接手渡さない
- 麻薬の注射剤は，複数の患者に分割して用いない
- 麻薬の破棄は，看護師の判断で行ってはならない．残薬や空アンプルなどは必ず麻薬管理者へ返却する

4）向精神薬

　精神に向かう薬という名前が示す通り，中枢神経に作用し，精神機能や行動あるいは情動面に影響を及ぼす薬物の総称であり，抗精神病薬，抗不安薬，抗てんかん薬，抗うつ薬，睡眠薬などがある．向精神薬の容器には「向」の文字を表示する．保管は鍵のかかる場所と「麻薬及び向精神薬取締法」にて規定されている．

5）覚醒剤

　覚醒剤は，脳内を刺激させる中枢神経刺激薬のことで，強い中枢興奮作用および精神依存性，薬剤耐性を有する．現在わが国で医薬品として認められているのはメタンフェタミンのみである．保管は「覚醒剤取締法」にて鍵のかかる場所と規定されている．

③ 製造方法や承認制度などによる医薬品の分類

1）低分子化合物とバイオ医薬品

- 低分子医薬品：分子量500以下ほどの化学物質で，その多くは合成化合物である．主に，生体内成分のアゴニスト（作動薬），アンタゴニスト（拮抗薬），酵素阻害剤として作用する（アゴニスト，アンタゴニストについては後述）．
- バイオ医薬品：バイオ医薬品とは，遺伝子組換え技術や細胞培養技術などを用いて製造したタンパク質を有効成分とする医薬品である．生物学的製剤や遺伝子組換え医薬品などと呼ばれることもある．生体内で不足する生理活性タンパク質を補う補充療法薬（糖尿病治療におけるインスリン製剤など）と，疾患に関連する分子の働きを特異的に阻害する抗体医薬品（がん治療やリウマチ治療における分子標的薬◆など）が臨床応用されている．

2）先発医薬品と後発医薬品，オーソライズドジェネリック（AG）

- 先発医薬品：最初に開発・承認・発売された医薬品のことで，新薬とも呼ばれる．新薬を開発した製薬企業には特許権が与えられ，20〜25年の特許期間

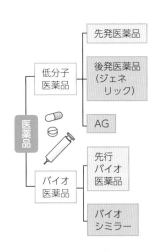

◆分子標的薬
→第5章　抗がん薬，
p108参照

中，その薬を独占的に製造・販売することができる．

- 後発医薬品（ジェネリック医薬品）：先発医薬品の特許が切れたあとに，先発医薬品と成分や規格容量などが同一であるとして，臨床試験などを省略して認可される医薬品．2005年の厚生労働省通知により，新たに申請する後発医薬品の名称は，「一般名」＋「剤形」＋「規格」＋「会社名」に統一されている（例：ロキソプロフェンNa錠60mg「トーワ」）．後発医薬品は，先発医薬品と治療学的に同等でありながら，一般的に研究開発に要する費用が低く抑えられるため，薬価が低く設定されている．
- オーソライズドジェネリック（AG）：AG（authorized generic）とは「許諾を受けたジェネリック医薬品」という意味で，先発医薬品メーカーから許諾を得て後発品メーカーが製造した医薬品である．先発医薬品と原薬，添加物や製造方法などが同一の医薬品のため，医療現場において薬効が不安視されにくい，開発にかかる費用や時間が削減できるなどのメリットがある．

先発医薬品との比較		
	AG	一般的なジェネリック
有効成分	同一	同一
原薬	同一	異なる場合がある
添加物	同一	異なる場合がある
製造方法	同一	異なる場合がある
形状	同一	異なる場合がある
効能・効果	同一	同一

3）先行バイオ医薬品とバイオシミラー

- 先行バイオ医薬品：最初に開発・承認・発売されたバイオ医薬品．先発医薬品と同じく新薬ともいう．バイオ医薬品の特徴については，前述の通り．
- バイオシミラー（バイオ後続品）：国内ですでに承認・販売されているバイオ医薬品（先行バイオ医薬品）の特許期間・再審査期間満了後に，異なる企業から販売される先行バイオ医薬品と同等・同質の製品である．後発医薬品の場合は，有効成分の分子量が小さく構造が単純なため，先発医薬品と有効成分が同一であることを示すことは容易で，先発医薬品と生物学的同等性が証明されれば，先発医薬品の安全性，有効性に基づき承認される．一方，バイオシミラーの場合は，有効成分の分子量が大きく構造が複雑なため，同一性を示すことは困難である．先行バイオ医薬品と品質，安全性，有効性において同等性・同質性を示すことが必要なため，バイオシミラーの開発においては，新薬同様，臨床試験などの多くの試験が必要となる．

4 使用目的による医薬品の分類

医薬品を使用目的別に分類すると，原因療法薬，補充療法薬，対症療法薬，予防薬に大きく分類される．原因療法薬，補充療法薬，対症療法薬の投与の対象は有病者であるが，予防薬の投与の対象は健常者であることが多い．

①**原因療法薬**：病気や症状の原因を取り除く治療に用いられる薬物
　例）感染症の原因である病原菌を攻撃する抗生物質など

②**補充療法薬**：生体の生命維持に必要なホルモンやビタミンの不足に対して，それを補充することによって改善をはかるための薬物
　例）糖尿病に対するインスリン製剤や甲状腺機能低下症に対する甲状腺ホルモン製剤など

③**対症療法薬**：発熱，咳，痛みなどの症状を抑えたり，緩和したりするために用いられる薬物

例）発熱や疼痛に対する解熱鎮痛薬，咳に対する咳止め薬など

④**予防薬**：疾患の発症や増悪を予防するための薬物

例）インフルエンザなどに対するワクチン

　原因療法薬や対症療法薬も使い方によっては予防薬となる．例えば，抗インフルエンザ薬は，インフルエンザウイルス感染症を発症している患者の同居家族または共同生活者である高齢者や有病者に対して予防的に投与されることがある．

B　薬が効くしくみ

　病気の治療や予防のためにさまざまな薬が使われている．それらはなぜ効くのか？　例えば，治療薬ではないが，お酒を飲むとお酒に酔う．「お酒に強い，弱い」「酔いが回った，さめた」「久しぶりに飲んだらすごく酔った」「気分が悪くなった，二日酔いになった」など，お酒にまつわる日常的な表現があるが，それらはすべて，アルコールの作用として，薬理学の専門用語に置き換えて科学的・医学的に説明することができる．ここでは，薬がなぜ効くのか，その基本的な概念について学ぶ．

1　薬物治療の基本的概念

　さまざまな疾患に対して数多くの治療薬があり，その作用機序もさまざまであるが，薬物治療の基本的概念は意外にシンプルである．細胞間あるいは細胞内で伝えられる情報のことをシグナルとよぶが，その基本概念とは，「シグナルが過剰であればシグナルを減弱させる．シグナルが不足していれば，シグナルを増強させる」というものである（図1）．したがって，**①シグナルの増減に着目して病態を理解すること，②どのような方法でシグナルを増減させるのかを理解すること**が重要となる．

　生体内で必要とする情報の質と量を適正に調節するということは，言い換えれば，恒常性の維持（＝ホメオスタシス）であり，**ネガティブフィードバック**

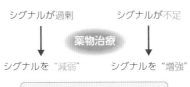

図1　薬物治療の基本概念
シグナルが過剰であればシグナルを減弱させ，シグナルが不足していれば，シグナルを増強させる

機構[1]ともいえる．したがって，薬物治療の基本概念は，生体のもつネガティブフィードバック機構を正常化する手助けをするということになる．

　シグナルが過剰なときにシグナルを減弱させるには，シグナル分子の受容体への結合をブロックする―すなわち，受容体にシグナル分子が結合するのを阻害する薬がよく使われる．一方，シグナルが不足しているときに，シグナルを増強させる最も単純な方法はシグナル分子の補充（補充療法）であるが，実際にはそれだけではなく，シグナルをオフにするメカニズム（分解や取り込み）を阻害する薬もよく使用される．ここで注意してほしいのは，**薬自体は阻害薬という名前であっても，シグナルをオフにするメカニズム（分解や取り込み）を阻害すれば，必要としているシグナルを増強する**ということである．

2 薬力学と薬物動態学

　薬理作用を理解するためには，**薬物動態学**（pharmacokinetics：**PK**）と**薬力学**（pharmacodynamics：**PD**）に分けて考えることが重要である．薬物動態学は，投与された薬物が体内でどのような動態をとって血中濃度を上昇させ，その後消失していくか，血中濃度の経時的変化を調べる学問である．一方，薬力学とは薬物が生体に与える影響，薬物の生化学的あるいは生理学的な作用（薬理作用）を明らかにする学問である．すなわち，薬を投与したときの**血中濃度の変化をみるのが薬物動態学**であり，**ある一定の濃度によって起こる薬の効果をみるのが薬力学**である．血中濃度の変化は，個人差やばらつきが大きく相関が低い傾向がある[2]が，特定の血中濃度に対する薬の効果は，個人差やばらつきが小さく相関が高い（図2）．薬物動態学と薬力学は切り離して考えるべきものではなく，両者を総合的に捉えることも重要である．例えば抗菌薬◆においては，薬物動態と薬力学を組合わせてPK/PDとして関連づけることにより，適正な臨床使用を実践する考え方としてPK/PDガイドラインが公表されている．

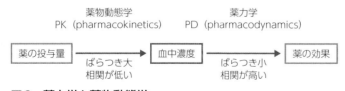

図2　薬力学と薬物動態学

3 薬力学（PD）とは

　薬の作用は，薬物が何らかの生体内分子に結合することによって発現する．薬物が結合する生体内分子のことを**作用点**あるいは**標的分子**という．標的分子の多くは，細胞膜に局在する受容体（レセプター），イオンチャネル，トランスポーター，あるいは細胞内に局在する受容体や酵素などの特異的なタンパク分子であり，いずれも生命機能を維持するうえで重要な機能を担っている．

★1
ネガティブフィードバック
ネガティブフィードバックは，飛行機の水平飛行や，車の運転時にレーンの中央をキープするのに似ている．生体内においては，体温を一定に保ち，血圧を一定の範囲に保つなどのように生体の機能を維持する多くの機構がこれにあたる．
ポジティブフィードバック
一方，ポジティブフィードバックは，お祭りやオリンピックのように，あるイベント期間にすべてを出しつくすというものに似ている．生体内においては，分娩時の子宮収縮のように，収縮反応を上乗せしていき分娩が終わるまで収縮を継続するというように，あるピリオドの終わりにおいてみられる反応である．

★2　飲酒における薬物動態学と薬力学
同じ量のお酒を飲んでも平気な人やすぐに酔う人がいるのは，アルコールに対する薬物動態の個人差が大きいことに起因する．一方，酒気帯び運転の取り締まりは呼気中のアルコール濃度（血中濃度を反映）により判断されるが，これは血中濃度と酩酊状態の相関，つまり薬力学の相関が高いためである．飲んだ量や飲んでからの時間にかかわらず，そのときの血中濃度が問題となる．お酒に強い，弱いという表現は，薬に置き換えると，その薬が効きにくい，効きやすいということを意味する．

◆抗菌薬（PK/PD）
→第4章「B. 抗菌薬」参照

1）薬の作用点〜受容体

◉ 受容体

　受容体とは，情報伝達物質（ホルモンや神経伝達物質など）の情報を細胞内に伝える分子の総称である．薬物の受容体は，細胞膜受容体と細胞内受容体に大別される．さらに，細胞膜上に存在する受容体は，Gタンパク質共役受容体（G protein-coupled receptor：GPCR），イオンチャネル内蔵型受容体，酵素連結型受容体に分類される（図3）．

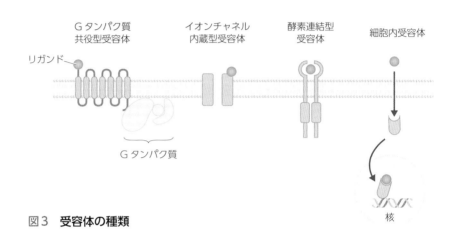

図3　受容体の種類

◉ リガンド

　受容体に作用する物質や医薬品のことをリガンドという．リガンドは，水溶性（親水性）と脂溶性（疎水性）に分類される．細胞膜は，脂質二重膜とよばれる脂質で構成されているため，脂溶性が高い（疎水性）リガンドは細胞膜を通過しやすいが，水溶性が高い（親水性）リガンドは細胞膜を通過しにくい．そのため，水溶性のリガンド（例：インスリンなど）は細胞膜上の受容体に作用するが，脂溶性のリガンド（例：ステロイドホルモン，甲状腺ホルモンなど）は細胞膜を通過して，細胞内（細胞質内あるいは核内）の受容体に作用する．

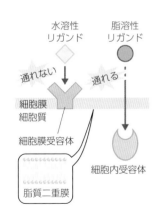

　　脂溶性が高い（疎水性）リガンド ➡ 細胞膜を通過しやすい ➡ 細胞内受容体へ作用

　　水溶性が高い（親水性）リガンド ➡ 細胞膜を通過しにくい ➡ 細胞膜受容体へ作用

◉ アゴニストとアンタゴニスト

　受容体と結合するリガンドのうち，受容体と結合して細胞応答を起こすものを作動薬（アゴニスト）あるいは刺激薬という．一方，受容体と結合しても細胞応答を引き起こさず，アゴニストの作用を抑制するものを拮抗薬（アンタゴニスト），あるいは遮断薬（ブロッカー）や阻害薬（インヒビター）という．

▶ **親和性と効力**

　リガンドの受容体への結合のしやすさを親和性（アフィニティ）といい，受容体を活性化する能力のことを効力（エフィカシー）という．親和性と効力は，似ているようで違った意味をもつ．アゴニストは，受容体に結合すると効力を発揮するが，アンタゴニストの多くは，受容体に結合するが効力をもたない[★3]．特定の受容体のみに結合し他の受容体には結合しない性質のことを，**特異性**あるいは**選択性**という．

▶ **完全作動薬と部分作動薬**

　完全作動薬は，受容体と結合することで最大の反応をもたらす薬物をいう．一方，部分作動薬は受容体を十分に活性化するには至らない．部分作動薬は，受容体の反応が低いときにはアゴニストとして働くが，受容体の反応が過剰なときには，生体内物質の結合を阻害するアンタゴニストとしても働くため，部分拮抗薬という性質[★4]も併せ持つ（図4）．

椅子に座る能力
（親和性）

座った後に計算をする力
（効力）

★3　アゴニストと
　　　アンタゴニスト
アゴニストとアンタゴニストはアクセルとブレーキのような関係に思えるかもしれないが実際は異なる．例えるなら，スイッチをオンにするのがアゴニストで，アンタゴニストは，スイッチにふたをして触れなくするというイメージに近い．

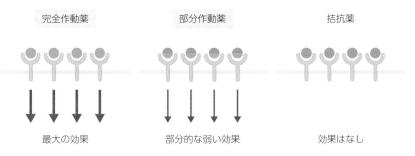

完全作動薬　　　　部分作動薬　　　　拮抗薬

最大の効果　　　　部分的な弱い効果　　効果はなし

　　　　　　　　　受容体の反応が過剰な場合，アゴニストの受容体への
　　　　　　　　　アンタゴニストとしても結合を阻害する
　　　　　　　　　作用する

図4　完全作動薬と部分作動薬

▶ **競合的拮抗薬と非競合的拮抗薬**

　拮抗薬は，競合的拮抗薬と非競合的拮抗薬に分類される．競合的拮抗薬は同一の結合部位を作動薬と取り合う（競合する）薬物である．そのため，拮抗作用の強さは，作動薬と拮抗薬の濃度と比率によって決まる．作動薬の量を増やすと，拮抗薬による遮断作用を打ち消すことができ，結合は可逆的である．非競合的拮抗薬は，作動薬とは違う部位に結合して作用する．そのため，作動薬と結合部位を取り合うことはなく（非競合的），結合は不可逆的である．作動薬の濃度をいくらあげても非競合的拮抗薬は受容体から外れないので，作動薬の最大反応は低下する（図5，Column①参照）．

▶ **アロステリック効果**[★5]

　受容体のリガンド結合部位とは違う部位（アロステリック部位）に，リガンドとは別の物質（調節因子）が結合することによって，受容体の立体構造が変化し，その機能が調節されることである．活性は上がることも下がることもある．

アゴニスト　　　アンタゴニスト
スイッチON！　　触れない！

★4
バスケットボールのチームで考えてみよう．チームのエースプレイヤーに代わって力の劣るメンバーに入れ替わったとする．エースプレイヤーの力を100，代わりの選手の力を60とすると，代わりの選手が入ることでチーム力はプラス60になっているが，エースプレイヤーのときと比較するとマイナス40になっている．これこそが，部分作動薬がときに部分拮抗薬になってしまうしくみである．

★5
「アロステリック」とは「別の形」を意味する用語である．アロステリック調節因子は，これまでの医薬品ではコントロール困難だった様々な症状に有効性が期待されるため，新たな創薬のターゲットとして注目されている．

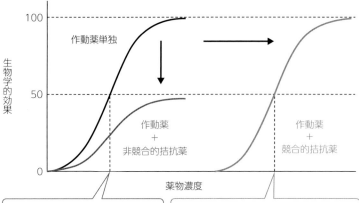

図5　競合的拮抗薬と非競合的拮抗薬存在下の作動薬の効果の違い

EC$_{50}$：薬物の最大反応の50%を示す濃度

作動薬＋非競合的拮抗薬のEC$_{50}$は，作動薬単独と同じ
➡ 同じ濃度で効果は出るが，反応は小さくなる

作動薬＋競合的拮抗薬のEC$_{50}$は，作動薬単独に比べて大きくなる
➡ 濃度を上げないと効果が出ないが最終的には同じ大きさの反応が得られる

Column ①　椅子取りゲームと椅子壊しゲーム

【競合的拮抗薬は椅子取りゲーム】

　例えば，椅子が10個あって，女子学生（作動薬）と男子学生（競合的拮抗薬）の椅子に座る能力（親和性：アフィニティ）が全く同じだと仮定する．女子学生と男子学生の椅子に座る割合は男女比による．

【非競合的拮抗薬は椅子壊しゲーム】

　例えば，椅子が10個あって，男子学生（非競合的拮抗薬）が先に椅子を見つけると椅子を壊して座れなくしてしまうというゲームを考えてほしい．男子学生が先に椅子を見つけると座れる椅子そのものがなくなってしまうため，女子学生の数を増やしても座れる椅子の数は回復しない．新しい椅子が届くまで（薬の標的が新たに作り直されるまで）は，女子学生は椅子に座れない，つまり作動薬の効果が回復しないということになる．

競合的拮抗は椅子取りゲーム

決め手は比率！！

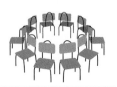

女子学生と男子学生の人数 （作動薬）（競合的拮抗薬）	椅子に座る能力（親和性）が男女とも同じなら
10人 vs 10人	5 : 5
10人 vs 100人	1 : 9
1人 vs 100人	0 : 10
100人 vs 100人	5 : 5
1,000人 vs 100人	9 : 1

非競合的拮抗は椅子壊しゲーム

新しい椅子が用意されるまで座れない！！

椅子に座れないようにできるならなんでもあり

壊す，捨てる，隠す，瞬間接着剤で一度座ったら離れなくする，ペンキを塗る　…etc

図A　競合的拮抗と非競合的拮抗

2）その他の作用点

● イオンチャネル

　イオンチャネルは，細胞膜に存在するタンパク質で，イオンが通過する小孔を形成し，刺激に応じて開閉することでイオンを透過させる．透過するイオンの選択性によりナトリウム（Na^+）チャネル，カルシウム（Ca^{2+}）チャネル，カリウム（K^+）チャネル，クロライド（Cl^-）チャネルと名づけられている．イオンは電気化学的勾配に従って移動し，ATPなどのエネルギーを必要としない（受動輸送）．膜内外の電位差によって開閉する**電位依存性チャネル**とリガンドによって開閉する**リガンド依存性チャネル**がある．リガンド依存性チャネルは**イオンチャネル内蔵型受容体**ともよばれる．

　例えば，電位依存性Ca^{2+}チャネル[★6]には，L，N，P／Q，R，T型などがあり，そのなかでL型Ca^{2+}チャネルは骨格筋・心筋・血管・神経系など，多くの興奮性細胞に存在して，細胞外から細胞内にCa^{2+}を流入させる．Ca^{2+}チャネルブロッカー（カルシウム拮抗薬）は，L型Ca^{2+}チャネルに作用して，血管平滑筋へのCa^{2+}流入を阻害することで血圧を下げる（図6）．$GABA_A$受容体◆は，イオンチャネル内蔵型受容体の代表であり，GABAが結合することでCl^-チャネルが開孔し，細胞内にCl^-を流入させることで細胞の興奮を鎮める．ベンゾジアゼピンは，$GABA_A$受容体に結合し，Cl^-流入を増大させて神経細胞の興奮を鎮めるため，抗不安薬や睡眠薬として用いられる．

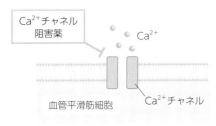

図6　Ca^{2+}チャネル阻害薬

● 酵素

　生体内での代謝反応の多くは，酵素による触媒作用によって迅速に行われる．したがって，酵素を標的とする薬物によって酵素反応を阻害あるいは活性化することにより生体機能を調節しうる．酵素を標的とする薬物の多くは阻害薬である（Column②参照）．酵素反応の材料となる基質によく似た構造を持つものの多くは可逆性であるが，不可逆性のものもある．例えば，解熱消炎鎮痛薬であるNSAIDs◆は，シクロオキシゲナーゼを阻害することで発熱や痛みの原因物質であるプロスタグランジンの産生が減少させるが，アスピリンのみ不可逆性で，それ以外は可逆性である．代表的な酵素阻害薬としては，NSAIDsの他に，高血圧治療に用いられるACE阻害薬，認知症治療薬に用いられるコリンエステラーゼ阻害薬，脂質異常症の治療に用いられるスタチンなどがある．

★6　★★依存性✹✹チャネル

★★依存性の★★はチャネルが何によって開くかを示している．膜電位変化によって開く場合を電位依存性とよぶ．

✹✹チャネルの✹✹は，何が通るかを示している．Naチャネルなら，文字通りNaイオンが通るということになる．

この名付け方に従えば，教室の出入り口は，「チャイム」依存性「学生」チャネルということになる．

さらに，イオンチャネルの特徴は多い方から少ない方に流れるということである．講義のはじまるときは外からなかへ，講義が終わるとなかから外へと移動するのと同じである．

人が壁を自由に通り抜けられないからドアがあるように，イオンも細胞膜を自由に通過できないためにイオンチャネルやポンプが存在することを覚えておいてほしい．

イオンは細胞膜を自由に通過できない

チャネルやポンプから出入りする

チャネル

◆$GABA_A$受容体
→第9章，p197，Column参照

◆NSAIDs
→第7章「C. 非ステロイド性抗炎症薬（NSAIDs）」参照

◉ トランスポーター

トランスポーターとは，細胞膜に存在し，細胞内外の物質の輸送にかかわる膜タンパク質の総称で，輸送体や輸送担体ともいう．濃度勾配に従って物質を輸送するものを**受動輸送体**，濃度勾配に逆らってエネルギーを使って物質を輸送するものを**能動輸送体**とよぶ．濃度勾配に逆らって輸送する場合は，他の物質の濃度差ポテンシャルや ATP が利用される．ATP を利用して輸送するものは，**ATPase** あるいは，**ポンプ**ともよばれる．

例えば，胃酸分泌に関係する H^+, K^+-ATPase（プロトンポンプ）◆の阻害薬は，胃酸分泌抑制薬として使用されている（図7）．また，腎臓の近位尿細管において糖の再吸収を行うナトリウム・グルコース共役輸送体2（SGLT2）◆の阻害薬は，糖尿病治療薬として使用されている．

◆H^+, K^+-ATPase（プロトンポンプ）
→第12章「A. 消化器系疾患治療薬」，p289参照

◆SGLT2
→第11章「A. 糖尿病治療薬」，p264参照

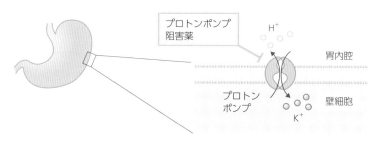

図7　トランスポーター阻害薬

Column ②　治療薬は阻害薬だらけ

シグナルが過剰なときには，シグナルを減弱させるために受容体にシグナル分子（リガンド）が結合するのを阻害する薬がよく使われる．一方，シグナルが不足しているときには，シグナルを増強させるためにシグナル分子が補充されるが，実際には，シグナル分子の分解や取り込みを阻害する薬もよく使用される．では，なぜ，これらの阻害薬がよく使われるのだろうか？

薬と受容体の関係，シグナル分子と受容体の関係は，鍵と鍵穴によく例えられる．鍵穴に作用する方法としては，「①鍵を作る」「②鍵穴を潰す」の2つの方法があるが，鍵を正確に作るよりも鍵穴を潰す方が楽なので，阻害薬という戦略をとりやすい．分解や取り込みを阻害すればシグナルを増強することもできる．また，補充療法（鍵を作る方法）は，インスリンのように，注射薬になってしまうこともある．インスリンは，経口投与すると分解されてしまうため，注射で投与する必要があるが，患者の QOL を考えると，可能なら内服薬にしたいとなる．このような理由から，薬物治療の標的となる受容体，イオンチャネル，酵素，トランスポーターに作用する薬は，刺激薬よりも圧倒的に阻害薬が多くなっている．

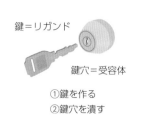

図B　治療薬は阻害薬だらけ

4 薬物動態学（PK とは）

　体内における薬の動き，さらにはそれに伴う血中濃度の変化を薬物動態といい，**吸収**（absorption），**分布**（distribution），**代謝**（metabolism），**排泄**（excretion）の4要素（頭文字をとって**ADME**アドメとよばれる）で構成されている．投与された薬物は，吸収，分布，代謝，排泄という段階をたどる（図8）．

　薬物の体内動態を理解するために基本となる指標が**血中濃度**である．経口投与された医薬品の血中濃度は，一定時間後の最大血中濃度を**最高血中濃度（Cmax）**，最大濃度に達するまでの時間を**最高血中濃度到達時間（Tmax）**，薬物の血中濃度が半分になるまでの時間を**血中濃度半減期（$T_{1/2}$）**として標記され体内動態の指標となっている．

　薬物が有効性を示す最小の血中濃度を**最小有効濃度**，試験動物に対し中毒症状を示す最小の血中濃度を**最小中毒濃度**とよぶ．**治療域**は，最小有効濃度と最小中毒濃度の間であり，この差が大きいほど安全性が高い薬物といえる．

　血中濃度の時間経過をあらわした曲線（薬物血中濃度−時間曲線）と，時間軸によって囲まれた部分の面積（area under the curve：**AUC**）は，**体内に取り込まれた医薬品の総量**を示す指標として用いられる．AUCが同じでも，最高血中濃度や半減期が異なれば，血中濃度の推移は大きく異なる（図9）．

　同一用量の薬剤を服用しても，年齢，遺伝的素因，肝機能，腎機能など薬物体内動態の個人差により，血中薬物濃度は等しくならないことがある．一方，同一の血中薬物濃度となっても各個人の感受性の違いにより，薬理効果・有害作用発現の程度が異なる場合もある．

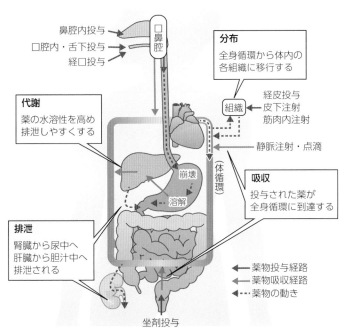

図8　薬物の体内動態
大野梨絵：エキスパートナース, 37：19, 2021
を参考に作成

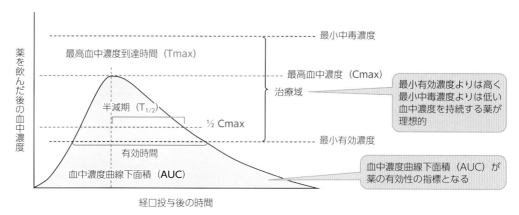

図9 単回経口投与時の血中濃度の推移

1）薬物の投与経路

　薬物治療では，治療目的や薬剤の性質，さらには有効な治療効果と有害作用の軽減を考慮して，さまざまな経路で薬物が投与される．同じ薬物を同じ用量投与しても，投与経路の違いにより，作用の強さや発現時間，持続時間が変わってくる（図10）．

◉ 経口投与

　錠剤，カプセル剤，口腔崩壊錠（oral disintegrant：OD錠），散剤・顆粒剤，液剤（シロップ剤，懸濁剤）など，製剤された薬物を飲み込み，**消化器系から吸収**させる方法．経口を意味するラテン語per osを略してPOと表記される．無菌操作を必要とせず，安全性が高く，安価なため，最も簡便で多用される．経口投与された薬物は，消化管で吸収された後，必ず門脈を通過して体循環に入るが，その過程で，腸壁と肝臓で代謝され未変化体の量が少なくなる．これを**初回通過効果**（first-pass effect）という．初回通過効果を受けやすい薬物では，

po　経口投与
iv　静脈内注射
div　点滴静脈内注射
im　筋肉内注射
sc　皮下注射

他にも
このような
略語があります

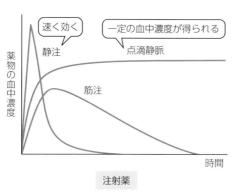

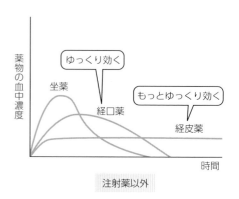

図10 投与経路と血中濃度曲線

十分な薬効が期待できないため，他の投与方法（ニトログリセリンの舌下投与など）が選択される．そのため，空腹時に服用する薬，食後に服用する薬，特定の他の薬と併用してはいけない薬，経口投与できない薬などに分けられている．

経口投与すると分解されてしまう薬物（インスリン◆など）は，注射などが選択される．経口投与では，消化管内の食べ物や他の薬の存在によって，薬の吸収量や吸収速度が左右される．

特殊なコーティングにより治療効果を高める工夫がされたものとして，腸溶剤（胃液での分解を防ぐ），速放剤（効果発現が早い），徐放剤（徐々に溶解することで作用時間が長い）がある．**腸溶剤や徐放剤は分割・粉砕すると効果が失われたり，効果が増強しすぎたりするため，分割・粉砕してはいけない**．

◎ **注射投与**

皮下，筋肉内，静脈内，髄腔内に注射する方法がある．初回通過効果がないこと，投与速度の調整が可能なことから薬物の体内動態を制御しやすい特徴がある．血中濃度を高くできるため，同じ薬物でも経口投与よりも強い効果が期待できる．消化管で分解される薬物や吸収されない薬物の投与にも用いられる．注射用製剤の工夫により，注射部位からの薬の吸収を数時間，数日，数十日と持続させることもできる．高い有効性が期待できる一方で，過量投与や誤投与によるリスクが大きいため，十分な注意が必要である．投与方法ごとの特徴，注意点を表2に示す．

◆インスリン
→第11章「A-3. インスリン製剤」p259参照

腸溶剤

胃で溶けにくく
腸で溶ける膜で
コーティング

薬の成分

カプセルまたは
顆粒のいずれかを
同じように
コーティング

徐放性製剤
速放性（速く効く）

徐放性
（ゆっくり効く）

表2　注射投与の分類と特徴

分類	特徴
皮下投与	針を皮膚のすぐ下にある脂肪組織に挿入して投与する方法．注入された薬物は毛細血管，あるいはリンパ管を介して血流に乗って運ばれる．タンパク質の薬は内服すると消化管で破壊されてしまうため，その多くは皮下投与される
筋肉内投与	筋肉に薬液を注入する方法．大量の薬の投与が必要な場合や刺激性の薬物に適している．通常，上腕，大腿部，あるいは殿部の筋肉に注射する．薬がどれくらい速く血流中に吸収されるかは，注射部位の筋肉にどれだけ血液が流れているかによる．血流が少ないと，薬の吸収にかかる時間は長くなる
静脈内投与	針を直接静脈に挿入して投与する方法．直接循環血中に薬物を入れるため，正確な用量を速くかつ適切に管理しながら全身に行きわたらせることができる．すみやかに高い血中濃度を得ることができるが，その分，有害作用が発現するリスクも高くなるため，十分な観察が必要である．また，静脈内投与では，薬の効果の持続期間が短くなる傾向があるため，効果を一定に保つために，薬によっては持続点滴による投与が必要となる
点滴静脈内投与（点滴静注）	持続的に薬剤を静脈内に投与する方法．血中濃度を長時間維持することができる．また，血中濃度の急激な上昇を抑えることで，有害作用を回避しうる．点滴の速度を上げると血中濃度は上昇する
髄腔内投与	薬剤を脊髄腔に注入する方法．脳や脊髄，髄膜にすみやかまたは局所的に作用する薬が必要なとき（これらの部位の感染症やがんの治療など）に用いる．全身循環と中枢神経との間の物質交換は，血液脳関門（blood-brain barrier：BBB）*により制限されているため，末梢に薬物を投与しても中枢神経に移行しない場合などでは，脊髄腔内に直接薬物を投与する必要がある

*：血液脳関門：血液脳関門は血液と脳組織間で必要な物質輸送を行う一方で，血液からの病原体や有害物質の侵入に対するバリア構造として機能する（p169参照）

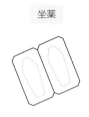

坐薬

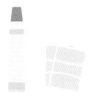

外用薬・貼付剤

◆気管支喘息治療薬
→第12章「B. 呼吸器系
疾患治療薬」参照

◎ **舌下投与および口腔粘膜投与**

　舌下または歯肉と頬の間（口腔粘膜）に薬を置き，溶けた薬を舌下にある小血管から直接吸収させる投与法．舌下にある小血管から直接吸収された薬物は，門脈を通過せずに全身循環に入るため，初回通過効果を回避できる．狭心症に使用されるニトログリセリンに適している．舌下錠は，舌の下に置くのに対し，バッカル錠は歯と歯茎の間に挟み，唾液により徐々に薬物を溶解させて口腔粘膜から吸収させる．**舌下錠，バッカル錠ともに，噛んだり，飲み込んだりしてはいけない**．

◎ **直腸内投与**

　坐薬として直腸から投与し，直腸粘膜から薬物を吸収させる方法．坐薬は，直腸内に挿入すると溶解したり液化したりするワックス状の物質と混ぜて作られている．直腸壁は薄く血液が豊富に供給されているため，薬物の血中濃度が上がりやすく，即効性が期待できる．直腸内投与では，肝臓での初回通過効果をほとんど受けない．胃腸障害のある薬物や消化管で分解される薬物の投与，嘔気・嘔吐が強いときや手術前後の食事制限のために経口投与できないときに適する．

◎ **経皮投与**

　皮膚に外用薬を直接塗布，または貼付薬（テープ剤，パッチ剤など）を皮膚に貼って投与する方法．疼痛部位に貼る鎮痛作用をもつ湿布薬などのように局所に作用させたい場合と，硝酸薬や麻薬性鎮痛薬，認知症治療薬などのように全身性に作用させたい場合がある．皮膚からの薬物吸収は緩徐であり，血液中の薬の濃度を比較的一定に保つことができる．

◎ **吸入投与**

　薬物を気体あるいは微粒子として吸い込む方法．薬滴が小さければ小さいほど深いところまで届き，肺の内部で血液中に吸収される．中枢に作用させる吸入麻酔薬や肺に作用させる気管支喘息治療薬◆などで用いられる．

◎ **その他**

　高濃度の抗がん剤をがん組織に直接作用させる動脈内注射や，点眼，点鼻，点耳，膣内投与などの投与経路がある．

2）吸収

　投与された薬物は，吸収，分布，代謝，排泄という段階をたどる（図8）．
　薬物の吸収とは，投与された薬物が全身の循環血液中に移行する過程である．経口投与された薬物の場合は，消化管より吸収され，肝臓（門脈）を経て全身循環血液中に入る過程が吸収にあたる．つまり，吸収の過程に代謝も組込まれていることになる．

▶ バイオアベイラビリティ（生体内利用能）

　バイオアベイラビリティとは，人体に投与された薬物のうち，どれだけの量が全身に循環するのかを示す指標である．薬物が静脈内に直接投与される場合，バイオアベイラビリティは100％になる．一方，それ以外の方法（経口摂取など）により薬物が体内に投与される場合は，全身循環に至るまでに初回通過効果を受けるため，バイオアベイラビリティは低下する（図11）．

$$\text{バイオアベイラビリティ} = \frac{\text{AUC（経口）}}{\text{AUC（静脈内注射）}} \times 100 \, (\%)$$

経口投与のとき何％の薬が血液に入るか
生体内利用率が大きいほど薬としての有効性が高い

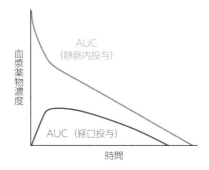

図11　バイオアベイラビリティ

▶ イオン型と非イオン型

　ほとんどの薬物は，弱酸性か弱塩基性の性質をもっており[★7]，胃液，血液，尿などの体液中ではイオン型と非イオン型の状態に解離する．イオン型と非イオン型の割合は体液のpHに依存する（Column③）．イオン型の薬物は脂溶性が低く吸収されにくいため，この割合が薬物の吸収に影響を与える（図12）．

　例えば，アスピリン（弱酸性）は，酸性条件下では非イオン型が増えて吸収が増えるため，胃において吸収されやすい．胃で吸収されたアスピリンは，胃粘膜保護作用と胃酸分泌抑制作用を持つプロスタグランジンの生成を阻害するため，胃潰瘍を起こしやすい．

★7　酸性薬物と塩基性薬物
「水に溶けたときに，その溶液を酸性にするかアルカリ性にするか」ということ．
[酸性薬物] 水に溶けると水素イオン（H^+）を生じる薬物．
[塩基性薬物] 水に溶けると水酸化物イオン（OH^-）を生じる薬物．

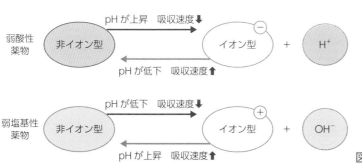

図12　イオン型と非イオン型

Column③ 【早覚え】体液のpH

吸収に及ぼすpHの影響は複雑なため，早覚えで記憶しておくと役に立つ．
- 酸性の薬物　：（相対的に）アルカリ側にいきやすい
- 塩基性の薬物：（相対的に）酸性側にいきやすい

（相対的に）とは血液のpHは7.4で中性だがpH2～3の胃の中からみると（相対的に）アルカリ側ということ．胃のpHを上げれば，酸性の薬物の胃からの吸収は減る．この考え方は，薬物の吸収だけでなく，尿中への排泄でも活用できる．

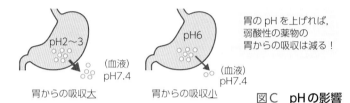

胃のpHを上げれば，
弱酸性の薬物の
胃からの吸収は減る！

図C　pHの影響

3）分布

薬物の分布とは，循環血液中の薬物が各組織の細胞内へ移行することである（図8）．

▶ **血漿タンパク質との結合**（図13）

血中の薬物は，血漿タンパク質と結合している**結合型薬物**と，結合していない**遊離型薬物**のどちらかで存在しており，その割合は薬物により異なる．遊離型薬物のみが，薬物の薬理作用が起こる場である血管外または組織に移行し，薬効を発揮する．結合型の割合が高い薬物同士は，薬物相互作用◆により薬効が強く出ることがあるため，注意が必要である．

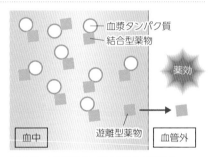

図13　血漿タンパク質との結合

4）代謝

薬物の代謝とは，薬物の水溶性（親水性）を高め，体外に排出しやすくすることである（図8）．薬物の多くは，代謝によって薬理活性が低下するが，活性の増強や毒性の出現がみられる場合もある．**プロドラッグ**★8は，代謝されることで薬理作用を発揮するように設計された薬物である．一方，**アンテドラッグ**★9は，局所で優れた薬効を発揮した後，全身系で代謝されすみやかに薬効を消失するよう設計された薬物である．

▶ **第Ⅰ相反応と第Ⅱ相反応**（図14）

多くの薬物において，代謝はⅡ相で起こる．第Ⅰ相反応は，酸化・還元・加

◆薬物相互作用
→第2章「A. 薬物相互作用」，p38参照

★8 プロドラッグの
　　目的と代表例
・有害作用を低減する
　➡ 解熱消炎鎮痛薬
　　（ロキソプロフェン）
・作用を持続させる
　➡ 抗がん剤
　　（テガフール）
・体内への吸収をよくする
　➡ 脂質異常症治療薬
　　（シンバスタチン）

★9 アンテドラッグの
　　目的と代表例
・全身性の有害作用を低減する
　➡ 外用や吸入のステロイド

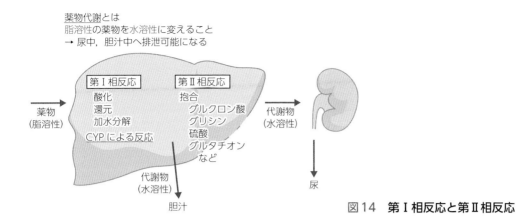

薬物代謝とは
脂溶性の薬物を水溶性に変えること
→ 尿中, 胆汁中へ排泄可能になる

図14　第Ⅰ相反応と第Ⅱ相反応

水分解の反応である. 第Ⅱ相反応は, グルクロン酸や硫酸, グリシンなどの内因性の水溶性物質が結合する反応 (**抱合**) であり, 水溶性の高い物質が抱合されることにより, 全体として水に溶けやすい状態になる. 多くの薬物は, 第Ⅰ相反応に続いて第Ⅱ相反応を受けるが, 水溶性の高い薬物では第Ⅰ相反応を受けずに第Ⅱ相反応を受けるものもある.

▶ シトクロムP450 (CYP)[10]

代謝第Ⅰ相の最も重要な酵素系は, 肝臓に多く存在するシトクロム P450 である (図14). 略して CYP (シップ) とよばれる. CYP は, 肝臓だけではなく小腸粘膜にも存在するため, 経口投与された薬物は, 小腸でも代謝を受ける. CYP には, 多くのアイソザイムが存在し, 薬物代謝への関与が大きいアイソザイムとして, CYP1A2, CYP2D6, CYP2C8, CYP2C9, CYP2C19, CYP3A4 などがある. 1つの CYP アイソザイムは, 複数の薬物を代謝する. 特に**CYP3A4**は, 多くの薬物の代謝に関与している. また, 複数の CYP アイソザイムによって代謝を受ける薬物もある. 肝機能が未成熟な小児や, 加齢や疾患により肝機能が低下した状態は, 薬物代謝速度の低下に伴い, 医薬品の体外への排泄が遅延するため, 薬効が強く出てしまう.

▶ CYPの誘導と阻害

CYP の産生が増加して数が増えることを誘導, CYP の活性が抑制されることを阻害という. この誘導と阻害は, さまざまな薬物や食品で起こる◆. 図15に示すように, コンビニのレジを「代謝酵素」, お客さんを体内に存在する「代謝前の薬物」と考えるとわかりやすい. レジが増えるとレジ待ちのお客さんはすぐにいなくなる (体内の薬が消失する) が, レジが何らかの理由でうまく働かないとお客さんの行列ができてしまう (体内の薬が蓄積する). つまり, CYP の産生が増加すると基質となる薬物の代謝速度を速めるため薬効が弱くなる. 一方, CYP の作用が阻害されると, 基質となる薬物の代謝を遅くするため, 薬効が増大する.

★10　シトクロムP450 (CYP)
還元状態で一酸化炭素と結合して450nmに吸収極大を示す色素というのが名前の由来である.
CYPはアミノ酸配列の相同性に基づいて分類され, 40％以上相同のものをファミリー, 55％以上相同のものをサブファミリーとして分類する.
例えば「CYP3A4」の場合, 最初の数字3は「ファミリー3」, Aは「サブファミリーA」, 最後の数字4が特定のタンパク質を示す. 住所を○丁目○番地○で示すのに似ている.

◆CYPの誘導と阻害
→第2章「A. 薬物相互作用」, p39参照

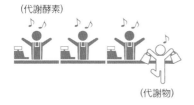

誘導
（数が増える）

（代謝酵素）

（代謝物）

阻害
（活性を抑制）

（代謝前の薬物）

ある薬物／食品によりCYPが誘導
➡ 薬物の代謝が亢進
➡ 他の薬の薬効が減少

ある薬物／食品によりCYPが阻害
➡ 薬物の代謝が抑制
➡ 他の薬の作用増強
　有害作用の出現

図15　CYPの誘導と阻害

5）排泄

薬物の多くは，腎臓あるいは肝臓から排泄される（図8）．

▶ **尿中への排泄**（図16）

薬物の尿中への排泄には，①糸球体での濾過，②近位尿細管での分泌，③遠位尿細管での再吸収が関与する．つまり，④で最終的に尿中に排泄される薬物は，糸球体で濾過，あるいは，近位尿細管で分泌され，遠位尿細管で再吸収されなかったものということになる．遠位尿細管からの薬物の再吸収は受動拡散であるため，非イオン状態では透過性が高く再吸収が増えることにより尿中排泄は減少するが，イオン化した状態では再吸収されにくく尿中排泄は増加する．薬物のイオン型と非イオン型の割合は，薬物の吸収同様，尿のpHに大きく影響を受ける（Column③）．尿をアルカリ化すると弱酸性の薬物の排泄が促進され，尿を酸性化すると弱塩基性の薬物の排泄が促進される．

腎機能が未成熟な小児や，加齢や疾患により腎機能が低下した状態は，薬物排泄速度の低下に伴い，医薬品の体外への排泄が遅延するため，薬効が強く出

①遊離型薬物の糸球体での濾過

②能動的分泌

③脂溶性の非イオン型薬物の受動的再吸収
　この過程で薬物の濃縮が起こり
　尿細管腔内の薬物濃度は血管周囲
　よりも高くなる

④イオン型の，脂質に不溶性の薬物の
　尿中への除去

①糸球体

②近位尿細管

③遠位尿細管

集合管

ヘンレ係蹄下行脚

ヘンレ係蹄上行脚

④

図16　薬の尿への排泄

てしまう．腎排泄性の医薬品では，腎機能低下時は，投与量の減量や投与間隔の延長などの補正が必要である．

▶ 胆汁中への排泄

胆汁中に排泄された薬は，消化管から便とともに排出されるか，血液中に再吸収され再利用される．グルクロン酸抱合を受けた医薬品の一部は，胆汁中に排泄されたあと，小腸内のβグルクロニダーゼにより加水分解を受け，活性型の薬物となって，小腸から再び吸収される．この経路を腸肝循環という（図17）．

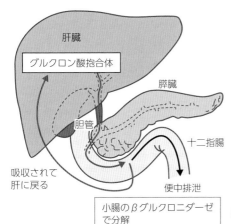

図17　腸肝循環
胆汁に排泄されやすい薬（たとえばグルクロン酸抱合体）は腸肝循環しやすい

▶ その他の排泄経路

唾液，汗，母乳，呼気中に排泄される薬物もあるがそのほとんどは量的にはわずかである．母乳中への排泄は，授乳中の乳児への影響の点で重要となる．吸入麻酔薬は，呼気中への排泄が主な経路となる．

Column④　薬物動態学と人口動態学

薬物動態という言葉だけ聞くと，とても難しく感じるかもしれないが，動態という言葉は身近なところで使われている．例えば，人口と人口動態という言葉で考えてみよう．人口動態とは，ある一定期間内の人口の変動のことで，人口に影響を与える因子として，出生者数，死亡者数，流入者数，流出者数がある．これらの4要素を検討し時間経過に伴って人口がどのように変化するかをみるのが人口動態学ということになる．薬物動態の場合も，それと同じで，薬物の血中濃度に影響を与える因子として，吸収，分布，代謝，排泄の4要素があり，時間経過に伴う変化を解析，あるいは予測することをいう．

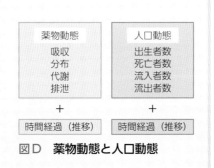

図D　薬物動態と人口動態

問1 医薬品は使用目的別に1）～4）に分類される．それぞれの代表例を，a）～d）より選べ．

1）原因療法薬 　a）糖尿病に対するインスリン製剤
2）補充療法薬 　b）インフルエンザなどに対するワクチン
3）対症療法薬 　c）発熱や疼痛に対する解熱鎮痛剤
4）予防薬 　　　d）病原菌を攻撃する抗生物質

問2 麻薬の取り扱いについて，正しいものには○，間違っているものには×をつけよ．

1）麻薬及び向精神薬取締法に管理について規定されている．
2）麻薬施用者の指示があれば，看護師も扱うことができる
3）アンプルの麻薬注射液は，無駄にならないように複数の患者に分割して用いる．
4）使用後の注射液，アンプルは麻薬管理者に返却する．
5）鍵をかけた堅固な保管庫であれば，他の医薬品と区別しなくてもよい．

問3 次の文章の（　①　）～（　⑤　）に入る適切な語句を【語群】から選べ．

- 薬理学とは，薬物と生体との間で起こる選択的な相互作用を研究する分野であり，薬物の吸収，分布，代謝，排泄などに及ぼす影響を調べる「（　①　）学」と，薬物が生体に及ぼす薬理作用を調べる「（　②　）学」とに分けられる．
- 経口投与され，消化管で吸収された薬が門脈に入り，全身を循環する前に肝臓で代謝を受けることを（　③　）という．
- 代謝されることで薬理作用を発揮するように設計された薬物を（　④　）という．
- グルクロン酸抱合を受けた薬物が腸内で加水分解を受け，活性のある薬物に変換されて再び腸から吸収されることを（　⑤　）という．

語群〉a）薬力　　　b）薬物動態　c）加水分解　　d）抱合
　　　e）初回通過効果　　f）腸肝循環　g）プロドラッグ　h）アンテドラッグ

問4 次の文章のうち正しいものには○，間違っているものには×をつけよ．

1）血漿タンパク質に結合している薬物は安定で作用をもたない．
2）薬物代謝の第Ⅰ相反応は抱合反応によって行われている．
3）CYPが誘導されると薬物代謝が亢進する．
4）脂溶性の高い薬物は細胞膜を通過しやすい．
5）尿中の薬物はイオン化されると尿中排泄が低下する．

第2章 薬物治療の注意点

- ◉ 薬物と薬物，薬物と食品の相互作用について説明できる
- ◉ 薬効の個人差（小児・高齢者など）について説明できる
- ◉ 薬物治療の有益性・安全性について説明できる
- ◉ 妊婦・授乳婦の薬物治療について説明できる

Ⓐ 薬物相互作用

　複数の薬物の作用によって，薬の効果が増強・減弱したり，意図しない作用（副作用）が出現したりすることを**薬物相互作用**という．薬物だけではなく食品やサプリメントの成分によって起こることもあるため，注意が必要である．薬物相互作用は，薬物の体内動態（吸収・分布・代謝・排泄）に影響する"**薬物動態学的相互作用**"と，薬の作用点に影響することで薬の効果が増強されたり阻害されたりする"**薬力学的相互作用**"に分けられる．

1 薬物動態学的相互作用

　薬物動態学的相互作用では，ある薬物や食品が別の薬物の吸収・分布・代謝・排泄を変化させる．その結果，作用の種類は変わらないが，作用の強度や持続時間が変化することとなる．それらは，個々の薬物に関する知識に基づいて予測するか，薬物濃度または臨床徴候をモニタリングすることで検出する場合が多い．

1）吸収における薬物相互作用◆

◆吸収
→第1章 薬の基礎知識，
p30参照

◉ 胃内pHの変化

　酸性状態の胃内においては，弱酸性の薬物がよく吸収される一方で，弱塩基性の薬物は吸収されにくい．胃内のpHが上がると，弱酸性の薬物の吸収は減少する．例えば，H_2ブロッカーやプロトンポンプインヒビターなどの胃酸分泌抑制薬を内服すると，胃酸分泌の抑制により胃内pHが上がる．その結果，フェニトインやアスピリンなどの弱酸性薬物は吸収が減少する（p32，Column参照）．アスピリンは，胃における副作用（胃潰瘍）が問題となるため，胃内pH上昇による胃からの吸収低下は副作用の軽減に利用されている．一方，弱塩基性薬剤では，胃酸分泌抑制により吸収が増大する．エフェドリン含有製剤では，吸収増大による薬効の増強（呼吸促進）に注意が必要となる．

◎ 消化管運動の変化

消化管運動が変化すると，小腸で吸収される薬剤の胃排出時間，難溶性薬剤の溶解，胃で分解されやすい薬剤の分解に影響する．例えば，消化管運動を亢進させるメトクロプラミドを投与すると，胃内容排出速度が増加し小腸での吸収が促進することで，多くの併用薬で血中濃度上昇がみられる．一方，ジギタリスのような難溶性薬剤については，溶解の低下により血中濃度が低下する．

◎ 吸着，キレート形成

陰イオン交換樹脂のコレスチラミンは，酸性薬剤やステロイド骨格をもつ薬剤など多くの薬剤を吸着し，血中濃度を低下させる．また，制酸剤，下剤・浣腸剤，健胃消化剤などのように，鉄，マグネシウム，アルミニウムを含有する製剤は，ビスホスホネートなど多くの薬剤とキレート[1]を形成する．その結果，その薬物の吸収が低下し，血中濃度が低下してしまう．これらの相互作用を防ぐには，できるだけ併用を避ける，あるいは，服用の時間をずらして，間隔をあけて併用薬を投与する必要がある．

◎ 腸内細菌叢の変化

腸内細菌は，食物や腸管内の生体成分を分解・代謝することにより，栄養成分の消化吸収，ビタミンやタンパク質の産生，便通の調節など，多様な役割を担っている．薬物の吸収においても重要な働きを担っており，抗菌薬によって腸内細菌叢が乱れると薬物の腸管吸収が変化し薬効に影響が出ることがある．薬物の吸収は増大することも低下することもある．

例えば，強心配糖体ジゴキシンを服用している患者の一部では，経口投与されたジゴキシンがある程度腸内細菌により不活性化されていることが知られており，抗菌薬によって腸内細菌叢が乱れると，薬物吸収が増加して薬効の増強が起こってしまうことがある．

◎ 食事の時間

食事そのものによっても吸収が変化することがあり，空腹時と指定されている薬物もある．例えば，ベンゾジアゼピン系の睡眠薬クアゼパムは，難溶性のため食後に内服すると吸収性が向上して血中濃度が空腹時の2〜3倍に上昇するので食事との併用が禁忌とされている．肺がん治療薬のエルロチニブは高脂肪，高カロリー食後に服用すると，血中濃度が約2倍に上昇するため，空腹時に服用することで血中濃度の維持を図っている．

2）分布における薬物相互作用

前述の通り，血漿タンパク質との結合の割合が高い薬物同士は，薬物相互作用により薬効が強く出ることがあるため，注意が必要である．アルブミン[2]との結合率が高い薬物同士は，アルブミンへの薬物結合の競合を起こすため，追い出されて遊離型となった薬物によって，作用あるいは副作用の増強が起こる（図1）．例えば，抗凝固薬ワルファリンや経口血糖降下薬トルブタミドなどを

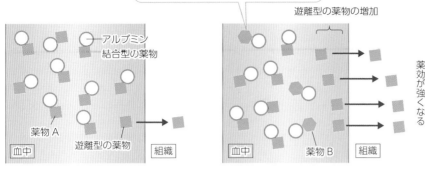

図1　アルブミン結合置換
アルブミンとの結合が競合的に薬物Bに奪われることによって，遊離型の薬物Aが増え，薬効が強くなりすぎることがある

内服している患者がアスピリンを内服すると，それぞれの薬効が増強して，出血傾向や低血糖発作などが起こることがある（p139参照）.

3）代謝における薬物相互作用

◉ CYP◆の阻害によるもの

　ある薬物によりCYPが阻害されると，そのCYPで代謝を受ける併用薬の血中濃度が上がることにより，併用薬の効果あるいは副作用が増強する．CYP3A4を阻害する代表的な薬剤を表1に示す．これらの薬剤を服用または点滴投与されている場合はCYP3A4で代謝を受ける薬剤はすべて影響を受けるため，併用薬のなかに，CYP3A4で代謝を受ける薬物がないかどうか，十分な注意を払う必要がある．CYP3A4で代謝を受ける薬物があるときは，治療薬の変更か減量を行う必要がある．

　グレープフルーツに含まれるフラノクマリン類もCYP3A4を不可逆的に阻害する．特にジュースの場合は，果肉丸ごとひとつ分のフラノクマリン類となるため影響が大きい[★3]．CYP3A4で代謝される薬物を内服しているときにグレープフルーツジュースを飲むと，著しく薬効が増強する[★4]．例えば，降圧薬であるCa拮抗薬は，薬効の増強により血圧の低下を招く．また，睡眠薬の多くも薬

◆CYP
→第1章 薬の基礎知識，p33参照

★3
グレープフルーツに含まれるフラノクマリン類は，果皮＞果肉＞種子の順に多い．果皮が多く含まれるマーマレードも影響しうるが，フラノクマリン類は加熱すると失活すること，マーマレードの摂取量はそれほど多くならないことから，どの程度の影響となるかは予測しにくい．とはいえ，ジュース同様注意は必要である.

★4
フラノクマリンは，小腸のCYP3A4を選択的に阻害するが，肝臓での阻害は比較的弱い．そのため，CYP3A4で代謝される薬物の経口投与時には血中濃度は上昇するが，静脈内投与時には影響が少ない.

表1　CYP3A4阻害作用をもつ主な医薬品

アゾール系抗真菌薬	イトラコナゾール，ケトコナゾール
Ca拮抗薬	ジルチアゼム，ベラパミル
マクロライド系抗生物質	クラリスロマイシン，エリスロマイシン
ニューキノロン系抗菌薬	ノルフロキサシン
HIV治療薬	リトナビル，サキナビル，インジナビル
H_2ブロッカー	シメチジン

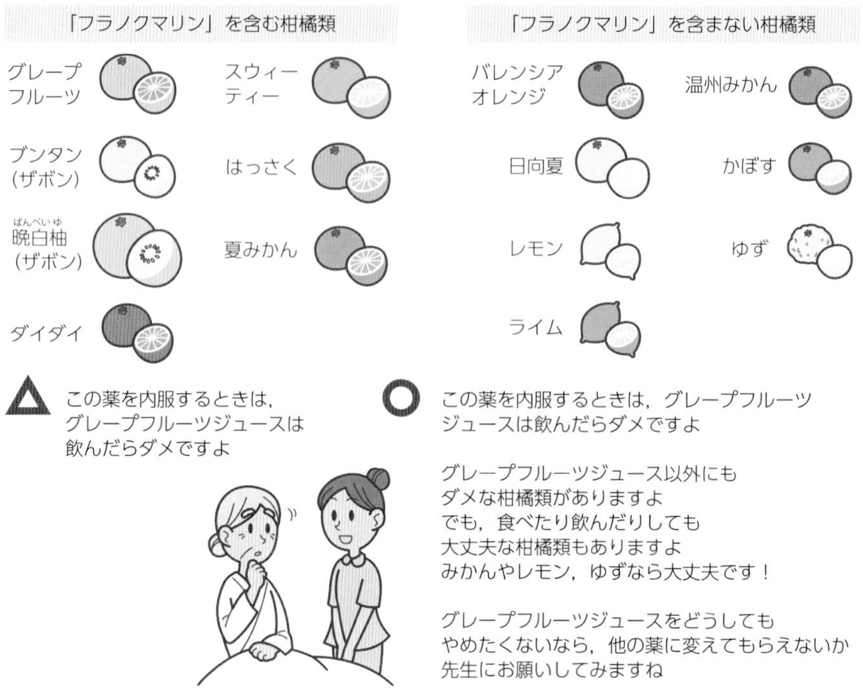

図2 CYP3A4阻害作用をもつフラノクマリン類を含む柑橘類と患者への伝え方の例

効が増強するため，過度の眠気や転倒などのリスクに対して注意が必要となる★5．フラノクマリン類はグレープフルーツだけではなく，他の柑橘類にも含まれるが，フラノクマリン類があまり含まれない柑橘類もあるので，すべての柑橘類に対して摂取を控える必要はない．また，必要に応じて，グレープジュースの影響を受けない薬物に変更するという配慮も必要である（図2）．

◉ CYPの誘導によるもの

ある薬物によりCYPが誘導されると，そのCYPで代謝を受ける併用薬の血中濃度が下がることにより，併用薬の効果が減弱する．CYPを誘導する薬物としては，抗てんかん薬のカルバマゼピン，フェノバルビタール，フェニトインや抗生物質のリファンピシンがある．

CYPを誘導する食品としては，アルコール★6やセントジョーンズワート★7（セイヨウオトギリソウ）がある．

4）排泄における薬物相互作用

◉ 近位尿細管における能動的分泌の阻害

痛風治療薬プロベネシドは，利尿薬であるフロセミドの近位尿細管からの能動的分泌を競合的に阻害する．フロセミドは尿細管に分泌されて尿細管の内側から作用するので，プロベネシドを併用するとフロセミドの作用が減弱する．一方，心不全治療薬ジギタリスの尿細管分泌は，Ca拮抗薬のベラパミルやジル

★5　CYP3A4が元に戻るのはいつ頃？
個人差があるが，2～3日ほどかかるとされる．前日にグレープフルーツジュースを飲んでいても影響が出るので注意する．

★6　アルコール
アルコールは慢性的な飲酒の場合はCYPを誘導するが，急に大量に飲酒した場合はむしろCYPを阻害するため薬効や有害作用が強くなる．いずれにしても，薬を使用しているときは飲酒は控えるべきである．

★7　セントジョーンズワート
ハーブティーやサプリメントとして販売されており，ハーブが好きな女性，あるいは，精神安定作用を期待している人などで，服用・飲用されていることがあり注意が必要となる．

チアゼム，抗不整脈薬のキニジンやアミオダロンによって抑制されるため，これらの薬物を併用するとジギタリスの尿中排泄が阻害され，血中濃度の上昇によりジギタリスの副作用が出現する可能性がある．

◎ 尿のpH変化による遠位尿細管からの薬物吸収の変化

尿のpHが変化すると，遠位尿細管からの薬物吸収が変化する結果，尿中排泄が変化する．酸性尿では弱塩基性の薬物が，アルカリ尿では弱酸性の薬物が排泄されやすくなる．このことは，薬物中毒時の薬物の尿中排泄の促進に利用できる．弱塩基性の薬物では塩化アンモニウム（NH_4Cl）によって尿を酸性に，弱酸性の薬物では炭酸水素ナトリウム（$NaHCO_3$）によって尿をアルカリ性に変化させることで改善を図る．

2 薬力学的相互作用

薬力学的相互作用では，薬物や食品の併用により，薬物の血中あるいは作用部位の濃度を変化させることなく，最終的な効果が増強あるいは減弱する．

抗凝固薬のワルファリンは，肝臓におけるビタミンK依存的な凝固因子の合成を阻害することによって抗凝固作用を示す．納豆や青汁，クロレラなどのビタミンKを多く含む食品を摂取すると，ワルファリンの作用を抑制してしまう[8]．

チアジド系利尿薬やループ利尿薬は血中カリウム濃度を低下させる．ジゴキシンは血中カリウム濃度が減少すると作用が増強するため，利尿薬と併用すると，ジゴキシンの作用が増強し，ジゴキシン中毒が起こりやすくなる．

血糖値の上昇や低血糖の警告症状としての自律神経反応（空腹感，動悸，発汗，頭痛など）にはβ受容体からのシグナルが関与する．インスリン治療中の糖尿病患者にβ遮断薬を併用すると，低血糖状態からの回復が遅れたり，低血糖の警告症状がマスクされたりするため危険である．

Ⓑ 薬効の個人差

薬物の効果には大きな個人差がある．また，同じ患者であっても，状況が異なれば大きな変動を生じることもある．薬物動態や薬物感受性が一般の患者集団とは異なることが予想される新生児・小児，高齢者，妊婦・授乳婦，腎機能低下者，肝機能低下者などは，特に注意すべき薬物治療の対象者として，スペシャル・ポピュレーション（special populations）とよばれる．

1 新生児・小児への薬物投与

小児は，小さな大人ではない．新生児・小児は，体が小さく，各種臓器も未発達なため，成人とは大きく異なることに注意が必要である[9]．また，服用拒否にならないように，粉薬をお団子状にしたり，服用ゼリーを用いたりするなどの工夫が必要となる．

★8　ワルファリン療養中の患者におけるビタミンKの一日摂取量上限値は250μg
2019年の国民健康・栄養調査ビタミンK摂取量は1日平均240μgなので，通常の食生活であれば問題はない．ただし，ビタミンKの含有量の多い食品には注意が必要である．→第10章「H. 血栓症治療薬」p253参照

★9　1歳未満の子にハチミツは厳禁!!
腸内細菌叢が未熟なためハチミツなどボツリヌス菌に汚染されている食べ物を口にすると毒素が産生され「乳児ボツリヌス症」が発生する危険がある．

お薬団子の作り方

小皿に粉薬を出す

↓

スポイトで1滴ずつ粉薬に水を垂らす

↓

指先で水と粉薬を混ぜて十分にこねる

【薬物動態の特徴】

● 吸収：新生児では胃酸分泌が少ないため，弱酸性薬物の吸収は低下する．生後3カ月未満の乳児に経口投与する場合は，胃排出速度および腸管運動性が低いため，治療濃度に達するまでの時間が長くなる．新生児や乳児においては，皮膚の角層が薄いため，外用薬の経皮吸収が高まりやすい．

● 分布：若年の小児ほど体重に占める水分量の割合が高いため，水溶性の治療薬の場合は投与量を増量する必要がある．血漿アルブミン値が低いため，遊離型の薬物の割合が増えることで薬効や有害作用の増強がみられる．

● 代謝：新生児（特に未熟児）では，CYPの活性が低いので薬効が強く出やすい．また，グルクロン酸抱合◆能も低いため，グルクロン酸抱合によって代謝を受ける薬物を新生児に用いると，薬効や有害作用の増強がみられる．代謝機能が未熟で半減期が延長するため，投与量だけでなく，投与間隔にも注意が必要となる（図3）．

◆グルクロン酸抱合
→第1章 薬の基礎知識，
p35参照

● 排泄：薬の腎排泄能は新生児で未発達であり，生後2,3カ月までは成人の半分以下であるため，有効量と中毒量の幅が狭いことに注意する必要がある．生後1年程度で成人レベルになる．

2 小児への薬物投与量の設定

　添付文書に小児薬用量が記載されている場合は，その記載にしたがうことが原則であるが，十分な情報が設定されていない場合も多い．小児投薬量の算出には，アウグスベルガー（Augsberger）の式や，簡便なハルナック（Von Harnack）の表を利用することが多い．

【アウグスベルガーの式】

$$小児薬物投与量 ＝（年齢 × 4 ＋ 20）/100 ×成人量 \quad ※1日あたり$$

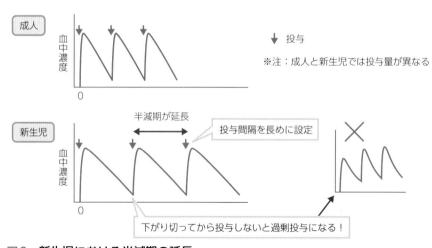

図3　新生児における半減期の延長
「ライフステージや疾患背景から学ぶ臨床薬理学」（大井一弥／著），p84，羊土社，2017より引用

【ハルナックの表】

年齢	新生児	6カ月	1歳	3歳	7.5歳	12歳	成人
投与量	1/20〜1/10	1/5	1/4	1/3	1/2	2/3	1

3 高齢者への薬物投与

　70歳以上の高齢者では，60歳未満に比べ薬物有害事象の出現率が1.5〜2倍高い．高齢者で薬物有害事象が増加するのには，**疾患上の要因**，**機能上の要因**，**社会的要因**が関与している（表2）．

　機能上の要因についてさらに詳しくみてみたい．

【薬物に対する感受性】

- 中枢神経系：高齢者では，全般的に中枢神経系に作用する薬物（特に睡眠薬として用いられるベンゾジアゼピン系薬物など）に対する感受性が若年者よりも高い．
- 循環器系：高齢者では，循環器系の反射機能が低下するため，起立性低血圧や鎮静などが強く現れることがある．転倒による骨折などを起こしやすいため注意が必要である．

【薬物動態の特徴】

- 吸収：加齢に伴う小腸表面積の減少，胃内容排出速度の低下，および胃内pHの上昇がみられるが，薬物吸収の変化は臨床的にはあまり問題にならない．
- 分布：高齢者は水分量が少ないため，水溶性の薬物血中濃度が上昇しやすい．また，筋肉が減って脂肪組織の割合も増加するため，脂溶性の高い薬物の蓄積が問題となることもある．肝機能の低下により血漿アルブミンが低下すると，遊離型の薬物の割合が増えることで薬効や有害作用の増強がみられる．
- 代謝：肝臓の機能低下に伴って薬物の代謝も低下するため，肝臓での代謝率が高い薬物で血中濃度の上昇がみられやすくなる．

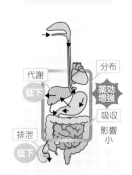

高齢者の薬物動態

表2　高齢者で薬物有害事象が増加する要因

疾患上の要因	複数の疾患を有する	→	多剤併用，併科受診
	慢性疾患が多い	→	長期服用
	症候が非定型的	→	誤診に基づく誤投薬，対症療法による多剤併用
機能上の要因	臓器予備能の低下（薬物動態の加齢変化）	→	過量投与
	認知機能，視力・聴力の低下	→	アドヒアランス[★10]低下，誤服用，症状発現の遅れ
社会的要因	過少医療	→	投薬中断

「高齢者の安全な薬物療法ガイドライン2015」（日本老年医学会 日本医療研究開発機構研究費・高齢者の薬物治療の安全性に関する研究研究班/編），p12，日本老年医学会，2015より引用

★10　アドヒアランス
患者自身が積極的に治療にかかわり，責任をもって服薬を遵守すること．

- 排泄：加齢によって腎臓の血流量が低下するため，腎臓から尿へと排泄されにくくなり血中濃度が増加する．その結果として，薬効や有害作用の増強がみられる．

4 妊婦・授乳婦への薬物投与

妊婦・授乳婦への薬物投与は，胎児，乳児への影響を考慮する必要がある．特に催奇形性や胎児毒性が問題となるため，これらについては後述する（「**E**妊娠中の投薬：催奇形性と胎児毒性」）．

5 腎機能・肝機能が低下している患者への薬物投与

腎機能・肝機能の低下に伴い，薬効や有害作用の増強がみられるため，投与量を減らす，投与間隔を長くするなどの配慮が必要となる．また，治療薬の選択も重要となる．例えば，腎機能低下時には腎排泄型の薬物を避ける，あるいは腎保護作用のある薬物を選択することが必要となる．

C 薬物治療の有益性・安全性

医薬品には使用目的となる薬理作用（**主作用**：main effect）がある．それ以外のすべての作用は，副次的な作用（**副作用**：side effect）ということになる．好ましくない作用は**薬物有害反応**（adverse drug reaction：**ADR**）とよばれる．さらに，薬物の誤投与などのエラーも含めて薬物使用時に起こるすべての好ましくない現象のことを**薬物有害事象**（adverse drug event：**ADE**）とよぶ．日本では一般的に薬物有害反応に対して副作用という用語が使用されているが，本来，副作用と有害反応の概念は同一ではない．社会一般に副作用とよばれているものは，主作用が強くなりすぎるものと，副次的な作用の中で生体にとって有害なものを指しているため，区別して捉えることが大切である．

副作用には，生体にとって有益な副作用もあり，使用目的を変えると主作用と副作用は入れ替わる．例えば，α遮断薬は，血圧を下げる作用の他に，排尿困難を改善する作用もある．降圧薬として使用する場合（プラゾシンなど）は，排尿困難の改善作用は有益な副作用ということになる．一方，排尿困難改善薬として使用する場合（タムスロシンなど）は，降圧作用が副作用となる．その場合，対象者の血圧が高ければ有益な副作用となりうるが，血圧が正常であれば有害な副作用となる．なお本書の各論においては，好ましくない作用は「有害作用」として統一表記した．

薬物有害反応は，局所的なものから全身的なものまでさまざまである．その症状も，軽度のものから，アナフィラキシーショックのように生命の危機に結びつく重度なものまでさまざまで，死に至る場合さえある．一過性のもので回復するものもあれば，永久的な臓器損傷や障害をもたらすものもある．次世代

への影響も起こりうる．薬物有害反応は，以下のように用量関連性のものと非用量関連性のものに分けられる．

1 用量関連性・非用量関連性の薬物有害反応

　用量関連性の薬物有害反応は，ある程度予測可能であり，期待される薬理作用が過度となる（例：降圧薬による低血圧，インスリンによる低血糖など）か，その医薬品がもつ副作用（例：アスピリン投与時の出血傾向など）として現れる．

　非用量関連性の薬物有害反応は予測が困難である．代表的なものに医薬品に対する過敏反応がある．過敏反応のうちアナフィラキシーショックは最も重篤なもので，死亡する可能性が高い．投与された患者の遺伝的要因に起因する特異体質反応もある．

2 薬物の用量と作用の関係

1）有効量・中毒量・致死量 （図4）

　一般に，薬物を生体に投与するとき，その用量が少ないと身体には何の効果ももたらさない．このときの用量を**無効量**という．投与量をさらに増やしていくと，治療効果が発現してくるが，そのときの最小の用量を**最小有効量**という．さらに投与量を増やしていくと，効果が増強していくが，投与量が多すぎるとさまざまな中毒症状が現れるようになる．中毒が現れる直前の用量を**最大有効量**という．最小有効量と最大有効量の範囲の用量を**有効量（治療量）**という．中毒症状が現れる用量を**中毒量**という．さらに，中毒量を超えた用量を投与すると死に至るが，この用量を**致死量**という．

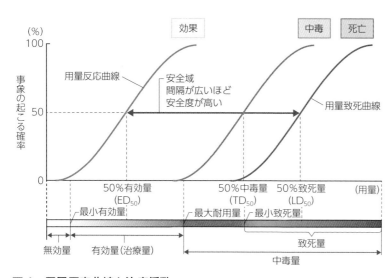

図4　用量反応曲線と治療係数
系統看護学講座「薬理学　第15版」（吉岡充弘，他／著）p50，医学書院，2022より引用

2）用量反応曲線

ある薬物を，複数の実験動物に投与して用量を増やしていったとき，横軸に作用強度を，縦軸に生物の反応数をとり，用量と反応の関係をあらわしたグラフを用量反応曲線という．反応の指標としては，期待する有効反応だけではなく，毒性反応や致死性反応がある（図4）．

◉ ED_{50}・TD_{50}・LD_{50}

投与した動物の半数に効果が現れる用量を**50％有効量**（50% effective dose：ED_{50}），投与した動物の半数に中毒が現れる用量を**50％中毒量**（50% toxic dose：TD_{50}），投与した動物の半数が死亡する用量を**50％致死量**（50% lethal dose：LD_{50}）という．

◉ 治療係数

LD_{50}をED_{50}で除した値は**治療係数**とよばれ，薬物の安全性の指標として用いられる．治療係数が大きい薬物は安全性が高いが，治療係数が小さい薬物は安全性に対して十分な注意が必要となる．

●TDM
therapeutic drug
monitoring

3 治療薬物モニタリング（TDM●）

薬物には体内で効果を発揮するための有効治療濃度範囲があるため，患者の薬物血中濃度を測定し，薬物動態学的な解析をもとに最適な薬用量や投与法を設定する必要がある．特に，治療係数が小さい治療域の血中薬物濃度範囲が狭い医薬品が対象となるが，体内動態に個人差が大きい医薬品，体内動態に非線形性（ある地点から濃度が急上昇する）が認められる医薬品のほか，排泄臓器である肝臓・腎臓の機能低下時などにも血中薬物濃度の測定が必要となる．

TDMの対象となる主な医薬品を表3に示す．

表3 TDMの対象となる主な医薬品

グリコペプチド系抗菌薬	バンコマイシン，テイコプラニン
アミノ配糖体抗菌薬	アルベカシン，ゲンタマイシン
抗てんかん薬	バルプロ酸，カルバマゼピン，フェニトイン，フェノバルビタール
気分安定薬	リチウム
免疫抑制薬	シクロスポリン，タクロリムス
抗悪性腫瘍薬	メトトレキサート，イマチニブ
喘息治療薬	テオフィリン
強心薬	ジゴキシン
抗不整脈薬	プロカインアミド，リドカイン，アミオダロン

D さまざまな有害反応

1 薬物に対するアレルギー反応

　薬物に対するアレルギー反応（**薬物誘発アレルギー反応**）は，有害作用のなかでも発生頻度が高いが，発生頻度は2〜25％とばらつきが大きい.

1）アナフィラキシー

　アナフィラキシーは重篤な全身性の過敏反応であり，急速に発現し，死に至ることもある．重症のアナフィラキシーは，致死的な気道・呼吸・循環器症状により特徴づけられる．アナフィラキシーの機序は多岐にわたるが，**最も頻度の高い機序はIgEが関与する免疫学的機序である**．多くの薬剤や生物学的製剤，診断用の造影剤はIgEが関与する免疫学的機序によって発症するが，NSAIDsやデキストラン，一部の生物学的製剤，造影剤はIgEが関与しない免疫学的機序によっても発症する．オピオイドは直接的なマスト細胞の活性化（非免疫学的機序）によって発症すると考えられている．

　原因となる薬剤は，**X線造影剤を含む診断用薬，血液製剤を含む生物学的製剤が最多で，次いで抗腫瘍薬，ペニシリンなどの抗生物質製剤が多い**（表4）.あらゆる医薬品が誘因となる可能性があり，複数回，安全に使用できた医薬品でも発症する可能性がある．**アナフィラキシー発症の危険性が高い医薬品を静**

アナフィラキシーの機序

免疫学的機序

・IgEが関与する
　➡食物，多くの薬剤*（抗生剤*，NSAIDs，生物学的製剤*），造影剤*，毒など

・IgEが関与しない
　➡NSAIDs，デキストラン，生物学的製剤*，造影剤*など

非免疫学的機序

➡物理的要因（寒冷，運動），アルコール，薬剤*（オピオイドなど）

* 複数の機序によりアナフィラキシーが誘発される

表4　薬効分類別アナフィラキシー症例

	アナフィラキシー症例			アナフィラキシー死亡例			死亡例*
	全体	＜20歳	≧20歳	全体	＜20歳	≧20歳	
症例数（n）	16,916	1,784	15,132	418	9	409	2.5%
診断用薬（体外診断用医薬品を除く）X線造影剤・機能検査用試薬 等	3,428 (20.3%)	67 (3.8%)	3,361 (22.2%)	120 (28.7%)	2 (22.2%)	118 (28.9%)	3.5%
生物学的製剤：血液製剤類・ワクチン類・混合生物学的製剤・抗毒素およびレプトスピラ血清類・毒素およびトキソイド類 等	3,405 (20.1%)	742 (41.6%)	2,663 (17.6%)	36 (8.6%)	2 (22.2%)	34 (8.3%)	1.1%
腫瘍用薬：抗腫瘍性植物成分製剤・抗腫瘍性抗生物質製剤・代謝拮抗剤・アルキル化剤 等	2,147 (12.7%)	80 (4.5%)	2,067 (13.7%)	50 (12.0%)	0 (0%)	50 (12.2%)	2.3%
抗生物質製剤	2,103 (12.4%)	265 (14.9%)	1,838 (12.1%)	100 (23.9%)	2 (22.2%)	98 (24.0%)	4.8%
その他	5,833 (34.5%)	630 (35.3%)	5,203 (34.4%)	112 (26.8%)	3 (33.3%)	109 (26.7%)	1.9%

* 死亡例％：薬効分類ごとのアナフィラキシー症例に対するアナフィラキシー死亡例の比率
杉崎千鶴子 他：医薬品 副作用データベース（Japanese Adverse Drug Event Report database：JADER）を利用した医薬品によるアナフィラキシー症例の解析．アレルギー，71：231-241，2022/「アナフィラキシーガイドライン2022」，p8，日本アレルギー学会，2022より引用

脈内注射で使用する際は，少なくとも薬剤投与開始時より5分間は注意深く患者を観察する．

2）スティーブンス・ジョンソン症候群／中毒性表皮壊死症

　細胞性免疫反応を介する薬物誘発性アレルギー反応は多様で，軽度の皮疹（**薬疹**）から全身的な反応にまで及ぶ．特にスティーブンス・ジョンソン症候群，さらに重症化した中毒性表皮壊死症（toxic epidermal necrolysis：TEN）は時に致命的となる．高熱や全身倦怠感などの症状を伴って，口唇・口腔，眼，外陰部などを含む全身に紅斑（赤い斑点）や水疱（水ぶくれ），びらんが広範囲に出現する（図5）．

　中毒性表皮壊死症とスティーブンス・ジョンソン症候群は重症多形滲出性紅斑とよばれる1つの疾患群に含まれ，大部分の中毒性表皮壊死症はスティーブンス・ジョンソン症候群から進展して生じる皮膚や粘膜だけではなく目にも症状が現れ，失明することもあり，治癒後も目に後遺症が残りうる．本邦では，水疱，びらんなどで皮膚が剥けた状態が体表面積の10％未満の場合をスティーブンス・ジョンソン症候群，10％以上の場合を中毒性表皮壊死症と診断する．

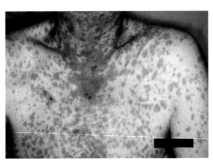

図5　スティーブンス・ジョンソン症候群
体幹の浮腫性紅斑と水疱・びらんの例．
「重篤副作用疾患別対応マニュアル　スティーヴンス・ジョンソン症候群（皮膚粘膜眼症候群）」，p10，平成18年11月（厚生労働省）https://www.pmda.go.jp/files/000218908.pdf

2 薬物性肝障害

　薬物性肝障害は "**中毒性**" と "**特異体質性**" に分類される．"中毒性" は薬物自体またはその代謝産物が肝毒性をもち，用量依存性である．"特異体質性" はさらに "**アレルギー性特異体質**" によるものと "**代謝性特異体質**" によるものに分類され，薬物性肝障害の多くはこれに属する．アレルギー性特異体質は，薬物そのものや中間代謝産物が抗原性を獲得し，T細胞依存性肝細胞障害により惹起される．代謝性特異体質は薬物代謝関連酵素の特殊な個人差（遺伝的素因）に起因する．原因薬物の服用をやめることで症状が改善するが，まれに重症化することもあるため，早期発見が重要となる．病院で処方される薬や市販薬だけでなく，健康食品やサプリメントが原因となることもあるため，注意が必要である．

③ 薬物性腎障害

薬物性腎障害は，原因により，①中毒性，②アレルギー性，③薬剤による電解質異常，腎血流量減少などを介した間接毒性，④薬剤による結晶形成，結石形成による尿路閉塞性に分類される．わが国の成人の8人に1人が慢性腎臓病（chronic kidney disease：**CKD**）であり，高齢化に伴って今後さらに増加することが予想されている．薬剤性腎障害をより早期に診断し，適切な予防・治療を行うことは，安全かつ有効な治療のためだけではなく，CKDの発症防止，進行抑制の観点からも重要である

④ 変異原性と発がん性

変異原性（mutagenicity）とは，娘細胞あるいは次世代に伝わる突然変異などの遺伝情報の変化を誘発する化学物質や物理的因子の性質のことである．この突然変異が細胞のがん化を誘発することがあり，このような性質を**発がん性**とよぶ．例えば，がん化学療法で用いられる薬物や代謝産物は，がんの増殖を抑える一方で，発がん性を有することもある．

E 妊娠中の投薬：催奇形性と胎児毒性

妊娠中や妊娠直前の女性の体内に入ることで，胎児に奇形を起こす作用を**催奇形性**という．この影響は女性だけとは限らず，直近に妊娠を予定している場合，パートナーとなる男性に対しても注意が必要である．また，胎児への影響は催奇形性だけではなく，発達にも影響する．このような胎児への悪影響は，**胎児毒性**とよばれる．

妊婦への薬物療法に関しては，後述の4項目を考慮して，"**妊娠継続**"という母体のベネフィットと"**有害作用**"という胎児のリスクを慎重に判断する必要がある（図6）．また，すでに薬物治療を受けていて妊娠を希望している患者に対しては，科学的な根拠に基づいた情報を十分に説明したうえで，患者や患者

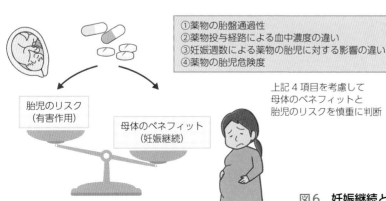

①薬物の胎盤通過性
②薬物投与経路による血中濃度の違い
③妊娠週数による薬物の胎児に対する影響の違い
④薬物の胎児危険度

上記4項目を考慮して
母体のベネフィットと
胎児のリスクを慎重に判断

胎児のリスク
（有害作用）

母体のベネフィット
（妊娠継続）

図6 妊娠継続と有害作用

の家族自身に妊娠の可否について選択・決定してもらうこと（インフォームド
チョイス，インフォームド・ディシジョン）が重要である．

1）薬物の胎盤通過性

胎盤通過性の高いものほど，影響を及ぼしやすい．胎盤を通過しにくい薬物
（インスリンなど[★11]）では比較的安全に使用できる．胎盤通過性は，分子量の
小さいもの，血漿タンパク結合率の低いもの，脂溶性の高いもの，イオン化傾
向の小さいものほど，高くなる．

★11
インスリンは分子量が大き
いため，胎盤をあまり通過
しない．妊娠糖尿病でイン
スリンを使用するのはその
ためである．
→第11章「A. 糖尿病治
療薬」参照

2）薬物投与経路による血中濃度の違い

薬物の母体血中濃度が高いほど，胎盤通過量が多くなり，胎児への影響が大
きくなるため，血中濃度が上がりにくい投与法が望ましい．その一方で，貼付
薬であっても血中濃度は上がるため，胎児動脈管に影響するNSAIDsの局所へ
の作用を目的とした貼付薬であっても，貼付薬の使用は控える必要がある．

3）妊娠週数による薬物の胎児に対する影響の違い（図7）

● 妊娠（受精）0〜16日：細胞分裂がさかんな時期である．この時期の影響
は，All or None（全か無か）と言われる．影響を受けた場合は，受精卵が着
床できないあるいは非顕性流産を引き起こす．妊娠が継続している場合は，
影響は残らないと考えられている．

● 妊娠4〜15週末：器官形成期ともよばれ，薬物が奇形を生じさせる危険性が
最も高い時期である．胎児の器官形成は，①中枢神経系，②心臓，目，耳，
上下肢，③口蓋・外性器などという順で進行するため，薬物がどの時期に作
用したかが奇形の部位に影響する．

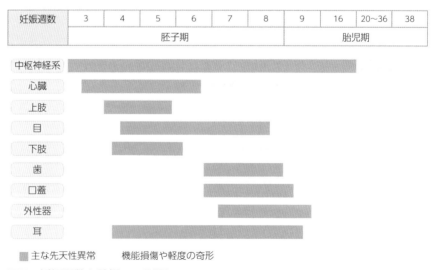

図7　妊娠週数と胎児への影響

● 妊娠16週以降：組織発生期・機能熟成期ともよばれる時期である．この時期になると，奇形が生じる危険性は少ないが，胎児発達に影響を及ぼすことがある．

4）個々の薬物の胎児危険度

明らかな催奇形性や胎児毒性が認められている薬物については，基本的に妊娠中の使用は禁忌とされる．例えば，ワルファリンは，軟骨の発育不全による奇形と中枢神経系への影響が知られている．バルプロ酸ナトリウムは二分脊椎の発生率が高い．高血圧治療薬として用いられるアンジオテンシン変換酵素阻害薬（ACE阻害薬）やアンジオテンシンⅡ受容体拮抗薬（ARB）は，妊娠中の使用により胎児の腎機能障害を引き起こし，羊水過少症，腎不全，胎児・新生児死亡などを引き起こす可能性がある（表5）．

妊娠中はできるだけ薬を使わないことが望ましいが，必要に応じて比較的安全性の高い薬を選択した治療が行われている（表6）．

F 授乳中の投薬

大部分の薬物は，授乳中に投与しても母乳への移行はわずかな量であり（通常1％以下），それほど有害ではないとされている．妊娠中に比べると注意するべき薬は少ないが，添付文書では「乳汁中に少しでも分泌されていれば，中止することが望ましい」という基準になっているため，国内使用の薬物の添付文書の約80％が，授乳中の薬剤服用を避けるように記載されている．

薬理学的には，①母乳への薬物の移行性，②乳児における薬物の腸管での吸収率，③乳児における薬物動態，④薬物自体の作用，が重要となる．

表5 催奇形性ならびに胎児毒性が認められる医薬品

	薬剤名	胎児への影響
催奇形性	エトレチナート	頭蓋顔面欠損，脊椎欠損，四肢欠損，骨格異常などの奇形発生など
	高用量のビタミンA	頭蓋神経堤を中心とする奇形発生など
	ワルファリン	軟骨形成不全，中枢神経系の異常など
	ダナゾール	女児の外陰部の男性化など
	フェニトイン	ヒダントイン症候群など
	バルプロ酸ナトリウム	二分脊椎，心奇形，外表奇形など
胎児毒性	アミノグリコシド系抗菌薬	第Ⅷ脳神経障害など
	テトラサイクリン系抗菌薬	歯牙の着色，エナメル質形成不全など
	ACE阻害薬（エナラプリルなど）	羊水過少症，腎不全，胎児・新生児死亡など
	ARB（オルメサルタンなど）	羊水過少症，腎不全，胎児・新生児死亡など

萩原櫻子，他：薬剤の胎児に与えるリスク．「事例で学ぶ くすりの落とし穴」．週刊医学界新聞．2020 https://www.igaku-shoin.co.jp/paper/archive/y2020/10494より抜粋して引用

表6　主な疾患に対する妊娠中の薬の選択

抗菌薬	ペニシリン系・セフェム系が妊婦感染症の第一選択薬とされている 催奇形性，胎児毒性はないとされている
抗インフルエンザ薬	オセルタミビル（タミフル）の投与が推奨されている
解熱鎮痛薬	アセトアミノフェンは，歴史が古く安全性が保証されているため，第一選択薬として使用可能．催奇形性，動脈管への影響はほとんどないとされている
甲状腺疾患治療薬	プロピルチオウラシルは，奇形の報告がほとんどないため，妊娠中の使用の基本とされている 甲状腺ホルモン剤も催奇形性はなく，安全とされている
糖尿病治療薬	インスリン製剤の多くは胎盤をほとんど通過せず，安全性が確立しているため，標準的治療法として推奨されている 経口血糖降下薬は，安全性が確立していないので相対的禁忌となる
降圧薬	ACE阻害薬，ARBは禁忌！
抗血栓薬	ワルファリンは禁忌 ヘパリンは，分子量が大きく胎盤をほとんど通過しないため安全である
気管支喘息	吸入ステロイド薬，β_2刺激薬ともに，催奇形性はないとされている
消化器系の薬	ドンペリドンは禁忌． ファモチジン，ラニチジン（H$_2$受容体遮断薬），オメプラゾール（プロトンポンプ阻害薬），メトクロプラミドなどは安全とされている
てんかん治療薬	多くの薬物に催奇形性の報告あり．バルプロ酸は相対的禁忌 ラモトリギン，レベチラセタムは，比較的安全性が高いとされている

母乳移行の程度を示す指標としては，**M/P比**（milk-to-plasma drug concentration）と曝露係数（exposure index：**EI**）がある[★12]．

$$\text{M/P比} = \text{母乳中薬剤濃度} / \text{母体血中薬剤濃度}$$

$$\text{EI} = \text{乳児の哺乳量} \atop \text{(mL/kg/分)} \times \frac{\text{M/P比}}{\text{乳児の薬剤クリアランス（mL/kg/分）}} \times 100\,(\%)$$

M/P比は，母親が使用した薬物が母乳に移行する比率を示す値で母乳中薬物濃度を母体血中薬物濃度で割ることにより求められる．M/P比が1を超えると，薬物が母乳中で濃縮されていることを示すが，ほとんどの薬は1以下である．曝露係数は，母親が使用した薬物が，児が治療服用した場合に比べて，どの程度，児に移行するかをあらわす指標である．ほとんどの薬物は10％以下だが，10％を超える薬物は注意が必要となる．

授乳中の使用には適さないと考えられる薬としては，抗不整脈薬のアミオダロンや甲状腺機能亢進症の治療に用いられる放射性ヨウ素があげられる．他にも，曝露係数が高い薬物として抗てんかん薬のフェノバルビタールや喘息治療薬のテオフィリンなど，母乳分泌を抑制しやすい薬物としてドパミン受容体作動薬のブロモクリプチンや経口避妊薬など，毒性が高い薬物として抗がん薬全般などがあげられる（表7）．

表7　授乳中に注意が必要な薬物

児に大量に移行する可能性があるもの（EIが高い）	抗てんかん薬	フェノバルビタール，エトスクシミド，プリミドン
	喘息治療薬	テオフィリン
	抗躁薬	リチウム
	甲状腺治療薬	ヨード製剤
母乳分泌を抑制	ドパミン受容体作動薬	ブロモクリプチン，カベルゴリン
	片頭痛治療薬	エルゴタミン製剤
	ホルモン製剤	経口避妊薬
抗がん薬	抗がん薬	シクロホスファミド，シクロスポリン，ドキソルビシン，メトトレキサート
国立成育医療研究センター指定薬剤	放射性ヨウ素	放射性ヨード（^{131}I, ^{123}I）
	麻薬	コカイン
	抗不整脈薬	アミオダロン

「薬がみえる vol.2 第2版」（医療情報科学研究所／編），p225，メディックメディア，2023より引用

G 薬物の反復投与による影響

1 薬物耐性

　薬物を長期間にわたって使用していると，薬理効果が弱まり，同じ効果を得るために投与量を増加させる必要が生じる．この状態を**薬物耐性**（drug tolerance）という．抗がん薬，麻薬性鎮痛薬，催眠薬，アルコールなどで起こりやすい．薬剤耐性の機序としては，①薬剤代謝酵素の誘導，②薬物受容体数の減少あるいは感受性の低下，③P糖タンパク質[13]などの薬物排出機構の増強などが知られている．類似の化学構造や作用を有する薬物にも同時に耐性が形成される場合があり，**交叉耐性**という．

2 薬物依存（drug dependence）

　薬物依存とは薬物の摂取で快感や高揚感を伴う刺激を体験した者が，それを再び求める抑えがたい欲求が生まれて，その刺激がないと不快な精神的・身体的症状を生じる状態を指す．覚醒剤や麻薬・向精神薬，大麻などは重度の依存をもたらすため，法規制の対象となる．その他，睡眠薬・抗不安薬などの薬物や，アルコールやニコチンなども問題となりうる．薬物依存には，精神依存と身体依存の2つがある．

1）精神依存

　強い欲求のためその薬物の使用を意志でコントロールできない状態．薬物使用による満足感や心理的強迫感にとらわれるようになり，薬物を使用し続けて

★13　P糖タンパク質
P糖タンパク質は，細胞膜上に存在して細胞毒性を有する化合物などの細胞外排出を行う．P糖タンパク質のPは"permeability（薬物透過性）"に由来する．

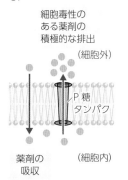

細胞毒性のある薬剤の積極的な排出
（細胞外）
P糖タンパク
薬剤の吸収
（細胞内）

しまう．例えば，ニコチン依存の人が煙草を吸えないとイライラするのは精神依存によるものである．

2）身体依存

薬物摂取をやめると，退薬症状（離脱症状）とよばれるさまざまな身体的症状が現れる状態．例えば，オピオイドの場合は，発汗，あくび，流涙，鼻漏，散瞳，および胃痙攣などの症状に引き続き，振戦，筋攣縮，頻脈，高血圧，発熱・悪寒，食欲不振，悪心，嘔吐などが発生する．アルコール依存の人でアルコールが抜けてくると手が震えてくるのも身体依存の症状による．

H ポリファーマシー

複数の薬物が処方されていることで，薬物相互作用をはじめとする薬物有害事象のリスクの増加や服薬過誤，服薬アドヒアランス低下などの問題を引き起こす可能性がある状態のことを**ポリファーマシー**という．ポリファーマシーとは，複数を意味する「ポリ」と調剤を意味する「ファーマシー」を合わせた言葉である．明確な定義はないが，4～6種類以上の薬剤が併用されている状態をあらわすことが一般的である．時に，必要以上の薬物，または不必要な薬物が投与されていることもあるため，ポリファーマシーの防止や改善のためには，薬を処方する医師，調剤を行う薬剤師をはじめとした医療にかかわるそれぞれの専門家と情報を共有することが必要である．特に高齢者や基礎疾患を有する患者では，複数の薬物が同時に投与されることが多いため，注意が必要となる．

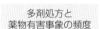

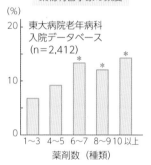

多剤処方と
薬物有害事象の頻度

*p<0.05 vs 5 剤以下

Kojima T, et al：High risk of adverse drug reactions in elderly patients taking six or more drugs: analysis of inpatient database. Geriatr Gerontol Int 12：761-762, 2012 より引用

Column　ポリファーマシーを減らすには

ポリファーマシーを減らすためにさまざまな対策が考えられているが，その基本は患者とのコミュニケーションのもとに服薬状況を正確に把握し，多職種で情報を共有しながら連携して対応することにある．

①**おくすり手帳の活用**：おくすり手帳とは，患者ごとに作成される服用薬剤の記録帳で，服薬状況を確認するためのツールである．複数の医療機関で処方された医薬品を把握することで，重複投与や薬物相互作用を防ぐことが期待される．

②**高齢者への対策**：ポリファーマシーになりやすい高齢者に対する指針として「高齢者の安全な薬物療法ガイドライン2015」が提唱されている．高齢者に推奨される医薬品と中止を考慮すべき医薬品の使用方法がまとめられている．

③**減薬の推進**：2016年の診療報酬改定における「薬剤総合評価調整管理料」や「薬剤総合評価調整加算」の新設，2018年の「服用薬剤調整支援料」の新設により，減薬に対する取り組みが評価されるようになっている．

④**残薬管理**：処方された薬剤の飲み残しである「残薬」を防ぐためには，さまざまな医療従事者による服薬情報の管理と情報の共有が不可欠である．

第2章 章末問題

解答 ➡

問1 次の文章について、正しい語句を選べ.

1) グレープフルーツジュースは，CYP3A4 を（a.誘導　b.阻害）する.
2) セイヨウオトギリソウは，CYP3A4 を（a.誘導　b.阻害）する.
3) 納豆は，ワーファリンの作用を（a.増強　b.減弱）する.
4) 胃酸分泌を抑制すると，弱酸性の薬物の胃からの吸収は（a.増加　b.減少）する.
5) 尿をアルカリ化すると，弱酸性の薬物の尿中排泄は（a.増加　b.減少）する.

問2 1）〜4）の組合わせによって起こる相互作用を【語群】から選べ.

1) ビスホスホネート ― カルシウム製剤
2) アスピリン ― ワーファリン
3) Ca 拮抗薬 ― イトラコナゾール
4) プロベネシド ― フロセミド

【語群】

a) アルブミン置換
b) キレート形成
c) 近位尿細管における能動分泌の阻害
d) 代謝酵素阻害

問3 次の文章のうち正しいものには○，間違っているものには×をつけよ.

1) 小児では CYP 活性が成人に比べて低い.
2) 「ハルナックの表」では，3 歳の小児薬用量の目安は成人量の 1/2 である.
3) 高齢者では中枢神経系に作用する薬への感受性が成人に比べて低い.
4) 一群の動物数の 50％がその薬により有効性を示す投与量を LD_{50} という.
5) 治療係数が大きい薬物は安全性が高い.

問4 次の文章のうち正しいものには○，間違っているものには×をつけよ.

1) 免疫抑制薬シクロスポリンは，薬物血中濃度モニタリング（TDM）の対象となる.
2) 薬物療法を行ううえで催奇形性の強い最も注意すべき時期は，妊娠 4〜15 週である.
3) 分子量の大きい薬物は胎盤を通過しやすい.
4) 薬物摂取をやめると退薬症状とよばれる症状が出るものを精神依存という.
5) ポリファーマシーは，高齢者や基礎疾患を有する患者で陥りやすい.

臨床現場と薬物～その留意点

　本書は主に看護教育に携わる著者らにより「薬理学」の基本知識をまとめた入門テキストである. ここでは臨床現場における薬物と看護師のかかわりを中心に, 現場での課題, 留意すべき点を述べる. 看護以外の医療従事者を目指す学生にもチーム医療の一員として知っておいてほしい内容であるため, ぜひ一読いただきたい.

　薬物治療にチーム医療として携わる医師と看護師の薬とのかかわり方は, 実は大きく異なる. 医師は自身の受けもち患者に対して専門領域の薬を能動的に選択し処方するが, 看護師は病棟すべての患者を対象として個々の患者に向き合いながら, 適切な薬物治療が実践されるように, すでに処方された薬について受動的に対応する. 看護師の場合は, 配属される病棟においてよく使われている薬が大きく異なるため, たとえベテランであっても, 配属先が変われば知らない薬ばかりということも起こりうる. 混合病棟になっていることも多く, 複数の医師の異なる専門領域の薬が処方されていることも多い. まずは, **よく使われる薬について全般的に知識を得ると同時に, 配属先の病棟でよく使われる薬を把握することが大事になる**.

 医師
- 自分の専門領域の薬を能動的に処方
- およそ 100 品目程度
- 勤務先が変わっても専門領域は同じ

 看護師
- 自分の配属領域の薬に受動的に対応
- およそ 13,000 品目程度
- 勤務先（配属先）が変わると領域も変わる

■ 投与・投薬と与薬

　看護学では薬物治療に関して「与薬」という用語が使われるが, 医学・薬学では「投与・投薬」であり, 薬理学の専門用語でも「投与・投薬」である. 看護師には処方権がないため, 医師が処方した薬を患者に与えるという観点から「与薬」という用語が慣習的に使われてきたのではと思われる. 本書では薬理学の専門書としての立場から, 原則的に「投与・投薬」を用いる.

　投薬とは, 薬を投じるという意味であり, 決して薬を投げるという意味ではない. 候補者が当選することを願って票を投じるのが「投票」であるように, 治療薬が効くことを願って薬を投じるのが「投薬」である. 残念ながら, 十分な効果が得られなかったり, 時には有害作用が生じたりすることもある. そのようなリスクを伴うからこそ, 薬物治療において, 薬は"与える"ものではなく"投じる"ものと捉えなければならない. 患者に最も近いところで寄り添う立場の看護師であるからこそ, 指示された薬を"与える"という姿勢ではなく, チーム医療の一員として, ともに薬を"投じる"という姿勢を大事にしてほしい. 薬物治療における看護師の役割は, 医師が処方し, 薬剤師が調剤した薬をただ単に患者に届けることではない. 患者に直接薬を与え, その効果や有害作用を最も間近で観察する立場にある看護師には, 医師, 薬剤師とともに「患者を守る最後の砦」として, 薬物治療に関して高度で幅広い知識が求められている.

■ 薬物治療における看護師の貢献

　薬物治療に関して, チーム医療の一員として臨床の現場で看護師に求められる役割としては, **①誤薬の防止, ②治療効果の確認, ③有害作用の早期発見と予防, ④患者・家族に対する治療の説明と服薬指導, ⑤チーム医療の一員としての情報の共有・発信**, がある.

これらを集約すると，看護師に求められるのは，「気づき」と「つなぎ」である．治療効果や有害作用，患者の要望などに「気づき」，その情報を医療チームに適切かつすみやかに「つなぐ」ことで，より有効で安全性の高い薬物治療の実現に貢献することが期待される．

【薬物有害事象の防止に看護師が果たす役割】

薬物治療に関係する有害事象（adverse drug event：ADE）が，どの職種に起因するのか，それらが，患者に届く前にどれだけ未然に防がれているかを以下の図に示す．

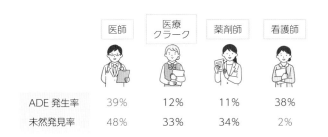

	医師	医療クラーク	薬剤師	看護師
ADE 発生率	39%	12%	11%	38%
未然発見率	48%	33%	34%	2%

図　ADEの発生と未然発見率
334件のエラーについて分析（Leape LL, et al：Systems analysis of adverse drug events. JAMA. 275 ： 35-43, 1995より引用）

医師のエラーと看護師のエラーは，ほぼ同数
医師のエラーは，約半数が薬剤師や看護師によって未然に防がれるが
看護師のエラーはそのまま患者さんへ！

医師，医療クラーク，薬剤師，看護師，それぞれの職種に起因する薬物有害事象は，およそ4割，1割，1割，4割である．その一方で，それらの薬物有害事象がどれだけ未然に防がれたかをみると，医師のエラーは，およそ5割が未然に防がれ，医療クラークや薬剤師のエラーはおよそ3割が未然に防がれるのに対して，看護師のエラーは，なんとわずか2％しか未然に防がれていない．実際には，医師，医療クラーク，薬剤師のエラーの多くを未然に防いでいるのが看護師なのだが，看護師自身のエラーは誰からも防がれることなく，そのまま患者にもたらされるという厳しい現実がある．言い換えれば，看護師が薬に強くなるほど，他職種に起因するエラーを未然に防ぎうるし，看護師自身のエラーも減らせるということである．有効な治療効果を得るだけでなく，医療安全の観点からみても，看護師の果たす役割はきわめて大きい．

薬物治療に関するエラーは，長年にわたって看護師に起因する医療ミスの多くを占めている．それを改善するための取り組みとして，**5R（6R）**がよく知られている．

①Right patient（正しい患者）　②Right drug（正しい薬剤）　③Right dose（正しい用量），
④Right route（正しい用法）　⑤Right time（正しい時間）　⑥Right purpose（正しい目的）

これを手術室に患者を連れていくときに置き換えてみよう．正しい患者，正しい手術，正しい時間，正しい目的などは，当然の確認作業であり，単純な取り違えを防ぐためのチェックであることがわかる．5R（6R）を徹底したからといって，薬のことを知らない医療者同士でダブルチェックしていたらエラーを防ぐことができないことは明白である．**大事なことは，看護師自身が，投薬時において，それが何の薬で何のために使っているのか，さらに，その薬は効果として何があり，有害作用として何が起こりうるのかを正しい知識として知っておくことである**．前述のように，薬の種類はとても多いため，それをすべて事前に理解しておくのはきわめて困難であるが，わからないまま投薬する

ことがないよう心がけることが大事である．わからないときは，自ら調べる，確認することはもちろんであるが，疑問を感じたら，ためらうことなく周りの看護師や医師，薬剤師に確認する姿勢が大事である．

また，薬の名前についても普段から注意喚起が必要である．薬には商品名と一般名があるが，商品名は薬の特徴を示すことが多いため，似た名前になりやすい．特に，カタカナで3文字以上が共通すると誤認が起こりやすいため，思い込みによるエラーを起こさないように注意が必要である．商品名が似通っていても，一般名でみると大きく違っているため，両者で確認することも大事である．例えば商品名のアルマールとアマリールは似通っているが，それぞれの一般名は，アロチノロールとグリメピリドで名称も用途も大きく異なる．

表　混同されやすい薬物の例

商品名			一般名		
アルマール	vs	アマリール	アロチノロール	vs	グリメピリド
タキソール	vs	タキソテール	パクリタキセル	vs	ドセタキセル
ノルバスク	vs	ノルバデックス	アムロジピン	vs	タモキシフェン
メイロン	vs	メチロン	炭酸水素ナトリウム	vs	スルピリン

【治療効果の向上に看護師が果たす役割】

患者や家族にとって最も身近な医療者である看護師は，**治療効果の確認や有害作用の早期発見と予防に対して果たす役割も大きい**．また，患者や家族は，治療方針や治療薬に関して，不安や疑問を抱きがちである．医師や薬剤師の説明を補足したり，必要に応じて仲介者となって患者と医療職者のコミュニケーションを図ったり，**服薬指導**したりすることも重要である．

服薬がきちんとなされることを，**服薬コンプライアンス**あるいは**服薬アドヒアランス**という．コンプライアンスは医師から処方された医薬品を，患者が用法・用量を遵守して服用することで，受動的である．一方，アドヒアランスは患者自身が病気を受け入れて，医師の指示に従って能動的に薬を用いた治療を受けることをいう．患者の状況によっては，アドヒアランスにしえない場合もあるため，一概にどちらがよいかをいうことは難しいが，患者自身も治療に積極的に参加するアドヒアランスの方が望ましいとされる．看護師によって，患者が「正しい方法」「正しい時間」「正しい回数」で服用しているかどうかを確認し，適切な指導を行うことは，服薬アドヒアランスを高めるうえで重要であり，治療効果を高めるうえで欠かせない役割となる．

また，薬物治療に関する問題として，**ポリファーマシー**がある．ポリファーマシーとは薬の多剤併用のことで，単に薬剤数が多いことではなく，薬剤が多いことにより，薬物有害事象につながる状態や飲み間違い，残薬の発生につながる問題のことをいう．看護師による適切な服薬指導は，ポリファーマシーの改善にも効果が期待される．

このように臨床現場における薬物治療にはさまざまな課題があるが，これらに対応していくために薬理学の基本知識が大変重要であることは間違いない．将来現場で薬物を扱う際に，その土台となる知識を本書で身につけていただきたい．

第3章 くすりと法律・新薬の開発

- ◉ 薬を取り扱う際の法律の種類と内容を学び理解する
- ◉ 処方箋の記載内容と，添付文書からの薬の情報の引き出し方を理解する
- ◉ 薬がどのような過程を経て安全性や効果を検証しながら開発されているかを知る
- ◉ さまざまなチーム医療体制とそのなかで行われる薬物療法について理解する

A 薬と法律

　医薬品は多くの法律によって規制されており，法律に遵守することで医薬品の安全性を確保している．薬事に関係する法律としては次のものがある．

◉ 医薬品、医療機器等の品質、有効性及び安全性の確保等に関する法律（略称：医薬品医療機器等法）

　以前は「薬事法」とよばれていたが，2014年の法改正に伴い，いわゆる「薬機法」に変更された．薬機法は医薬品や医療機器だけでなく，医薬部外品，化粧品を含めた定義を定め，健康食品の規制にも活用されることが注意点であり，これらを取り扱う際には，本法律を把握しておかなければならない．

　第一章 総則において次の記載がある．

> 医薬品、医薬部外品、化粧品、医療機器及び再生医療等製品（以下「医薬品等」という）の品質、有効性及び安全性の確保並びにこれらの使用による保健衛生上の危害の発生及び拡大の防止のために必要な規制を行うとともに、指定薬物の規制に関する措置を講ずるほか、医療上特にその必要性が高い医薬品、医療機器及び再生医療等製品の研究開発の促進のために必要な措置を講ずることにより、保健衛生の向上を図ることを目的とする。

化粧品やいわゆる健康食品も薬機法の対象範囲であることに注意が必要です

◉ 医師法，歯科医師法

　医師法または歯科医師法とは，医師または歯科医師全般の職務・資格などを規定する日本の法律である．医師法，歯科医師法のなかでは以下の処方箋の交付等に関連する法令の規定がある．

処方箋の交付義務：
> 患者に対し治療上薬剤を調剤して投与する必要があると認めた場合には、患者又は現にその看護に当っている者に対して処方せんを交付しなければならない。ただし、患者又は現にその看護に当っている者が処方せんの交付を必要としない旨を申し出た場合及び次の各号の一に該当する場合においては、この限りでない。[医師法第22条並びに歯科医師法第21条]

処方箋の記載事項：

患者の交付する処方せんに患者の氏名、年齢、薬名、分量、用法、用量、発行の年月日、使用期間及び病院若しくは診療所の名称及び所在地又は医師［医師法施行規則第21条］、歯科医師［歯科医師法施行規則第20条］の住所を記載し、記名押印又は署名しなければならない。

◉ 保険医療機関及び保険医療養担当規則

保険医療を担う医療機関が守るべき定めについて，保険医療を行う際の約束事である．

特定保険薬局への誘導の禁止：

保険医療機関は、当該保険医療機関において健康保険の診療に従事している保険医（以下「保険医」という。）の行う処方せんの交付に関し、患者に対して特定の保険薬局において調剤を受けるべき旨の指示等を行ってはならない。［第2条の5］
保険医は、処方せんの交付に関し、患者に対して特定の保険薬局において調剤を受けるべき旨の指示等を行ってはならない。［第19条の3］

処方箋の交付：

処方せんの使用期間は、交付の日を含めて四日以内とする。ただし、長期の旅行等特殊の事情があると認められる場合は、この限りでない。［第20条、21条］
保険医は、処方せんを交付する場合には、様式第二号又はこれに準ずる様式の処方せんに必要な事項を記載しなければならない。［第23条］

◉ 保健師助産師看護師法

医薬品を取り扱う保健師・助産師・看護師の医療行為として，保健師助産師看護師法第37条において以下の記載がある．

保健師、助産師、看護師又は准看護師は、主治の医師又は歯科医師の指示があった場合を除くほか、診療機械を使用し、医薬品を授与し、医薬品について指示をしその他医師又は歯科医師が行うのでなければ衛生上危害を生ずるおそれのある行為をしてはならない。ただし、臨時応急の手当をし、又は助産師がへその緒を切り、浣腸を施しその他助産師の業務に当然に付随する行為をする場合は、この限りでない。

◉ 薬剤師法

薬剤師全般の職務・資格などに関して規定した法律である．一部抜粋する．

調剤の求めに応ずる義務：

調剤に従事する薬剤師は、調剤の求めがあった場合には、正当な理由がなければ、これを拒んではならない。［薬剤師法第21条］

処方箋による調剤：

薬剤師は、医師、歯科医師又は獣医師の処方せんによらなければ、販売又は授与の目的で調剤してはならない。薬剤師は処方せんに記載された

医薬品につき，その処方せんを交付した医師，歯科医師又は獣医師の同意を得た場合を除くほか，これを変更して調剤してはならない．［薬剤師法第23条］

処方箋中の疑義：

薬剤師は，処方せん中に疑わしい点があるときは，その処方せんを交付した医師，歯科医師又は獣医師に問い合わせて，その疑わしい点を確かめた後でなければ，これによって調剤してはならない．［薬剤師法第24条］

◎ 独立行政法人医薬品医療機器総合機構法

独立行政法人医薬品医療機器総合機構[★1]について規定した法律．本機構は医薬品の副作用や生物由来製品を介した感染等による健康被害に対して，迅速な救済を図り（健康被害救済），医薬品や医療機器などの品質，有効性および安全性について，治験前から承認までを一貫した体制で指導・審査し（承認審査），市販後における安全性に関する情報の収集，分析，提供を行っている．

◎ 毒物及び劇物取締法

一般に流通する有用な化学物質のうち，主として急性毒性による健康被害が発生するおそれが高い物質を毒物または劇物に指定し，保健衛生上の見地から規制する法律である．

◎ 大麻取締法

大麻取扱者以外による大麻の所持，栽培，譲り受け，譲り渡し，研究のための使用を禁止する法律である．大麻とは，大麻草およびその製品のことをいうが，「大麻草の成熟した茎及びその製品（樹脂を除く）並びに大麻草の種子及びその製品」については，規制対象から除外している．

◎ あへん法

あへんの輸入，輸出，譲渡，譲受，所持やけしの栽培等を禁止する法律であり，あへん法の取締まり対象であり，あへんとは，「けしの液汁が凝固したもの及びこれに加工を施したものをいう」［あへん法第3条第2号］．

★1　独立行政法人医薬品医療機器総合機構（pharmaceuticals and medical devices agency：PMDA）
平成13年に閣議決定された特殊法人等整理合理化計画を受けて，国立医薬品食品衛生研究所医薬品医療機器審査センター，医薬品副作用被害救済・研究振興調査機構および財団法人医療機器センターの一部の業務が統合され設立した．

Column ①　麻薬の取り扱い

麻薬は精神的・身体的依存や習慣性が強いため，その管理は厳格に規制されている．麻薬を取り扱う際，麻薬"施用者"免許は，医師，歯科医師，獣医師が取得することができる．また，麻薬"管理者"免許は，医師，歯科医師，獣医師，薬剤師が取得することができるが，看護師は取得することができない．麻薬の保管に関しては，他の薬剤と区別し，鍵をかけた堅固な設備内に保管する必要がある．例えば，同じく厳格な管理が必要な毒薬とも独立して保管する必要がある．古くなった麻薬，調剤時の間違いで使用できなくなった麻薬を廃棄する場合は，市町村の長ではなく，都道府県知事に届けなければならない．また，使用後にアンプルに残った薬液は病棟では破棄せず，その医療施設の麻薬管理責任者に返却する．

◎ 覚醒剤取締法

覚醒剤の濫用による保健衛生上の危害を防止するために，覚醒剤および覚醒剤原料の輸入，輸出，所持，製造，譲渡，譲受，使用を取締まる法律である．覚醒剤とは，「フェニルアミノプロパン、フェニルメチルアミノプロパン及びその塩類」などのことをいう［覚醒剤取締法第2条］．

◎ 麻薬及び向精神薬取締法

麻薬及び向精神薬の輸入，輸出，製造，製剤，譲渡しなどを禁止する法律で，麻薬中毒者について必要な医療を行う等の措置を講ずること等により，麻薬及び向精神薬の濫用による保健衛生上の危害を防止し，公共の福祉の増進を図ることを目的としている．本法律上において，麻薬[★2]，あへん，けしがら，麻薬原料植物，家庭麻薬，向精神薬，麻薬向精神薬原料を規定している．

◎ 安全な血液製剤の安定供給の確保等に関する法律

血液製剤の安全性の向上や安定供給の確保，適正使用の推進を行うための法律である［第1条］．ここでいう血液製剤とは「人体から採取された血液を原料として製造される医薬品（医薬品，医療機器等の品質，有効性及び安全性の確保等に関する法律（昭和35年法律第145号）に規定する医薬品をいう」［第2条］．

Ｂ 処方箋と添付文書

1）処方箋

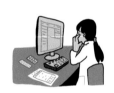

処方とは，医師，歯科医師または獣医師が特定の患者（獣医師の場合には患畜）の特定の疾病に対して医薬品を交付する場合に，どのような薬をどのような量，どのような形式，どのような方法で与えるかの指示書である．処方箋とは，前述の指示を薬剤師に示すために記載したものをいう（図1）．

処方箋には，患者の氏名，年齢，薬名，分量，用法，用量，発行の年月日，使用期間および病院もしくは診療所の名称および所在地または医師の住所を記載し，記名押印または署名しなければならない．

図1は，2022年度の診療報酬改定にて新たな制度として導入されたリフィル処方箋[★3]である．リフィル処方箋とは一定の期間内であれば反復使用できる処方箋のことである．薬が必要なときに調剤薬局でリフィル処方箋を提出すれば，医師の診察を受けなくても薬をもらうことができる．

【処方箋に記載する内容】

- 薬名：製剤名（薬価基準収載名）を用いる．後発医薬品が存在するものは一般名も使用可能（一般名処方）である．また，剤形，規格は必ず記載するようにする．
- 分量：最小基本単位である1回分の投与量で表示する[★4]．分量は添付文書の

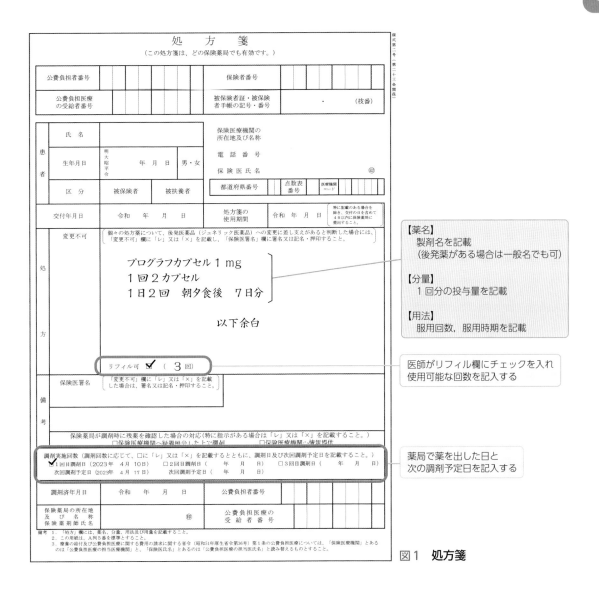

図1 処方箋

用法・用量欄に記載されている量が基準となる．頓服薬は1回量とする．また外用剤は投与全量を記載する．

- **用法**：1日3回食前，食後，食間など，服用回数および服用時期を記載する．まとめると，以下の記載方法となる．

【処方例】 プログラフカプセル1 mg　1回2カプセル
　　　　　 1日2回　朝夕食後に服用　　　7日分

- **投与日数**：2002年4月の診療報酬改定により，1回の投与日数の制限が原則的に廃止され，医師の裁量で自由な投薬日数を処方することが可能となった．ただし，麻薬および向精神薬等は14日，30日，90日分とリスクに応じて投薬期間に上限が定められている（麻薬及び向精神薬取締法）★5．また，特殊な事情（長期旅行など）が認められる場合には1回30日分を限度として投与

★5　1回14日分を限度とする内服薬,外用薬,注射薬
- 麻薬及び向精神薬取締法第二条第一号に規定する麻薬〔30日を限度とされているものを除く〕
- 麻薬及び向精神薬取締法第二条第六号に規定する向精神薬〔30日又は90日を限度とされているものを除く〕
- 新医薬品（薬価基準記載の日の属する月の翌月から1年を経過していないものに限る）

できる．さらに薬価基準記載の日の属する月の翌月から1年を経過していない新医薬品も14日分を限度としている[*5]．

- 処方箋の使用期間：交付日を含めて4日以内である．ただし長期の旅行など特殊な事情があると認められる場合はこの限りでない．

2）添付文書

添付文書（package insert）は，医薬品や医療機器に添付されている使用上の注意や用法・用量，服用した際の効能，副作用，薬物動態，薬物や食物などとの相互作用などを記載した文書である．医薬品の情報が記載されている文書としては，その他，医薬品インタビューフォーム，医療用医薬品製品情報概要などがあるが，これらの情報のなかで唯一法的根拠をもつ重要な文書である．

現代ではインターネットを利用して簡便に医薬品の効果・副作用を検索することができるが，添付文書記載の情報は信頼できる情報源として重要な位置を占めている．

添付文書は医薬品医療器総合機構（PMDA）のホームページを通して，誰でも簡便に取得することが可能になっている．ホームページトップ画面「医療用医薬品」をクリックし一般名・販売名（医薬品の名称）の検索ウィンドウに一般名あるいは商品名を入力することで添付文書を取得することができる．

医療用医薬品の添付文書には患者に投薬する医薬品がどのような効能・効果をもっているか，用法や用量，同時に服用できない（併用禁忌）の医薬品，併用に注意すべき医薬品，高齢者や小児，妊婦・産婦・授乳婦への投与について記載されているため，添付文書を見ることで多くの情報を得ることができる．

原則として，「添付文書の記載項目及び順序」に沿って記載されており，可能な限り全項目について記載しているが，記載すべき適切な情報がない場合は項目名を含めて省略されている（図2）．

ただし，現行の添付文書の記載要領は発出後20年以上が経過しており，時代に合わせた形式への移行が進んでいる．改正された新記載要領は2019年4月1日より施行され，2024年3月31日までは経過措置期間を設定している（図3）．

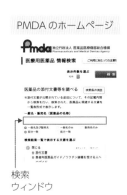

PMDA のホームページ

検索
ウィンドウ

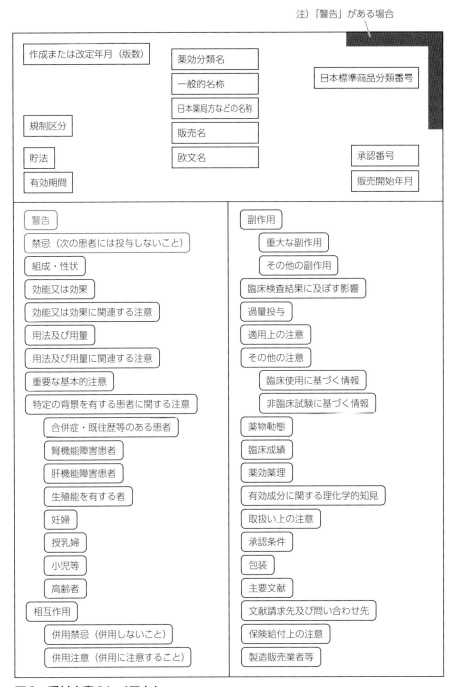

注)「警告」がある場合

作成または改定年月（版数）

薬効分類名

一般的名称

日本薬局方などの名称

日本標準商品分類番号

規制区分

販売名

貯法

欧文名

承認番号

有効期間

販売開始年月

警告

副作用

禁忌（次の患者には投与しないこと）

重大な副作用

組成・性状

その他の副作用

効能又は効果

臨床検査結果に及ぼす影響

効能又は効果に関連する注意

過量投与

用法及び用量

適用上の注意

用法及び用量に関連する注意

その他の注意

重要な基本的注意

臨床使用に基づく情報

特定の背景を有する患者に関する注意

非臨床試験に基づく情報

合併症・既往歴等のある患者

薬物動態

腎機能障害患者

臨床成績

肝機能障害患者

薬効薬理

生殖能を有する者

有効成分に関する理化学的知見

妊婦

取扱い上の注意

授乳婦

承認条件

小児等

包装

高齢者

主要文献

相互作用

文献請求先及び問い合わせ先

併用禁忌（併用しないこと）

保険給付上の注意

併用注意（併用に注意すること）

製造販売業者等

図2　添付文書のレイアウト

「医療用医薬品添付文書新記載要領 説明資料」医療用医薬品添付文書　新記載要領について（2019年2月更新，2018年10月作成）．日本製薬工業協会HP　https://www.jpma.or.jp/information/evaluation/results/allotment/descriptions.htmlを参考に作成

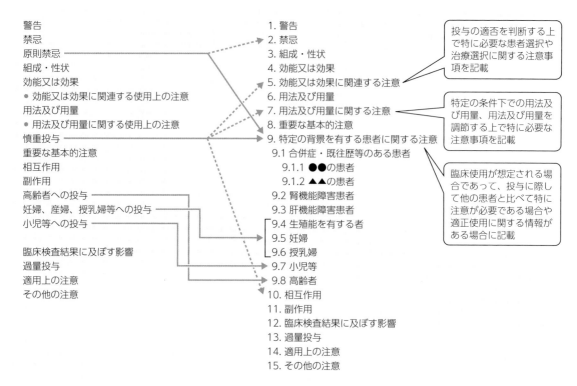

図3　旧記載要領と改正記載要領での添付文書の項目比較

注）矢印は旧記載要領に基づく添付文書から改正記載要領に基づく添付文書への移行先を示しているが，これ以外の項への移行や，削除する例もあり得る．厚生労働省医薬・生活衛生局：医薬品・医療機器等安全性情報，344：6，2017　https://www.mhlw.go.jp/file/06-Seisakujouhou-11120000-Iyakushokuhinkyoku/0000169201.pdfより引用

薬の開発と臨床試験

　医薬品は日本をはじめとして世界各国で開発され，多くのプロセスを経て医薬品となる．医薬品を開発するためには有効性と安全性を十分な倫理的配慮のもと科学的に評価することが求められている．日本には2023年3月現在，ジェネリック医薬品を含め13,000品目を超える医薬品が収載されている．内訳としては内用薬が約7,400品目，注射薬約3,500品目，外用薬約2,100品目，歯科用薬剤26品目などとなっている．

　新薬は通常10年以上の年月をかけて基礎研究と非臨床試験および臨床試験（治験）の過程を経て有効性および安全性が検討される．日本においてはその後，PMDAで審査を受け，厚生労働大臣の製造販売承認と薬価基準収載を経て保険適用となりはじめて患者に使用できる医薬品が誕生する．医薬品開発には以下の工程がある．

1 基礎研究（探索・スクリーニング）

　2〜3年かけて標的分子の探索や，化合物ライブラリーを作製し，物質創製研究，理化学的研究を経て，候補薬がスクリーニングされる．

2 非臨床試験

　項目としては，①製剤学的試験，②薬理学的試験（薬効薬理試験，安全性薬理試験），③毒性試験（一般毒性試験，特殊毒性試験），④薬物動態試験が行われ，3〜5年かけて細胞レベルや動物での非臨床試験が行われる．

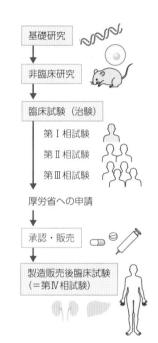

① 製剤学的試験

　新たに創製あるいは発見された新規化合物は「治験薬の製造管理，品質管理等に関する基準（治験薬GMP）」に基づいて，物理化学的特性や安全性，規格など化合物の品質が検討される．

② 薬理学的試験

　効力を裏付ける試験として，効能・効果の裏付け，治療域を超える投与により生理機能に望ましくない作用があるかを試験する．

● 薬効薬理試験：試験管レベル（生化学的，細胞レベル），動物レベルで候補医薬品の薬効を検証する．曝露濃度と薬効の関係なども評価する．

● 安全性薬理試験：治療用量およびそれ以上の曝露に関連した候補医薬品の生理機能に対し，潜在的に望ましくない作用を検証する．心血管系や，呼吸系，中枢神経系の機能に対する評価を行い，例えば，心室再分極遅延やQT間隔延長による心臓へのリスクを評価するなどがある．

③ 毒性試験

　細胞や動物を用いて短期・中期・長期に分けて安全性を検証する．また，胎児への影響，発がん性がないかなど定められた目的について安全性を評価する．

● 単回投与毒性試験：動物に高用量の被験物質を単回（1回）投与した後，症状を7〜14日間程度観察することで，急性毒性症状の発現と用量との関係性を調べる．

● 反復投与毒性試験：臨床試験の投与期間を考慮した期間で動物へ反復投与したときに生ずる毒性変化を評価する．

● 遺伝毒性試験：薬物の遺伝子（DNA）の構造や機能への毒性を評価する．

● がん原性試験：動物においてがん原性の有無を明らかにし，ヒトに対するリスクを評価する．

● 生殖発生毒性試験：生殖・発生過程に関する毒性を評価する．

● 局所刺激性試験：注射薬，貼付剤，点眼薬などで刺激所見が現れるかを評価する．

● 免疫毒性試験：免疫毒性の有無の検討に加えて，標的免疫担当細胞の特定，免疫毒性の可逆性の確認，免疫毒性発現機序の解明を行う．

④ 薬物動態試験

◆ADME
→第1章「B. 薬が効くしくみ」, p27

◆bio availability
→第1章「B. 薬が効くしくみ」, p31

動物における医薬品の吸収 (absorption), 分布 (distribution), 代謝 (metabolism), 排泄 (excretion), いわゆるADME◆について検証する. 本試験により, 医薬品の吸収や消失の線形性の有無, 生物学的利用率 (bio availability)◆, 組織への分布, 消失経路, 代謝経路, 薬物代謝酵素の同定, 酵素誘導・阻害の有無, 活性代謝物の存在, 組織への分布, 胎児移行性, 血漿タンパク結合率などを検証する.

3 臨床試験

3～7年かけて新薬の承認申請に必要なデータを収集するためヒトを対象に行う試験 (第Ⅰ～Ⅲ相[*6]) と, 承認販売後に行う試験 (第Ⅳ相). 被験者に試験の目的や内容を十分に説明し, 文書による同意を得て行う.

★6
臨床試験の種類は多岐にわたるため単純にフェーズⅠ, Ⅱ, Ⅲで分類することは困難になってきている.

【第Ⅰ相 (フェーズⅠ)】
- 対象者：同意を得た少数の健常人志願者
- 試験の目的：被験薬の有害事象や副作用, 薬物動態 (吸収, 分布, 代謝, 排泄) について検討する探索的試験である.

【第Ⅱ相 (フェーズⅡ)】
- 対象者：同意を得た少数の治験薬該当患者
- 試験の目的：第Ⅰ相の結果を受け, 有効性・安全性・薬物動態などの検討を行う探索・検証の両方の目的を併せもつ試験. 有向で安全な投薬量, 投薬方法を確認し, 第Ⅲ相の試験で用いる用法・用量の検討も目的の一つである.

【第Ⅲ相 (フェーズⅢ)】
- 対象者：同意を得たより多くの治験薬該当患者
- 試験の目的：これまで検討された有効性を証明することが主な目的で, ランダム化や盲検化などのデータを評価するため, より正しい評価が行える試験デザインが採用される. 数百例以上の規模になることもある.

【第Ⅳ相 (フェーズⅣ)】
- 対象者：発売後に実際にその化合物を使用する患者
- 試験の目的：製造販売後臨床試験とよばれ, 実際に発売した後に広く使用されることにより, 第Ⅲ相まででは検出できなかった予期せぬ有害事象や副作用を検出するのが主な目的である.

4 承認申請・製造販売後調査

臨床試験 (第Ⅰ～Ⅲ相) 終了後, 約1年をかけ承認申請 ➡ PMDAにて申請データと資料の照合, 分野別の専門官によるチーム審査, 臨床家などによる専門協議を行い, 審査報告書が作成される.

医薬品としての承認が下り薬価基準に収載され販売された後も, 安全性定期報告を行い再審査, 再評価制度を設けることで安全な医薬品管理を行っている.

主な調査として，製造販売後調査と市販直後調査がある．

● **製造販売後調査**：新医薬品の販売開始後4〜10年間，厚生労働省の指示のもと製造販売業者（製薬会社や医療機器メーカー）が医療機関を対象に調査し，その内容を厚生労働省に報告するもの．有効性と安全性全般の確認を目的として，販売前の治験や臨床試験などで得られなかった有用性の指標や長期のデータを収集して，再審査や再評価を行う．GPSP（good post-marketing study practice）という規定に基づいて，主に以下の3つが実施されている．

  ・ 使用成績調査
  ・ 製造販売後データベース調査
  ・ 製造販売後臨床試験（第Ⅳ相）

● **市販直後調査**：新医薬品の販売開始後（効能・効果の追加時等は承認後）6カ月間，製造販売業者が実施するもの．新薬の適正使用の促進と副作用の被害の最小化を目的とする．開発段階から市販後に至るまで新薬のリスクを適切に管理する方策"医薬品リスク管理計画（risk management plan：RMP）[★7]"の一環で，必要と認められた際に行われる．GVP（good vigilance practice）という規定に基づいて調査が実施される．

> **★7 医薬品リスク管理計画（RMP）**
> 医薬品のさまざまなリスクに対し，どのように情報を収集し，リスク低減策を講じていくか，リスク管理の全体を「見える化」して文書化したもの．「安全性検討事項」「医薬品安全性監視計画」「リスク最小化計画」の3つの要素から構成される．

Column② 薬害

　薬害とは，明確な定義は定められていないが，医薬品の開発過程で明らかにされた薬で起きる副作用とは異なり，"医薬品の有害性に関する情報を，加害者側が（故意にせよ過失にせよ）軽視・無視した結果，社会的に引き起こされる人災的な健康被害のことを指す"といわれている．

　有名な薬害として，整腸薬に含まれていた殺菌薬であるキノホルムによる神経障害，発売当時には安全といわれていた睡眠薬サリドマイドによる胎児の催奇形性などが知られている．これらの薬害発生を受け，医薬品開発の過程で胎児に対する動物試験法が定められるようになり，臨床試験について二重盲検法[★8]が用いられるようになった．また，副作用被害救済制度の導入にもつながった．

　薬害発生と医薬品開発は密接に関連しており，現在は厳格な管理のもとで医薬品が開発されている．医薬品の開発に長い年月が必要とされる理由の一つに，このような歴史背景があることをしっかり学び，今後，薬害による被害を発生させないことが重要である．

> **★8 二重盲検法**
> 被験者および医師がどのような試験治療が割り当てられたのかを知らない状態で行う試験．こうしてバイアスを取り除くことで，薬の効能を厳密に証明できるとされる．

Ｄ 薬物療法とチーム医療

1）チーム医療の効果

　病院では多くの異なる職種のスタッフが連携・協働し，それぞれの専門スキルを発揮することで，入院中や外来通院中の患者の生活の質（QOL）の維持・向上，患者の人生観を尊重した療養の実現をサポートしている．チーム医療は

★9 厚生労働省 チーム
医療の推進に関する
検討会 報告書[1]
報告書において「チーム医
療がもたらす具体的な効
果」として以下があげられ
ている.
①疾病の早期発見・回復
促進・重症化予防など
医療・生活の質の向上
②医療の効率性の向上に
よる医療従事者の負担
の軽減
③医療の標準化・組織化
を通じた医療安全の向上

医療者のみならず，治療を受ける患者や家族もチームのメンバーとなることで
よりよい治療が行えるとされている．

なおチーム医療推進については，厚生労働省「チーム医療の推進に関する検
討会」で多くの議論がされ報告書にまとめられている★9．

2）医療チームの具体例

「栄養サポートチーム」「感染制御チーム」「緩和ケアチーム」「口腔ケアチー
ム」「呼吸ケアサポートチーム」「摂食嚥下チーム」「褥瘡対策チーム」「周術期
管理チーム」「救急医療チーム」「医療機器安全管理チーム」「リハビリテーショ
ンチーム」「糖尿病サポートチーム」など．これ以外にも，施設によってがん
や，高血圧・高脂血症など特定の疾患に対して，複数の医療スタッフが連携し
てチームとして患者の治療や生活習慣の改善にあたっている．

また，病院内のみならず，地域横断的な取り組みとして，病院・診療所（医
師），歯科診療所（歯科医師），訪問看護ステーション（看護師），薬局（薬剤
師），保健所（保健師等），介護保険事業所（ケアマネージャー）等が退院時カ
ンファレンスに参加するなど，在宅医療・介護サービスにおける役割分担と連
携が推進されている．

3）薬物療法にかかわるチーム医療

分担と連携

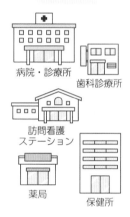

病院・診療所
歯科診療所
訪問看護
ステーション
薬局
保健所

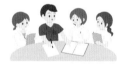

- ●感染制御チーム：医療機関内の感染症に関する予防や対策を考えるほか，医
療従事者や入院患者への感染症対策に関する情報提供や，治療方針の検討な
どの活動を行う．薬物療法にかかわることとして，抗菌薬や消毒薬の適正使
用の推進がある．
- ●栄養サポートチーム：食欲が低下している患者や栄養状態の悪い患者の栄養
管理を行い，全身状態を改善することで合併症の予防などをめざす．薬物療
法にかかわることとして，静脈・経腸栄養療法に関する処方設計支援や，病
態に応じた栄養製剤の選択，静脈栄養輸液の特別な無菌調製等を行う．また，
静脈栄養剤・経腸栄養剤と医薬品・食品との相互作用や栄養療法の適正な管
理や，栄養療法に用いる器材の使い方，医薬品の経管投与の情報提供・リス
ク回避を行う．さらに患者・家族への静脈・経腸栄養剤に関する情報提供，
在宅栄養療法に関する指導・支援を行う．
- ●緩和ケアチーム：緩和ケア病棟や施設，自宅療養の患者のQOL改善をめざ
す．痛みのコントロールや吐き気・嘔吐など副作用症状の改善などの薬物治
療に関する部分のほかに，病気による落ち込みや不安に対する相談役として
も携わる．
- ●褥瘡管理チーム：いったん褥瘡ができてしまうと完治に時間がかかるため褥
瘡の予防や早期発見が大切である．薬物療法の面では，褥瘡治療に使用する
外用薬やドレッシング材（創傷被覆剤）を見極め，投薬管理や投与計画に携
わる．

第3章 章末問題

解答➡

問1 正しいものには〇,間違っているものには×を記せ.

a) 医薬品医療機器等法における対象に医薬部外品は含まれていない.

b) 処方箋の交付義務として医師以外に薬剤師,看護師も交付することができる.

c) 薬剤師は,医師,歯科医師または獣医師の処方箋によらなければ,販売または授与の目的で調剤してはならない.

d) 薬剤師は,医師が交付した処方箋に対し疑義が生じた場合は,調剤の義務として医師に確認することなく処方を変更することができる.

e) 保健師,助産師,看護師または准看護師は,保健師助産師看護師法のもと,独自の判断で診療機械を使用し,医薬品を授与し,医薬品について指示をすることができる.

問2 正しいものには〇,間違っているものには×を記せ.

a) 処方箋には,患者の氏名,年齢,薬名,分量,用法,用量,発行の年月日,使用期間および病院もしくは診療所の名称および所在地または医師の住所を記載し,記名押印または署名しなければならない.

b) 処方箋に記載の投与日数に関しては,麻薬および向精神薬等,特殊の事情,新薬を除いて医師の裁量で自由な投薬日数を処方することが可能である.

c) 処方箋の使用期間は,長期の旅行など特殊な事情があると認められる場合以外交付日を含めて1週間以内である.

d) 医薬品の成分名や効能効果を示す文書は添付文書,インタビューフォーム,医療用医薬品製品情報概要等が存在するが,これらすべてが,医療事故などが発生した場合の証拠として法的根拠をもつ.

e) 医薬品の添付文書はそれぞれの医薬品は独自の記載項目があることからレイアウトの順序を含めて自由に変更し作成してもよい.

問3 正しいものには〇,間違っているものには×を記せ.

a) 非臨床試験において一部ヒトを対象とした試験を行い,効果・毒性の試験を行っている.

b) 非臨床試験における遺伝毒性試験では,生殖・発生過程に関する毒性を評価する.

c) 非臨床試験における薬物動態学に関する試験では,薬物がどのレセプターに結合するか,毒性に関する試験を行う.

d) 第Ⅰ相試験では新薬の対象となる患者を対象に小規模で効果の判定を行っている.

e) 第Ⅲ相試験では同意を得た多数の該当患者を対象に,既存薬などと比較して新薬の有効性・安全性を確認する.

問4 正しいものには〇,間違っているものには×を記せ.

a) チーム医療の考え方として医療従事者が連携・協働することが求められるが,患者は医療を受ける側のためチームメンバーとしては入れずに治療を行う.

b) 栄養サポートチームにおける薬物の管理としては,静脈・経腸栄養療法に関する処方設計支援や,病態に応じた栄養製剤の選択,静脈栄養輸液の特別な無菌調製などを行っている.

c) チーム医療の考え方として病院内のメディカルスタッフで完結することが推奨されている.

各論

第4章　感染症治療薬

第5章　抗がん薬

第6章　免疫治療薬

第7章　抗炎症薬・鎮痛薬

第8章　末梢神経系に作用する薬

第9章　中枢神経系に作用する薬

第10章　循環器系疾患治療薬

第11章　内分泌系疾患・代謝系疾患治療薬

第12章　消化器系・呼吸器系・
　　　　泌尿生殖器系疾患治療薬

第13章　皮膚科用薬・眼科用薬

第14章　漢方薬

第15章　輸液

第4章 感染症治療薬

- ◎ 感染症の判断には病原体の特定と宿主の状態の把握が必要である
- ◎ 感染症治療薬は,「抗菌薬」「抗真菌薬」「抗ウイルス薬」などに分類される
- ◎ 感染症治療薬ごとに有効な病原体（抗菌スペクトル）は異なる
- ◎ 感染症治療薬は種類により組織移行性が異なる
- ◎ 感染症治療薬は,濃度依存的に抗菌作用を示す薬剤,時間依存的に抗菌作用を示す薬剤に分類できる
- ◎ 感染症治療薬の代表的な有害事象にペニシリン系抗菌薬によるアナフィラキシー反応がある
- ◎ 消毒薬は分類（高水準〜低水準）により使用する場所と目的を分ける

Ⓐ 感染症治療薬と適正使用

1 感染症と感染経路

「感染」と「感染症」は別物です

- 肺炎,髄膜炎,尿路感染症などを代表とする「**感染症**」は,病原体（病気を引き起こす微生物）が体内や臓器内に侵入し,発熱,痛み,倦怠感,炎症などさまざまな症状を引き起こす疾患である.

- 症状を引き起こす病原体は,**細菌,ウイルス,真菌,寄生虫**などに分類され,大きさや増殖の仕方などがそれぞれ異なる.

- **発熱や炎症反応,菌の検出がそのまま感染症を意味するわけではない**（図1左）.そもそも発熱や炎症反応が高くなる要因には,悪性腫瘍,心筋梗塞,リンパ腫,自己免疫疾患,薬剤熱や脱水などもあげられる（図1右）.そのため感染症を診断する際は,宿主（ヒト）の状態と,どんな病原体が感染症の原因（起炎菌）であるかを複合的に判断する必要がある.そこに病原体に効果のある抗微生物薬をしっかり選択することで適切な感染症治療が行われる.

- 病原体がヒトに取りつくことを「感染が成立する」という.そのためにはど

感染症の判断

発熱 ≠ 感染症　　　菌検出 ≠ 感染症

炎症反応高値 ≠ 感染症

発熱・炎症反応高値の原因

感染症　or　悪性腫瘍　心筋梗塞
白血病・リンパ腫
膠原病・自己免疫疾患
薬剤熱　脱水　腸炎
etc…

図1　感染症の診断
平原康寿：7. 感染症に使用する薬. ナーシング・グラフィカ 疾病の成り立ちと回復の促進②「臨床薬理学」（赤瀬智子,柳田俊彦／編）,メディカ出版,2023を参考に作成

表1　感染経路

分類		特徴	感染症の例
水平感染	経口感染	汚染した水，食べ物を摂取することで病原体が侵入する	食中毒，A型肝炎，腸管寄生虫症
	接触感染	感染症を発症しているヒトや動物，または感染（保菌）しているヒトや動物との接触により病原体が侵入する	疥癬，梅毒
	飛沫感染	咳やくしゃみ，感染者との近い距離での会話などおおよそ5μm以上の飛沫を吸い込むことで病原体が侵入する	インフルエンザ，新型コロナウイルス感染症，風疹，麻疹，マイコプラズマ感染症
	空気感染	空気中を漂うほどの5μm以下の小さな飛沫核を吸い込むことで病原体が侵入する	結核，水痘，レジオネラ感染症
	虫媒介感染	蚊，ダニ，ノミなど虫により病原体が媒介されヒトの体内に侵入する	日本脳炎，リケッチア感染症，重症熱性血小板減少症候群
	輸血・針刺しによる感染	汚染された血液や体液がヒトの粘膜や傷口から侵入する	AIDS，梅毒，B型肝炎，C型肝炎
垂直感染		出産時や母乳を介し，母親から胎児や乳児へ病原体が侵入する	AIDS，梅毒，成人T細胞性白血病

林正健二：5. 感染症に使用する薬. ナーシング・グラフィカ 疾病の成り立ちと回復の促進②「臨床薬理学」（赤瀬智子／編），p131，メディカ出版，2022を参考に作成

こかから感染症の原因となる微生物が体内に侵入することになる．主な感染経路は，①**水平感染**（経口感染，接触感染，飛沫感染，空気感染，虫媒介感染，輸血や針刺し事故など）と，②**垂直感染**の2つに分けることができる（表1）．

2 感染症治療薬

- 感染症治療薬は，抗菌薬，抗ウイルス薬，抗真菌薬，抗寄生虫薬などさまざまなよび方をするが，総じて「**抗微生物薬**」と表現する．一般に，大腸菌や黄色ブドウ球菌などの細菌をターゲットとする薬を「抗菌薬」，インフルエンザウイルスのようなウイルスをターゲットとする薬を「抗ウイルス薬」，カンジダやアスペルギルスなどの真菌をターゲットとする薬を「抗真菌薬」というように，ターゲットとなる微生物に対して使い分ける．

- 抗微生物薬の最大目的は，微生物を死滅もしくは減少させることであり，その結果として解熱や炎症反応といった症状の改善を得ることができる．

- 感染症を治療するうえで，ターゲットとなる病原体がわかっていればよいが，ほとんどの場合は不明もしくは疑いの段階で治療を開始することになる．図2に示すように，治療早期の**empiric therapy**（**経験的治療**）の段階では患者背景（年齢や普段の生活環境，病歴など）や状態を確認し，病原体（起炎菌）や病巣（フォーカス）を推定し，抗微生物薬を選択する．

- 数日後，投与開始前に実施した微生物培養検査により感染症の原因と推定される微生物を同定し，より抗菌スペクトル[★1]の狭い抗微生物薬へ切り替え，ターゲットを絞り治療を継続する．これを**definitive therapy**（**標的治療**あるいは**最適治療**）という．場合によっては初期の判断が間違っていて抗菌

★1　抗菌スペクトル
抗菌薬がカバーできる微生物の範囲．

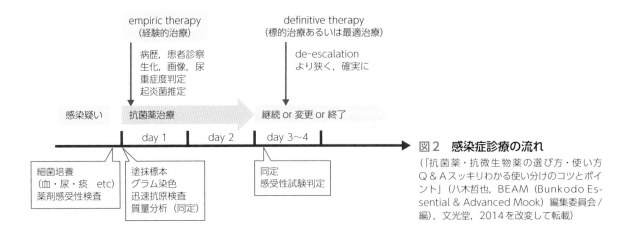

empiric therapy
(経験的治療)

病歴, 患者診察
生化, 画像, 尿
重症度判定
起炎菌推定

definitive therapy
(標的治療あるいは最適治療)

de-escalation
より狭く, 確実に

感染疑い　抗菌薬治療　継続 or 変更 or 終了

day 1　day 2　day 3〜4

細菌培養
(血・尿・痰 etc)
薬剤感受性検査

塗抹標本
グラム染色
迅速抗原検査
質量分析 (同定)

同定
感受性試験判定

図2　感染症診療の流れ
(「抗菌薬・抗微生物薬の選び方・使い方 Q & A スッキリわかる使い分けのコツとポイント」(八木哲也, BEAM (Bunkodo Essential & Advanced Mook) 編集委員会／編), 文光堂, 2014を改変して転載)

★2　薬剤耐性菌
感染症治療薬を使用することにより, これまでは治療効果が認められていた微生物に対し効きが悪くなる薬剤耐性菌が現れる. 薬剤耐性菌には, もともと抗菌薬に耐性を示す自然耐性と, 主に感染症治療薬の不適切使用が要因となる獲得耐性に大別できる. 適正使用を意識した感染症治療薬の投与が必要である.

★3
感染
病原体がヒトに侵入, 取りつくこと.
保菌・定着
培養により微生物の検出はあるが, 常在菌であったり病原性でない場合. ほとんどは症状を呈さない. "キャリア" も保菌である.
感染症
何らかの病原体により発症している状態.

薬を変更することもあれば, 感染症ではなかったとして中止することも十分にあり得る. 薬剤耐性菌★2発生を抑止する点からはこのように2段階の治療を行うことが重要である.

3 | 培養検査

　培養検査は感染症の治療を行ううえで必要不可欠であり, 抗微生物薬の開始前に検体採取することが非常に重要である. 抗微生物薬を開始した後では微生物が死滅してしまい, 原因微生物の特定が難しくなる. 菌血症や敗血症のように全身を評価する場合は, 血液培養, 髄膜炎であれば髄液培養, 尿路感染を疑えば尿培養, 肺炎を疑えば喀痰培養というように, フォーカス (感染の原因部位) に対する培養検査が望まれる.

　培養検体を採取する部位によって感染症の判断が異なることがあり, 血液, 髄液, 関節液などは普段は無菌であるため, 微生物が検出された場合は感染症である可能性が高くなる. 一方で, 便や痰, 皮膚などには常在菌といわれる微生物がいるため, 培養検査でこれら常在菌が検出されたとしても感染症と判断するのは難しい (図3). **感染か, 保菌か**★3の判断が必要となる.

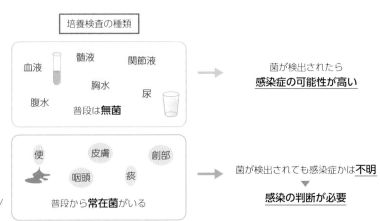

培養検査の種類

血液　髄液　関節液
胸水
腹水　尿
普段は**無菌**

菌が検出されたら
感染症の可能性が高い

便　皮膚　創部
咽頭　痰
普段から**常在菌がいる**

菌が検出されても感染症かは**不明**
▼
感染の判断が必要

図3　起炎菌の同定
(「感染症まるごとこの一冊」(矢野晴美／著), 南山堂, 2011を参考に作成)

4 抗微生物薬の適正使用

感染症の治療を適切に実施するためには，以下のポイントが目安となる．現在では，一般的な感染症診療だけでなく，医師，薬剤師，看護師，臨床検査技師を中心とした多職種による感染対策・抗菌薬適正使用のためのチーム（感染制御部など）を設置している医療機関も多くあり，多職種共同で感染症の診断，選択された感染症治療薬の妥当性を確認している．

抗微生物薬適正使用のための目標：
・適切な診断
・適切な培養
・適切な抗微生物薬の選択
・適切な抗微生物薬の用法，用量，投与時間
・抗微生物薬投与後の適切な経過観察と効果判定

B 抗菌薬

1 抗菌薬概論

多くの医薬品はヒトの体内の受容体やトランスポーターなどをターゲットとしているのに対し，抗菌薬を含め抗微生物薬は「ヒトの体には作用せず，病原体（起炎菌）に対してのみ作用すること（**選択毒性**）」を理想としている．抗菌薬は，感染症の症状を有する発熱や炎症反応の上昇がみられる状態で使用される機会が多いが，抗菌薬の直接的な効果は，「細菌の破壊や増殖を抑制すること」である．解熱を目的とするのであれば解熱薬，炎症を抑えるのであれば抗炎症薬を使用する．抗菌薬により解熱や炎症反応の改善が得られるのは，感染症の原因となる起炎菌が減ることで体が通常状態へと戻ろうとしていることを示しており，あくまでも副次的である．

また，抗菌薬は「細菌」のしくみを利用するため，細菌以外の病原体（ウイルスや真菌など）が原因となる感染症には効果が期待できない．

抗菌薬の作用は微生物を死滅させること

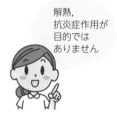

解熱，抗炎症作用が目的ではありません

2 抗菌薬の種類と作用機序

抗菌薬の主な作用機序は図4に示すように主に6つある．これらは，細胞壁の合成やDNAまたはタンパク質の合成を阻害するなど，直接**殺菌作用**を示す薬剤と，細胞の増殖を抑えて**静菌作用**を示す薬剤に分けることができる．

▶ **殺菌作用**

❶細胞壁合成阻害薬［β-ラクタム系，グリコペプチド系］：ヒトは細胞壁をもっておらず，細菌に特有の構成成分である．細胞壁を直接攻撃し破壊する（溶菌作用）ことで微生物を死滅させる

	細菌	ヒト
細胞壁	あり	なし
DNA 合成酵素	（細菌とヒトで異なる）	
葉酸の生合成経路	あり	なし
タンパク質合成に関与するリボソーム	30S，50S	40S，60S

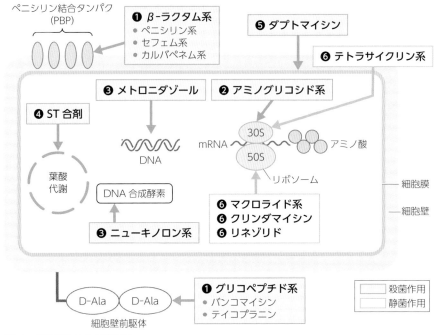

図4 抗菌薬の作用機序

❷タンパク質合成阻害薬（30Sリボソームに作用）[アミノグリコシド系]：タンパク質合成を直接抑えることで細菌の増殖を止める

❸DNA合成阻害薬 [ニューキノロン系，メトロニダゾール]：細菌のDNAの合成を抑える

❹葉酸代謝阻害薬 [ST合剤]：核酸合成に必須な活性型葉酸への代謝を阻止することでDNAの合成を抑える

❺細胞膜障害 [ダプトマイシン]：細胞膜の安定性を阻害することで細菌を死滅させる

▶ 静菌作用

❻タンパク質合成阻害薬 [（50Sリボソームに作用）マクロライド系，クリンダマイシン，リネゾリド，（30Sリボソームに作用）テトラサイクリン系]：細菌を殺すのではなく，発育速度を抑制することで細菌の増殖を抑える

③ 時間依存性と濃度依存性

　　抗菌薬は微生物に触れる時間が薬効に影響を与える「時間依存性」の薬剤と，投与後すみやかに高い血中濃度を得ることで十分な薬効を示す「濃度依存性」の薬剤に分けられる（図5）.

▶ 時間依存性

　　MIC（最小発育阻止濃度）★4 以上の濃度を持続させることで効果的な抗菌作用が得られる．投与量を増やして血中濃度を高くしても抗菌作用には影響しない．1日の投与回数を複数回とすることで血中濃度を一定に保つことが重要.

★4　MIC（最小発育阻止濃度）: minimum inhibitory concentration
細菌の増殖を抑えるのに必要な抗菌薬の最小濃度.

時間依存性 濃度を高めても殺菌作用は弱く，細菌に触れる時間を延ばすことで殺菌作用を示す

時間依存性の抗菌薬 **β-ラクタム系**（ペニシリン系，セフェム系），**マクロライド系**

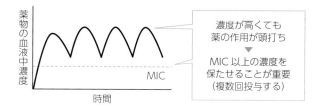

濃度依存性 濃度が高いほど殺菌作用を示す

濃度依存性の抗菌薬 **キノロン系，アミノグリコシド系**

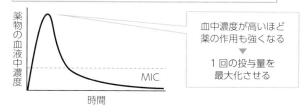

図5　時間依存性と濃度依存性
平原康寿：2. 感染症に使用する薬．ナーシング・グラフィカ 疾病の成り立ちと回復の促進②「臨床薬理学」（赤瀬智子，柳田俊彦／編），メディカ出版，2023を参考に作成

【分類例】β-ラクタム系（ペニシリン系，セフェム系，カルバペネム系），マクロライド系など

▶ **濃度依存性**

血中濃度を高くするほど効果的な抗菌作用が得られる．1日1回投与で血中濃度を高くすることが重要．

【分類例】キノロン系，アミノグリコシド系など

4 PK（薬物動態）とPD（薬力学）の関係性

抗菌薬の作用をより効率的に得るために，薬物動態（pharmacokinetics：PK）と薬力学（pharmacodynamics：PD）を考慮することで，より効果的な投与方法や投与量，投与時間を検討することができる（図6）．

▶ **薬物動態（PK）**

薬剤は投与された後，吸収され，分布し，代謝を受け，排泄される．抗菌作用を最大限に利用するためには，特に**「組織・臓器移行性」**で示される**「分布」**がポイントである．臨床では**血中濃度**や**半減期**，**投与量**がその指標となる．例えば肺炎では肺への移行がよい抗菌薬，髄膜炎では髄液移行性の高い抗菌薬が選択される（図7）．

▶ **薬力学（PD）**

PKにより移行性のよい薬剤が選択できたとしても，到達した臓器にいる病原細菌が薬剤耐性を示していては抗菌作用は示さない．つまり，PDは抗菌薬と微生物との**「力関係（感受性の有無）」**を示し，その指標には**最小発育阻止濃度**

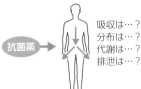

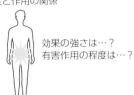

PK パラメーター	
Cmax	薬剤を投与した後の最高血中濃度（ピーク値）
AUC	血中濃度の時間推移を示したグラフで描かれる曲線と時間軸で囲まれた部分の面積
$T_{1/2}$	血中の薬物濃度が50％に減少するのに要する時間
PD パラメーター	
MIC	最小発育阻止濃度

PK（薬物動態）

抗菌薬の用法・用量と
生体内での濃度推移の関係

抗菌薬 →

吸収は…？
分布は…？
代謝は…？
排泄は…？

局所（ターゲット）での濃度
Cmax・AUC・$T_{1/2}$

PD（薬力学）

抗菌薬の生体内での
濃度と作用の関係

効果の強さは…？
有害作用の程度は…？

抗菌活性
MIC

図6　PK/PD
AUC：area under the curve
「日常診療に役立つ抗感染症薬のPK-PD」（戸塚恭一／監，三鴨廣繁／監・著，宮崎修一，他／著），ユニオンエース，2012を参考に作成

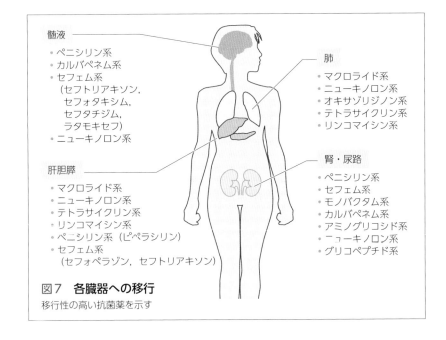

髄液
- ペニシリン系
- カルバペネム系
- セフェム系
（セフトリアキソン，
セフォタキシム，
セフタチジム，
ラタモキセフ）
- ニューキノロン系

肝胆膵
- マクロライド系
- ニューキノロン系
- テトラサイクリン系
- リンコマイシン系
- ペニシリン系（ピペラシリン）
- セフェム系
（セフォペラゾン，セフトリアキソン）

肺
- マクロライド系
- ニューキノロン系
- オキサゾリジノン系
- テトラサイクリン系
- リンコマイシン系

腎・尿路
- ペニシリン系
- セフェム系
- モノバクタム系
- カルバペネム系
- アミノグリコシド系
- ニューキノロン系
- グリコペプチド系

図7　各臓器への移行
移行性の高い抗菌薬を示す

（**MIC**）を用いる．細菌培養によって感受性試験を行い，MICの値により「S：susceptible　感性」，「I：intermediate　中等度耐性」，「R：resistant　耐性」の3段階に分類される．抗菌薬治療の際には，対象となる微生物の抗菌薬への感受性がS（感性）である場合に，より効果的な作用を得ることができる．MICの値は医療施設ごとでやや異なるため，検査部門で「アンチバイオグラム」といわれる薬剤感受性を示した一覧表などが作成されていることが多い．

PKとPDの
概念を取り入れ，
適切な抗菌薬治療や，
耐性菌発現の防止へ
応用しています

5 各抗菌薬の特徴

主な抗菌薬のスペクトラムを表2に示す．

表2　代表的な抗菌薬の抗菌スペクトル

抗菌薬の分類	抗菌薬	グラム陽性菌				グラム陰性菌				バクテロイデス	リケッチア	クラミジア	マイコプラズマ	結核菌
		ブドウ球菌	レンサ球菌	肺炎球菌	腸球菌	淋菌	インフルエンザ菌	大腸菌	緑膿菌					
ペニシリン系	アンピシリン													
セフェム系	セフェピム					△								
カルバペネム系	メロペネム													
アミノグリコシド系	ゲンタマイシン		△	△	△	△								△
キノロン系	レボフロキサシン									△		△		
マクロライド系	アジスロマイシン			△		△		△		△	△	△		
グリコペプチド系	バンコマイシン		△		△									
テトラサイクリン系	ミノサイクリン							△		△				

耐性菌である場合は除く. △ ：未承認だが有効. □：適応承認. □：無効
増澤俊幸：抗菌薬の種類と治療法. 「微生物学」（大橋典男/編），p145，羊土社，2020を参考に作成

1）β-ラクタム系抗菌薬

　β-ラクタム環という共通の構造を有する，ペニシリン系抗菌薬，セフェム系抗菌薬，カルバペネム系抗菌薬を総して「β-ラクタム系抗菌薬」と分類する．細菌にしかない細胞壁の合成にかかわる「ペニシリン結合タンパク質（PBP）」の活性を直接阻害し非常に強い抗菌活性を示す．

◉ ペニシリン系抗菌薬

`時間依存性` `殺菌作用`

`代表的な薬剤` ベンジルペニシリン，アンピシリン，アモキシシリン，アンピシリン/スルバクタム，ピペラシリン/タゾバクタム

`有害作用` アレルギー反応に対し特に注意を要する．ペニシリン系に対しアレルギー歴がある場合は，β-ラクタム系抗菌薬として同系統に分類されるセフェム系やカルバペネム系の投与は慎重に行うとよい

- 1920年ごろ，フレミング博士により世界ではじめて発見された抗微生物薬が「ペニシリン」である．1940年代に実用化され，抗菌薬として今でも使用されている．

- ペニシリン系抗菌薬の特徴として，ブドウ球菌や肺炎球菌などの「グラム陽性球菌」がターゲットとなる．

- 細菌のなかには，β-ラクタマーゼという酵素を産生することで抗菌薬の構造に含まれるβ-ラクタム環を分解し，抗菌作用を弱め薬剤耐性を示すものがいる（図8A）．

- β-ラクタマーゼによる構造破壊を阻害する薬剤（スルバクタムやクラブラン酸）を配合したβ-ラクタマーゼ阻害薬配合ペニシリン薬が開発された（図8B）．β-ラクタマーゼ阻害薬そのものには抗菌作用はないが，β-ラクタ

ペニシリン系の分類

主にグラム陽性球菌をカバー

古典的ペニシリン
- ベンジルペニシリン

腸内細菌もカバー

広域ペニシリン
- アンピシリン
- アモキシシリン

β-ラクタマーゼ阻害薬配合

陰性菌もカバー

広域ペニシリン＋β-ラクタマーゼ阻害薬
- アンピシリン・スルバクタム
- アモキシシリン・クラブラン酸

緑膿菌もカバー

抗緑膿菌ペニシリン
- ピペラシリン

β-ラクタマーゼ阻害薬配合

陰性菌もカバー

抗緑膿菌ペニシリン＋β-ラクタマーゼ阻害薬
- ピペラシリン・タゾバクタム

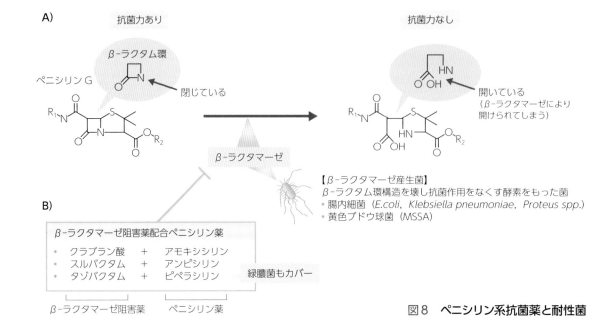

図8　ペニシリン系抗菌薬と耐性菌

マーゼの作用を抑えることで，もともとの抗菌作用を保持することができる．

◎ セフェム系抗菌薬　　　時間依存性　殺菌作用

代表的な薬剤 セファゾリン（第1世代），セフォチアム（第2世代），セフメタゾール（第2世代），セフトリアキソン（第3世代），セフォタキシム（第3世代），セフトロザン／タゾバクタム（第3.5世代），セフタジジム（第4世代），セフェピム（第4世代）

有害作用 ペニシリンと同様，アレルギー反応を示しやすい

● グラム陽性菌に抗菌活性をもつ第1世代から，しだいにグラム陰性菌へと抗菌活性をシフトさせた第3世代[★5]，そしてグラム陽性菌とグラム陰性菌の両方に活性を示す第4世代とに分類される（表3）．

● 第4世代ではグラム陽性菌，グラム陰性菌ともにカバーできるほど広域なスペクトルを有している．

◎ カルバペネム系抗菌薬　　　時間依存性　殺菌作用

代表的な薬剤 メロペネム，イミペネム，パニペネム

有害作用 ペニシリンと同様，アレルギー反応を示しやすい．また，痙攣にも注意が必要である

★5　第3世代
経口の第3世代セフェム系抗菌薬は，服用後に血中へ移行する割合を示すバイオアベイラビリティ※が低い薬剤が多く，その有効性と安全性が疑問視されていることがある．米国感染症学会（IDSA）や日本のPMDAからも勧告が出ており，使用状況についてはよく検討したい．

※バイオアベイラビリティ：生物学的利用率．服用後，消化管で吸収された薬剤は血中へ移行する．この移行率が低いと十分な薬物濃度を得ることができないため，抗菌作用が劣ると考えられる．

表3　セフェム系の世代の違い

	第1世代	第2世代	第3世代	第4世代
グラム陽性菌	強い ―――――――→ 弱い			1＋3
グラム陰性菌	弱い ―――――――→ 強い			

（平原康寿：2. 感染症に使用する薬．ナーシング・グラフィカ疾病の成り立ちと回復の促進2「臨床薬理学」（赤瀬智子，柳田俊彦／編），メディカ出版，2023より引用）

● **すべての抗菌薬のなかで最も広い抗菌スペクトルを有する**.

● メチシリン耐性黄色ブドウ球菌（MRSA，後述）や腸球菌，非定型肺炎菌，真菌や寄生虫に対しては活性が弱い.

● 広域スペクトルを有するため初期治療で選択されやすいが，長期使用などの不適切使用に薬剤耐性化してしまった場合，カバーできる抗菌薬がなくなってしまう．このような面からより**適正使用を評価すべき抗菌薬の1つ**といえる.

2）アミノグリコシド系抗菌薬　濃度依存性　殺菌作用　TDM

代表的な薬剤 ゲンタマイシン，アミカシン，トブラマイシン，カナマイシン，アルベカシン，ストレプトマイシン

有害作用 可逆性の「腎機能障害」と非可逆性の「聴覚障害」が非常に起きやすいため，投与前からの検査値や患者所見に注意を払う必要がある

● 腸内細菌，緑膿菌，インフルエンザ菌などのグラム陰性桿菌に強力に作用を示すが，レンサ球菌，腸球菌，肺炎球菌などのグラム陽性菌に対する活性はやや弱い（表2）.

● 感染性心内膜炎では，感染症治療の相乗効果を目的として β-ラクタム系抗菌薬と併用することがある．また，アルベカシンは抗MRSA薬として，ストレプトマイシンやカナマイシンは抗結核薬として使用される.

● 30SリボソームRNAに結合しタンパク質合成を阻害することで殺菌的な抗菌活性を示す．代表的な濃度依存性薬剤であり，1日に1～2回といった1日の投与回数を少なくした投与が推奨される.

● 薬物血中濃度測定（TDM）◆を実施し，有効性と安全性の確認を行うことが推奨される.

3）キノロン系抗菌薬　濃度依存性　殺菌作用

代表的な薬剤 シプロフロキサシン，レボフロキサシン，ガレノキサシン，シタフロキサシン，ラスクフロキサシン

有害作用 光線過敏症やQT間隔延長，非ステロイド性解熱鎮痛薬との併用による痙攣誘発などを起こす

相互作用 内服薬との併用時にはアルミニウムやマグネシウムといった制酸剤，鉄剤やCa製剤と併用することで吸収率の低下が起きるため服用時間を考慮する

● 世代が進むにつれ，グラム陽性菌，嫌気性菌に対するスペクトルを広げた薬剤が開発されてきた.

● DNAの合成を阻害するが，グラム陽性菌にはトポイソメラーゼⅣの阻害作用，グラム陰性菌にはDNAジャイレース阻害作用を示す.

● ラスクフロキサシンは，DNAジャイレース阻害とトポイソメラーゼⅣ阻害作用の両方をもち合わせた特徴（デュアルインヒビター）を有し，殺菌作用の強さに加え，耐性変異の起こしにくさを併せもつ.

◆薬物血中濃度測定（TDM）

→第2章 薬物治療の注意点，p46参照

キノロン系の分類

グラム陰性桿菌に有効

第1世代　オールドキノロン

緑膿菌への活性をプラス

第2世代　ニューキノロン
・シプロフロキサシン
・ノルフロキサシン

第2世代
＋グラム陰性球菌
＋グラム陽性球菌

第3世代　レスピラトリーキノロン
・レボフロキサシン
・トスフロキサシン

第3世代＋嫌気性菌

第4世代
・ガレノキサシン
・モキシフロキサシン
・シタフロキサシン
・ラスクフロキサシン

- 経口薬はバイオアベイラビリティ（生物学的利用率）が高く，注射薬から経口薬へのスイッチも比較的行いやすい特徴をもつ．
- アミノグリコシド系とスペクトルはやや似ているが，腎障害や聴覚障害などの有害作用は軽減された．

4）マクロライド系抗菌薬　時間依存性　静菌作用

代表的な薬剤 クラリスロマイシン，アジスロマイシン

有害作用 消化管障害やQT延長がみられる

- 他の抗菌薬と比較して細胞内移行がよい特徴をもつ．そのためマイコプラズマ，クラミジア，レジオネラなどの非定型型の細胞内寄生菌や，リケッチア，抗酸菌★6といった他の抗菌薬ではカバーしにくい細菌に対する活性を有する．
- 少量投与：気管支炎や副鼻腔炎などに対し抗炎症作用やバイオフィルム★7形成阻害を目的とした投与が行われる．
- 細菌の50Sリボソームを阻害しタンパク質合成阻害を起こすことで静菌的に抗菌活性を示す．
- 肝臓で代謝されるため，代謝を亢進，もしくは阻害することで多くの薬物間での相互作用に注意が必要である．

5）抗MRSA薬

　メチシリン耐性黄色ブドウ球菌（MRSA●）は本邦において最も注意すべき耐性菌であり，多くの施設で検出され，また医療機関におけるアウトブレイクの原因菌の1つである．移行性や有害作用などにより使い分けが推奨されている．

◉ グリコペプチド系（バンコマイシン，テイコプラニン）　時間依存性　殺菌作用　TDM

- バンコマイシンは**MRSAに対する第一選択薬**として投与され，多くのエビデンスを有する．
- 腎臓系への移行はよいが，肺や骨組織，髄液への移行性はよくない（図7）．
- バンコマイシン経口投与では血中への移行はほぼないが，抗菌薬関連大腸炎，偽膜性大腸炎，クロストリディオイデス・ディフィシル関連下痢症に対して使用される．

有害作用
- 高用量投与により腎機能障害の発生頻度が高くなるため，TDMが推奨される
- テイコプラニン：高用量投与による血球減少も併せてフォローが必要である
- バンコマイシン：点滴速度に起因した「レッドネック（レッドマン）症候群」といわれるアレルギー反応を示すことがある．1gあたり1時間以上の投与速度が目安とされ，0.5g追加ごとに30分投与時間の延長を行う（Column①参照）

◉ アミノグリコシド系（アルベカシン）　濃度依存性　殺菌作用　TDM

- アミノグリコシド系のなかでもアルベカシンのみがMRSAに適応をもつ．
- 腎臓，胸水，腹水への移行はよいが，中枢移行は不良である（図7）．

★6　抗酸菌
グラム陽性菌や陰性菌などの一般細菌とは異なり，発育が遅く，細胞壁の構造の違いにより細菌の代謝様式が異なる．大きく結核菌，非結核性抗酸菌，らい菌に分けられる．

★7　バイオフィルム
ヒトの体内や環境中でつくられる，細菌など微生物が自ら産生した粘性が高く分厚い多糖体でできた膜．バイオフィルムに覆われた微生物は，感染症治療薬や消毒薬が内部にまで移行しにくいため薬剤の効果が落ちる．

●MRSA
Methicillin-resistant
Staphylococcus aureus

有害作用 腎障害と聴覚障害に注意が必要であり，TDMが推奨される

◉ オキサゾリジノン系（リネゾリド，テジゾリド） 時間依存性 静菌作用

- リネゾリドやテジゾリドは，肺炎や皮膚軟部組織感染症に対する有効性がバンコマイシンと比較して優れていると報告がある．
- テジゾリドはリネゾリドより半減期が長く，1日1回投与が可能となった．

有害作用
- 14日以上の投与により，悪心や嘔吐などの消化器症状や，血小板減少や貧血などの血球異常がみられる．
- セロトニン作動薬との併用によるセロトニン症候群や，乳酸アシドーシスにも注意が必要である．

◉ 環状ポリペプチド系（ダプトマイシン） 濃度依存性 殺菌作用

- 他の系統の抗MRSAと異なる作用機序で最も強い殺菌作用を有する（図4）．
- バイオフィルム★7を形成している場合でも有効な抗菌薬である．
- **血流感染**や**感染性心内膜炎**，**皮膚軟部組織感染症**に対し第一選択薬に推奨される．
- 肺サーファクタントにより失活されるため，**肺炎に対して使用しない**．

有害作用 骨格筋への影響があるため，CPK（クレアチンキナーゼ）をモニタリングし，横紋筋融解症に注意する

Column① バンコマイシンの投与時間に注意

　バンコマイシンは「レッドネック（レッドマン）症候群」とよばれヒスタミンの遊離に起因したアレルギーに似た反応に注意が必要な薬剤である．主な症状として，顔，首，胸などに紅斑がみられ，さらには血圧低下も引き起こす恐れがある．「投与速度が速い」ことが原因であるため，バンコマイシン1gあたり1時間以上をかけて投与することが望まれる．また，用量を追加する場合は0.5gあたり30分の投与時間の延長を考慮する（例えば1.75gの場合は105分以上，2gであれば2時間以上かけて投与する）．

　レッドネック症候群は一般的な薬剤アレルギーとは異なる機序で起こるため，アレルギー既往歴ありの薬剤として扱う必要はない．

C 抗真菌薬

1 抗真菌薬概論

- 真菌は細菌の約10倍の大きさで，細菌と同じく細胞壁をもつが，細菌と異なり核を包み込む膜を有していることが大きな特徴である．ヒトと同じく真核生物★8に分類される．真菌は自然界に広く分布し，おおよそ10万種類といわれる．
- ヒトの生活環境において，酵母，カビ，キノコなどのように有効利用される

★8 真核生物
細菌は核を覆う膜をもたず，むきだしの染色体が細胞質の中に浮遊している原核生物である．一方真菌は，ヒトと同じく核が膜に覆われて保護され，核と細胞質が明確に区別された細胞からなる真核生物である．

カビの治療は
細菌と比べて
種類は少ないですが
有害作用と服用方法に
注意が必要です！

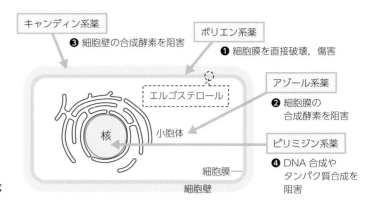

図9 抗真菌薬の作用機序

こともある．しかしながら，真菌がヒトに寄生し病原体となる感染症もある．この場合，細菌とは構造が異なるため，ほとんどの抗菌薬は無効となる．

- 真菌は「酵母様菌（カンジダ，クリプトコッカスなど）」と，「糸状菌（アスペルギルス，ムーコルなど）」の2つに分類される．

【主な真菌症】

- 表在性真菌症：皮膚表面付近で発症する（例：白癬，皮膚・粘膜カンジダ症）．
- 深部表在性真菌症：皮下組織や爪に病巣が進展する（例：スポトリコーシス，クロモミコーシス）．
- 深在性真菌症：消化管などの体内の臓器まで進展する．主に免疫低下患者で起きやすい（例：カンジダ症，アスペルギルス症，クリプトコッカス症）．

【作用機序】（図9）

❶細胞膜直接破壊・傷害薬［ポリエン系］：エルゴステロール★9に作用し細胞膜を破壊する

❷細胞膜合成阻害薬［アゾール系］：エルゴステロールの合成酵素を阻害する

❸細胞壁合成阻害薬［キャンディン系］：細胞壁構成成分であるβ-D-グルカンの合成酵素を阻害する

❹核酸合成阻害薬［ピリミジン系］：DNA合成，タンパク質合成を阻害する

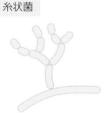

酵母様菌

糸状菌

★9 エルゴステロール
真菌の細胞膜を構成している脂質成分．動物ではコレステロールなど，他の種類のステロールが使われている．そのためエルゴステロールに作用したり，合成を阻害する抗真菌薬が開発されている．

2 **各抗真菌薬の特徴** （表4）

◎ ポリエン系

- 細胞膜傷害薬であり，広いスペクトルと高い殺真菌活性を有する．
- 低カリウム血症や腎機能障害，消化器症状といった有害作用が他の抗真菌薬と比較しても高頻度に発現する欠点がある．
- アムホテリシンB-リポソーム製剤は，アムホテリシンBによる腎障害を軽減させた特徴をもつ．

代表的な薬剤 アムホテリシンB，アムホテリシンB-リポソーム製剤
有害作用 低カリウム血症や腎機能障害，消化器症状，悪寒，発熱，頭痛，貧血

表4　抗真菌薬の作用機序とターゲットとする真菌症

系統	抗真菌薬	作用機序	ターゲットとする真菌症
ポリエン系	アムホテリシンB アムホテリシンB-リポソーム製剤	細胞膜直接破壊・傷害	ほとんどの真菌感染症
アゾール系	フルコナゾール ホスフルコナゾール	細胞膜合成阻害	カンジダ症（*Candida glabrata*, *Candida krusei*には弱い） クリプトコッカス症
	イトラコナゾール		アスペルギルス症およびカンジダ症
	ボリコナゾール		アスペルギルス症および カンジダ症，クリプトコッカス症
	ポサコナゾール		アスペルギルス症，フサリウム症，ムーコル症
	イサブコナゾール		アスペルギルス症，ムーコル症，クリプトコッカス症
キャンディン系	カスポファンギン ミカファンギン	細胞壁合成阻害	アスペルギルス症およびカンジダ症
ピリミジン系	フルシトシン	核酸合成阻害	カンジダ症およびクリプトコッカス症

◎ アゾール系

- エルゴステロール合成経路の酵素を阻害し細胞膜合成阻害作用を示す．
- フルコナゾール，ホスフルコナゾールは，酵母様真菌に活性を有し，主にカンジダ症やクリプトコッカス症に有効である．
- イトラコナゾール，ボリコナゾールは酵母様真菌に加えアスペルギルス症に対して活性を有する．
- 造血幹細胞移植など好中球減少が遷延する病態においては，フルコナゾールやイトラコナゾールが予防薬として使用される．
- ポサコナゾールやイサブコナゾールが開発され，ムーコル症や慢性肺アスペルギルス症に対する効果が期待されている．
- バイオアベイラビリティは非常に高い．
- アゾール系の抗真菌薬はCYP3A4を阻害するため，CYP3A4で代謝される薬物の作用を増強する．薬物相互作用による有害作用に注意が必要である（表5）．
- ボリコナゾール，ポサコナゾール，イサブコナゾールは，投与初回時に負荷投与[★10]することが求められる[★11]．

表5　アゾール系抗真菌薬の薬物相互作用

対象薬	相互作用
ワルファリン	出血傾向
ピモジド	QT延長，心室性不整脈
トリアゾラム スボレキサント	傾眠作用増強
シンバスタチン	横紋筋融解症

★10　負荷投与
半減期の長い薬剤は，定常状態（体内への投与量と排泄量が一定となった状態）に到達し血中濃度が十分な治療域に上昇するまでに数日を要する．そのため，薬物血中濃度を治療域へ到達させるために，初期に投与量を一時的に増やす投与方法がとられる．

★11　経口真菌薬服用のタイミング
イトラコナゾールの経口薬では用法に注意が必要である．錠剤やカプセル剤は「食直後」であるが，内用液剤は「空腹時」に服用する．錠剤とカプセル剤は胃のpHが低い方が溶解性や吸収率が高くなる特徴を有しているためである．ボリコナゾールについては食事により吸収率が低下するため，空腹時内服が望ましい．

> 代表的な薬剤 フルコナゾール，ホスフルコナゾール，イトラコナゾール，ボリコナゾール，ポサコナゾール，イサブコナゾール

> 有害作用
> - 共通して消化器障害（悪心・嘔吐），発疹，肝機能障害
> - イトラコナゾール：頭痛，めまい，低カリウム血症，高血圧，浮腫
> - ボリコナゾール：視覚障害（色覚異常，光過敏）

◉ キャンディン系

> - 細胞壁にある β –D– グルカン[★12]の合成を阻害する．
> - 主にカンジダ属やアスペルギルス属による深在性真菌感染症に対し投与される．
> - 有害作用や薬物間相互作用が少ないため安全性が高く，小児にも使用できる

> 代表的な薬剤 ミカファンギン，カスポファンギン
> 有害作用 悪心・嘔吐などの消化管障害，頭痛，発疹，肝機能障害や血液障害

★12 β-D-グルカン
β –D– グルカンは真菌の細胞壁の主な構成成分．多糖体で，菌糸型接合菌以外のすべての真菌にある．ヒトには存在しない．

◉ ピリミジン系

> - 真菌の細胞膜に存在するシトシンパーミアーゼにより真菌内へ移行した後，シトシンデアミナーゼにより抗がん薬である5-FUに変換される．5-FUはDNA合成阻害作用を有し，抗真菌作用を示す．
> - カンジダ症やクリプトコッカス症に有効．
> - 脳脊髄液への移行が良好であるため，髄膜炎時に使用するが，単剤では耐性化しやすいため，クリプトコッカス髄膜炎ではポリエン系真菌薬と併用する．

> 代表的な薬剤 フルシトシン（5-FC）
> 有害作用 消化器障害（悪心・嘔吐），骨髄抑制

D 抗ウイルス薬

1 抗ウイルス薬概論

> - ウイルスは細菌や真菌と比較し非常に小さく，細胞壁や細胞膜，その他の細胞小器官をもたない．核酸とそれを囲むカプシドというタンパクの殻で構成されている．ウイルス独自で増殖することはできず，感染した宿主の細胞を利用して増殖する．
> - 細菌や真菌と構造が大きく異なるため，抗菌薬や抗真菌薬は効果がない．

【抗ウイルス薬の分類】

①抗インフルエンザウイルス薬，②抗ヘルペスウイルス薬，③抗HIV薬，

④抗サイトメガロウイルス薬，⑤B型肝炎ウイルス薬，⑥C型肝炎ウイルス薬

2 抗インフルエンザウイルス薬 （表6）

> 代表的な薬剤 オセルタミビル，ラニナミビル，ペラミビル，バロキサビル
> 有害作用 消化器症状，若年者の異常行動

作用の特徴は
殺ウイルスではなく
いかに増殖を
おさえるか，です

インフルエンザ
ウイルス

8分節ゲノム

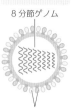

2種類のスパイクタンパク質
・ヘマグルチニン（H）
・ノイラミニダーゼ（N）

【作用機序による分類（図10）】

❶ノイラミニダーゼ阻害薬［オセルタミビル，ラニナミビル］：古くから使用されてきた実績があり，予防投与を含め多くの知見が集積される

❷キャップ依存性エンドヌクレアーゼ阻害薬［バロキサビル］：mRNA合成にかかわるキャップ依存性エンドヌクレアーゼを阻害する

❸RNAポリメラーゼ阻害薬［ファビピラビル］：転写を阻害し抗インフルエンザ活性を示す．インフルエンザウイルスだけでなく，新型コロナウイルス感染症など他のウイルス感染症の治療薬として期待される

表6 抗インフルエンザウイルス薬一覧

一般名	投与経路	用法・用量	有害作用	禁忌
ノイラミニダーゼ阻害薬：複製されたウイルスの放出過程を阻害				
オセルタミビル	経口	75 mg×2回/日 5日間*	消化器症状	本剤成分に対する過敏症の既往歴がある患者
ラニナミビル	吸入	40 mg単回*	消化器症状	
ペラミビル	点滴	300 mg単回	血液障害 肝機能障害	
ザナミビル	吸入	10 mg×2回/日 5日間*	消化器症状 味覚異常	
キャップ依存性エンドヌクレアーゼ阻害薬：mRNA合成を阻害				
バロキサビル	経口	40 mg単回	腎機能障害 聴覚障害	本剤成分に対する過敏症の既往歴がある患者
RNAポリメラーゼ阻害薬：転写を阻害※				
ファビピラビル	経口	初日：1,600 mg×2回 2日～：600 mg×2回 5日間	消化器症状 肝・腎機能障害 催奇形性	妊婦 本剤成分に対する過敏症の既往歴がある患者

＊発症48時間以内，※通常は流通しておらず国によって管理される

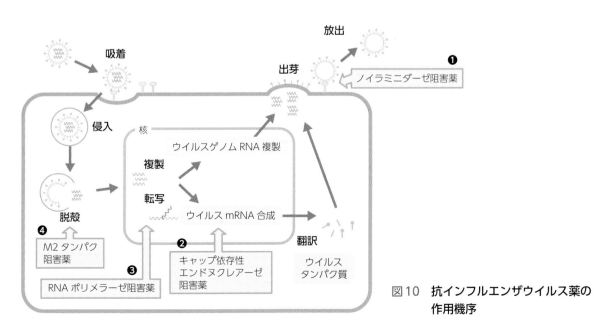

図10 抗インフルエンザウイルス薬の作用機序

◆アマンタジン
→第9章「E. パーキンソン病治療薬」p188参照

❹M2タンパク阻害薬［アマンタジン◆］：インフルエンザウイルスに対して日常診療での使用頻度は低い.

治療においては発症後の有効投与期間があり，また投与方法も内服薬，吸入薬，注射薬と複数の剤型を有する．患者の年齢や病態を考慮した薬剤の選択が望まれる.

③ 抗ヘルペスウイルス薬

● 単純疱疹，水痘，帯状疱疹などは，ヘルペスウイルスが原因で発症する.

● 抗ヘルペスウイルス薬は，DNAポリメラーゼの働きを阻害し，DNAの合成を阻害する.

● 腎排泄型の薬剤が多く，腎機能に合わせて投与量を調整する.

● バラシクロビルはアシクロビルのプロドラッグであり，バイオアベイラビリティを高めた特徴がある.

代表的な薬剤 アシクロビル，バラシクロビル，ファムシクロビル

有害作用 アシクロビルでは血管炎や血管痛，皮疹や消化器症状が起きやすい．バラシクロビルの高用量投与時では，血栓性血小板減少紫斑病に注意が必要である

④ 抗HIV薬

● 後天性免疫不全症候群（acquired immunodeficiency syndrome：**AIDS**）は，ヒト免疫不全ウイルス（human immunodeficiency virus：**HIV**）を病原体とする感染症である．薬物治療の分野において，**ART**[★13]とよばれる抗レトロウイルス療法により大きく発展，進展した.

● 作用機序による分類（図11）

❶核酸系逆転写酵素阻害薬（NRTI◉）

❷非核酸系逆転写酵素阻害薬（NNRTI◉）

❸プロテアーゼ阻害薬（PI◉）

❹インテグラーゼ阻害薬（INSTI◉）

❺侵入阻害薬（EI◉）

● 単剤では耐性ウイルスが発現しやすいことから，3〜4剤の抗HIV薬を組合わせて治療するART療法が用いられる.

➡【治療薬の組合わせ】NNRTI，PI，INSTIから1剤，NRTIから2剤を組合わせる

● HIVの治療には，患者の思いやアドヒアランスの維持，服用薬剤数や服薬の頻度，食事との関係や有害作用，妊娠，コストなど多岐にわたり考慮すべきポイントがあるため，患者個々の状況を十分に確認する.

代表的な薬剤

- 核酸系逆転写酵素阻害薬（NRTI）：テノホビル，ジドブジン，ラミブジン，エムトリシタビン

★13　ART
複数の抗HIV薬を併用して治療することで，耐性ウイルスの出現を抑える治療法．多剤併用療法（highly active antiretroviral therapy：ART）とよばれる．現在のARTでは，HIVを抑制する効果がより強力な薬剤を「キードラッグ」，キードラッグを補足しウイルス抑制効果を高める役割をもつ薬剤を「バックボーン」とよび，キードラッグ1剤とバックボーンのNRTI 2剤の組合わせとするのが一般的である.

◉NRTI
nucleotide reverse transcriptase inhibitor
◉NNRTI
non-nucleotide reverse transcriptase inhibitor
◉PI
protease inhibitor
◉INSTI
integrase strand transfer inhibitor
◉EI
entry inhibitor

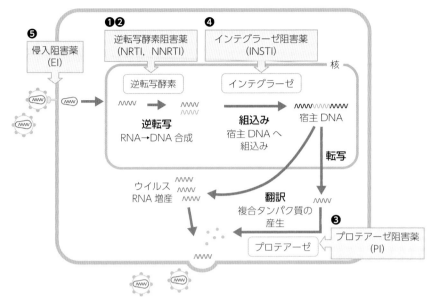

図11 抗HIV薬の作用機序

- 非核酸系逆転写酵素阻害薬（NNRTI）：ネビラピン
- プロテアーゼ阻害薬（PI）：リトナビル
- インテグラーゼ阻害薬（INSTI）：ラルテグラビル
- 侵入阻害薬（EI）：マラビロク

<u>推奨ART①</u>：ラルテグラビル ＋ テノホビル/エムトリシタビン

<u>推奨ART②</u>：ラルテグラビル ＋ テノホビルアラフェナミド/エムトリシタビン

有害作用 肝障害・腎障害，心血管障害，精神神経症状や糖代謝異常，脂質代謝異常，骨形成障害，出血傾向など多岐にわたる

相互作用 CYP3A酵素にかかわる薬剤とは相互に効果を増強・減弱する

5 抗サイトメガロウイルス薬

- 作用機序：抗ヘルペスウイルス薬と同じく，DNAポリメラーゼを阻害する．
- サイトメガロウイルス（CMV）は，がんやHIV感染症，移植後や免疫抑制薬投与中など，免疫能が低下しているときに日和見感染症として発症する．
- 母乳による垂直感染や，尿や唾液などによる水平感染により伝播する．
- CMV感染症は主に網膜炎や肺炎を引き起こすが，食道炎，腸炎，脳炎などにも注意が必要である．
- 初期治療として2～3週間の抗サイトメガロウイルス薬にて治療の後，維持療法として3～6カ月程度継続する．
- 組織移行性についてはどの薬剤も比較的良好である．

代表的な薬剤

内服薬：バルガンシクロビル，レテルモビル

注射薬：ガンシクロビル，ホスカルネット，レテルモビル

有害作用

- ガンシクロビル：骨髄抑制，血球減少の頻度が高く投与開始1週間後以降に認めることが多いが，中止後1週間程度で改善する．また，精子形成機能障害や女性では不妊をきたす可能性がある
- ホスカルネット：腎機能障害の頻度が高く，投与後1週間以降に生じる．低カリウム血症や低マグネシウム血症を起こすこともあり，定期的な検査が望ましい

併用注意 ホスカルネット：抗菌薬（ST合剤，アミノグリコシド系）やシクロスポリンなど腎排泄型の薬剤

6 B型肝炎ウイルス治療薬

- B型肝炎は，B型肝炎ウイルス（hepatitis B virus：**HBV**）が肝細胞に感染し，持続化することで肝臓が炎症を起こす．この炎症の持続により，急性肝不全，慢性肝不全や肝細胞がんに発展し，病態の生命予後に関与する．抗ウイルス薬は，「肝炎の活動と肝臓の線維化の抑制による慢性肝不全の回避，ならびに肝細胞癌発生の抑止」を治療目的とし，それによる生命予後ならびにQOLの改善をめざしている．
- HBVは血液や体液を介して感染し，医療機関においては針刺し事故による職業感染対策が行われる（Column②参照）．また，垂直感染による母児感染も感染経路として知られる．
- 現在，HBV感染者に対する抗ウイルス治療は，①インターフェロン（IFN）製剤と，②核酸アナログ製剤に分類される★14．

◎ インターフェロン製剤

- 細胞内酵素活性化によるHBVmRNA分解促進，プロテインキナーゼ活性化によるタンパク質合成阻害にて抗ウイルス効果を示す．
- 免疫を賦活化するサイトカインの一種．
- 治療期間が限定的である．
- 催奇形性や発がん性は低いが，妊婦への投与は原則として控える．

代表的な薬剤 【IFN】インターフェロンα，インターフェロンβ
【Peg-IFN】ペグインターフェロンα-2a，ペグインターフェロンα-2b

有害作用 インフルエンザ様症状（発熱，頭痛，関節痛），倦怠感，血球減少，抑うつ・不眠，間質性肺炎

◎ 核酸アナログ製剤

- DNAポリメラーゼ阻害作用（DNA合成時の逆転写酵素を阻害することによるウイルス複製阻害）をもつ．
- テノホビル・ジソプロキシルやテノホビル・アラフェナミドは，ラミブジンよりも有害作用が軽減され耐性化を起こしにくい．
- 経口薬であるため治療が簡便である．
- 投与中止による再燃率が高いため長期継続投与が必要である．

★14　Peg-IFNと核酸
　　　アナログの特性
Peg-IFNと核酸アナログはその特性が大きく異なる．Peg-IFNは期間を限定して投与することで持続的効果を目指し，治療反応例では投与終了後も何ら薬剤を追加投与することなく，治療効果が持続するという利点があるが，Peg-IFNによる治療効果が得られる症例はHBe抗原陽性の場合20〜30％，HBe抗原陰性の場合20〜40％にとどまる．核酸アナログ製剤は，ウイルスのDNAポリメラーゼを直接阻害することで増殖抑制作用を示す．経口薬で長期の治療期間を要する．

[代表的な薬剤] ラミブジン，エンテカビル，テノホビル・ジソプロキシル，テノホビル・アラフェナミド

[有害作用] 頭痛，血中アミラーゼの上昇，腎機能障害，乳酸アシドーシス

7 C型肝炎ウイルス治療薬

● C型肝炎ウイルス（hepatitis C virus：HCV）は，HBVと異なり，**血液を介しての感染に限られる**．主な感染経路は，血液透析や輸血，注射器の使い回しとされており，垂直感染は稀である．HCV感染者の8割近くが慢性肝炎を発症する．B型肝炎に比べると自覚症状が少ないといわれ，予後として肝硬変，肝臓がんへと移行する．

● C型肝炎治療もB型肝炎と同じく「肝疾患関連死や肝臓がん発生の抑制」を目的としている．

● 治療はこれまでIFNやリバビリンが中心であったが，現在は**ウイルス直接作用薬（DAA）による治療が中心**である．インターフェロンを使用せずにウイルス排除をめざす「インターフェロンフリー治療」により，今までインターフェロン治療を受けることができなかった患者や，従来の治療では十分な効果がみられなかった患者の治療が可能となってきている．

●DAA
direct acting antivirals

◎ リバビリン

核酸類似薬といわれ，RNAポリメラーゼを阻害しウイルス増殖抑制作用を示す．

[有害作用] 溶血性貧血があり，投与量に比例する

[警告] 催奇形性，精液中への移行もあるため，投与時は避妊が必要

[禁忌] 慢性腎不全や高度腎機能障害患者

◎ ウイルス直接作用薬（DAA）

ウイルスの増殖に必要なタンパク質を直接阻害する．

DAA製剤にリバビリンを組合わせた併用療法を行う．DAA製剤は以下の3つに分類される．

❶ NS3/4Aセリンプロテアーゼ阻害薬：NS3/4Aセリンプロテアーゼを阻害しウイルス前駆体タンパク質のプロセシングを抑制する

[代表的な薬剤] テラプレビル，アスナプレビル

[有害作用] 皮膚症状（中毒性表皮壊死症候群，スティーブンス・ジョンソン症候群），肝代謝酵素の阻害や誘導による薬物間相互作用が多い

❷ NS5Aウイルス複合体形成阻害薬：NS5A二量体形成による活性化を阻害

[代表的な薬剤] ダクラタスビル，エルバスビル，ベルパタスビル

[有害作用] 血球障害，高血圧，急性腎不全，脳血管障害

❸ NS5B RNAポリメラーゼ阻害薬：生体内で三リン酸化され活性体となり，RNAポリメラーゼ阻害作用を示す

代表的な薬剤 ソホスブビル

有害作用 高血圧，頭痛，貧血

> **Column②　医療現場での針刺し事故と血液関連感染症**
>
> 　医療の現場で起こる針刺しなどによる感染率は，HBVで30％，HCVで2％，HIVでは0.3％の頻度で発生する．HIVに曝露した際は，抗HIV薬を発症予防目的に使用する．曝露事故による感染率は0.3％程度であるが，予防内服により限りなく発症を抑えることができる．

 抗寄生虫薬

1 抗寄生虫薬概論

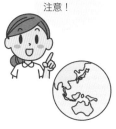

海外渡航歴に注意！

- 寄生虫はヒトや動物に寄生し栄養を摂取する生物である．
- 食品関連ではアニサキス症，横川吸虫症などは比較的頻度が高く，飲料水に関連するクリプトスポリジウム症の集団発生についても報告がある．また，同性愛者間での赤痢アメーバの多発事例や，発展途上国への往来歴のある場合のマラリアの報告がある．
- 寄生虫が原因となる感染症の頻度は決して高くはないが，発症すると下痢，発熱，好酸球増加などの症状が現れる．
- 寄生虫の分類
  - 原虫：単細胞の動物

    マラリア原虫，ランブル鞭毛虫，クリプトスポリジウム，トキソプラズマ，トリコモナス
  - 蠕虫<ruby>蠕虫<rt>ぜんちゅう</rt></ruby>（線虫，吸虫，条虫）：多細胞の動物

    アニサキス（線虫），蟯虫<ruby>蟯虫<rt>ぎょうちゅう</rt></ruby>（線虫），回虫（線虫），鞭虫（線虫），糞線虫（線虫），エキノコックス（条虫★15），横川吸虫（吸虫）
  - 外部寄生虫：ダニやシラミ

★15　条虫
成虫の形が真田紐に似ていることから「サナダムシ」ともよばれる．

2 抗原虫薬

◎ 抗マラリア薬

- マラリアの第一選択薬として，アトバコン・プログアニル合剤やアルテメテル・ルメファントリン合剤が使用される．
- アトコバンは細胞内電子伝達やピリミジン合成の阻害，キニーネはヘムポリメラーゼ阻害により効果を示す．

代表的な薬剤 アトバコン・プログアニル合剤，アルテメテル・ルメファントリン合剤，キニーネ，メフロキン

有害作用 胃腸障害（悪心・嘔吐），めまい，頭痛，腎障害，肝障害，心毒性

◉ **抗トリコモナス薬**

● DNA合成阻害により効果を示す．内服と膣錠の剤型がある．

代表的な薬剤 メトロニダゾール，チニダゾール

有害作用 末梢神経障害

◉ **抗トキソプラズマ薬**

薬酸合成阻害，DNA合成阻害により効果を示す．

代表的な薬剤 スルファジアジン，ピリメタミン

有害作用 吐気，消化不良，骨髄抑制

③ 抗蠕虫薬（ぜんちゅう）

● ピランテル：[回虫，蟯虫] 寄生虫の筋細胞のアセチルコリン受容体を刺激し，筋肉を弛緩，麻痺させる．

● アルベンダゾール：[条虫] 寄生虫の微小管合成を阻害し，グルコースの取り込みを妨げる．血球減少に注意が必要である．

● プラジカンテル：[吸虫] 寄生虫の細胞内へのカルシウム流入を増やすことで筋肉の弛緩を起こす．

● イベルメクチン：[線虫] 特に糞線虫症（ふんちゅうしょう）に使用される．寄生虫の神経・筋細胞のグルタミン酸作動性クロライドチャネルに結合し，Cl⁻の細胞内流入を起こす．また，ヒゼンダニを原因とした疥癬に対する治療薬としても使用される．

● メベンダゾール：[鞭虫] チューブリンに特異的に強い親和性を持ち，微小管の形成を阻害，グルコースの取り込みを妨げる．

代表的な薬剤 ピランテル，アルベンダゾール，プラジカンテル，イベルメクチン，メベンダゾール

有害作用

• ピランテル：頭痛，めまい，悪心・嘔吐
• アルベンダゾール：血球減少，アレルギー，肝障害
• プラジカンテル：アレルギー，肝障害，血球障害
• イベルメクチン：アレルギー，肝障害，血小板減少
• メベンダゾール：好中球減少，脱毛，肝障害

Ⓕ 消毒薬

① 滅菌と消毒

ヒトの生活環境には多くの微生物が存在しており，常に曝露を受けている．特に医療現場では患者や医療者は病原性の細菌や真菌，ウイルスによる曝露にさらされ感染症を発症するリスクが高い（表7）．そのため消毒による標準予防策と接触予防策が院内感染の基本となる．

標準予防策の基本をおさえよう！

• 使用場所
• 濃度
• 時間

表7 病院環境における微生物

環境表面	汚染微生物
高頻度手指接触面 手すり, PC キーボード	MRSA/ アシネトバクター属
バケツ/モップ/洗面器	クレブシエラ属/セラチア属
水周り（洗面台, シャワー, 浴槽）	緑膿菌
トイレ	クロストリディオイデス・ディフィシル/ バンコマイシン耐性腸球菌
空気中のホコリ	アスペルギルス属/バシラス属
柵/手すり/カーテン/リネン/電話/医療機器	各種微生物

Dancer, S. J. : Hospital cleaning in the 21st century. Eur J Clin Microbiol Infect Dis, 30 : 1473-1481, 2011/笹原鉄平：日常診療のズバリ基本講座 感染対策の基本を知ろう！レジデントノート, 6：96, 2012を参考に作成

表8 滅菌および消毒薬の水準分類

	効力	消毒薬
滅菌	芽胞を含むすべての微生物を死滅させる	
高水準消毒	大量の芽胞を除いて, すべての微生物を死滅させる	● 過酢酸 ● グルタルアルデヒド ● ホルムアルデヒド
中水準消毒	芽胞以外の一般細菌, 結核菌, 多くのウイルス, 真菌を死滅させる	● 次亜塩素酸ナトリウム ● ポビドンヨード ● 消毒用エタノール ● 過酸化物　など
低水準消毒	結核菌や芽胞菌への耐性をもつが, それ以外の多くの細菌やウイルス, 真菌を死滅させる	● 第4級アンモニウム塩 　ベンザルコニウム塩化物 　ベンゼトニウム塩化物 ● クロルヘキシジングルコン酸塩 ● 両性界面活性剤 ● 過酸化物 ● アクリノール　など

「消毒と滅菌のガイドライン」（大久保憲 他/編）, へるす出版, 2020を参考に作成

▶ 滅菌

「すべて」の微生物を死滅・除去すること（表8）.

〔滅菌の種類〕

- 物理的滅菌：オートクレーブによる加熱法, ガンマ線やX線による照射法
- 化学的滅菌：エチレンオキサイドガス, ホルムアルデヒドガス

▶ 消毒

生存する病原性微生物を死滅, または不活化させて「感染の危険をなくすこと」をいう. ただし, 必ずしも微生物すべてを死滅または除去できるものではない.

〔消毒の種類〕

- 物理的消毒：煮沸や熱水による加熱法，紫外線照射による照射法
- 化学的消毒：消毒薬やオゾン

2 各種消毒薬

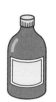

- 消毒薬はMRSAや耐性緑膿菌などの薬剤耐性菌をはじめ，多くの微生物に活性を示し，日常の感染対策としても幅広く使用される.
- 微生物に対する消毒薬のスペクトルや使用部位もしくは環境と用途によって消毒薬を使い分ける必要がある（図12，13）.
- 使用に際しては消毒薬が作用を発揮するまでの時間や至適濃度，持続性，吸着性，浸透性などを考慮し，使用の簡便さのみではなく経済性や廃棄処理についても検討する.

1）高水準消毒薬

非常に強い殺菌力を示し，芽胞にも有効であり，滅菌と同様の効果を得られる. しかし，その分毒性も高く，**直接人体に使用することはできない**ため，**物品や環境の消毒**に用いられる.

◎ 過酢酸

- 内視鏡や麻酔器具などの精密医療機器，手術器具に使用される.

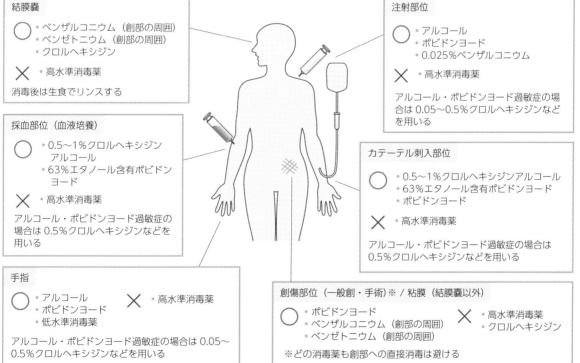

結膜嚢
- ○ ・ベンザルコニウム（創部の周囲）
  ・ベンゼトニウム（創部の周囲）
  ・クロルヘキシジン
- × ・高水準消毒薬

消毒後は生食でリンスする

採血部位（血液培養）
- ○ ・0.5～1％クロルヘキシジンアルコール
  ・63％エタノール含有ポビドンヨード
- × ・高水準消毒薬

アルコール・ポビドンヨード過敏症の場合は0.5％クロルヘキシジンなどを用いる

手指
- ○ ・アルコール ・ポビドンヨード ・低水準消毒薬
- × ・高水準消毒薬

アルコール・ポビドンヨード過敏症の場合は0.05～0.5％クロルヘキシジンなどを用いる

注射部位
- ○ ・アルコール
  ・ポビドンヨード
  ・0.025％ベンザルコニウム
- × ・高水準消毒薬

アルコール・ポビドンヨード過敏症の場合は0.05～0.5％クロルヘキシジンなどを用いる

カテーテル刺入部位
- ○ ・0.5～1％クロルヘキシジンアルコール
  ・63％エタノール含有ポビドンヨード
  ・ポビドンヨード
- × ・高水準消毒薬

アルコール・ポビドンヨード過敏症の場合は0.5％クロルヘキシジンなどを用いる

創傷部位（一般創・手術）※ / 粘膜（結膜嚢以外）
- ○ ・ポビドンヨード
  ・ベンザルコニウム（創部の周囲）
  ・ベンゼトニウム（創部の周囲）
- × ・高水準消毒薬
  ・クロルヘキシジン

※どの消毒薬も創部への直接消毒は避ける

図12 推奨される使用場所，部位

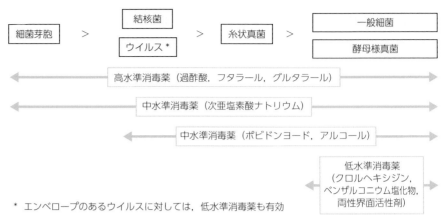

図13　消毒薬の微生物に対するスペクトル

* エンベロープのあるウイルスに対しては，低水準消毒薬も有効

- 分解後の生成物が無害であることも特徴である．
- 強力な酸化作用を示すため，金属の劣化や変色に注意が必要である．

◉ グルタルアルデヒド（グルタラール）
- 内視鏡や麻酔器具などの精密医療機器，手術器具に使用される．
- 消毒には48〜96時間と比較的長時間を要する．

◉ ホルムアルデヒド
- ホルムアルデヒドはガスとして燻蒸に用いる．
- ホルマリンはホルムアルデヒドガスを水に溶解した液体である．

2）中水準消毒薬

　　中水準消毒薬は人の手が頻繁に触れる環境清拭や人に直接使用するなど，幅広い用途をもつ．対象微生物や対象物を考慮した選択が求められる．

◉ アルコール
- 消毒用エタノールは人や環境に使用でき，院内感染対策のなかでも使用頻度が高い消毒薬である．
- 殺菌スペクトルが広く，芽胞菌（バチルス属やクロストリジウム属）には効果が弱いが他の微生物に対しては即効性も期待できる．
- タンパク質の変性や代謝障害，溶菌作用により薬効を示す．
- 消毒用エタノールには適正濃度があり，76.9〜81.4%とされている．
- 開封後はおおよそ6カ月の消毒効果が得られるため，期限を遵守することが重要である．
- ウイルスに対しては，ヘルペスウイルスやインフルエンザウイルス，HIVなどにはアルコールは有効だが，A型肝炎ウイルスやノロウイルスなどには十分ではない（図14）．
- アルコール含有の消毒薬を使用時に電気メスを用いる場合，引火によりやけどの恐れがある．十分に乾燥していることを確認する．

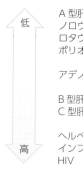

低

A 型肝炎ウイルス
ノロウイルス
ロタウイルス
ポリオウイルス

アデノウイルス

B 型肝炎ウイルス
C 型肝炎ウイルス

ヘルペスウイルス
インフルエンザウイルス
HIV

高

図14　ウイルスに対するアルコールの効果
平原康寿：2. 感染症に使用する薬. ナーシング・グラフィカ 疾病の成り立ちと回復の促進②「臨床薬理学」（赤瀬智子，柳田俊彦／編），メディカ出版，2023を参考に作成

◎ 次亜塩素酸ナトリウム

- アルコール抵抗性を含んだほとんどの細菌や，エンベロープの有無にかかわらずウイルスに対して非常に強力な消毒効果を示す.
- 細胞内の酵素反応の阻害やタンパク質の変性，核酸の不活化が作用機序である.
- 酸との混合により有毒な塩素ガスを発生させる.
- 金属腐食性がある.
- 原液での使用は行わず，消毒対象に応じて0.1～0.001％の希釈濃度を使い分ける.
- 人へ使用せず，食器や呼吸器関連器材などへの使用が推奨されている.

◎ ポビドンヨード

- 成分である「ヨウ素」が，微生物のタンパク質を変性させ消毒作用を示す.
- 持続性があり，皮膚刺激性が弱いことから，**手術部位の皮膚消毒**や，**粘膜および創傷部位などの消毒**に用いる.
- バチルス属（枯草菌・セレウス菌など）の芽胞を除く広範囲の微生物に有効性を示す.
- 創傷部位に使用する場合はヨウ素が吸収されやすくなるため，甲状腺代謝異常などの有害作用に注意する.
- 胎児や乳汁への移行についても報告があるため，妊婦や授乳中の患者に対しては使用しない.

3）低水準消毒薬

MRSA などの一般細菌や，カンジダのような酵母様真菌に対する効果はあるが，結核菌，ウイルス，糸状菌に対する効果は弱い. アルコールが使用できない場合の代替薬として使用されることもある

◎ クロルヘキシジン

- グラム陽性菌に対し特に活性が強い.
- 無臭で皮膚刺激性も少ないため，手指や皮膚，結膜嚢など人へ利用しやすい.

- 至適濃度

0.02 %	外陰・外性器の皮膚や結膜嚢	0.1 ～ 0.5 %	手指・皮膚・医療器材
0.05 %	創傷部位	4 %	手指・術前手指

◉ ベンザルコニウム塩化物（第4級アンモニウム塩）

- タンパク質の変性により消毒効果を示す.
- 人に対し使用する場合もあるが，タンパク質に触れることで失活しやすい特徴があるため，医療用機材や環境消毒に使用されることが比較的多い.
- 至適濃度

0.01 %	感染皮膚面	0.025 %	膣や外陰部
0.01 ～ 0.025 %	手術部位の粘膜や創傷部位	0.1 %	手指
0.02 %	結膜嚢	0.1 ～ 0.2 %	医療器材

◉ 両性界面活性剤

- ベンザルコニウム塩化物と比較すると殺菌効果の即効性は弱いが，低水準消毒薬抵抗を示す結核菌に対しても効果を示す.
- 無臭であり，環境消毒に頻用されている.
- 人への毒性は弱い.
- 石鹸やタンパク質により効力が低下する
- 至適濃度

0.01 % ～ 0.05 %	手術部位の粘膜，創傷部位	0.1 ～ 0.2 %	医療器材
0.05 ～ 0.2 %	手指や皮膚	0.2 ～ 0.5 %	結核菌

第4章 章末問題

解答 →

問1 感染症の治療についての記述のうち，正しい組合わせを選べ．

 a）抗菌薬は解熱作用と抗炎症作用を目的に使用する．

 b）培養により菌（微生物）が検出された場合，すべての検出菌に対し抗菌薬の投与を考慮すべきである．

 c）抗菌薬はアレルギーを起こしやすいため投与後の観察が望まれる．

 d）感染症の疑いは弱く，保菌と判断した場合は積極的に抗菌薬を使用すべきでない．

 選択肢〉①a, b ②c, d ③a, c ④b, c ⑤b, d

問2 抗菌薬の作用機序についての記述のうち，正しい組合わせを選べ．

 a）ペニシリン系やカルバペネム系のβ–ラクタム系抗菌薬は，時間依存性で殺菌的な作用を示す．

 b）ニューキノロン系抗菌薬は，DNAの合成阻害作用により抗菌作用を示す．

 c）アミノグリコシド系抗菌薬は，細胞膜に作用し静菌的に抗菌作用を示す．

 d）グリコペプチド系抗菌薬は，葉酸代謝を阻害し抗菌作用を示す．

 選択肢〉①a, b ②c, d ③a, c ④b, c ⑤b, d

問3 抗MRSA薬について正しいものを1つ選べ．

 1）バンコマイシンは急速に血中濃度を上げる必要があるため，30分以内に投与することが推奨される．

 2）ダプトマイシンはMRSA肺炎に対し第一選択薬として推奨されている．

 3）アルベカシンは濃度依存性であるため，1回の投与量を増やすことで治療効果が上がる．

 4）リネゾリドの主な有害作用の1つとして，腎機能障害があげられる．

問4 消毒薬の適正使用についての記述のうち，正しい組合わせを選べ．

 a）消毒は物質中のすべての微生物を死滅，または除去することをいう．

 b）アルコール消毒薬は揮発性があるため，開封後の有効期間が推奨されている．

 c）クロストリディオイデス・ディフィシルなどの芽胞を形成した細菌に対しては，消毒用アルコールは特に有効である．

 d）次亜塩素酸ナトリウムはエンベロープをもたないノロウイルスに有効である．

 選択肢〉①a, b ②c, d ③a, c ④b, c ⑤b, d

問5 消毒薬についての記述のうち，正しい組合わせを選べ．

 a）高水準消毒薬は，ほとんどの微生物に効果を示し，人体や環境，排泄物に至るまで幅広く使用できる．

 b）中水準消毒薬である次亜塩素酸ナトリウムは，非金属類やリネン類や環境消毒に適している．

 c）ポビドンヨードは速乾性のため，新生児から成人まで使用しやすい．

 d）低水準消毒薬は，結核菌，ウイルスやアスペルギルスには効果が弱く，一般細菌を主にターゲットとして使用する．

 選択肢〉①a, b ②c, d ③a, c ④b, c ⑤b, d

第5章 抗がん薬

- ◎ 細胞障害性抗がん薬には，アルキル化薬，代謝拮抗薬，微小管阻害薬，白金化合物，トポイソメラーゼ阻害薬などがあり，作用機序と特徴的な有害事象を理解することが重要である
- ◎ 分子標的薬は，がん細胞のもつ特異的な性質を利用し，その分子を選択的に制御することで抗腫瘍効果を発揮できる薬剤である
- ◎ 内分泌療法（ホルモン療法）の対象となるのは，エストロゲン，アンドロゲンである．乳がんと前立腺がんを対象に使用されている
- ◎ 免疫チェックポイント阻害薬は，免疫応答を制御するシグナル伝達分子を阻害することで作用を発揮する．免疫反応を増強させることに起因する免疫関連有害事象に注意を要する

A がん治療とは

がん治療
集学的治療
手術療法　放射線療法　薬物療法　免疫療法

　がん治療では，手術療法，放射線療法，薬物療法，免疫療法などがあり，集学的治療がなされている．がん細胞が局所に留まる場合には，手術療法や放射線療法が有効で治癒をめざすことが可能である．しかしながら，がん細胞が遠隔転移した場合は，手術療法や放射線療法では完全にがん細胞を取り除くことが難しいため，薬物療法や免疫療法が実施される．一方，がん治療では，抗がん薬によって引き起こされるさまざまな有害作用（骨髄抑制，悪心・嘔吐，下痢，口内炎，高血圧，肝機能障害，腎障害など）があり，それぞれの有害作用に対する対策も重要である．また，がん患者は，全人的な苦痛（身体的苦痛，精神的苦痛，社会的苦痛，スピリチュアルな苦痛など）を体験していることから緩和ケアも重要となる．

　抗がん薬は，がん薬物療法に使用される医薬品の総称である．がん薬物療法には，細胞障害性抗がん薬，分子標的治療薬，内分泌療法薬，免疫チェックポイント阻害薬などが存在する．

B がん薬物療法の目標

　がん腫によっては，抗がん薬が非常に奏効し治癒が期待できるが，多くのがんでは延命，症状を緩和する目的で抗がん薬の投与が実施される．また，進行再発がんに対する薬物療法，手術の前に抗がん薬で腫瘍を小さくする目的で実施される術前化学療法，手術の後に再発防止の目的で実施される術後補助療法がありその有効性が認められている．

C 抗がん薬の理論

1）Skipper の exponential growth model と log-kill 仮説

　　腫瘍細胞のdoubling time[★1]は常に一定で，現存の細胞数に比例して発育し指数関数的に増加するというモデルである．治療によって死滅する細胞数の割合も一定で腫瘍細胞数の変化は対数グラフで直線的にあらわされる（log-kill仮説）．ただし，固形腫瘍の増殖モデルには適さないと考えられている（図1）.

2）Gompertz のモデルと Norton-Simon 理論

　　腫瘍量が多くなると栄養を補給する血液量や酸素が不足するため，増殖が遅くなるというGompertzの増殖モデルをもとに，Norton-Simon理論では，化学療法が奏効し腫瘍の大きさが小さくなるにつれて治療効果は高くなると提唱している．腫瘍が小さいときは増殖速度が速いため薬剤がより効果的であり，腫瘍が大きくなると腫瘍の増殖速度が遅くなり効果が減弱する．つまり，腫瘍が小さいうちに集中的に抗がん薬を投与した方が効果的であるといえる（図2）.

3）Dose dense 療法

　　Dose dense療法とは，抗がん薬の投与間隔を短くして治療強度を高め，がん細胞が再増殖するまでの時間を短くする方法である．

4）多剤併用療法

　　抗がん薬は，他の薬剤と比較し，効果発現量と有害作用出現量が近く，効果を高めるために抗がん薬を大量投与すると有害作用が強く現れる．併用療法（作用機序の異なる抗がん薬を組合わせること）により，治療効果が高くなり，有害作用も低く抑えることができる．

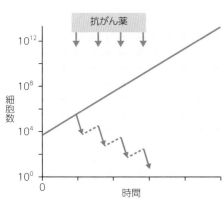

図1　Skipper の exponential growth model

白血病などのがん増殖モデル
「がん診療レジデントマニュアル 第8版」（国立がん研究センター内科レジデント / 編），医学書院，2019 を参考に作成

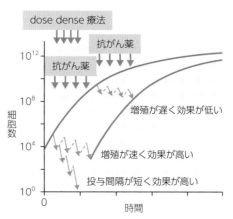

図2　Gompertz のモデルをもとにした Norton-Simon 理論

固形腫瘍の増殖モデル
「がん診療レジデントマニュアル 第8版」（国立がん研究センター内科レジデント / 編），医学書院，2019 を参考に作成

5）薬剤耐性

抗がん薬は，投与初期は良好な治療効果が認められても，治療を継続するうちに抗がん薬の効果が得られなくなり，腫瘍が増大することがある．抗がん薬の耐性機序としては，がん細胞への抗がん薬の取り込み減少，がん細胞の薬剤排出の亢進，アポトーシスの減少，増殖因子などによる生存シグナル経路の活性化，DNA修復能の亢進，標的分子の量的質的変化，小胞隔離[★2]などさまざまな因子の関与が知られている．抗がん薬耐性には，初回治療時から薬剤耐性を示す自然耐性と，治療している間に抗がん薬が効かなくなる獲得耐性がある．

6）用量制限毒性（DLT）

DLT（dose limiting toxicity：用量制限毒性）は，投与量をこれ以上増量できない理由となる毒性のこと[★3]．例えば，シスプラチンのDLTとしては，腎障害，悪心・嘔吐，骨髄抑制などがあげられる．

D　抗がん薬の種類と特徴

1　細胞障害性抗がん薬

細胞障害性の抗がん薬は，がん細胞核内のDNA合成やDNA合成にかかわる酵素などを阻害し抗腫瘍効果を発揮する（図3，4）．細胞周期に特異的に作用する薬剤と細胞周期に非特異的に作用する薬剤に大別される（表1）．

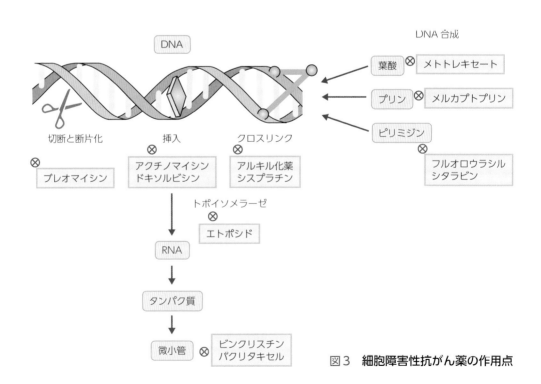

図3　**細胞障害性抗がん薬の作用点**

★2　小胞隔離
細胞質内に到達した薬剤を細胞質内のゴルジ装置をはじめとする小胞内に隔離する細胞の能力．標的分子との接触を阻止することで薬剤耐性に寄与する．

★3　DLT
DLTは，DLF（dose limited factor，用量規制因子）ともよばれる．

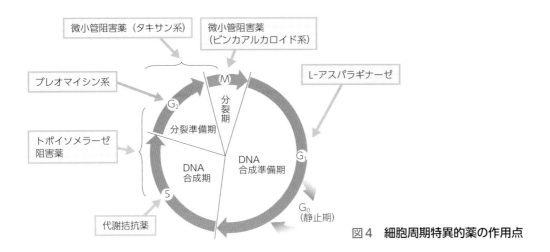

図4　細胞周期特異的薬の作用点

表1　細胞周期特異的薬と非特異的薬の分類と特徴

種類	分類名	特徴
細胞周期特異的薬	● L–アスパラギナーゼ（G_1期） ● 代謝拮抗薬（S期） ● トポイソメラーゼ阻害薬（S～G_2期） ● ブレオマイシン系（G_2期） ● 微小管阻害薬（タキサン系）（G_2～M期） ● 微小管阻害薬（ビンカアルカロイド系）（M期）	濃度をあげても効果には限界がある．投与時間が長いほど効果がある
細胞周期非特異的薬	● アルキル化薬 ● 白金製剤	細胞周期にかかわらず作用する．濃度があがるほど効果もあがる

◎ アルキル化薬

代表的な薬剤 ブスルファン，シクロホスファミド，イホスファミド，ラニムスチン，ベンダムスチン，ダカルバジン，テモゾロミド，カルムスチン

有害作用 骨髄抑制，感染症

● がん細胞の核内のDNAをアルキル化し架橋（クロスリンク）を形成することによってDNA合成を阻害する．

● ダカルバジンは生体内でジアゾメタンに代謝され，これが腫瘍細胞の核酸をアルキル化して抗腫瘍効果を示す．ダカルバジンは光によって分解され発痛物質を産生し，血管痛の原因になるため，点滴経路全般を遮光して投与する．

● テモゾロミドは，代謝物であるメチルジアゾニウムがDNAをアルキル化しDNAに損傷を引き起こすことで抗腫瘍効果を発揮する．

● カルムスチン製剤は，有害作用回避と脳腫瘍部位への局所投与を目的に，悪性神経膠腫切除時に切除面に留置される徐放性薬剤である．

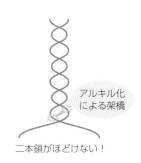

アルキル化による架橋

二本鎖がほどけない！

骨髄抑制

貧血　　感染症

血が止まりにくい

◉ 代謝拮抗薬

【葉酸代謝拮抗薬】

代表的な薬剤 メトトレキサート，ペメトレキセド

有害作用 腎機能障害，骨髄抑制

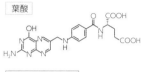

葉酸とメトトレキサートは
そっくり！

- メトトレキサートは，核酸合成に関与するジヒドロ葉酸還元酵素を阻害することによって核酸の合成を抑制し，抗腫瘍効果を発揮する．尿が酸性に傾くと，メトトレキサートは結晶化して尿細管に沈着し腎機能障害を起こすことが知られているので，尿をアルカリ化するために炭酸水素ナトリウムを投与する．利尿薬を使用する場合は，尿をアルカリ化するアセタゾラミドを投与する．

- ペメトレキセドは，ジヒドロ葉酸還元酵素やチミジル酸合成酵素などを阻害して抗腫瘍効果を発揮する．有害作用防止のため，葉酸とビタミンB_{12}の投与が必須となっている．

【ピリミジン系代謝拮抗薬】

代表的な薬剤 フルオロウラシル（5-FU），カペシタビン

　消化器がんのキードラッグとして使用されている5-FUは，チミジル酸合成酵素を阻害しがん細胞の増殖を抑制する．テガフールはこの5-FUのプロドラッグである．そしてこのテガフールにギメラシル，オテラシルカリウムを加えた配合剤として開発されたのがS-1®（TS-1®）である（Column①参照）．カペシタビンは，腫瘍組織に多く発現しているチミジンホスホリラーゼによって5-FUに変換される5-FUのプロドラッグである．

【その他】

代表的な薬剤 トリフルリジン・チピラシル

　トリフルリジンは，フルオロチミジン誘導体でDNAに取り込まれ抗腫瘍効果を発揮する．チピラシルは，トリフルリジンの分解酵素であるチミジンホスホリラーゼを阻害する目的で配合されている．

Column① テガフール・ギメラシル・オテラシルカリウム配合薬

　テガフール・ギメラシル・オテラシルカリウム配合薬は，抗腫瘍効果を高め，有害作用を軽減する目的で開発された薬剤である．

　「テガフール」は，消化器などの有害作用を軽減するために開発されたプロドラッグで，体内でCYP2A6によって5-FUに代謝されて抗腫瘍効果を発揮する．一方，「ギメラシル」は，5-FUを代謝するジヒドロピリジン脱水素酵素（DPD）を阻害することにより5-FUの抗腫瘍効果を増強する．また，「オテラシルカリウム」は消化管での5-FUの消化器毒性を抑制する．

　ギメラシルは，排泄型の薬剤であるので腎機能が低下した患者に投与する際は，減量を考慮する必要がある．また，オテラシルカリウムは，消化器症状を軽減するが，骨髄抑制といった有害作用は軽減できないので有害作用の種類に注意を要する．

◎ 微小管阻害薬

代表的な薬剤

【ビンカアルカロイド系】ビンクリスチン，ビンブラスチン

【タキサン系】パクリタキセル，ドセタキセル，カバジタキセル，エリブリン

有害作用

【ビンカアルカロイド系】末梢神経障害，便秘

【タキサン系】末梢神経障害，過敏反応

● ビンカアルカロイド系抗がん薬は，βチューブリンに結合して重合を阻害し，紡錘体を形成させず細胞分裂を停止させる．一方，タキサン系抗がん薬は，微小管の重合を促進することにより，微小管の安定化・過剰形成を起こし紡錘体の機能を障害することで細胞の分裂を抑制する．

● 代謝は肝臓が主な経路で，CYP3A4を阻害するイトラコナゾールやクラリスロマイシンなどの薬剤との併用で血中濃度が上昇することが知られている．

● パクリタキセルの過敏反応を予防するため，前投薬として，デキサメタゾンまたはファモチジン，ジフェンヒドラミンの投与が必須となっている．

◎ 白金化合物

代表的な薬剤 シスプラチン，カルボプラチン，オキサリプラチン

有害作用 腎障害，悪心・嘔吐，骨髄抑制，末梢神経障害，聴覚障害

● 白金化合物は，DNA鎖と白金が架橋形成することによってDNA合成を抑制し抗腫瘍効果を発揮する．シスプラチンは，食道がん，肺がんなど多くの腫瘍に使用されている．

● シスプラチンには，強い腎機能障害があるため，腎障害の予防のため1日3,000 mL以上のハイドレーション[★4]が推奨されている．マグネシウムを投与することで腎機能障害が軽減される．また，悪心・嘔吐の頻度が高く，制吐療法◆として，セロトニン受容体拮抗薬，NK_1受容体拮抗薬，デキサメタゾンの併用を行う．

● カルボプラチンは，シスプラチンの腎毒性や悪心・嘔吐の有害作用軽減を目的に開発された薬剤であるので，ハイドレーションの必要はないが，血小板減少，骨髄抑制に注意が必要とされている．

◎ トポイソメラーゼⅡ阻害薬

代表的な薬剤 ドキソルビシン，エトポシド

有害作用

［ドキソルビシン］心毒性，〔血管外漏出の際〕疼痛／皮膚潰瘍／壊死

［エトポシド］骨髄抑制，消化器毒性，脱毛

● トポイソメラーゼⅡを阻害しDNAやRNAの合成を阻害する薬剤である．トポイソメラーゼⅡは，DNAの二本鎖の両方を順に切断・再結合することにより，DNAの構造変換に関与する酵素である．

● ドキソルビシンとエトポシドは，トポイソメラーゼⅡとDNAの複合体を安定化させ，二本鎖DNA切断後の再結合を阻害し，抗腫瘍効果を発揮する．

● ドキソルビシンは，累積投与量が500 mg/m²を超えると心筋障害の発現が増

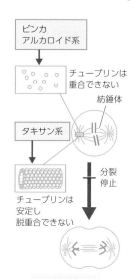

末梢神経障害

腎障害

★4 ハイドレーション
補水の意．破壊されたがん細胞が血液中に放出されると腎臓に負担がかかる．腎臓へのダメージ軽減のため，輸液を点滴し尿量を増やす．

悪心・嘔吐

◆制吐療法
→第12章「A-2．制吐薬」，p291参照

脱毛

心毒性

加することが知られている.

- ドキソルビシンはアントラサイクリン系の抗がん性抗生物質としても分類される（後述）.

◎ トポイソメラーゼⅠ阻害薬

代表的な薬剤 イリノテカン

有害作用 血小板減少，下痢

下痢

トポイソメラーゼⅠはDNA二本鎖の片方を切断，再結合する酵素である．イリノテカンは，体内でカルボキシエステラーゼによって加水分解され，活性代謝物のSN-38になる．このSN-38がトポイソメラーゼⅠを阻害し抗腫瘍効果を現す．イリノテカンには，コリンエステラーゼ阻害作用があり，腸管運動が亢進すること，およびイリノテカンの活性代謝物であるSN-38が腸管粘膜を傷害することで下痢が生じる．

◎ 抗がん性抗生物質

- ブレオマイシン：ブレオマイシンは，DNA合成阻害およびDNA鎖切断作用により抗腫瘍効果を発現する．ブレオマイシンは，鉄とキレートを形成しDNAと結合することで活性酸素が産生されDNAが切断される．
- マイトマイシンC：フリーラジカルによるDNA鎖切断を介して抗腫瘍効果を示す．放射線抵抗性を有する低酸素性がん細胞に対しても抗腫瘍効果を示す．
- ドキソルビシン：前述の「トポイソメラーゼⅡ阻害薬」参照．

有害作用 ［ブレオマイシン］間質性肺炎，［マイトマイシンC］骨髄抑制

◎ 酵素製剤

- L-アスパラギナーゼ：L-アスパラギナーゼは，血清中のアスパラギンをアスパラギン酸とアンモニアに加水分解する．正常の血液細胞はアスパラギン酸合成酵素を有するためアスパラギン酸からアスパラギンを産生することができるが，急性リンパ性白血病や悪性リンパ腫のなかには，アスパラギン酸合成酵素をもたない腫瘍細胞が存在し，L-アスパラギナーゼ投与により細胞内のアスパラギンが枯渇することで抗腫瘍効果を発揮する．

有害作用 アナフィラキシーショック，急性膵炎，凝固異常

② 分子標的治療薬

分子標的治療薬は，従来の細胞障害性の抗がん薬とは異なり，がん細胞と正常細胞との違い，すなわちがん細胞に生じた質的もしくは量的な分子変化に対して選択的に作用する医薬品である（図5）.

【モノクローナル抗体と低分子化合物】

分子標的治療薬は，大きくモノクローナル抗体と低分子化合物に大別される．モノクローナル抗体は細胞表面に存在する膜タンパク質に作用し，特定の分子機能を阻害する．一方，低分子化合物は，細胞内に取り込まれ細胞内のシグナ

ル伝達を阻害して作用を発揮する．また，モノクローナル抗体は，免疫反応によって引き起こされる抗体依存性細胞傷害（antibody-dependent cellular cytotoxicity：ADCC）[★5]および補体依存性細胞傷害（complement-dependent cytotoxicity：CDC）[★6]を有することから，抗腫瘍効果も期待できる．

モノクローナル抗体と低分子化合物の違いは表2に示す通りである．

★5 抗体依存性細胞傷害（ADCC）
がん細胞に結合した抗体を認識するマクロファージやNK細胞などの免疫細胞によってがん細胞が殺傷されること．

★6 補体依存性細胞傷害（CDC）
がん細胞に抗体が結合することで補体系が活性化され，細胞が破壊されること．

表2　モノクローナル抗体と低分子化合物

項目	モノクローナル抗体	低分子化合物
分子量	大きい（150 kDa程度）	小さい（500 Da程度）
半減期	約21日	数時間
投与経路	点滴静注	主に経口
特異性	高い	低い
ADCC/CDC	あり	ない

「分子標的治療薬マスターガイド」（弦間昭彦，他/編著），中外医学社，2014より引用

1）モノクローナル抗体

◉ 抗VEGF抗体

代表的な薬剤 ベバシズマブ

有害作用 高血圧，尿タンパク質，創傷治癒遅延

VEGF（vascular endothelial growth factor，血管内皮細胞増殖因子）は，血管新生因子で多くの固形腫瘍おいて発現が亢進している．ベバシズマブはVEGFを標的としたヒト化モノクローナル抗体で，VEGFと特異的に結合することによりVEGFの活性を阻止し，腫瘍組織での血管新生を抑制する．

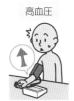

高血圧

◉ 抗VEGFR-2抗体

代表的な薬剤 ラムシルマブ

有害作用 高血圧，尿タンパク質，創傷治癒遅延

腫瘍における血管新生はVEGFとVEGF受容体（VEGFR）によるシグナル伝達により細胞内シグナルが活性化される．VEGFRには，VEGFR-1, 2, 3が存在し，ラムシルマブは，VEGFR-2に高い親和性を有している．

◉ 抗EGFR抗体

代表的な薬剤 セツキシマブ，パニツムマブ

有害作用 インフュージョンリアクション，皮膚障害，電化質異常（低マグネシウム血症）

EGFR（epidermal growth factor receptor，上皮増殖成長因子受容体）は，細胞の増殖，再生，分化などに関与しており，多くの腫瘍において発現が亢進している．セツキシマブ，パニツムマブは，腫瘍細胞の細胞膜に存在するEGFRと特異的に結合し，受容体からの増殖シグナルを抑制する．EGFRの下流のシ

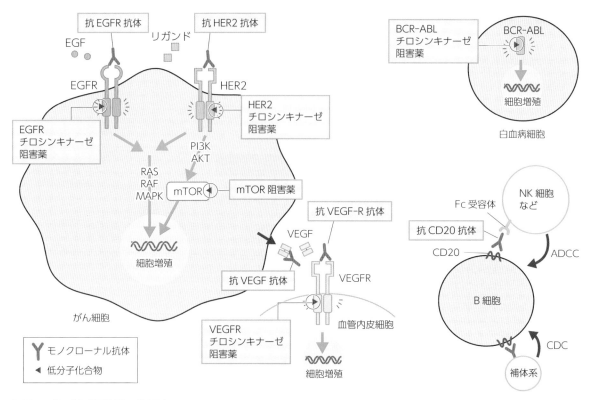

図5　がん分子標的薬の作用点

グナル伝達経路には，RAS／RAF／MAPK経路があり，RASに変異があると
EGFRの活性にかかわらず，恒常的にシグナル伝達が活性化される．RAS遺伝
子変異があると，抗EGFR抗体薬の効果が得られないことがあるため，大腸が
んなどの場合，これらの薬剤の使用を検討する際に，RAS遺伝子変異を調べる
ことが推奨されている．

◉ 抗 HER2 抗体

代表的な薬剤 トラスツズマブ
有害作用 心毒性，インフュージョンリアクション

　HER2[★7]（human epidermal growth factor receptor 2）は，ヒト上皮細胞増
殖因子受容体ファミリーに属しており，細胞増殖シグナルを活性化する．トラ
スツズマブはHER2に対するヒト化抗体で腫瘍細胞の膜表面に存在するHER2
に結合し，下流のシグナルを阻害する．

◉ 抗 CD20 抗体

代表的な薬剤 リツキシマブ
有害作用 インフュージョンリアクション，B型肝炎ウイルス再活性化

● リツキシマブは，抗CD20キメラ抗体である．腫瘍化したBリンパ球表面に
発現しているCD20抗原に結合して，補体依存性細胞傷害（CDC）作用や抗
体依存性細胞傷害（ADCC）作用を引き起こし抗腫瘍効果を発揮する．

★7　HER2
ハーツーとよばれる．

- インフュージョンリアクションを軽減するために，リツキシマブの投与前に，抗ヒスタミン薬，解熱鎮痛薬などの投与を行う．また，リツキシマブによって免疫が抑制されてB型肝炎ウイルスが再活性化し重症肝炎を引き起こすことがあり，治療開始前にHBs抗原，HBc抗体，HBs抗体のスクリーニングを実施する．抗原陽性の場合は，核酸アナログ製剤の投与が必要となる．

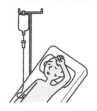

インフュージョン
リアクション

> **Column②　モノクローナル抗体とインフュージョンリアクション**
>
> 　モノクローナル抗体は，薬剤投与中または投与開始後24時間以内に発現するインフュージョンリアクション（輸注反応）に注意を有する．インフュージョンリアクションは，マウスの異種タンパク質が含まれていることや腫瘍の急速な崩壊で引き起こされると考えられており，悪寒，発熱，悪心，発疹，掻痒感などのアレルギー反応に類似している．重症になると血圧低下，呼吸困難といったアナフィラキシー様の症状がみられ注意を要する．予防としては，前投薬として抗ヒスタミン薬，副腎皮質ステロイド，解熱鎮痛薬を使用する．

2）低分子化合物

◎EGFRチロシンキナーゼ阻害薬

代表的な薬剤　ゲフィチニブ，エルロチニブ，アファチニブ，オシメルチニブ

有害作用　間質性肺炎，下痢，皮膚障害

- EGFRチロシンキナーゼ阻害薬は，EGFRの細胞内のATP結合部位に結合することでチロシンキナーゼ活性を阻害する．ゲフィチニブに代表されるEGFRチロシンキナーゼ阻害薬は，変異型EGFRの細胞内チロシンキナーゼを特異的に阻害し，細胞内シグナル伝達を抑制し抗腫瘍効果を発揮する．投与前に間質性肺炎の有無を確認する検査が必須となっている．

間質性肺炎

- オシメルチニブは，ゲフィチニブ，エルロチニブ，アファチニブが無効になった症例で，EGFRT790M[★8]変異を有する場合にも奏効することが知られている．

◎EGFR/HER2チロシンキナーゼ阻害薬

代表的な薬剤　ラパチニブ

有害作用　肝障害，下痢，皮膚障害

　ラパチニブは，EGFRおよびHER2の細胞内チロシンキナーゼを阻害することにより腫瘍細胞の増殖を抑制する．

◎VEGFRチロシンキナーゼ阻害薬

代表的な薬剤　アキシチニブ

有害作用　高血圧，血栓塞栓症，手足症候群

　アキシチニブは，VEGFR1〜3のリン酸化を阻害し，下流のシグナル伝達を抑制することで抗腫瘍効果を発揮する．

★8　EGFRT790M
EGFR変異を有する場合，二次的なEGFR変異による構造変化（T790MではATPの結合能が高まる構造変化）が起き，薬が効きにくくなる．

◉ BCR-ABL チロシンキナーゼ阻害薬

代表的な薬剤 イマチニブ，ニロチニブ，ダサチニブ，ボスチニブ

有害作用 嘔吐，下痢

　慢性骨髄性白血病は，22番染色体のBCR遺伝子と9番染色体のABL遺伝子の融合遺伝子よりBCR-ABL融合タンパク質が産生され，このタンパク質の働きで血液細胞が過剰に増えて発症する．BCR-ABLチロシンキナーゼ阻害薬は，BCR-ABL融合タンパク質のチロシンキナーゼのATP結合部位を阻害し，細胞内シグナル伝達を抑制する．イマチニブの胃粘膜刺激作用による嘔吐，下痢を抑えるため食後に多めの水で服用する．

◉ EML4-ALK チロシンキナーゼ阻害薬

代表的な薬剤 クリゾチニブ

有害作用 悪心・嘔吐（投与初期），視力障害

　非小細胞肺がんで発見されたEML4-ALK遺伝子は，転座によりEML-4遺伝子とALK遺伝子が融合したものである．この融合遺伝子によってつくられたEML4-ALK融合タンパク質は，増殖や生存シグナルを活性化する．クリゾチニブは，EML4-ALK融合タンパク質のチロシンキナーゼを阻害し抗腫瘍効果を示す．

◉ マルチキナーゼ阻害薬

代表的な薬剤 ソラフェニブ，スニチニブ，レンバチニブ

有害作用 高血圧，手足症候群

● 複数のキナーゼを阻害することを特徴とする．

手足症候群

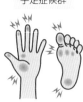

Column③　マブ（-mab）製剤について

　マブ（-mab）は，モノクローナル抗体を意味しており，抗体医薬品につけられる接尾語である．また，モノクローナル抗体には，マウス型，キメラ型，ヒト型，完全ヒト型が存在し，マウス型抗体では「-omab」，可変領域のみマウス由来のキメラ型抗体では，「-ximab」，相補性決定領域だけをマウス由来にしたヒト型抗体には，「-zumab」，完全ヒト型には，「-umab」を語尾に付記することになっている．しかし，2021年に命名ルールが改正になったため，今後はマブがつかない新しい命名法による抗体医薬が登場してくるだろう．

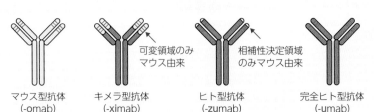

可変領域のみマウス由来

相補性決定領域のみマウス由来

マウス型抗体（-omab）　キメラ型抗体（-ximab）　ヒト型抗体（-zumab）　完全ヒト型抗体（-umab）

図A　マブ製剤の命名

- ソラフェニブは，腫瘍進行に関与する C-Raf，正常型および変異型 B-Raf キナーゼ活性，ならびに FLT-3，c-KIT などの受容体チロシンキナーゼ活性，腫瘍血管新生に関与する VEGF 受容体（VEGFR），血小板由来増殖因子受容体（PDGFR）などのチロシンキナーゼ活性を阻害する．
- レンバチニブは，腫瘍血管新生および腫瘍増殖などに関与する，VEGFR-1～3，線維芽細胞増殖因子受容体（FGFR1～4），PDGFRα，幹細胞因子受容体（KIT），がん原遺伝子である RET（rearranged during transfection）などの受容体チロシンキナーゼを阻害した．また，レンバチニブは，VEGF および FGF によって誘導される血管内皮細胞の血管様管腔構造の形成を阻害することも知られている．

◉ mTOR 阻害薬

代表的な薬剤 エベロリムス

有害作用 間質性肺炎，感染症，口内炎

哺乳類ラパマイシン標的タンパク質（mTOR）は，増殖因子や栄養素などの刺激によってタンパク質の合成を調節する主なセリン・スレオニンキナーゼで，細胞増殖，生存を調節している．エベロリムスは，m T O R セリン-スレオニンキナーゼ阻害薬で mTOR を選択的に阻害し抗腫瘍効果を示す．また，エベロリムスは口内炎の頻度が高く，多くの場合，投与開始から 4 週間以内に発現する．

口内炎

◉ BRAF セリン-スレオニンキナーゼ阻害薬

代表的な薬剤 ベムラフェニブ

有害作用 二次性悪性腫瘍として有棘細胞がん

BRAF タンパク質は，セリン・スレオニンキナーゼであり，下流は MAPK 経路である．BRAF のセリン・スレオニンキナーゼの阻害薬であるベムラフェニブは，BRAF V600 変異を含む活性化変異型 BRAF キナーゼ活性を阻害することによって抗腫瘍効果を発揮する．

◉ 20S プロテアソーム阻害薬

代表的な薬剤 ボルテゾミブ

有害作用 末梢神経障害，肺障害

ユビキチン・プロテアソームシステムは，タンパクの分解機構の 1 つである．ユビキチン化されたタンパク質は，プロテアソームによって分解される．がん細胞のプロテアソームを阻害することによってシグナル伝達経路に影響を与え，アポトーシスを招き抗腫瘍効果を発揮する．

3 内分泌療法

◉ LH-RH アゴニスト （図 6）

代表的な薬剤 リュープロレリン，ゴセレリン

有害作用 ホットフラッシュやフレアアップ現象[9]

★9 フレアアップ現象
LH-RH アゴニスト投与初期は，一時的に性腺刺激ホルモンの分泌が亢進されるため，エストロゲンやアンドロゲンの作用が増強するフレアアップ現象が生じる．フレア（flare）とは炎がゆらめくこと．

視床下部から放出されるLH-RH（黄体形成ホルモン放出ホルモン）を高濃度かつ継続的に供給することで，下垂体細胞の脱感作★10を誘導する薬剤である．閉経前のホルモン受容体陽性乳がんや前立腺がんに使用される．

★10　脱感作
強い刺激を受け続けることで受容体の感受性が低下してしまう減少．LH-RHアゴニストの投与によりホルモンの分泌量増➡脱感作により受容体減➡ホルモン分泌量減➡乳がんや前立腺がんを抑制．

ホットフラッシュ

◉ 抗エストロゲン薬（図6）

代表的な薬剤 タモキシフェン

有害作用 ホットフラッシュ（ほてり，のぼせなど），子宮内膜がん，静脈血栓塞栓症

抗エストロゲン薬は，がん細胞のエストロゲン受容体（estrogen receptor：ER）に結合することでエストロゲンを競合的に阻害することで抗腫瘍効果を発揮する．抗エストロゲン薬のタモキシフェンは，ERが陽性と診断された乳がん患者に使用される．

◉ アロマターゼ阻害薬（図6）

代表的な薬剤 アナストロゾール，レトロゾール，エキセメスタン

有害作用 骨密度低下，関節痛，脂質代謝異常

閉経後は副腎由来のアンドロゲンを利用してエストロゲン産生を行っており，その役割を担っている酵素がアロマターゼである．アロマターゼ阻害薬は，アンドロゲンをエストロゲンに変換する酵素であるアロマターゼを阻害することによって，エストロゲンの産生を抑制し抗がん作用を示す．

◉ 抗アンドロゲン薬

代表的な薬剤 フルタミド，ビカルタミド，クロルマジノン

有害作用 骨粗鬆症，性機能障害

骨粗鬆症

前立腺がんでは，精巣から分泌されるテストステロンと副腎から分泌されるアンドロゲンによって腫瘍が増大する．アンドロゲンは，前立腺組織の増殖，血管新生，浸潤などを制御し，前立腺がんの増悪に関与している．アンドロゲ

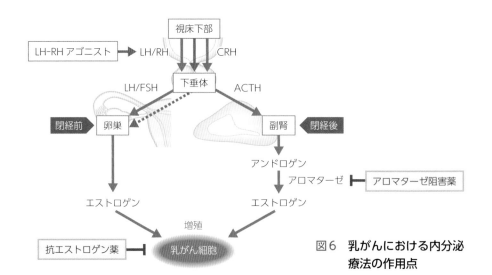

図6　乳がんにおける内分泌療法の作用点

ンの作用は，アンドロゲン受容体を介して引き起こされる．抗アンドロゲン薬であるフルタミドは，アンドロゲンとアンドロゲン受容体の結合を阻害し，抗腫瘍効果を発揮する．

4 免疫チェックポイント阻害薬

代表的な薬剤 ニボルマブ，ペムブロリズマブ，アテゾリズマブ，イピリムマブ

有害作用 免疫関連有害事象（irAE）[11]：内分泌障害，間質性肺炎，下痢・大腸炎，神経障害，肝機能障害，眼障害，甲状腺機能障害

- 生体はがん細胞など異常細胞の発生を認識し排除する免疫系を有する．しかし，がん細胞の一部は，免疫応答を抑制的に制御することにより，生体からの攻撃を回避すると考えられている．免疫チェックポイント阻害薬は，免疫応答を制御するシグナル伝達を阻害し抗腫瘍免疫を増強させることが知られており，PD-1（programmed cell death 1，プログラム細胞死1受容体）阻害薬のニボルマブ，ペムブロリズマブとCTLA-4〔cytotoxic T-lymphocyte（associated）antigen 4，細胞傷害性Tリンパ球抗原4〕阻害薬のイピリムマブがある．

- ニボルマブ，ペムブロリズマブは，ヒトPD-1に対する抗体でPD-1とそのリガンドであるPD-L1およびPD-L2との結合を阻害する．また，アテゾリズマブはヒトPD-L1に対する抗体で，腫瘍細胞に発現しているPD-L1の機能を抑制する（図7A）．

- CTLA-4阻害薬のイピリムマブは，CTLA-4に対する抗体で，CTLA-4とそのリガンドであるCD80とCD86の結合を抑制することにより抗腫瘍効果を示す（図7B）．

> [11] **免疫関連有害事象**
> （immuno-related adverse event：irAE）
> 生体の免疫反応を増強することに起因する有害事象．自己免疫疾患に類似した症状を呈し，皮膚，消化器系，内分泌系，神経系など，全身のあらゆる臓器に炎症性の免疫反応が発現する．

A）抗PD-1抗体および抗PD-L1抗体

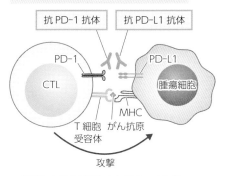

抗PD-1抗体がPD-1に結合，または抗PD-L1抗体がPD-L1に結合することでPD-1によってかけられていたCTL（細胞傷害性T細胞）のブレーキが解除され腫瘍細胞を攻撃する

B）抗CTLA-4抗体

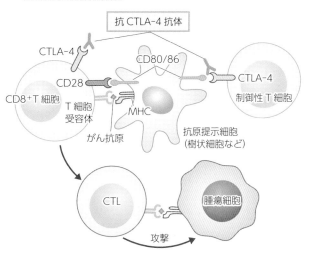

抗CTLA-4抗体がCTLA-4に結合することで抗原提示細胞のCD80/86に対しCD8[+]T細胞のCD28が結合できるようになり，活性化CTLとなって腫瘍細胞を攻撃する

図7 免疫チェックポイント阻害薬の作用機序

解答 ➡

問1 【A群】に関係する抗がん薬を【B群】から選べ.

【A群】
1) DNAのアルキル化
2) 微小管の重合促進
3) DNA鎖との架橋形成
4) トポイソメラーゼ I 阻害
5) トポイソメラーゼ II 阻害

【B群】
a) イリノテカン
b) パクリタキセル
c) シクロホスファミド
d) シスプラチン
e) ドキソルビシン

問2 嘔気・嘔吐が強く出現する抗がん薬はどれか.

a) ブレオマイシン　　　b) ビンクリスチン　　　c) シスプラチン
d) ブスルファン　　　　e) イリノテカン

問3 【A群】の分子を標的とする治療薬を【B群】から選べ.

【A群】
1) CD20
2) EML4-ALK
3) EGFR
4) VEGF
5) BCR-ABL

【B群】
a) クリゾチニブ
b) リツキシマブ
c) イマチニブ
d) ゲフィチニブ
e) ベバシズマブ

問4 分子標的治療薬の投与時に発症しやすく,悪寒,発熱,悪心,発疹,掻痒感などの症状が見られる有害作用をなんというか.

a) トレランス　　　　b) アレルギー反応　　　c) 誘発反応
d) インフュージョンリアクション

問5 免疫チェックポイント阻害薬に関与が深い分子はどれか.

a) PD-1　　　b) VEGFR-2　　　c) HER2　　　d) mTOR　　　e) BRAF

第6章 免疫治療薬

- ◎ 免疫に関係する主な細胞とその機能について理解し，感染症やがん，自己免疫疾患において，体内の免疫がどのように働いているのかを考察する
- ◎ 免疫を抑制する必要がある病態と，その治療薬について理解する
- ◎ 免疫を増強する必要がある病態と，その治療薬について理解する

Ⓐ 免疫系とは

1 免疫システム

病原体の感染や細胞のがん化など，生体の中に異物が出現すると免疫応答が生じる．異物は外来の物質に由来する場合と，自己の物質に由来する場合に分けられる（表1）．免疫応答が過度に起こる場合，自己免疫疾患やアレルギーの原因となる．逆に免疫応答が不十分な場合，生体は異物を排除することができないため，感染症の重症化や腫瘍の進展が生じる．これらの異物に対する免疫応答は自然免疫と獲得免疫に大別される（図1）．

自然免疫では，パターン認識受容体を発現する細胞〔マクロファージ，樹状細胞，ナチュラルキラー（NK）細胞，好中球など〕が，病原体を構成する分子を認識し，マクロファージによる病原体の貪食や，NK細胞による感染細胞の破壊などが起こる．

獲得免疫では，樹状細胞やマクロファージが，貪食した異物の分解断片を抗原として，主要組織適合遺伝子複合体（major histocompatibility complex：MHC）とともに細胞の表面に提示する．ナイーブT細胞（以前に抗原に曝露さ

表1 免疫反応

	外来の物質に対する免疫反応		自己由来の物質に対する免疫反応	
正常な反応	● 病原体，異物の排除 ● ワクチン接種に対する免疫獲得 ● 拒絶反応		● 異常細胞（腫瘍細胞など）の排除 ● 老廃組織の除去	
異常な反応	〈反応が不十分〉→ 易感染性	〈反応が過剰〉→ アレルギー	〈反応が不十分〉→ 悪性腫瘍	〈反応が過剰〉→ 自己免疫疾患
	免疫低下・免疫不全により感染防御能が低下する（感染の反復・重症化・難治化など）	異物に対する免疫反応が過剰であるため，生体に傷害を与える	抗腫瘍免疫の低下や破綻により悪性腫瘍が発生しやすくなる	正常細胞を異物（抗原）として認識してしまい，自己組織の障害などが起こる

「薬がみえる vol.2 第2版」（医療情報科学研究所／編），p318，メディックメディア，2023を参考に作成

れたことがないT細胞）がT細胞受容体（T cell receptor：TCR）を介して抗原を認識すると活性化され，さまざまなサイトカインを分泌し，Th1細胞，Th17細胞，Th2細胞，細胞傷害性T細胞（cytotoxic T lymphocyte：CTL）などが活性化される．Th1細胞の活性化により，マクロファージやNK細胞などが活性化される．Th17細胞の活性化により，IL-17を介した好中球の刺激などが生じる．また，Th2細胞の活性化により，IL-4, 5, 13を介した好酸球やマクロファージの刺激に加えて，B細胞から形質細胞への分化と抗原特異的な抗体産生の促進が起こる．抗体は抗原に結合して機能をブロックしたり（中和作用），

★1　細胞性免疫
T細胞がエフェクターとして活躍する生体防御反応．

★2　体液性免疫
抗体や補体が主なエフェクターとなる生体防御反応．

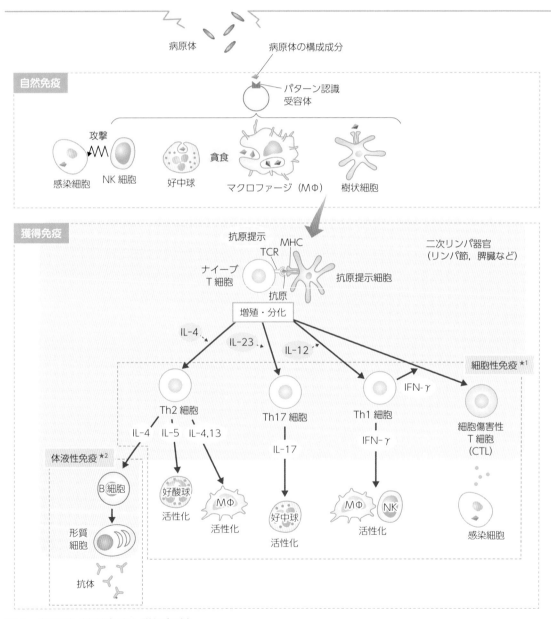

図1　免疫系（自然免疫と獲得免疫）

補体とともに抗原に結合して貪食細胞による抗原の取り込みを促進（オプソニン化）する．これらの機構により異物の排除などが行われる．また，これらのT細胞やB細胞の一部が**記憶（メモリー）細胞**となり，将来同じ抗原が体内に出現したときの免疫応答に備える．

2 免疫に関与する主な細胞とその機能

◉ 好中球

パターン認識受容体を介して異物を貪食したり（自然免疫），Th17細胞による刺激に応答し，異物の除去や炎症に関与する（獲得免疫）．

◉ 好酸球

Th2細胞から分泌されるIL-5により活性化され，寄生虫に対する防御やアレルギー反応などに関与する．

◉ マスト細胞（肥満細胞）

皮膚や粘膜の上皮に存在し，パターン認識受容体やIgE受容体を介して刺激されると，ヒスタミンや炎症性メディエーターなどを放出する．

◉ 好塩基球

末梢血中を循環する顆粒球．マスト細胞と同様の機能を示す．

◉ ナチュラルキラー（NK）細胞

表面に主要組織適合遺伝子複合体を発現しておらず，抗原が発現していたり，抗体が結合している感染細胞や腫瘍細胞を認識し，破壊する．

◉ 樹状細胞

病原体や異物を貪食・断片化してT細胞に抗原提示する．また，サイトカイン（IL-12，IL-4，IL-23など）を分泌し，Th1細胞やTh2細胞，Th17細胞への分化を促進する．

◉ マクロファージ

異物を貪食する．また，抗原を提示するとともに，サイトカイン（IL-23など）を分泌する．

◉ Th1細胞

CD4陽性．樹状細胞から分泌されるサイトカイン（IL-12など）により活性化され，さまざまなサイトカイン（IFN-γ，TNF-α，IL-2など）を分泌する．これらのサイトカインは，細胞性傷害性T細胞（CTL）やNK細胞，マクロファージなどを活性化する．

◉ Th2細胞

CD4陽性．樹状細胞から分泌されるサイトカイン（IL-4など）により活性化されると，さまざまなサイトカイン（IL-4, 5, 13など）を分泌し，B細胞から形質細胞への分化，抗原特異的な抗体の産生，マクロファージや好酸球の活性化を促進する．

◉ Th17 細胞

CD4 陽性. 樹状細胞やマクロファージから分泌されるサイトカイン（IL-23 など）により活性化され，さまざまなサイトカイン（IL-17, 21, 22 など）を分泌する. これらのサイトカインは好中球の遊走促進などに関与する.

◉ 細胞傷害性 T 細胞（CTL）

CD8 陽性. 表面に MHC クラス I と抗原が発現する感染細胞や腫瘍細胞を認識し，破壊する.

◉ 制御性 T 細胞（Treg）

FOXP3[*3] 陽性. 他の T 細胞に対して抑制的に作用する.

★3　FOXP3
制御性 T 細胞の分化と抑制機能に不可欠な転写因子.

Ⓑ 免疫抑制薬

関節リウマチ，乾癬，炎症性腸疾患，多発性硬化症などの自己免疫疾患，気管支喘息やアトピー性皮膚炎などのアレルギー疾患では過度な免疫応答が原因となる. また，臓器移植においては拒絶反応が問題となる. これらの病態に対して免疫抑制薬が使用される（図2）. 病態形成の原因となる過剰な免疫応答シグナルに対して，さまざまな治療薬が用いられている. 代表的な免疫抑制薬とその作用機序を以下に示す.

1 代表的な免疫抑制薬

◉ 副腎皮質ステロイド◆

◆副腎皮質ステロイド
→第7章「B. ステロイド性抗炎症薬」p135参照

グルココルチコイド受容体と結合し，炎症性サイトカインなどの転写，翻訳後修飾などに影響し，抗炎症作用を発揮する. また，好中球の遊走能やマクロファージの貪食能を低下させ，免疫を抑制する. グルココルチコイドを修飾し，活性を高めたものとして，プレドニゾロン，メチルプレドニゾロン，デキサメタゾンなどが用いられる. 炎症やアレルギー，自己免疫疾患などに用いられるが，長期間の投与は，易感染性，精神症状などの有害作用を生じうる.

代表的な薬剤 プレドニゾロン，メチルプレドニゾロン，デキサメタゾン

有害作用 長期間の投与で易感染性，精神症状など

易感染性

◉ 代謝拮抗薬

◆メトトレキサート
→第5章 抗がん薬, p106参照
→第7章 抗炎症薬・鎮痛薬, p142参照

メトトレキサート（MTX）◆の免疫抑制作用には，細胞外アデノシン増加や DNA メチル化抑制などが関与する. 関節リウマチ，炎症性腸疾患などに用いられる. ミコフェノール酸は，リンパ球のグアノシン産生を抑制し，T 細胞，B 細胞の増殖を低下させる. 関節リウマチ，全身性エリテマトーデス，多発性硬化症などに用いられる.

代表的な薬剤 メトトレキサート，ミコフェノール酸

有害作用 嘔気，腹痛，下痢，骨髄抑制，間質性肺炎 [MTX] など

◎ **カルシニューリン阻害薬**

シクロスポリンとタクロリムスはT細胞に取り込まれると，それぞれシクロフィリン，FK結合タンパク質と複合体を形成し，カルシニューリンを阻害する．その結果，T細胞の転写因子（NFAT）の機能が阻害され，炎症性サイトカイン（TNF-αやIL-2など）の産生が低下する．臓器移植における拒絶反応抑制や，自己免疫疾患の治療に用いられる．

代表的な薬剤 シクロスポリン，タクロリムス

有害作用 腎機能障害，高血圧，振戦など

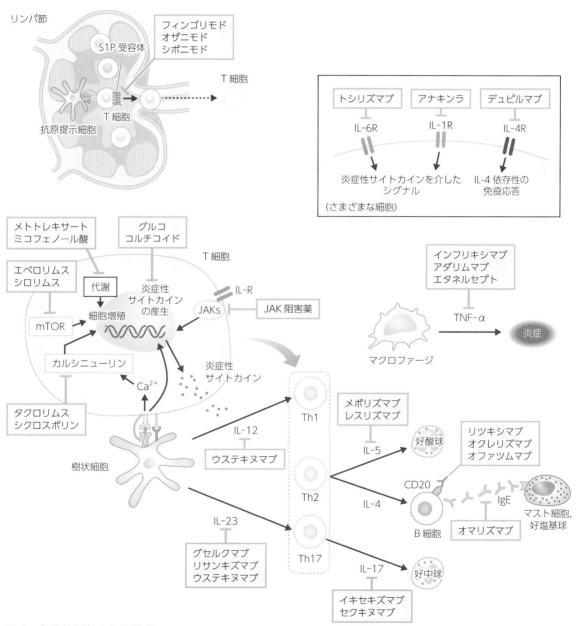

図2 免疫抑制薬の作用機序

◆mTOR阻害薬
→第5章 抗がん薬, p113
参照

◆抗TNF-α抗体
→第7章 抗炎症薬・鎮痛
薬, p143参照

◆乾癬
→第13章 皮膚科用薬・
眼科用薬, p309参照

◉ mTOR 阻害薬◆

シロリムスやエベロリムスはFK結合タンパク質との複合体を形成して哺乳類ラパマイシン標的タンパク質（mTOR）を抑制し，T細胞やB細胞の細胞周期を止め，増殖を阻害する．臓器移植などに用いられる．

代表的な薬剤 シロリムス，エベロリムス

有害作用 汎血球減少，嘔気，消化不良，間質性肺炎など

◉ 抗 TNF-α 抗体◆

インフリキシマブ（TNF-αに対するヒトとマウスのキメラ抗体）とアダリムマブ（TNF-αに対するヒト型抗体）は血清中のTNF-αに結合し，細胞膜のTNF受容体への結合を阻害する．関節リウマチ，乾癬◆，炎症性腸疾患，サルコイドーシスなどの治療薬として利用される．エタネルセプト（可溶性TNF-α受容体）はTNF-αだけでなくTNF-βにも結合し，細胞膜のTNF受容体への結合を阻害する．乾癬治療に用いられる．

代表的な薬剤 インフリキシマブ，アダリムマブ，エタネルセプト

有害作用 自己抗体産生，中枢神経脱髄，発疹など

◉ S1P 受容体調節薬

フィンゴリモド，オザニモド，シポニモドは，スフィンゴシン1リン酸塩（S1P）受容体への結合を介して，リンパ球の遊走に影響し，リンパ節にリンパ球を滞留させる．多発性硬化症や炎症性腸疾患などに用いられる．

代表的な薬剤 フィンゴリモド，オザニモド，シポニモド

有害作用 頭痛，嘔気，下痢，咳，肝機能障害など

◉ 抗 IL-17 抗体

イキセキズマブとセクキヌマブは血清中のIL-17に結合し，細胞膜のIL-17受容体への結合を阻害する．ブロダルマブは細胞膜のIL-17受容体に結合し，IL-17の受容体結合によるシグナル伝達を阻害する．乾癬や強直性脊椎炎などに用いられる．

代表的な薬剤 イキセキズマブ，セクキヌマブ，ブロダルマブ

有害作用 好中球減少，真菌感染症など

◉ 抗 IL-23 抗体

グセルクマブとリサンキズマブは血清中のIL-23に結合し，細胞膜のIL-23受容体への結合を阻害する．ウステキヌマブはIL-23とIL-12に共通するサブユニット（p40）に結合し，それぞれのサイトカインの細胞膜受容体への結合を阻害する．乾癬や炎症性腸疾患などに用いられる．

代表的な薬剤 グセルクマブ，リサンキズマブ，ウステキヌマブ

有害作用 上気道感染症，ヘルペスウイルス感染症，関節痛，下痢，胃腸炎など

◉ 抗IL-1β抗体・IL-1受容体拮抗薬

　　アナキンラは細胞膜のIL-1受容体に結合し，IL-1の受容体結合によるシグナル伝達を阻害する．関節リウマチなどに用いられる．リロナセプトとカナキヌマブは血清中のIL-1βに結合し，細胞膜の受容体への結合を阻害する．スティル病などに用いられる．

代表的な薬剤 アナキンラ，リロナセプト，カナキヌマブ

有害作用 注射部位の痛み，上気道感染症，好中球減少など

◉ 抗IL-4受容体抗体

　　デュピルマブは細胞膜のIL-4受容体に結合し，IL-4の受容体結合によるシグナル伝達を阻害する．喘息やアトピー性皮膚炎に用いられる．

代表的な薬剤 デュピルマブ

有害作用 上気道感染症，下痢，好酸球増多症など

◉ 抗IL-5抗体

　　メポリズマブやレスリズマブは血清中のIL-5に結合し，細胞膜のIL-5受容体への結合を阻害する．喘息や好酸球増多症候群に用いられる．

代表的な薬剤 メポリズマブ，レスリズマブ

有害作用 頭痛，発疹，上気道感染症など

◉ 抗IL-6受容体抗体

　　トシリズマブはIL-6受容体に結合し，IL-6の受容体結合によるシグナル伝達を阻害する．関節リウマチなどに用いられる．また，COVID19感染やCART療法によるサイトカインストーム[★4]などにも使用される．

代表的な薬剤 トシリズマブ

有害作用 消化管穿孔，好中球・血小板減少，肝機能障害など

★4　サイトカインストーム
免疫細胞から大量の炎症性サイトカインが分泌され，生命を脅かす全身性の炎症状態．

◉ 抗IgE抗体

　　オマリズマブはIgEと結合して，IgEによるマスト細胞や好塩基球の活性化とアレルギー反応を抑制する．喘息や蕁麻疹などに用いられる．

代表的な薬剤 オマリズマブ

有害作用 蕁麻疹，注射部位の反応など

◉ ヤヌスキナーゼ（JAK）阻害薬

　　トファシチニブ，バリシチニブ，ウパダシチニブ，ペフィシチニブ，フィルゴチニブはヤヌスキナーゼ（JAK）を阻害し，IL-2, 4, 7, 9, 15, 21シグナルを抑制する．関節リウマチ，炎症性腸疾患などに用いられる．

代表的な薬剤 トファシチニブ，バリシチニブ，ウパダシチニブ，ペフィシチニブ，フィルゴチニブ

有害作用 上気道感染症，尿路感染症，鼻咽腔炎など

◆抗CD20抗体
→第5章 抗がん薬, p110
参照

◉ 抗CD20抗体◆

オクレリズマブ，リツキシマブ，オファツムマブはB細胞のCD20と結合して抗体依存性の細胞傷害を誘導し，B細胞を減少させる．多発性硬化症などに用いられる．

代表的な薬剤 オクレリズマブ，リツキシマブ，オファツムマブ

有害作用 低グロブリン血症，白質脳症，注射部位の反応など

C 免疫増強薬・予防接種薬

ウイルス感染時における抗ウイルス作用の増強，細胞傷害性T細胞（CTL）の活性化，病原体の抗原曝露による免疫記憶の形成などを目的として免疫増強薬・予防接種薬が用いられる．代表的な免疫増強薬・予防接種薬を以下に示す（図3）．

1 代表的な免疫増強薬

1）インターフェロン（IFN）

◉ インターフェロンα2a

抗ウイルス作用を有する遺伝子の発現を誘導する．慢性肝炎（B型・C型）などに使用．

◉ インターフェロンγ1a

マクロファージの活性酸素産生能を増加する．慢性肉芽腫などに使用．

有害作用 インフルエンザ様症状，易疲労感，食思不振，脱毛，うつなど

2）免疫チェックポイント阻害薬◆

◆免疫チェックポイント
　阻害薬
→第5章 抗がん薬, p115
参照

◉ 抗CTLA-4抗体

抗CTLA-4抗体がCTLやTregのCTLA-4に結合することで，腫瘍抗原を提示する樹状細胞のB7（CD80/86）とCTLのCD28が結合できCTLが活性化され，抗腫瘍作用が発揮される（図3）．

代表的な薬剤 イピリムマブ

有害作用 皮膚のかゆみ，発疹，高血糖，嘔吐，下痢，貧血，リンパ球低下，易疲労感，頭痛など

◉ 抗PD-1抗体，抗PD-L1抗体

抗PD-1抗体と抗PD-L1抗体はそれぞれCTLのPD-1と，腫瘍細胞のPD-L1に結合することで，PD-1とPD-L1の結合を阻害し，PD-1によるCTLの抑制を解除する．その結果，CTLの抗腫瘍作用が発揮される．

代表的な薬剤
【抗PD-1抗体】ニボルマブ，ペムブロリズマブ
【抗PD-L1抗体】アテゾリズマブ

有害作用 皮膚のかゆみ，発疹，下痢，肝機能障害，肺炎，甲状腺機能低下など

2 代表的な予防接種薬

　予防接種はワクチンのように抗原性をもつ物質を投与して抗体を産生させる方法（**能動免疫**）と免疫グロブリンを投与する方法（**受動免疫**）がある（図3，4）．

1）弱毒生ワクチン

　病原体となるウイルスや細菌の毒性が弱められ，病原性がほぼ消失しているが，感染性は維持している製剤．接種による感染に対して免疫応答が誘導されるため，必要な接種回数は不活化ワクチンよりも少ない．

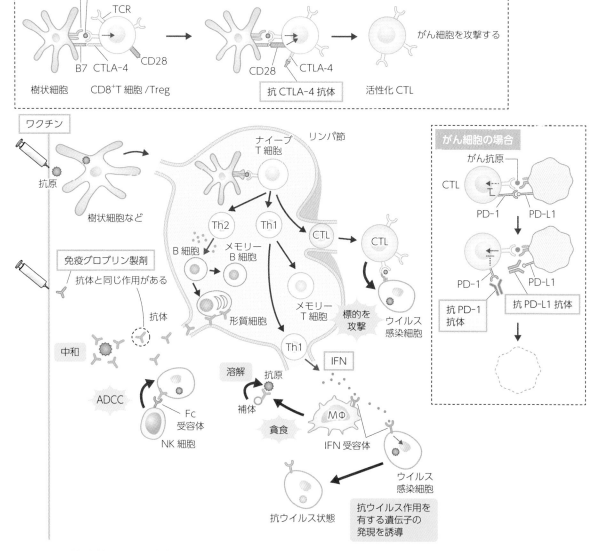

図3　免疫増強薬・予防接種薬の作用機序

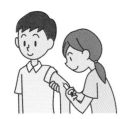

★5 麻疹・風疹(MR)二種
　　混合弱毒生ワクチン
混合ワクチンとして用いられている.

◉ **麻疹ワクチン**[★5]

　弱毒生麻疹ウイルスをニワトリ胚由来細胞で培養増殖させて，得られたウイルス液を精製し，凍結乾燥したもの.

◉ **風疹ワクチン**[★5]

　弱毒生風疹ウイルスをウサギ腎臓由来細胞で培養増殖させ，得られたウイルス液を精製し，凍結乾燥したもの.

◉ **ロタウイルスワクチン**

　弱毒生ヒトロタウイルスをアフリカミドリザル腎臓由来細胞で培養増殖させ，得られたウイルス液を精製したもの.

◉ **水痘ワクチン**

　弱毒生水痘ウイルスをヒト由来細胞で培養増殖させ，得られたウイルス液を精製し，凍結乾燥したもの.

◉ **結核ワクチン**

　ウシ型結核菌の培養をくり返して作製した弱毒性細菌（BCG）の菌膜を磨砕・浮遊させた液を凍結乾燥したもの.

　有害作用 弱毒生ワクチンまたは各ワクチンについてありましたらご加筆ください

2）不活化ワクチン

　ウイルスや細菌の毒性を完全になくし，感染性を失った病原体やその成分を含む製剤. 免疫応答は誘導できるが，弱毒生ワクチンよりも弱く，複数回の接種が必要となる.

◉ **インフルエンザワクチン**

　インフルエンザウイルスのA型およびB型株を個別に発育鶏卵で培養し，増殖したウイルスを含む尿膜腔液を濃縮精製，不活化したもの.

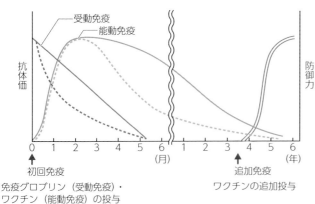

初回免疫
免疫グロブリン（受動免疫）・
ワクチン（能動免疫）の投与

追加免疫
ワクチンの追加投与

図4　能動免疫と受動免疫

能動免疫では自分自身で抗体を産生するため，初回免疫の開始から抗体価や防御力が上昇するまでに時間を要するが，生体防御作用は長期間持続する. 受動免疫では初回免疫の開始後すぐに抗体価や防御力が増加するが，その効果は一時的である.「疾病のなりたちと回復の促進［3］薬理学 第15版」（吉岡充弘，他著），p124，医学書院，2022より引用

◎ **日本脳炎ワクチン**

　日本脳炎ウイルスをアフリカミドリザル腎臓由来細胞で培養増殖させ，得られたウイルスを不活化，精製後，凍結乾燥したもの.

◎ **パピローマウイルスワクチン**

　遺伝子組換え技術を用いて製造したヒトパピローマウイルス6, 11, 16, 18型のL1タンパク質のウイルス様粒子をアジュバント★6に吸着させ，緩衝液と混合したもの.

★6　アジュバント
ワクチンと一緒に投与することでワクチンの効果（免疫原性）を高める添加物.
アルミニウム塩など.

◎ **肺炎球菌ワクチン**

　23種類の莢膜型の肺炎球菌を型別に培養・増殖し，殺菌後におのおのの型から抽出，精製した莢膜ポリサッカライドを混合したもの.

◎ **B型肝炎ワクチン**

　遺伝子組換え技術を用いて製造したB型肝炎ウイルス表面抗原を含む液を不溶性としたもの.

◎ **ポリオワクチン★7**

　3種類のポリオウイルスを型別にアフリカミドリザル腎臓由来細胞で培養増殖させ，得られたウイルス液を濃縮，精製，不活化，混合したもの.

★7　DPT-IPV四種混合ワクチン
★8　DPT三種混合ワクチン
通常，ジフテリア（D），百日咳（P），破傷風（T）ポリオ（IPV）の混合ワクチンとして用いられている.
ポリオを加えない場合は三種混合の接種となる.

◎ **百日咳ワクチン★7, 8**

　百日咳菌の培養ろ液を精製後，ホルマリンで減毒したもの.

◎ **破傷風ワクチン★7, 8**

　破傷風菌を培養した培養液から，除菌，ろ過，無毒化，精製，濃縮などの工程を経て作製される.

◎ **ジフテリアワクチン★7, 8**

　ジフテリア菌を培養した培養液から，除菌，ろ過，無毒化，精製，濃縮などの工程を経て作製される.

3）RNAワクチン

◎ **SARS-CoV-2ワクチン**

　SARS-CoV-2のスパイクタンパク質のアミノ酸配列をコードするDNAを鋳型として転写したmRNAを精製し，脂質成分と混合したもの. このmRNAをワクチンとして接種することにより，SARS-CoV-2ウイルスのヒトへの感染に必要なスパイクタンパク質に対する抗体が体内で産生され，SARS-CoV-2ウイルスの感染を防御することができる.

4）ウイルスベクターワクチン

◎ **エボラワクチン**

　水疱性口内炎ウイルスベクターを利用する. 水疱性口内炎ウイルスはウシ，

ウマ，ブタ，ヤギなどの家畜に感染し症状を引き起こす．ヒトにも感染するが，ほとんどの場合無症状である．エボラ出血熱はエボラウイルスの感染によって引き起こされる致死率の高いヒト疾患である．水疱性口内炎ウイルスのヒトへの感染に必要な表面糖タンパク質と，エボラウイルスのヒトへの感染に必要な表面糖タンパク質を入れ替えた水疱性口内炎ウイルスベクターを人工的に作製し，このベクターから合成したウイルスをワクチンとして接種することにより，エボラウイルスのヒトへの感染に必要な表面糖タンパク質に対する抗体が体内で産生され，エボラウイルスの感染を防御することができる．

5）ワクチンの副反応

● ワクチンの一般的な副反応としては，注射部位の発赤・硬結・痛み，発疹，発熱など．その他の副反応として，アナフィラキシー，脳炎，脳症など．生ワクチンの場合は，感染して症状が出る場合がある．

● SARS-CoV-2ワクチン（mRNA型）に特異的な副反応として，心筋炎と心膜炎があげられる．2回目のワクチン接種後2日目に胸痛が出現する場合が多い．18歳から29歳までの2回目接種男性では，100万回接種あたり90件程度の頻度で心筋炎が報告されている．SARS-CoV-2ワクチンの長期的な影響については不明な点も多く，今後のさらなる研究が必要である[9]．

6）免疫グロブリン製剤

ヒト（ドナー）の血液を用いて，凝集体をなくす，ウイルスを不活化する，などのさまざまな処理を行って作製される，免疫グロブリンを多量に含む血漿分画製剤．静脈注射される場合が多い．製剤に含まれる免疫グロブリンが抗体依存性細胞傷害（ADCC[10]）活性を高める，ウイルスや毒素を中和する，などの作用を介して，重症感染症に対して治療効果を発揮する．また，免疫グロブリン製剤はさまざまな免疫調整作用を有しており，特発性血小板減少性紫斑病，川崎病，慢性炎症性脱髄性多発ニューロパチー，ギラン・バレー症候群などの自己免疫疾患に対する治療薬としても使用される．

有害作用 アナフィラキシー，インフルエンザ様症状，頭痛，血栓など

7）抗毒素

破傷風やジフテリア，ヘビ毒などの毒素を不活化し，ウマなどの動物に注射して産生される抗体を精製したもの．

有害作用 動物の抗体をヒトに注射するために生じるアレルギー反応など

★9
SARS-CoV-2に対するmRNAワクチンは，新型コロナウイルス感染症に対応するために緊急避難的に導入された．有効性や安全性，特に長期的な安全性に関しては不明な点も多いため，今後の動向には十分な注意が必要である．

★10　ADCC
antibody dependent cellular cytotoxicity.
細胞や病原体に抗体が結合すると，その抗体を認識するFc受容体をもつマクロファージやNK細胞などが呼び寄せられ，細胞や病原体が傷害されること．

解答 ➡

問1 免疫担当細胞とその働きの組合せで正しいのはどれか.

a）NK細胞 　— 　抗原の提示
b）マスト細胞 　— 　補体の活性化
c）形質細胞 　— 　抗体の産生
d）ヘルパーT細胞 　— 　貪食

問2 副腎皮質ステロイドの作用として, 代表的なものを1つ選べ.

a）mTORを抑制し, T細胞の増殖を抑制する.
b）葉酸代謝を阻害し, 核酸やアミノ酸の合成を抑制する.
c）カルシニューリンを阻害し, IL-2などの発現を抑制する.
d）ヤヌスキナーゼを阻害し, IL-2刺激に伴う細胞内シグナルを抑制する.
e）グルココルチコイド受容体と結合し, 炎症性サイトカインの発現を抑制したり, 好中球の遊走を低下させる.

問3 阻害することで免疫が増強される分子として代表的なものを2つ選べ.

a）IgE　　　　b）IL-6　　　c）IL-17　　　d）IL-23
e）CD20　　　f）PD-1　　　g）CTLA-4　　h）TNF-α

問4 免疫抑制薬に関する以下の記述で誤っているものはどれか.

a）タクロリムスは, T細胞の転写因子（NFAT）の核内移行を促進し免疫を抑制する.
b）トシリズマブはIL-6受容体に結合し, IL-6の受容体結合によるシグナル伝達を阻害する.
c）ミコフェノール酸は, リンパ球のグアノシン産生を抑制し, T細胞, B細胞の増殖を低下させる.
d）インフリキシマブは血清中のTNF-αに結合し, 細胞膜のTNF受容体への結合を阻害する.
e）アナキンラは細胞膜のIL-1受容体に結合し, IL-1の受容体結合によるシグナル伝達を阻害する.

問5 弱毒生ワクチンを2つ選べ.

a）麻疹ワクチン　　　　　b）結核ワクチン　　　　　c）百日咳ワクチン
d）B型肝炎ワクチン　　　e）ジフテリアワクチン
f）インフルエンザワクチン　g）パピローマウイルスワクチン

第7章 抗炎症薬・鎮痛薬

- ◉ 炎症およびアレルギー反応は，異物や侵襲に対して自分を守る目的で起こる
- ◉ 炎症およびアレルギー反応は，化学メディエーターの働きによって起こる
- ◉ メディエーターの合成・放出・受容体刺激のどれかを止める薬が有効である
- ◉ 「ステロイド」といえば抗炎症作用をもつ糖質コルチコイドを指す
- ◉ 糖質コルチコイド類似の抗炎症作用をもつNSAIDsが解熱・鎮痛に使われる
- ◉ 炎症性疾患のなかでも関節リウマチは病態が特殊で，治療薬も特化したものがあり，NSAIDsや糖質コルチコイドに加えてDMARDsが使われるようになった

Ⓐ 抗アレルギー薬

1 アレルギー反応とは

　免疫反応は外部からの刺激に対して働く防御機構で，体を守り機能を回復するために「**炎症**」を起こす．そのしくみとしては「**血管拡張**」と「**血管透過性亢進**」が基本となる．微小血管を拡張して炎症部位への血流量を増やし，さらに血管透過性を高めることによって細胞および液体が血管壁を通り抜けやすくする．その結果，より多くの白血球や抗体が炎症の現場へとたどり着きやすくなる（図1）．このような血管拡張・透過性亢進を実際に起こす**化学メディエーター**（ケミカルメディエーター）にはヒスタミン，ロイコトリエンおよびプロ

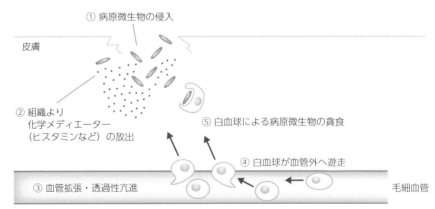

図1　病原微生物に対する応答
例えば①傷口が細菌などの病原微生物によって汚染されたときは，②組織より化学メディエーターが放出され，③血管拡張と透過性亢進が促され，④血流増加によって動員された好中球などの白血球が血管外へ遊走し，⑤貪食作用などによって病原微生物を撃退する

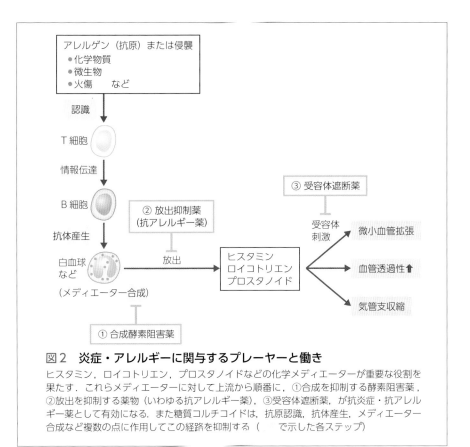

図2　炎症・アレルギーに関与するプレーヤーと働き

ヒスタミン，ロイコトリエン，プロスタノイドなどの化学メディエーターが重要な役割を
果たす．これらメディエーターに対して上流から順番に，①合成を抑制する酵素阻害薬，
②放出を抑制する薬物（いわゆる抗アレルギー薬），③受容体遮断薬，が抗炎症・抗アレル
ギー薬として有効になる．また糖質コルチコイドは，抗原認識，抗体産生，メディエーター
合成など複数の点に作用してこの経路を抑制する（　　で示した各ステップ）

スタノイド（プロスタグランジン）がある（図2）．本来は合理的な目的があっ
て起こるはずの炎症も，メディエーターの反応がいきすぎれば痛みや局所の腫
れを招き生体の負担となる．その場合は抗炎症薬を用いて症状を和らげる．

　「**アレルギー**（allergy）」は炎症と共通する部分も多いが，意味合いはやや異
なる．これはギリシア語のallos（他人）＋ergon（働きかけ）を語源とし，外
部から侵入した「他者に対する働きかけ」すなわち異物の除去を意味する．例
えば鼻粘膜に分布する血管で起こる透過性亢進は，鼻汁の流出を増やし原因異
物を鼻腔外へと洗い出すが，必要以上の過剰な反応となる場合も多い．その場
合は鼻閉，流涙，発赤，発疹などの好ましくない症状となって現れる．

Column ①　「炎症＝inflammation」という名称

　「炎症」という名前をよく見ると，「炎（ほのお）」が含まれている．これは英
語名のinflammationのなかにもflame（炎）が含まれており，燃えるイメージが
共通する．その理由としては微細血管拡張の結果，血流が増えて皮膚が赤く見え
る発赤，さらには皮膚温が上がって熱を帯びる様子があたかも炎にあぶられて火
傷をしたときの様子に似ていることからも合点がゆく．古代ローマの医学者ケル
ススが定義した炎症の四兆候にはこの発赤，熱感と並んで腫脹，疼痛も含まれる．

即時型（体液性免疫）

**Ⅰ型
[アナフィラキシー型]**

花粉症，アトピー性
皮膚炎，気管支喘息

Ⅱ型［細胞障害型］

血液型不適合輸血，
リウマチ熱

**Ⅲ型［免疫複合体型
（アルサス反応）］**

血管炎，関節リウマチ

遅延型（細胞性免疫）

Ⅳ型［遅延型］

接触性皮膚炎，
ツベルクリン反応

アレルギー反応
はⅠ～Ⅳ型に
分けられます

図2では，アレルギー反応のうちⅠ型，つまり**即時型**（あるいはアナフィラキシー型）とよばれるものを主にあらわしている．この型の反応は，花粉症（鼻炎）やアトピー性皮膚炎，気管支喘息，アナフィラキシーショックといった重要な疾患を起こすものだが，これ以外にⅡ～Ⅳ型の別タイプもある．

2 アレルギーの原因となる化学メディエーター

炎症あるいはアレルギーにおいては，①化学メディエーターの合成 ➡ ②細胞外への放出 ➡ ③血管などの細胞上で受容体を刺激 ➡ ④症状出現，という順序で現象が起こる．したがって，これら一連の流れをどこかで止めれば炎症あるいはアレルギー反応を抑制できる．実際に使われている薬物は，メディエーター放出抑制，または受容体遮断で効くものが多い（図2）．

◉ ヒスタミン

ヒスタミンはhist（組織）＋amin（アミノ基）に由来して「さまざまな組織で産生される，アミノ基をもつ活性物質」という意味の名前がつけられた．血管内皮細胞にあるH_1受容体を刺激することによって，主に2つの反応が起こる．1つは内皮細胞自身を収縮させて細胞同士の継ぎ目を広げ，その隙間から水分および白血球などの細胞を漏出させて炎症部位へと動員する反応（血管透過性亢進：直接作用）（図3 --➤）．もう1つは内皮細胞が一酸化窒素（NO）を産生・放出してこれが血管中膜層に作用すると，平滑筋細胞を弛緩させて血管を拡張する結果，血流量が増加する反応（間接作用）（図3 ➤）．この血流増加も炎症担当細胞を病巣へと動員する後押しになる．

◉ ロイコトリエン

ロイコトリエン（LT）はleuko（白血球）＋tri（3つ）＋ene（二重結合）の名前が示す通り，白血球から産生される物質で二重結合を3つ含んだ構造をもつ．このLTが受容体を刺激すると気管支平滑筋が収縮◆して喘息を誘発し，好酸球が浸潤して鼻粘膜に浮腫を起こす．

◆気管支平滑筋収縮
→第12章「B. 呼吸器系
疾患治療薬」図2，p295
参照

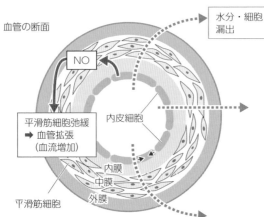

血管の断面

水分・細胞
漏出

NO

平滑筋細胞弛緩
➡ 血管拡張
（血流増加）

内皮細胞

内膜
中膜
外膜

平滑筋細胞

図3　ヒスタミン刺激による炎症反応
ヒスタミンは血管内皮細胞上のH_1受容体を刺激する．これにより，①内皮細胞自身が収縮し，細胞同士の継ぎ目が大きく開き，その隙間から水分および細胞が外へと漏れ出す（透過性亢進：--➤）．②内皮が産生・放出した一酸化窒素（NO）は中膜の平滑筋細胞を弛緩させ，血管は拡張，血流量が増える（➤）

◉ プロスタノイド（プロスタグランジン類：PG★1）

　　プロスタノイド（PG）にはさまざまな種類があり，そのなかで例えばPGE_2，PGI_2，TXA_2（トロンボキサンA_2）◆が炎症・アレルギーに関与する（図4）．

　　これらメディエーターは，それぞれ末梢組織のEP，IP，TP受容体を刺激することによって炎症反応を推し進めるため，受容体遮断薬や，そもそもメディエーターをつくれなくする薬（合成酵素阻害薬）が有効になる．

　　PGE_2は血管拡張・透過性亢進のほか，痛覚を増強する作用や体温を上昇させる作用があり，これらの働きを抑えることが解熱・鎮痛・消炎薬を使う目的となる．**PGI_2**は血管拡張作用が強く，**TXA_2**（トロンボキサンA_2）は血小板凝集に働いたり，気管支収縮により喘息誘発に関与する．

3 抗アレルギー薬の作用機序

● クロモグリク酸やトラニラストは化学メディエーターが肥満細胞などの白血球から放出されることを防ぐ（図5）．これら薬物には，すでに放出されたヒスタミンの受容体遮断によりその悪影響を防ぐ効果，すなわち抗ヒスタミン作用はなく，もっぱらその上流で放出を抑制する（図6）．

● 抗ヒスタミン薬：ヒスタミンH_1受容体を遮断して「すでにつくられてしまった」または「すでに放出されてしまった」ヒスタミンのシグナルが伝わるのを防ぐ（図5）．ジフェンヒドラミンやクロルフェニラミンなど第一世代の薬

★1 プロスタグランジン（PG）
pro（前）＋ sta（立）＋ gland（腺）＋ in の構成からわかるように，当初発見されたときにもっぱら前立腺から放出されると思われたことから「前立腺由来物質」というニュアンスでこのように命名された．

◆PGI_2, TXA_2
→第10章「H-2. 抗血小板薬」，p249参照

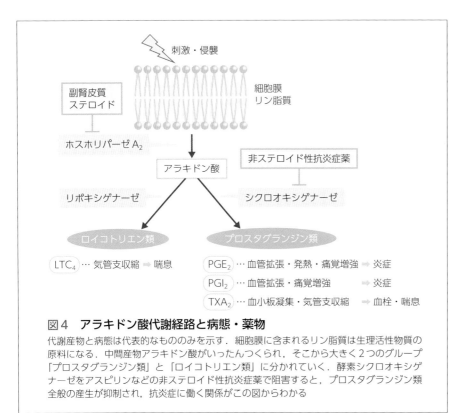

図4　アラキドン酸代謝経路と病態・薬物
代謝産物と病態は代表的なもののみを示す．細胞膜に含まれるリン脂質は生理活性物質の原料になる．中間産物アラキドン酸がいったんつくられ，そこから大きく2つのグループ「プロスタグランジン類」と「ロイコトリエン類」に分かれていく．酵素シクロオキシゲナーゼをアスピリンなどの非ステロイド性抗炎症薬で阻害すると，プロスタグランジン類全般の産生が抑制され，抗炎症に働く関係がこの図からわかる

物は血液-脳関門を通過しやすいため，中枢神経にも入って有害作用である眠気を起こす．そのため軟膏として外用で用いられたり，点眼として顔症状に対して用いられることが多い．第二世代の抗ヒスタミン薬は中枢移行しにくく眠気が少ないエピナスチンやアゼラスチンが使われ，これらの薬物はメディエーター遊離を抑える作用も併せもつ（図6）．

● 抗ロイコトリエン薬：ロイコトリエンについては受容体$CysLT_1$・$CysLT_2$に対する遮断薬プランルカストが用いられ，気管支喘息や鼻炎に効果がある（図6）．

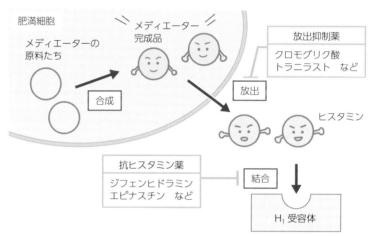

図5　肥満細胞が合成・放出する化学メディエーターと抑制薬
ここではヒスタミンの例を描いたが，ロイコトリエンやトロンボキサンについても基本的には同じメカニズムである

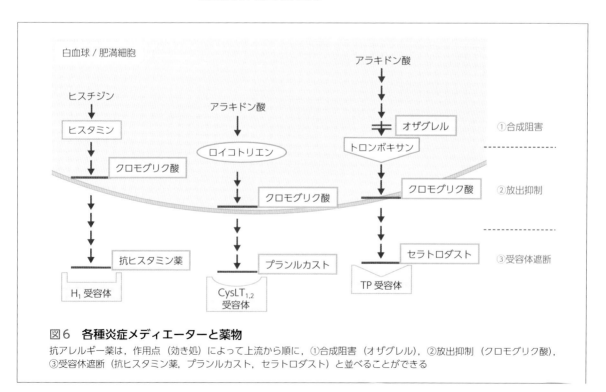

図6　各種炎症メディエーターと薬物
抗アレルギー薬は，作用点（効き処）によって上流から順に，①合成阻害（オザグレル），②放出抑制（クロモグリク酸），③受容休遮断（抗ヒスタミン薬，プランルカスト，セラトロダスト）と並べることができる

- 抗トロンボキサン薬：トロンボキサンについては合成酵素阻害薬であるオザグレルと，TP受容体遮断薬であるセラトロダストが使える（図6）.

代表的な薬剤 クロモグリク酸，トラニラスト，ジフェンヒドラミン，エピナスチン，アゼラスチン，プランルカスト，オザグレル，セラトロダスト

有害作用 眠気，口渇，便秘，眼圧上昇

B ステロイド性抗炎症薬

1 ステロイド骨格
～糖質および鉱質コルチコイドと性ホルモンの基本構造

- ステロイド骨格を構造に含むホルモンは多数あるが，「ステロイドホルモン」といえば普通は炎症に関係が深い**糖質コルチコイド**のことを意味する（図7）.糖質コルチコイドは糖代謝にも影響を及ぼすことからこの名前があり[★2]，その作用点は複数にわたる（図2）.まずは免疫担当細胞の働きを抑制して抗炎症に働く.これに加え細胞分化を抑制して，免疫担当細胞が実際に反応を起こす成熟細胞へと変化するのを防ぐ.さらに炎症性タンパクの産生を抑制し，アラキドン酸代謝経路においてはホスホリパーゼ A_2 抑制によって第一段階のアラキドン酸生成を防ぐ（図4）.

- 生体内に存在する糖質コルチコイドではコルチゾール（ヒドロコルチゾン）が代表格だが，その活性を模したプレドニゾロン，抗炎症作用を特に増強したデキサメタゾンなどのステロイド製剤がさまざまな疾患に対して用いられる（図8）.糖質コルチコイドはその作用が多彩で，そのために多くの適応疾患がある.ただしその分だけ有害作用もさまざまなものが発生しうる.表1では，左列の作用と右列の有害作用とが対応している点にも注目されたい.

- なお，"糖質コルチコイド" も "鉱質コルチコイド" も，それぞれが「糖代謝にしか作用しない」「鉱質（＝電解質＝イオン）代謝にしか作用しない」とい

★2
同様に，"鉱質コルチコイド" は，鉱質（＝電解質＝イオン）代謝に影響を及ぼすことからつけられた.

Column② 「ステロイド」と「コレステロール」

　カタカナ名称は悩ましい.一見無関係にみえる「ステロイド」と「コレステロール」だが，実は共通点を持つ.多くの人が名前を知っている「コレステロール」は，悪玉脂質のイメージが強いかもしれないが，本来は生体に必要な栄養素の1つであり chole（胆汁）＋ ster（ステロイド骨格）＋ ol（水酸基OHを意味する）という構成から成る.すなわち胆汁の中に発見された，ステロイド骨格と水酸基をもつ物質，という意味合いを名前にもっている（図7）.

　「コルチコイド」および「コルチゾール」の「コルチ」は「皮質」のことで，これは副腎のうち表面に近い方の「皮質層」でつくられることからこの名前になる.ちなみに「皮質」と対をなす言葉は「髄質」であり，これは内側の芯にあたる部分で，カテコールアミンであるノルアドレナリンを合成，分泌する.

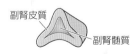

糖質コルチコイド
鉱質コルチコイド
アンドロゲン

副腎皮質

副腎髄質

カテコールアミン

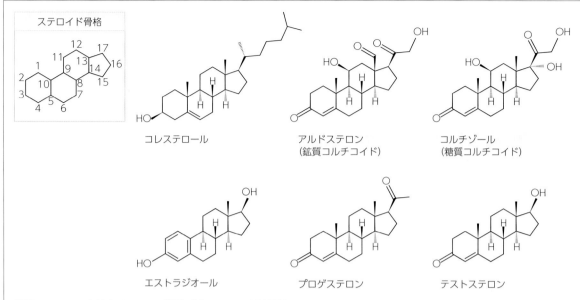

図7 ステロイドホルモンの構造式とステロイド骨格

分子量の大きい複雑な構造だが，6印環＋6印環＋6印環＋5印環が連なるステロイド骨格が特徴的である．この構造のために脂溶性が高く，疎水性の性質をもつ（したがって細胞膜を通り抜けて細胞内受容体／核内受容体に結合できる）．このステロイド骨格は糖質コルチコイド（コルチゾール）のみならず，コレステロールや鉱質コルチコイド（アルドステロン），女性ホルモン（エストラジオール，プロゲステロン），男性ホルモン（テストステロン），さらには心不全に使われる強心配糖体（ジゴキシン）にも共通して含まれる．「栄養科学イラストレイテッド 生化学 第3版」（園田 勝／編），羊土社，2017より引用

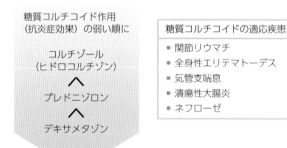

糖質コルチコイド作用
（抗炎症効果）の弱い順に

コルチゾール
（ヒドロコルチゾン）
∧
プレドニゾロン
∧
デキサメタゾン

糖質コルチコイドの適応疾患
- 関節リウマチ
- 全身性エリテマトーデス
- 気管支喘息
- 潰瘍性大腸炎
- ネフローゼ

図8 ステロイド製剤と適応疾患

う意味ではない．どちらのコルチコイドも糖質・鉱質それぞれの作用をもっており，主にどんな作用が強いのかそのバランスによって名前が分けられている．そのため表1に示した糖質コルチコイドの有害作用に加えて，例えば鉱質コルチコイドの有害作用にあげられている「ナトリウム貯留による高血圧」も発生しやすい．この理由としては図7に示した構造式を思い出してもらいたい．糖質ステロイド（コルチゾール）と鉱質ステロイド（アルドステロン）は特に化学構造が非常によく似通っているため，コルチゾールは鉱質ステロイド受容体にも結合しやすく，ある程度の活性化シグナルを送ることができる．逆に，アルドステロンは糖質ステロイド受容体にも結合し，ある程度の刺激を伝えることができる．

表1　ステロイド製剤と作用・有害作用

	作用	有害作用
糖質コルチコイド	血糖上昇	糖尿病
	タンパク分解	胃潰瘍・骨粗鬆症
	脂肪代謝	肥満（満月様顔貌・クッシング症候群）
	免疫抑制	感染症
	抗炎症	創傷治癒遅延
鉱質コルチコイド	ナトリウム貯留	高血圧 低K血症

2 ステロイドの離脱症状

　ステロイド製剤には点眼・吸入・軟膏とさまざまな形態があるが，特に経口投与で全身投与する際には，「**離脱症状**」に注意が必要となる．これは一定の期間にわたって反復投与を続けている間，患者自身の副腎はホルモンを分泌する必要がなくなり，いわば完全休養の状態になる．このとき副腎自体が萎縮して内分泌機能がきわめて弱くなるため，急に投薬を中止すると体内に必要な糖質コルチコイドが足りない「**急性副腎不全（副腎クリーゼ）**」の状態となる．全身倦怠感や低血圧，低Na血症，高K血症，低血糖などの症状が出て，場合によっては生命が脅かされることにもなる．このためステロイド製剤を中止するときは急には止めずに，時間をかけてゆっくり減らしていく「漸減」が必要となる．

急性副腎不全

代表的な薬剤 プレドニゾロン，デキサメタゾン

有害作用 感染，消化性潰瘍，骨粗鬆症，糖尿病，動脈硬化

Column ③　ステロイドは「怖い薬」なのか？

　患者や家族からときどきこんな声を聞く．これは半分は間違い，半分は的を得ている．いずれにしてもステロイドは「有効な薬」であり，「必要な薬」であることは間違いない．大前提として，糖質コルチコイドは「もともと私たちの体の中にある物質」である．問題はその使い方，特に使う量である．

　「怖い」といわれるその理由は，表1にもあげた通り，有害作用にさまざまな種類があり，それが時として重症になるからであろう．本当に必要なとき，使うべき病気に対して，正しい量を使うこと，そして離脱症状を起こさないように止めるときもゆっくり減らしていく，といった原則を守っていれば決して危険な薬ではない．

C 非ステロイド性抗炎症薬（NSAIDs）

1 NSAIDs の作用機序

- 前項 **B** のように，アラキドン酸代謝の第一段階を行う酵素ホスホリパーゼA_2を抑制するのが糖質コルチコイドであるのに対し，その一段階下流を止めることによって似たような抗炎症作用を発揮できる薬物がある（図4）．これが**非ステロイド性抗炎症薬**（non-steroidal anti-inflammatory drugs）で，その頭文字をとって**NSAIDs**（エヌセイズと読む）とよばれている．

- NSAIDs の作用標的は**シクロオキシゲナーゼ**であり，この酵素によってつくられるはずのPGE_2・TXA_2などをつくれなくすることで炎症の進行を抑制する．NSAIDs にはアスピリンのほかインドメタシン，ロキソニン，イブプロフェンなど多くの種類があるが，作用標的すなわち作用機序は共通している．

【アスピリン◆の留意点】

- アスピリンは古くからある有用な薬だが注意点も多い．例えば有害反応として喘息（**アスピリン喘息**[★3]）を起こす危険性が知られているが，アラキドン酸代謝経路（図9）をよく眺めると，PGE_2を減らす代わりにLTC_4が増えたことがその原因であると理解できる．

- また，他の薬と併用した場合，薬物相互作用を起こすことがある．この現象は，一方では有害反応の少ない，胃にやさしい製剤をつくる工夫にもつながるが，別の組合わせではワルファリンやスルホニル尿素の作用を増強して重大な有害反応を起こす（図10）．

- 小児への使用が難しいことにも注意が必要である．はしかやインフルエンザなどウイルス感染のときに用いるとかえって状態が悪化し，意識障害，痙攣，肝障害などが現れ命の危険に及ぶこともある．これを特にライ症候群とよぶ．

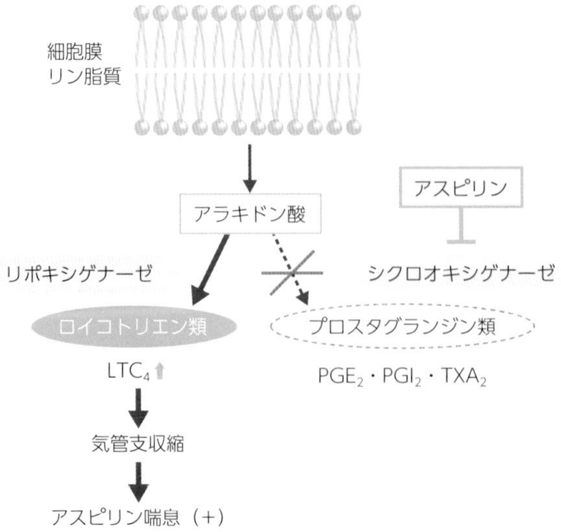

◆アスピリン
→第10章「H. 血栓症治療薬」p249も参照

★3 アスピリン喘息
アスピリン喘息は，"NSAIDs不耐症""NSAIDs過敏症"とも呼ばれる．これは，アスピリン以外のNSAIDsによっても発症すること，喘息だけではなく皮膚症状を主として発症することもあるためである．

図9 アスピリン喘息の発症機序
アラキドン酸代謝経路はプロスタグランジン経路とロイコトリエン経路に分かれている．アスピリンで片方を止めてしまうとアラキドン酸の行き先はロイコトリエンに限られるため，その生産が増えて気管支が過剰に収縮し，喘息を誘発する

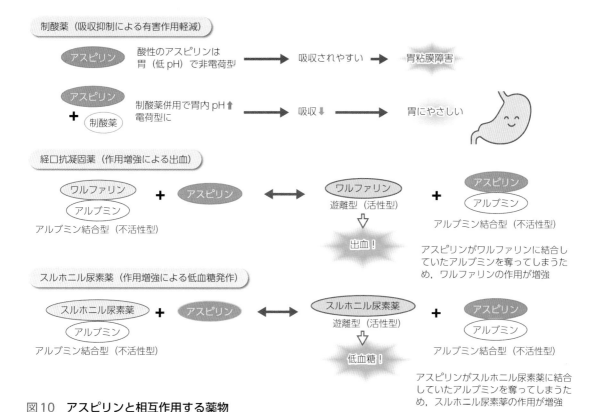

制酸薬（吸収抑制による有害作用軽減）

経口抗凝固薬（作用増強による出血）

ワルファリンが活性型（活性型）

出血！

アスピリンがワルファリンに結合していたアルブミンを奪ってしまうため，ワルファリンの作用が増強

スルホニル尿素薬（作用増強による低血糖発作）

低血糖！

アスピリンがスルホニル尿素薬に結合していたアルブミンを奪ってしまうため，スルホニル尿素薬の作用が増強

図10　アスピリンと相互作用する薬物

2 NSAIDs の弱点を補う COX-2 選択的阻害薬

アスピリンに代表される酸性抗炎症薬には，有害作用として**胃潰瘍や胃炎を起こしやすい**という弱点がある．これは PGE_2 と PGI_2 に胃酸分泌抑制・粘液産生・胃粘膜血流増加といった胃粘膜保護作用があり，この作用を低下させてしまうと胃酸の刺激が相対的に強くなって炎症を起こし，胃炎やさらに傷がついて胃潰瘍，といった障害を引き起こすためである（図11）．

この問題を解決するべく注目したのは「シクロオキシゲナーゼに2つの種類（COX-1，COX-2）があって役割が異なる」という発見である．**COX-1**は常に働いていて胃粘膜保護，腎機能保持，生理的止血，といった働きにより生体機能を維持する（**恒常型COX**）．これに対し**COX-2**は炎症が起きたときにはじめて動員され，これによってつくられるプロスタグランジン類は血管拡張・透過性亢進といった反応を通じて炎症を促進する（**誘導型COX**）．COX-2によって引き起こされる炎症反応を止めようとしてNSAIDsを使うと，同時にCOX-1の働き（胃粘膜保護作用）が消去されてしまう．

そこでCOX-1な働きを保ったままCOX-2だけを選択的に阻害すれば有害作用の少ない安全な抗炎症作用が得られる，との考えでセレコキシブが開発された（**COX-2選択的阻害薬**）．セレコキシブの有害作用としては，胃腸障害は減少したが，心血管系血栓塞栓性事象のリスク増大が指摘されている．

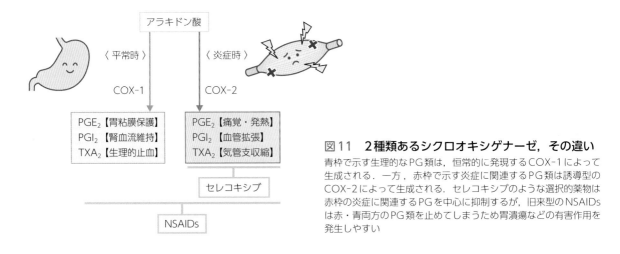

図11　2種類あるシクロオキシゲナーゼ，その違い

青枠で示す生理的なPG類は，恒常的に発現するCOX-1によって
生成される．一方，赤枠で示す炎症に関連するPG類は誘導型の
COX-2によって生成される．セレコキシブのような選択的薬物は
赤枠の炎症に関連するPGを中心に抑制するが，旧来型のNSAIDs
は赤・青両方のPG類を止めてしまうため胃潰瘍などの有害作用を
発生しやすい

③ アセトアミノフェン～NSAIDs類似の解熱・鎮痛作用

　　NSAIDsと似た抗炎症作用をもつものにアセトアミノフェンがあり，小児に
も安全な解熱・消炎・鎮痛薬としてよく使われる．その作用機序は不明な部分
もあるが，中枢神経で働いているシクロオキシゲナーゼを抑えるのではないか，
という説がある．

代表的な薬剤
【COX-2非選択的阻害薬】アスピリン，インドメタシン，ロキソニン
【COX-2選択的阻害薬】セレコキシブ
【その他】アセトアミノフェン
有害作用 胃潰瘍，アスピリン喘息，出血

Ⓓ 関節リウマチ治療薬

① 関節リウマチ

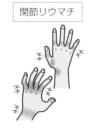
関節リウマチ

★4　サイトカインの語源
cyto-が「細胞」を，kine
が「動き」「動かす」を意
味するギリシャ語に由来す
る．このとき問題になる
「細胞」とは，免疫担当細胞
となる各種白血球を指し
ており，つまりは"白血球
を動員することのできる化
学メディエーター"という
意味になる．後半の-kine
は薬物動態pharmaco-
-kineticsや，腸管を動か
すブラジキニンbrady-
kininにも含まれており，
共通したニュアンスがここ
にもあらわれている．

- 慢性関節リウマチでは強い炎症のために関節が破壊され，痛みも強いことか
らQOLが損なわれる．そもそも「リウマチ」という名称はギリシャ語の
rheuma「流れる／流出」という言葉に由来し，痛みが全身の関節へと波及す
る，あるいは炎症が全身へと波及する病像をイメージしてつけられたのかも
しれない．関節病変のほか倦怠感，発熱，腎障害などの症状も現れる．
- 慢性関節リウマチはいまだに発生機序が完全には解明されておらず，薬物を
早くから使っても病変の進行をなかなか止めることができない，治療が難し
い疾患である．関節内へ浸潤した免疫担当細胞（リンパ球，好中球，マクロ
ファージ）が炎症性サイトカイン★4〔TNF-α（腫瘍壊死因子）やインターロ
イキン〕，活性酸素，タンパク質分解酵素を放出すると，これらの物質が関節
滑膜を刺激して炎症を起こす．関節滑膜は増殖・肥厚して，これが進むと関
節そのものが変形・破壊される（図12，p142）．

2 薬物治療

1）ステロイド，NSAIDs

　　非ステロイド性抗炎症薬NSAIDsや糖質コルチコイド（副腎皮質ステロイド）が**鎮痛・消炎目的**で旧来から使われてきた（対症療法）．近年は病変の進行を止めるために，まずDMARDsが使われ（後述），その効果が出るまでの間の鎮痛目的で使用されることが多い．

`代表的な薬剤` 【ステロイド】プレドニゾロン，【NSAIDs】アスピリン

`有害作用` 消化性潰瘍，感染，骨粗鬆症

消化性潰瘍

Column④　もう１つの化学メディエーター「ブラジキニン」

　　炎症巣で働く化学メディエーターには，ここまでに登場したヒスタミン，LT，PGのほかに「ブラジキニン」（BK）がある．これはbrady（ゆっくり）＋kin（動かす）＋in（物質）という名前が示す通り，発見された当初には腸管を刺激してゆっくりと蠕動させる働きが注目された（「徐脈」brady-cardia，「薬物動態」pharmaco-kinetics，のなかにも同じ意味をもつスペルが含まれている）．その後，BKには強い痛みを直接発生させる働きがあることが発見され「発痛物質」であることがわかってきた．

　　BKを直接抑え込んで痛みを止めるような治療薬は残念ながら今のところ見つかっていない．その代わりアスピリンに代表される鎮痛薬NSAIDsが有効であり，それは図Aに示す通りBKとPGの協力作業で痛みを感じるような機構が働いているからだ，と説明されている．

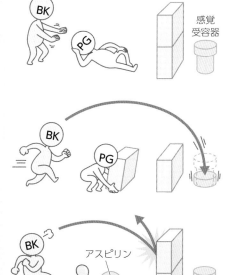

感覚受容器

図A　痛みにおける真犯人BKと，共犯者PG

本当の発痛物質はBKであり，PG自身は直接痛みをつくらない，いわば共犯者（手下/家来）である．しかし，PGを抑制するアスピリンなどNSAIDsが一定の鎮痛効果をもたらすことから，「BK単独では充分な痛みを引き起こすことはできず，図に示すような協力関係で成り立つしくみがある」と考えられる．BKを直接抑え込めるような治療薬は今のところ知られていない．「炎症とプロスタグランジン―炎症の"黒子"をあやつる」（鹿取 信/監），スタンダードマッキンタイヤ，p39，1986より引用

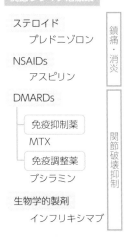

関節リウマチ治療薬

ステロイド 　プレドニゾロン	鎮痛・消炎
NSAIDs 　アスピリン	
DMARDs 　├ 免疫抑制薬 　│　MTX 　└ 免疫調整薬 　　　ブシラミン	関節破壊抑制
生物学的製剤 　インフリキシマブ	

DMARDsは現在の
リウマチ治療の中心と
なっています

◆MTX
→第5章 抗がん薬, p106
参照

骨髄抑制

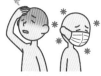

貧血　　感染症

血が止まりにくい

正常　　　　　　　　関節リウマチ

滑膜

図12　関節リウマチの傷害イメージ

健康な状態では薄くて滑らかな滑膜が（左），炎症により増殖・肥厚・変形して関節全体は腫脹する（右）．その中には免疫担当細胞を含み，病状がさらに進めば骨そのものも破壊される

2）DMARDs 〜鎮痛だけでなく，関節を破壊から守る

　　DMARDs（疾患修飾性抗リウマチ薬：disease-modifying anti-rheumatic drugs）（ディーマーズと読む）は，病変のもととなる免疫応答反応を鎮めることによって**関節破壊を遅らせる**ことができる．その効果は確実ではないが，対症療法薬に比べて有益である場合も多い．

◉ 免疫抑制薬

　　その代表格である**メトトレキサート（MTX◆）**はジヒドロ葉酸還元酵素を阻害する薬物で，核酸代謝に必要な酵素を働かせなくすることによって各種細胞のDNA合成を妨害して増殖を抑える．MTXは慢性関節リウマチのほかにも悪性腫瘍の治療，あるいは免疫抑制薬としても用いられる．

代表的な薬剤 メトトレキサート
有害作用 骨髄抑制，間質性肺炎，口内炎

◉ 免疫調整薬

　　自己免疫の暴走が関節リウマチの原因に含まれることは間違いない，という理由で免疫応答を抑制するか，あるいは免疫バランスを変えて自分自身の正常組織を攻撃しない方向へ導く方法がとられる．古くは金製剤がこの目的で使われてきたが，近年は構造にSH基を含むSH基製剤としてブシラミンが用いられる．

代表的な薬剤 金製剤，ブシラミン
有害作用 血液障害，腎障害

3）生物学的製剤

　　サイトカインの1つであるTNF-αは炎症および組織傷害を進める因子として大きな役割を果たすことから，これを抑制すれば効果が期待される．抗体医薬のインフリキシマブはモノクローナル抗体であり，TNF-αの働きを抑えて病変の進行を止める．クローン病やベーチェット病など，その他にもさまざまな炎症性疾患に適用されている．

代表的な薬剤 インフリキシマブ
有害作用 感染，間質性肺炎

間質性肺炎

Column⑤　酵素の名前とその正体

　糖質コルチコイドの作用点である「ホスホリパーゼA_2」は，細胞膜の成分であるところのリン（phospho）脂質（lip-id）を分解して加工する酵素（ase）であることから，この名前がある．同じように，NSAIDsの作用点となる「シクロオキシゲナーゼ」は，①ヘアピンのように折り返された構造のアラキドン酸に橋を渡して環状構造（cyclo：サイクルのこと）をつくり，さらに②酸素分子（oxygen）をつけるという，2つの働きをする酵素（ase）であり，まさに「名は体をあらわす」ような合理的な命名がされている（図B）．同じようにロイコトリエン類をつくる酵素「リポキシゲナーゼ」は，脂質（lip-）の一種であるアラキドン酸に酸素（oxygen）をつけて加工する酵素（ase）なので，この名がある．

　このように，カタカナ表記される専門用語はそのまま丸暗記するよりも，できる限りその意味や由来まで考えてみると，すんなり理解できてしかも思い出しやすいものが多数ある．

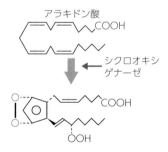

プロスタグランジン類の原料となるPGG_2

図B　酵素の働きと名前の関係

シクロオキシゲナーゼ（cyclooxygenase）は，上段に示すアラキドン酸の折り返し部分に橋をかけて（紫）アラキドン酸にはなかった環状構造（cyclo-：黄色）をつくり出す．さらに酸素（oxygen：赤）を付加する酵素（-ase）なのでこの名がある．こうしてできた下段のPGG_2がさらに加工されPGE_2やTXA_2がつくられていく

問1 酵素と生成物との組合わせを正しくつくれ.

【酵素】 1）COX-1 　　　　　　　【生成物】 a）アラキドン酸
　　　　 2）COX-2 　　　　　　　　　　　　　 b）PGE_2
　　　　 3）ホスホリパーゼA_2 　　　　　　　 c）TXA_2
　　　　 4）リポキシゲナーゼ 　　　　　　　　　 d）ロイコトリエン類

問2 薬物と作用標的分子との組合わせを正しくつくれ.

【薬物】 1）オザグレル 　　　　　【作用標的分子】 a）シクロオキシゲナーゼ
　　　　 2）ジフェンヒドラミン 　　　　　　　　　　 b）トロンボキサン合成酵素
　　　　 3）セラトロダスト 　　　　　　　　　　　　 c）トロンボキサンTP受容体
　　　　 4）プランルカスト 　　　　　　　　　　　　 d）ヒスタミンH_1受容体
　　　　 5）ロキソニン 　　　　　　　　　　　　　　 e）ロイコトリエン受容体

問3 化学メディエーターとその作用を正しく組み合わせよ.

【化学メディエーター】 1）ロイコトリエン 　【作用】 a）胃粘膜血流増加
　　　　　　　　　　　 2）PGE_2 　　　　　　　　　 b）血管内皮細胞刺激
　　　　　　　　　　　 3）PGI_2 　　　　　　　　　 c）血小板凝集
　　　　　　　　　　　 4）TXA_2 　　　　　　　　　 d）疼痛増強
　　　　　　　　　　　 5）ヒスタミン 　　　　　　　　 e）白血球遊走化

問4 ステロイドホルモン（糖質コルチコイド）の有害作用と，それをもたらす原因に該当する作用を正しく組合わせよ.

【有害作用】 1）感染 　　　　　　【本来の作用】 a）血糖上昇
　　　　　　 2）骨粗鬆症 　　　　　　　　　　　 b）抗炎症
　　　　　　 3）創傷治癒遅延 　　　　　　　　　 c）脂肪代謝
　　　　　　 4）糖尿病 　　　　　　　　　　　　 d）タンパク質分解
　　　　　　 5）肥満 　　　　　　　　　　　　　 e）免疫抑制

問5 次の記述は正しいか，それとも誤りか，○か×を判断せよ.

a）アレルギー反応の正体は，血管拡張と透過性亢進である.
b）ロイコトリエンは白血球に関係が深い.
c）抗アレルギー薬の作用点は，メディエーターの「放出」「合成」「受容体」である.
d）抗アレルギー薬を内服したら眠気を催したのは，プロスタグランジンを抑制したからだ.
e）アスピリンなどNSAIDsは痛みの原因を直接抑制するために効率よく鎮痛作用が得られる.
f）ステロイド製剤の有害作用が疑われたら，直ちに内服を中止するのがよい.

第8章 末梢神経系に作用する薬

A 末梢神経系とは

- 末梢神経系は「体性神経系」と「自律神経系」に分類される
- 自律神経の生理学的特徴は「交感神経」と「副交感神経」による臓器の二重支配である
- 交感神経は"闘争か逃避"，副交感神経は"休息と消化"で表現される機能をもつ
- 交感神経節後神経はノルアドレナリンを，副交感神経節後神経はアセチルコリンを神経伝達物質とする

1 末梢神経系を構成する神経

　神経系は中枢神経系（脳と脊髄）◆と末梢神経系に，末梢神経系は**体性神経系**と**自律神経系**に分類される（図1）．体性神経系は，脳からの意識的な指示で手足など体の動きを調節できる**運動神経（遠心性）**と，末梢の感覚情報を中枢に伝える**知覚神経（求心性）**から構成される．自律神経系は，**交感神経と副交感神経**より構成される．自律神経系は，脳からの意識的な指示から独立（自律）して，臓器の機能を調節するなど生体内部環境の恒常性（**ホメオスタシス**）を維持している（**遠心性**）．副交感神経には，内臓感覚を伝達する**求心性**神経が含まれる．

◆中枢神経系
→第9章 中枢神経系に作用する薬 参照

2 交感神経と副交感神経の機能的役割

- 交感神経：交感神経には，**"闘争か逃避"**といわれるように，戦いまたは逃避に必要な身体の状態をつくる役割がある（図2）．交感神経が活性化されると，

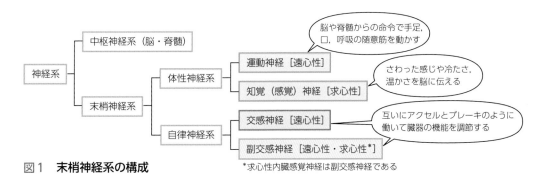

図1　**末梢神経系の構成**
*求心性内臓感覚神経は副交感神経である

気管支拡張による換気量増加，心拍数増加と心収縮力増加，血圧上昇により，骨格筋への血流と酸素供給が増加する．皮膚・粘膜・消化管の血流は収縮し，骨格筋の血管は拡張するため，骨格筋や肺（静脈還流の増加による）への血流の再分布が生じる．活動に必要なエネルギー供給のために，肝臓や筋肉でのグリコーゲン分解，脂肪組織での脂肪分解が亢進する（エネルギーの異化作用★1）．瞳孔は散瞳して多くの光を取り込むようになる．一方で，胃・腸管の運動は低下し，膀胱は拡張するなど，消化吸収や排泄の機能は低下する．

- **副交感神経**：副交感神経の役割は，**"休息と消化"** といわれる．副交感神経が活性化されると，胃・腸管運動促進や消化液分泌増加など消化吸収機能は亢進し，エネルギー貯蔵（同化作用★2）に適した身体の状態をつくる．胃・腸管運動促進に加えて膀胱は収縮するため，排便・排尿などの排泄機能は亢進する．一方で，気管支は収縮し，心拍数は減少するなど，休息時の身体状態となる．

- **自律神経の生理学的特徴**：交感神経と副交感神経による臓器（器官）の**二重支配**があげられる．臓器の機能は，両者により拮抗的な調節を受けている．交感神経と副交感神経の支配の強さは臓器により異なっており，**血管と汗腺では交感神経支配が優位であるが，他の臓器では副交感神経支配が優位で**ある．

★1　異化作用
体内の栄養素（高分子物質：グリコーゲン，脂質，タンパク質など）を分解してエネルギーを産生する反応．

★2　同化作用
吸収した栄養素（低分子物質：グルコース，脂肪酸，アミノ酸など）から体の成分を構成する高分子物質を合成する反応．

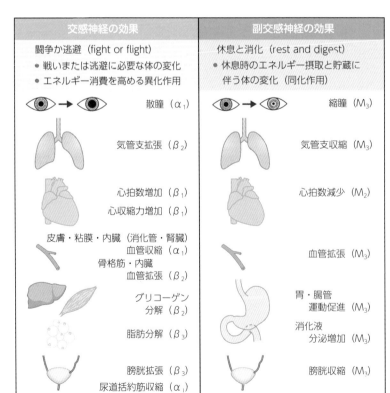

（　）：主に機能するアドレナリン受容体およびムスカリン受容体を示す

図2　交感神経と副交感神経の機能
交感神経と副交感神経による臓器の機能調節は，複雑に感じられるかもしれないが「闘争か逃避」「休息と消化」のルールに当てはめると理解しやすい．体から出るもの（排尿・排便・唾液など）は，基本的に副交感神経支配と記憶すると，後述の抗コリン作用の理解にも役立つ（例外は手のひらの発汗）
田中正敏／著．「新版 超図解 薬はなぜ効くか 医師・看護師・薬剤師へ」，p99，講談社，2009を参考に作成

3 自律神経の神経伝達物質と受容体

● 交感・副交感神経ともに，節前神経と節後神経から構成される（図3）．節前神経線維は神経節で節後神経細胞とシナプスを形成し，節後神経線維が効果器（臓器：心臓・平滑筋・腺など）に分布する．交感神経は胸髄および腰髄から節前神経が出るのに対して，副交感神経は脳幹（中脳・橋・延髄）および仙髄から節前神経が出る．脳幹からの副交感神経は，迷走神経をはじめとする**脳神経**（迷走神経の他に，動眼神経，顔面神経，舌咽神経）を通って効果器に分布する．副交感神経の神経節は交感神経に比べて臓器に近いところに位置する．そのため，交感神経では節前線維は短く，節後線維は長い．一方，副交感神経では，節前線維は長く，節後線維は短い．

● 節前神経は，交感・副交感神経ともに**コリン作動性**であり，神経伝達物質と

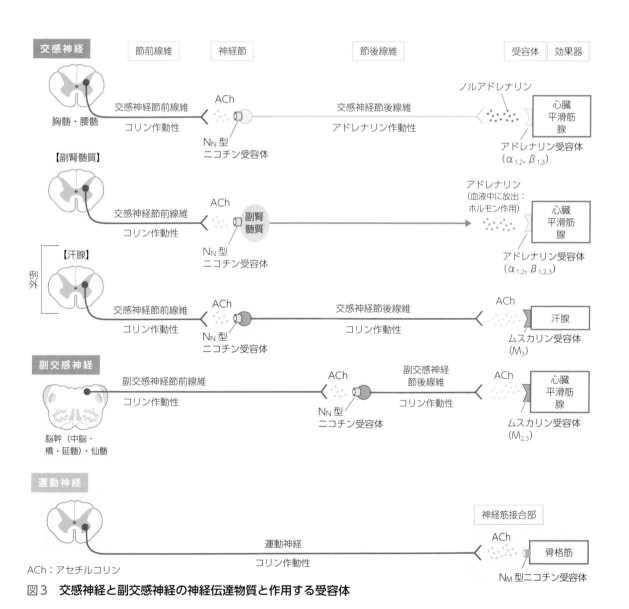

ACh：アセチルコリン

図3　交感神経と副交感神経の神経伝達物質と作用する受容体

して**アセチルコリン（ACh）**を放出する．神経節で節後神経細胞に発現するN_N型ニコチン受容体に作用して節後神経を活性化する．体性神経である運動神経もコリン作動性であり，AChを放出し神経筋接合部でN_M型ニコチン受容体を活性化する．

- 交感神経の節後神経は**アドレナリン作動性**であり，神経伝達物質として**ノルアドレナリン**を放出し，効果器のアドレナリン受容体に作用して機能を調節する．副腎髄質には交感神経節前神経が直接投射し，N_N型ニコチン受容体を介した作用により副腎髄質からアドレナリンが放出される．交感神経の例外として，汗腺に投射する節後神経はコリン作動性（ACh放出）となっている．

- 副交感神経の節後神経は**コリン作動性**であり，神経伝達物質としてAChを放出して効果器のムスカリン受容体に作用する．

- このように，交感神経の節後神経でノルアドレナリン，副腎髄質でアドレナリンを放出する以外は，副交感神経の節後神経，交感・副交感神経の節前神経でAChを神経伝達物質としている．

Column ①　交感神経と副交感神経：一斉放送とヒソヒソ話

　交感神経と副交感神経は，よく"アクセル"と"ブレーキの関係に例えられるが，もう一つの特徴がある．それは，"一斉放送"と"ヒソヒソ話"である．

　交感神経系は，闘争か逃避に対応するために，全身を一斉に興奮させる必要がある．そのため，アドレナリンはホルモンとしても全身をめぐる．神経節以降の神経が長く，分枝も多く，幅広く一斉に興奮させるしくみとなっている．シグナルオフの機序をみてみると，血液中に存在するホルモンも含めてオフにするために，取り込みという手段がとられている．それだけでは不十分なので，シナプス前の自己受容体刺激による抑制や受容体数の減少（ダウンレギュレーション）などの補完システムが存在する．

　副交感神経は，休養と消化に対応するが，その代表例として排尿や排便を考えてほしい．これらはピンポイントで調節されていないとたいへんなことになる．そのため，神経節以降の神経が短く，分枝も少なく，限局的に調節するしくみとなっている．シグナルオフの機序をみてみると，シグナルが周りに漏れることがないように，その場で分解されている．

　シグナルオフの機序は，主に「分解」と「取り込み」によって調整されているが，それらを阻害すると，シグナルを増強させることができるため，それぞれ薬物治療の標的としてよく利用されている．

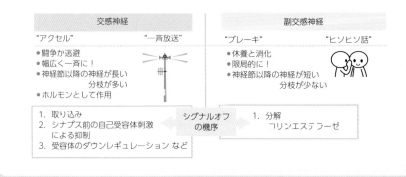

B　交感神経作用薬

◎アナフィラキシー治療の第一選択はアドレナリン筋注である

◎ノルアドレナリンの薬理作用の特徴は β_2 受容体作用がほとんどないことである

◎非選択的 β 受容体遮断薬は気管支喘息，徐脈，うっ血性心不全，安静時狭心症では禁忌である

1　概要

　交感神経終末より放出されるノルアドレナリン，あるいは副腎髄質から放出されるアドレナリンは，臓器特異的に発現するアドレナリン受容体（α_1，α_2，β_1，β_2，β_3）に作用して生理作用を発揮する（図4）．カテコールアミン（アドレナリン，ノルアドレナリン，ドパミン）や，アドレナリン受容体に対するアゴニスト（作動薬），アンタゴニスト（拮抗薬）が臨床応用されている．

2　各論

1）カテコールアミン

◎**アドレナリン**

●すべてのアドレナリン受容体に同程度に作用する．心臓・血管作用として，α_1作用（末梢血管の収縮），β_1作用（心収縮力・心拍数の増加），β_2作用（骨格筋・内臓の血管の拡張）により，心拍数増加，収縮期血圧の軽度上昇，末梢血管抵抗の低下（α_1作用＜β_2作用）をきたす．また，β_2作用として気管支の拡張作用◆を示す．

◆気管支の拡張作用
→第12章「B. 呼吸器系疾患治療薬」，p295参照

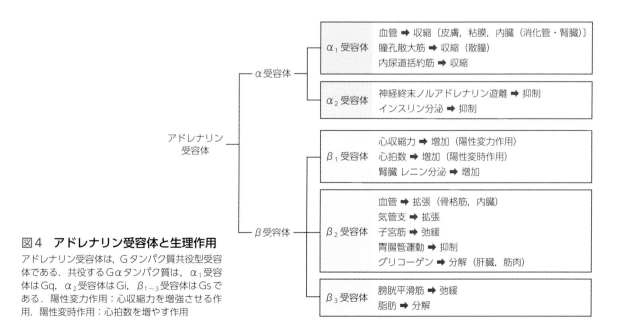

図4　アドレナリン受容体と生理作用
アドレナリン受容体は，Gタンパク質共役型受容体である．共役するGαタンパク質は，α_1受容体はGq，α_2受容体はGi，$\beta_{1\sim3}$受容体はGsである．陽性変力作用：心収縮力を増強させる作用．陽性変時作用：心拍数を増やす作用

- アドレナリンの適応：**アナフィラキシー**（筋肉注射），**気管支喘息**（中〜大発作，皮下注射），**急性低血圧・ショック**（皮下注射または筋肉注射），**心停止**（静脈注射）に用いられる．アナフィラキシーでは，アドレナリン 0.01 mg/kg（成人では最大投与量 0.5 mg）を大腿前外側部に筋肉注射する（Column②参照）．アナフィラキシーでは初期対応が有効であるため，アナフィラキシーの既往がある，あるいは危険が高い人では，アドレナリン自己注射薬であるエピペン®を処方する．

- アドレナリン反転[★3]：動物にアドレナリンを急速に静脈内投与すると，急速な血圧上昇とそれに続く血圧下降の二相性の血圧変化がみられる．血圧上昇は α_1 作用（血管収縮）と β_1 作用（心収縮力の増加），血圧下降は β_2 作用（血管拡張）による．α_1 遮断薬を前投与しておくと，血圧上昇が消失して血圧下降のみが出現するため，この現象を**アドレナリン反転**とよぶ．多くの抗精神病薬は α_1 受容体拮抗作用を示すためアドレナリンの併用は禁忌となっている．ただし，治療量の抗精神病薬を服用している統合失調症患者がアナフィラキシーを発症した場合には，アドレナリン投与によりアナフィラキシーの病態改善が期待されるため，アドレナリンが治療薬として選択される．

代表的な薬剤 アドレナリン

有害作用 治療量投与 → 蒼白，振戦，不安，動悸，めまい，頭痛
　　　　　過量投与 → 過度の血圧上昇，肺水腫，不整脈，心停止

併用禁忌 多くの抗精神病薬（α_1 受容体拮抗作用を示すため）

◉ **ノルアドレナリン**

- α_1，α_2，β_1 受容体を刺激するが，β_2 受容体への作用は非常に弱い．
- ノルアドレナリンは，**敗血症性ショック**に使用される．敗血症性ショックでは末梢血管拡張のため四肢の皮膚は温かくなり，warm shock（ウォーム

★3 アドレナリン反転
1906年にDaleにより，麦角アルカロイド（α受容体遮断作用をもつ）をあらかじめ投与しておくと，アドレナリン投与により血圧が低下することが発見された．

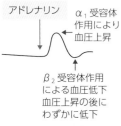

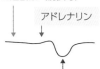

Column② アナフィラキシーの第一選択薬がアドレナリンなのはなぜ？

　アナフィラキシーは重篤な全身性の過敏性反応である．アレルゲンに曝露されるとIgEが関与する免疫学的機序によりマスト細胞からヒスタミンをはじめとするケミカルメディエーターが遊離し，血管拡張と血管透過性の亢進，気道攣縮をきたす．血管拡張により血圧は低下し，血管透過性の亢進により蕁麻疹などの皮膚症状，皮膚・粘膜の腫脹，喉頭浮腫による呼吸困難が生じる．また，気道攣縮により喘息様呼吸困難をきたす．

　アドレナリンの投与（筋注）により，皮膚・粘膜では血管の α_1 受容体に作用し血管収縮作用を示し，心臓では β_1 受容体に作用して心収縮力を増強するため，血圧上昇と気道粘膜浮腫の改善が期待される．また，β_2 受容体に作用して気管支拡張作用を示すと同時に，ケミカルメディエーターの遊離抑制作用を示す．この β_2 受容体作用はアナフィラキシー治療において重要であり，第一選択薬として "β_2 受容体作用がないノルアドレナリン" ではなく "β_2 受容体作用があるアドレナリン" が選択される．

ショック）とよばれる．そのため，血管収縮作用が強いノルアドレナリン（持続点滴静注）が治療に用いられる．また，アドレナリン α_1 受容体拮抗作用を示す薬物の急性中毒（循環虚脱型）では，アドレナリンを投与するとアドレナリン反転の機序により血圧低下をきたすため，β_2 作用のほとんどないノルアドレナリンを選択する．

代表的な薬剤 ノルアドレナリン

◎ ドパミン

ドパミン D_1 受容体，D_2 受容体に加えて，アドレナリン受容体（β_1 受容体，α_1 受容体）にも作用する．

ドパミンを末梢から投与しても血液脳関門を通過できず，中枢神経作用は示さない．ドパミンの末梢投与（持続点滴静注）はドパミン D_1 受容体，アドレナリン β_1 受容体を介した作用により，尿量低下を伴う**急性心不全**の治療に用いられる．低用量（$1 \sim 3\,\mu g/kg/$分）のドパミンは，腎動脈の D_1 受容体活性化により腎血流を増加させ，中等量（$3 \sim 10\,\mu g/kg/$分）では β_1 受容体活性化により心収縮力を増強して，血圧上昇と利尿作用を発揮する．高用量（$10 \sim 20\,\mu g/kg/$分）では，α_1 受容体活性化による末梢血管収縮と末梢循環不全，β_1 受容体活性化による頻脈に注意が必要である．β_1 受容体作用を増強して心機能を改善する目的で，β_1 受容体アゴニストであるドブタミンを併用することがある．

代表的な薬剤 ドパミン

有害作用 頻脈（高用量），動悸，不整脈，嘔気・嘔吐〔延髄の化学受容器引金帯（CTZ）の D_2 受容体刺激〕

2）アドレナリン受容体刺激薬

◎ アドレナリン β_1 受容体刺激薬

心臓の β_1 受容体に作用し心収縮力を増強するため，急性循環不全において持続点滴静注で用いられる．心筋酸素消費量を増加させるため，使用量や使用期間は最小限にとどめる．

代表的な薬剤 ドブタミン

◎ アドレナリン β_2 受容体刺激薬

短時間作用性 β_2 刺激薬（SABA◉）の作用持続時間は $4 \sim 6$ 時間であり，喘息発作の治療◆に内服薬，貼付薬（テープ），吸入薬として投与される．長時間作用性 β_2 刺激薬（LABA◉）の作用持続時間は $10 \sim 24$ 時間であり，吸入ステロイドとの合剤（吸入薬）が喘息の長期管理薬として用いられる．また，慢性閉塞性肺疾患（COPD）の治療にLABAと長時間作用性抗コリン薬との合剤（吸入薬）が用いられる．リトドリンは子宮収縮抑制作用◆を示し，切迫流産および切迫早産の治療に用いられる．

代表的な薬剤

【SABA】サルブタモール，プロカテロール，ツロブテロール

◉SABA
short acting β_2 agonist

◆気管支喘息治療薬
→第12章「B．呼吸器系疾患治療薬」，p295 参照

◉LABA
long acting β_2 agonist

◆子宮弛緩薬
→第12章「C．泌尿生殖器系疾患治療薬」，p304 参照

【LABA】サルメテロール，ホルモテロール，ビランテロール，インダカテロール

【子宮収縮抑制薬】リトドリン

有害作用 β_2受容体選択性であるが，β_1受容体との親和性の差は大きくなく（数十倍〜百倍程度高い），血中濃度の上昇に伴いβ_1受容体刺激による心臓作用（動悸，頻脈，不整脈など）が出現する．β_2受容体刺激は低カリウム血症（細胞内へのカリウム取り込みの上昇），高血糖（肝臓でのグリコーゲン分解）をきたす．その他に，精神神経症状（振戦，頭痛，めまい，手足のしびれ感，不安など）や消化器症状（悪心・嘔吐，食欲不振など）が出現する

◎アドレナリンβ_3受容体刺激薬

◆過活動膀胱
→第12章「C. 泌尿生殖器系疾患治療薬」参照

膀胱平滑筋にはβ_3受容体が多く発現し，β_3受容体刺激により膀胱平滑筋は弛緩する．過活動膀胱◆や切迫性尿失禁の治療目的で使用される．

代表的な薬剤 ミラベグロン，ビベグロン

有害作用 尿閉，尿路感染症，便秘，口内乾燥，不整脈

禁忌 ミラベグロンは動物実験（ラット）で生殖器系の萎縮が認められており，生殖可能な年齢の患者への投与は避ける

◎非選択的アドレナリンβ受容体刺激薬

β_1受容体刺激による心収縮力と心拍数の増加，β_2受容体刺激による内臓（消化管・腎臓）の血管拡張をきたす．**高度の徐脈，特にアダムス・ストークス症候群**（不整脈による一過性の失神発作）の治療と発作防止に用いられる．また，β_2受容体刺激による気管支拡張作用をもち，**小児気管支喘息の大発作・呼吸不全**では持続吸入療法に用いられる．

代表的な薬剤 イソプレナリン（イソプロテレノール）

◎アドレナリンα_1受容体刺激薬

フェニレフリンはα_1受容体刺激による血管収縮作用があり急性低血圧やショックの治療に用いられる．ミドドリンは本態性低血圧や起立性低血圧の治療に用いられる．ナファゾリンは鼻閉や目の充血に外用薬として用いられる．

代表的な薬剤 フェニレフリン，ミドドリン，ナファゾリン

◎アドレナリンα_2受容体刺激薬

◆中枢性筋弛緩薬
→本章「D. 筋弛緩薬・局所麻酔薬」，p159参照

クロニジンは交感神経中枢のα_2受容体に作用して，交感神経活動を抑制して降圧作用を発揮する．メチルドパはα_2受容体刺激作用をもつα-メチルノルアドレナリンのプロドラッグであり，**妊娠高血圧の第一選択薬**の1つである．チザニジンは中枢のα_2受容体に作用し，中枢性筋弛緩薬◆として頸肩腕症候群（けいけんわん），腰痛による筋緊張状態の改善に用いられる．また，グアンファシンは注意欠如・多動症の治療薬として，デクスメデトミジンは人工呼吸中および離脱後の鎮静に用いられる．

代表的な薬剤 クロニジン，メチルドパ，チザニジン，グアンファシン，デクスメデトミジン

3）アドレナリン受容体遮断薬

◉ アドレナリンβ受容体遮断薬

- β₁受容体遮断により，心拍数低下，心収縮力抑制，腎臓からのレニン分泌低下をきたす．そのため，頻脈性不整脈，慢性心不全，狭心症（労作性），高血圧が適応となる．**慢性心不全や狭心症（労作性）の治療◆**には長時間作用型であるビソプロロールやカルベジロールが用いられ，頻拍発作の停止を目的とした頓用では短時間作用型のプロプラノロールが使用される．β₁受容体遮断薬は急性（非代償性）心不全では病態を悪化させるが，慢性心不全では陰性変力・変時作用*⁴により心筋酸素需要を減少させて心筋リモデリング（心室の肥大・拡大，心筋細胞の肥大・変性や間質の線維化）を抑制して，心機能を改善する（ビソプロロールとカルベジロールが心不全治療の保険適用）．

- 非選択的β受容体遮断薬ではβ₂受容体遮断により気管支喘息や閉塞性動脈硬化症の増悪，冠血管の攣縮（安静時狭心症），低血糖を誘発する可能性がある．

代表的な薬剤
【非選択的β受容体遮断薬】プロプラノロール
【選択的β₁受容体遮断薬】ビソプロロール，アテノロール
【α₁受容体遮断作用を併せもつ非選択的β受容体遮断薬】カルベジロール

有害作用 心機能低下，徐脈，房室ブロック，低血圧，消化器症状，高カリウム血症（レニン分泌抑制やカリウムの細胞内取り込みの抑制）

禁忌 非選択的β受容体遮断薬：気管支喘息，徐脈，うっ血性心不全，安静時（異型）狭心症

◉ アドレナリンα受容体遮断薬

α₁受容体の遮断は，血管平滑筋の弛緩，尿道平滑筋・前立腺の弛緩をきたし，高血圧*¹，前立腺肥大症に伴う排尿障害*²の治療に用いられる．褐色細胞腫クリーゼ（高血圧クリーゼ）にはフェントラミンの経静脈投与が第一選択である．

代表的な薬剤
【非選択的α受容体遮断薬】フェントラミン
【選択的α₁受容体遮断薬】プラゾシン*¹*²，ドキサゾシン*¹，ブナゾシン*¹，タムスロシン*²，ナフトピジル*²，シロドシン*²

有害作用 起立性低血圧

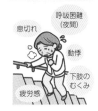

慢性心不全の症状

◆慢性心不全や狭心症（労作性）の治療
→第10章「C. 心不全治療薬」，p227参照

★4
陰性変力作用
心収縮力を減弱させる作用．
陰性変時作用
心拍数を減らす作用．

Ｃ 副交感神経作用薬

- ◉アセチルコリンはムスカリン様作用とニコチン様作用を示す
- ◉第三級アミンは中枢に移行するが，第四級アンモニウム化合物は中枢に移行しにくい
- ◉抗コリン薬は閉塞隅角緑内障（へいそくぐうかくりょくないしょう），前立腺肥大による排尿障害，麻痺性イレウスでは禁忌である

1 概要

　副交感神経終末より放出される**アセチルコリン（ACh）**は，臓器特異的に発現するムスカリン受容体（M_1，M_2，M_3）に作用し生理作用を発揮する（図5）．AChは自律神経節のN_N型ニコチン受容体や神経筋接合部のN_M型ニコチン受容体にも作用する．AChはコリンとアセチルCoAを基質としてコリンアセチルトランスフェラーゼにより合成される．副交感神経終末より放出されたAChはシナプス後膜に発現する**アセチルコリンエステラーゼ（AChE）**◆によりすみやかにコリンと酢酸に分解される．AChは血清や肝臓に存在する**偽性コリンエステラーゼ（ブチリルコリンエステラーゼ，BuChE）**によっても分解される．

◆アセチルコリンエステ
ラーゼ
→第9章「F. 認知症（ア
ルツハイマー病）治療薬」，
p192参照

2 各論

1）抗コリン薬（ムスカリン受容体遮断薬）

◉ ベラドンナアルカロイド

- ナス科植物であるベラドンナ（*Atropa belladonna*）★5に含まれるアルカロイドより，アトロピンやスコポラミンが抽出された．
- アトロピンは非選択的なムスカリン受容体遮断薬であり，副交感神経作用を全般的に遮断する．循環器系（心拍数の増加），消化器系（腸管運動の抑制，胃酸分泌の抑制），呼吸器系（気管支拡張，気道分泌の抑制），腺分泌（唾液分泌の抑制），膀胱（収縮抑制），眼（散瞳，毛様体筋弛緩による水晶体レンズの調節遮断，眼圧上昇）の機能に影響する．

★5　ベラドンナ
ベラドンナはイタリア語で
「美しい女性」を意味し，
中世イタリアの貴婦人たち
がこの植物の葉の汁を点眼
して瞳孔を開いて目を美し
く見せていたことに由来す
る．

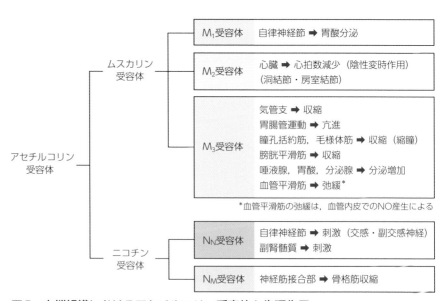

図5　末梢組織におけるアセチルコリン受容体と生理作用

ムスカリン受容体は，Gタンパク質共役型受容体である．共役するGαタンパク質は，$M_{1,3}$受容体はGq，M_2受容体はGiである．一方，ニコチン受容体はイオンチャネル型受容体である．中枢神経では末梢組織に発現するアセチルコリン受容体に加えて，M_4，M_5ムスカリン受容体，$\alpha_4\beta_2$ニコチン受容体，α_7ニコチン受容体などに作用する

- 第三級アミンであり中枢にも移行し，中毒量では興奮作用を示す．
- アトロピンはこのような薬理作用をもつため，迷走神経の緊張による徐脈や房室伝導障害，胃腸の痙攣性疼痛，胆管・尿管の疝痛，麻酔前投薬（迷走神経反射の抑制，気道分泌の抑制），有機リン化合物中毒などに使用される．

代表的な薬剤 アトロピン，スコポラミン

有害作用 口渇，便秘，麻痺性イレウス，尿閉，急性緑内障発作，頻脈性不整脈

禁忌 閉塞隅角緑内障，前立腺肥大による排尿障害，麻痺性イレウス

◎ アトロピン代用薬

アトロピンの中枢作用，非選択的ムスカリン受容体遮断に関連した全身性有害作用を軽減するために，治療目的に適したムスカリン受容体遮断薬が合成されている．

【第三級アミン（中枢に移行する）】

- 散瞳薬：アトロピン点眼液（1％）は散瞳作用の持続時間（回復までに7～10日）が長いため，診断または治療を目的とする散瞳には持続時間の短いトロピカミド（回復までに4～6時間）やシクロペントラート（回復までに2～3日）が使用される（Column③参照）．

- 過活動膀胱治療薬◆：ソリフェナシン，プロピベリンなどはM_3受容体に選択性が高く，膀胱平滑筋を弛緩させ蓄尿容量を増加させる．認知機能への影響が懸念されるため，高齢者ではβ_3受容体刺激薬を第一選択とする．

- パーキンソン病治療薬◆：トリヘキシフェニジル，ビペリデンは，抗精神病薬による薬剤性パーキンソン症候群の治療に有効である．高齢者では認知機能低下をきたす恐れがある．

- 消化性潰瘍治療薬◆：ピレンゼピンは副交感神経節に発現するM_1受容体を選択的に遮断して胃酸分泌を抑制する．

◆過活動膀胱治療薬
→第12章「C. 泌尿生殖器系疾患治療薬」，p299参照

◆パーキンソン病治療薬
→第9章「E. パーキンソン病治療薬」参照

◆消化性潰瘍治療薬
→第12章「A. 消化器系治療薬」参照

【第四級アンモニウム化合物（イオン性化合物のため中枢に移行しにくい）】

- 鎮痙薬：ブチルスコポラミンやブトロピウムは中枢性の有害作用は少なく，平滑筋の痙攣性収縮の抑制を目的として使用される．消化管（胃炎，腸炎，便秘など），胆道（胆石症），尿路（尿路結石）の痙攣や運動亢進による疼痛が適応となる．

- 気管支収縮抑制薬：チオトロピウム，グリコピロニウムなどの長時間作用性抗コリン薬（LAMA）の吸入薬は，慢性閉塞性肺疾患（COPD）の長期管理に用いられる．チオトロピウムは気管支喘息◆にも適応をもつ．比較的選択的にM_3受容体を阻害する．

◆気管支喘息
→第12章「B-3. 気管支喘息治療薬」参照

2）ACh放出阻害薬

ボツリヌス毒素◆は，コリン作動性神経終末に選択的に取り込まれ，シナプス小胞からのACh開口放出を阻害する．運動神経終末（神経筋接合部）においてACh放出が阻害されるため，眼瞼痙攣，顔面痙攣，痙性斜頸の治療では筋肉

◆ボツリヌス毒素
→本章「D. 筋弛緩薬・局所麻酔薬」参照

内注射により筋弛緩を得ることができる．筋弛緩作用は3～4カ月で消退する．交感神経刺激による発汗作用（例外的にACh作用）に対しても抑制効果があり，原発性腋窩多汗症の治療（皮内投与）に用いられる．

代表的な薬剤 A型ボツリヌス毒素，B型ボツリヌス毒素

3）コリン作動薬（ムスカリン受容体刺激薬）

- アセチルコリン（ACh）：全身投与してもAChEやBuChEによりすみやかに分解されるため，作用時間は5～30秒と短い．第四級アンモニウム構造であり中枢には移行しない．低濃度AChではムスカリン様作用が出現するが，高濃度AChでは自律神経節，神経筋接合部に作用してニコチン様作用が出現する．麻酔後の腸管麻痺，急性胃拡張，冠動脈造影検査時の冠攣縮薬物誘発試験などに用途が限定される．

- ベタネコール：ChEにより分解されず，ニコチン様作用は示さないため，ムスカリン受容体刺激薬として使用される．機能が低下した消化管や膀胱の機能改善を目的として使用される．

- ピロカルピン：天然アルカロイドであり，ムスカリン受容体刺激作用を示す．点眼により瞳孔括約筋のM_3受容体を刺激して縮瞳をきたすと同時に，毛様体筋収縮により眼圧を低下させるため緑内障◆に効果がある（Column③参照）．また，内服により唾液腺腺房細胞のM_3受容体を刺激して唾液分泌を促進し，口腔乾燥症状を改善する．

◆緑内障
→第13章「B. 眼科用薬」，
p311参照

代表的な薬剤 アセチルコリン（ACh），ベタネコール，ピロカルピン

4）コリンエステラーゼ（ChE）阻害薬◆

- ChE阻害薬は，神経筋接合部でのAChEによるAChの分解を抑制してシナプス間隙でのACh濃度を高め，筋細胞のN_M型ニコチン受容体の活性化により筋収縮力を増強する．また，副交感神経終末，交感および副交感神経節におけるACh作用を増強する．多くのChE阻害薬はAChEに加え，BuChEを阻害する（アンベノニウムはAChEのみ阻害）．

◆コリンエステラー
ゼ（ChE）阻害薬
→第9章「F. 認知症（アル
ツハイマー病）治療薬」
p191参照

- ChE阻害薬のなかで，第四級アンモニウムChE阻害薬は中枢移行が少なく，**重症筋無力症**の診断と治療（対症療法）に用いられる．ChE阻害作用の持続が短いエドロホニウムは重症筋無力症の診断に用いられる．重症筋無力症の治療薬は，手術後の腸管麻痺や排尿困難にも適応がある．

- 一方，中枢に移行する第三級アミンChE阻害薬はアルツハイマー病における認知症治療◆に用いられる．

◆認知症治療薬
→第9章「F. 認知症（ア
ルツハイマー病）治療薬」，
p192参照

代表的な薬剤
【重症筋無力症の診断薬】エドロホニウム
【重症筋無力症の治療薬】ピリドスチグミン，ネオスチグミン，ジスチグミン，アンベノニウム
【認知症治療薬】ドネペジル，ガランタミン，リバスチグミン

有害作用 副交感神経節後線維のコリン作動性シナプスにおいてACh作用を増強するため，ムスカリン様作用として腹痛，下痢，嘔吐などの消化器症状，徐脈，血圧低下などの循環器症状，気管支収縮，分泌物増加，縮瞳などがみられる．自律神経節のNN型ニコチン受容体が活性化されると，交感神経刺激作用（血圧上昇，皮膚蒼白）がみられる．神経筋接合部でのニコチン様作用が過剰になると，筋線維束攣縮，筋力低下・麻痺をきたす．ChE阻害薬の投与中に起こる重篤な有害作用で，ACh過剰状態の急激な悪化により呼吸困難となり人工呼吸を要する状態は，コリン作動性クリーゼとして知られている

Column③　自律神経による瞳孔・焦点・眼圧の調節

　目の平滑筋の機能は自律神経により調節を受けている．抗コリン薬は眼底検査の際に散瞳薬として投与されるが，一方で眼圧上昇をきたすため，その調節機構を理解しておく必要がある．

瞳孔：瞳孔散大筋は交感神経により支配され，α_1受容体刺激により収縮し散瞳する．一方で，瞳孔括約筋は副交感神経（動眼神経）により支配され，M_3受容体刺激により収縮し縮瞳する．

焦点：M_3受容体刺激により毛様体筋が収縮すると，チン小帯が弛緩しレンズが肥厚する．

眼圧：M_3受容体刺激による毛様体筋の収縮は，シュレム管を開口するため眼房水の流出が増えて眼圧を低下させる．抗コリン薬は毛様体筋の弛緩によりシュレム管からの眼房水の流出を抑制して眼圧が上昇する．また，アドレナリンβ受容体刺激は毛様体上皮細胞における眼房水の産生を促進する．

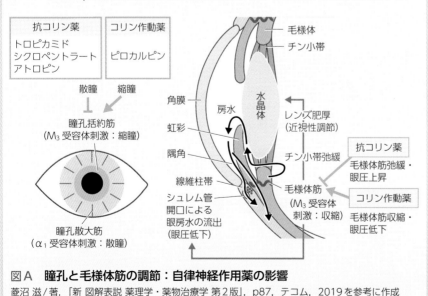

図A　瞳孔と毛様体筋の調節：自律神経作用薬の影響
菱沼 滋／著，「新 図解表説 薬理学・薬物治療学 第2版」，p87，テコム，2019を参考に作成

5）有機リン化合物（非可逆性 ChE 阻害薬）

　農薬のパラチオンやマラチオン，神経毒ガスのサリンなどの有機リン化合物はChEにより分解されるが，ChEエステル部をリン酸化して非可逆的に阻害する．その結果，蓄積したAChにより過剰なムスカリン様作用（徐脈，気管支収縮，縮瞳），ニコチン様作用（呼吸筋麻痺），中枢神経作用（痙攣，呼吸循環中枢麻痺）が発現する．有機リン中毒の治療には，抗コリン薬であるアトロピン，ChE再賦活薬であるプラリドキシム（PAM）が用いられる（Column④参照）．

Column④　有機リン中毒の解毒薬とその作用

【正常】AChはコリンエステラーゼ（ChE）によりコリンと酢酸に分解される．その過程でChEはアセチル化されて不活性型になるが，酢酸の遊離によりすみやかに活性型に戻る

【有機リン中毒】神経毒であるサリンや農薬などの有機リン中毒では，ChEエステル部がリン酸化されて非可逆的に阻害される．ChE阻害によりAChが蓄積して中毒症状が出現する．ChE再賦活薬であるプラリドキシム（PAM）はリン酸基と結合してリン酸基を解離させることにより，ChEを再活性化する．リン酸基は時間経過とともにPAMと結合できなくなる．この現象はエイジングとよばれ，エイジングが起こるとPAMは無効となるため，できるだけ早期にPAMを投与する（24時間以内に投与，神経毒ではエイジングが早く，サリンで3〜4時間，ソマンで2分とされている）．

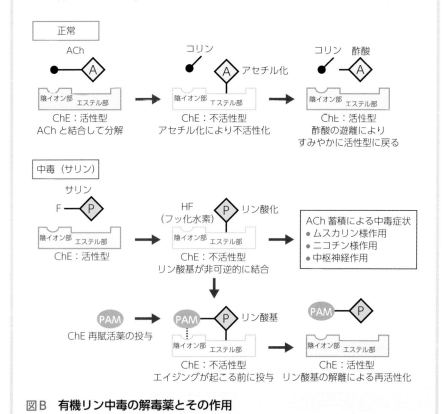

図B　有機リン中毒の解毒薬とその作用

D 筋弛緩薬・局所麻酔薬

- ◎骨格筋を支配する運動神経の神経伝達物質はアセチルコリンである
- ◎神経筋接合部のニコチン受容体の刺激により，骨格筋の小胞体からCa^{2+}が放出され，筋収縮が起こる
- ◎中枢性筋弛緩薬であるバクロフェンは，$GABA_B$受容体に作用して脊髄の多シナプス反射を抑制し，筋弛緩作用を示す
- ◎脱分極性筋弛緩薬は全身麻酔時の気管挿管を容易にし，競合性筋弛緩薬は外科手術に必要な筋弛緩を維持する
- ◎ダントロレンは，悪性高熱症や抗精神病薬による悪性症候群に使用される
- ◎局所麻酔薬は知覚神経を麻痺させ，疼痛を緩和・消失させる
- ◎リドカインは抗不整脈薬としても使用される
- ◎アドレナリンをリドカインと併用すると，作用時間の延長や全身性有害作用の軽減が期待できる

1 筋弛緩薬

1）分類と作用

　　筋弛緩薬は骨格筋弛緩作用を有する薬物の総称であり，**中枢性筋弛緩薬**と**末梢性筋弛緩薬**に大別される．

▶ **中枢性筋弛緩薬**

　主に脊髄における多**シナプス反射**を抑制して筋弛緩作用を示す薬物の総称であり，運動系の上位中枢や神経筋接合部には作用しない．

▶ **末梢性筋弛緩薬**

　運動神経と骨格筋の接合部（**神経筋接合部**）に作用して，筋弛緩作用を示す薬物の総称である．さらに図6のように3つに分類できる．①**神経筋接合部遮断薬**は，運動神経終末部から放出される神経伝達物質アセチルコリンの受容体（ニコチン受容体）に結合して神経伝達を可逆的に遮断する．神経伝達の遮断様式の違いから，脱分極性（ニコチン受容体を麻痺させる）と競合性（ニコチン受容体に競合拮抗する）に細分類される．②**ボツリヌス毒素**は，神経筋接合部において運動神経終末部からのアセチルコリン放出を抑制して筋弛緩作用を示す（図6）．その他，③骨格筋の筋小胞体に作用してCa^{2+}放出を抑制して興奮収縮連関を遮断することにより筋弛緩作用を示す**骨格筋直接弛緩薬**（ダントロレン）がある（図7）．

2）臨床でよく使う覚えておくべき薬剤

◎ **中枢性筋弛緩薬**

　　主に内服で**外傷性，炎症性，神経疾患性の筋痙縮の治療**に用いられる．バクロフェンは$GABA_B$受容体アゴニスト◆であり，多発性硬化症や脊髄損傷に伴う

◆$GABA_B$受容体
アゴニスト
→第9章「B．睡眠薬・抗不安薬」，p171参照

筋痙縮に有効である．GABA$_A$受容体のベンゾジアゼピン結合部位に作用するベンゾジアゼピン系薬物は，抗不安作用，鎮静睡眠作用の他，中枢性骨格筋弛緩作用を有する．

代表的な薬剤 メトカルバモール，エペリゾン，チザニジン，バクロフェン

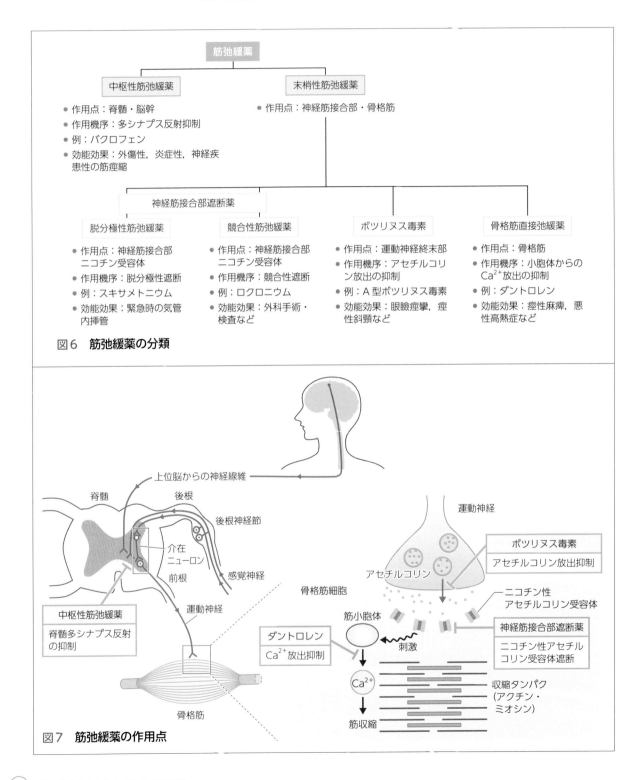

図6 筋弛緩薬の分類

図7 筋弛緩薬の作用点

有害作用 運動能力低下，眠気などが起こることがあるので，本剤服用中は，危険を伴う機械の操作には従事させないように注意する

◉ 末梢性筋弛緩薬

① 神経筋接合部遮断薬

　脱分極性筋弛緩薬は作用時間が短く，全身麻酔時の**気管挿管**を容易にし，競合性筋弛緩薬は**外科手術**に必要な筋弛緩を維持する．その他，骨折の整復や脱臼の補正，検査時（咽頭鏡，気管支鏡，食道鏡の挿入）にスキサメトニウムが用いられる．静注にて用いられる．

代表的な薬剤
【脱分極性筋弛緩薬】スキサメトニウム
【競合性筋弛緩薬】ロクロニウム
有害作用 スキサメトニウム：高カリウム血症，悪性高熱症．使用時には呼吸停止を起こすことが多い

② ボツリヌス毒素

　眼瞼痙攣，片側顔面痙攣，痙性斜頸，上肢痙縮，下肢痙縮などの症状緩和を目的として局所筋肉内注射をする．A型ボツリヌス毒素により神経筋伝達を阻害された神経は，軸索側部からの神経枝の新生により数カ月後には再開通し，筋弛緩作用は消退する．

代表的な薬剤 A型ボツリヌス毒素
有害作用 投与部位および周辺部位に過剰な薬理反応である脱力，筋肉麻痺などの局所性の有害作用が現れることがある

③ 骨格筋直接弛緩薬

　痙性麻痺や全身こむら返り病には内服する．注射薬は，全身麻酔薬による**悪性高熱症**や抗精神病薬による**悪性症候群**[6]に使用される（Column⑤参照）．

代表的な薬剤 ダントロレン
有害作用 運動能力低下，眠気などが起こることがあるので，本剤服用中は，危険を伴う機械の操作には従事させないように注意する

筋弛緩薬の用途

競合性
手術の補助

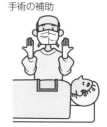

脱分極性
短時間作用 ➡ 気管挿管

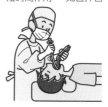

局所麻酔薬の用途
手術の補助
小手術
創傷部の鎮痛

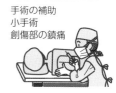

★6　悪性症候群
精神神経用薬（主に抗精神病薬）を服用中にみられることがある高熱や意識障害．

Column⑤　リアノジン受容体

　植物アルカロイドであるリアノジンが特異的に結合することからこの名前が付いた．その実態は小胞体膜上に存在するCa^{2+}放出チャネルであり，骨格筋や心筋の収縮を誘発するCa^{2+}シグナルの形成に関与している．全身麻酔薬の重篤な有害作用である悪性高熱症は，リアノジン受容体を介する異常なCa^{2+}放出によって筋収縮を伴う発熱が生じる病態である．ダントロレンはリアノジン受容体に結合してこの異常なCa^{2+}放出を抑制することから，悪性高熱症の治療に用いられる．

2 局所麻酔薬

1）分類と作用

　局所麻酔薬は**知覚神経**（あるいは**感覚神経**ともよぶ）**に作用し，疼痛を緩和・消失させる薬物**である（図8）．局所麻酔は，麻酔薬の適用方法や適用部位により5つに分類される（表1，図9）.

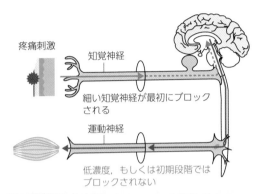

図8　局所麻酔
「FLASH薬理学」（丸山 敬／著），p267，羊土社，2018より引用

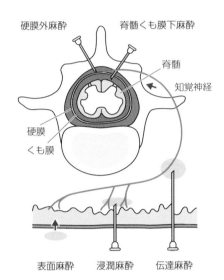

図9　局所麻酔の分類
「FLASH薬理学」（丸山 敬／著），p268，羊土社，2018を参考に作成

表1　局所麻酔薬の分類と適用方法

分類	適用方法	麻酔の範囲	エステル型		アミド型	
			プロカイン	テトラカイン	リドカイン	ブピバカイン
表面麻酔	粘膜表面に局所麻酔薬を塗布する	適用表層部のみ	ー	○	○	ー
浸潤麻酔	注射部位局所より周囲組織に浸潤し，知覚神経末端に作用してその部位の知覚麻痺を起こす	注射部位の周辺	○	○	○	ー
伝達麻酔	神経幹，神経叢，神経節などの周囲に局所麻酔薬を注射し，その支配組織の知覚を麻痺させる（例：三叉神経，上腕神経叢，坐骨神経ブロックなど）	当該神経が支配する領域	○	○	○	○
脊髄麻酔（腰椎麻酔）	脊髄くも膜下腔に局所麻酔薬を注入して神経根を麻酔し，その支配下の領域の知覚を麻痺させる．薬液が胸髄上部に達すると呼吸停止も起こりうる	脊髄神経根に作用するため，その神経が支配する広い領域が麻痺する	ー	○	ー	○
硬膜外麻酔	脊椎背面の皮膚から針を刺して硬膜外腔にカテーテルを留置し，カテーテルから局所麻酔薬を注入し，脊髄神経を麻酔する	通常，腰椎から仙椎レベルに投与されるため腹部・下肢が麻痺する	○	○	○	○

脊髄麻酔：背骨の第3腰椎と第4腰椎の間では脊髄は馬尾となっているので，比較的安全にくも膜下腔まで穿刺できる

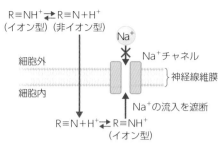

非イオン型で膜を通過し，軸索内でイオン化して
Na^+チャネルに働く

図10　神経伝達の遮断のしくみ
「FLASH薬理学」（丸山 敬／著），p267，
羊土社，2018を参考に作成

　局所麻酔薬は**Na^+チャネルに作用してNa^+の細胞内への流入を遮断し，活動電位の発生を抑制することにより神経伝達を遮断**する（図10）．

　局所麻酔薬の作用は非特異的ですべての神経や筋肉の活動電位を抑制するが，一般的に局所麻酔薬に対する感受性は細い線維ほど高く，無髄線維は有髄線維よりも感受性が高い．そのため自律神経や運動神経に比較して，**細い知覚神経が影響を受けやすい**（図8）．化学構造上，エステル型とアミド型に分類される[★7]．

2）臨床でよく使う覚えておくべき薬剤

◉ リドカイン（アミド型）

　麻酔深度が大きく，即効性で持続時間が長い．静脈内投与で抗不整脈薬としても使用される．

代表的な薬剤 リドカイン
有害作用 血圧低下，徐脈，中枢神経症状（意識消失，全身痙攣）

◉ プロカイン（エステル型）

　効力は弱いが毒性も少ない．粘膜からの浸透性が低いので表面麻酔には用いられない．

代表的な薬剤 プロカイン

3）血管収縮薬との併用

　少量のアドレナリンを併用すると，アドレナリンの血管収縮作用により注射部位からの局所麻酔薬の拡散が抑制され，**作用時間の延長や全身性有害作用の軽減**が期待できる．あらかじめ混合された注射液も販売されている（リドカイン塩酸塩・アドレナリン注射剤）．

> ### Column⑥　コカイン
>
> 　コカインは最初に導入された局所麻酔薬である．薬物乱用・依存を誘発することから現在は使用されていない．コカインはドパミントランスポーターを阻害して脳内ドパミン神経系を活性化する．摂取すると非常に強い病的な快感を生じて薬物依存の引き金となる．

★7　エステル型とアミド型
エステル型の局所麻酔薬は，血中や肝臓のエステラーゼで分解されるが，脊髄液中にはエステラーゼは存在せず，脊髄に投与された局所麻酔薬は血中に吸収されるまで局所部位にとどまる．アミド型の局所麻酔薬は血漿タンパクとの結合性が強く，主に肝臓で代謝される．また，肺への分布が大きい．

エステル型

アミド型

問1 交感神経の作用はどれか.

a）縮瞳 　　　　b）消化管運動促進 　　c）グリコーゲン合成の促進

d）膀胱平滑筋の収縮 　　e）発汗の促進

問2 末梢神経系（自律神経と運動神経）を構成する神経と放出される神経伝達物質の組合わせで<u>誤り</u>はどれか.

a）交感神経節前線維：アドレナリン

b）交感神経節後線維：ノルアドレナリン

c）副交感神経節前線維：アセチルコリン

d）副交感神経節後線維：アセチルコリン

e）運動神経（神経筋接合部）：アセチルコリン

問3 受容体の活性化により血圧上昇をきたすのはどれか. <u>2つ選べ</u>.

a）アドレナリンα_1受容体 　　b）アドレナリンβ_1受容体

c）アドレナリンβ_2受容体 　　d）ムスカリンM_2受容体

e）ムスカリンM_3受容体

問4 アナフィラキシーに対してアドレナリンを筋注投与した．アドレナリンβ_2受容体の活性化による効果はどれか. <u>2つ選べ</u>.

a）心収縮力の増大 　　b）気管支の拡張

c）喉頭浮腫の軽減 　　d）血管収縮による血圧上昇

e）肥満細胞からのケミカルメディエーター放出の抑制

問5 非選択的β受容体遮断薬の投与が禁忌となるのはどれか. <u>2つ選べ</u>.

a）安静時（異型）狭心症 　　b）気管支喘息 　　c）発作性頻拍

d）本態性高血圧症 　　e）慢性心不全

問6 アトロピンの薬理作用として正しいのはどれか.

a）徐脈 　　　　b）胃酸分泌の促進 　　c）気道分泌の抑制

d）瞳孔散大筋の収縮 　　e）膀胱平滑筋の収縮

問7 抗コリン薬の全身投与で禁忌となるのはどれか. <u>2つ選べ</u>.

a）気管支喘息 　　　　b）胆管結石 　　c）緑内障（閉塞隅角緑内障）

d）前立腺肥大による排尿障害 　　e）有機リン中毒

問8 正しいものには〇，間違っているものには×を記せ．

a）バクロフェンはGABA$_B$受容体に作用して脊髄の多シナプス反射を抑制し，筋収縮作用を示す．

b）ダントロレンは全身麻酔薬による悪性高熱症の治療に用いる．

c）ロクロニウムは全身麻酔時の気管挿管を容易にし，外科手術に必要な筋弛緩を維持する．

d）筋弛緩薬は交感神経の神経伝達を抑制して筋弛緩作用を示す．

問9 正しいものには〇，間違っているものには×を記せ．

a）浸潤麻酔では，粘膜表面に局所麻酔薬を塗布する．

b）伝達麻酔では，神経幹，神経叢，神経節などの周囲に局所麻酔薬を注射し，その支配組織の知覚を麻痺させる．

c）硬膜外麻酔では，脊髄くも膜下腔に局所麻酔薬を注入して神経根を麻酔する．

d）脊髄麻酔は脊椎を損傷する可能性が高く，現在ではほとんど行われていない．

問10 正しいものには〇，間違っているものには×を記せ．

a）局所麻酔薬にアドレナリンを併用すると，作用時間が短くなる．

b）リドカインには抗不整脈作用がある．

c）コカインは局所麻酔作用が強く，現在最も多く使われている局所麻酔薬である．

d）局所麻酔薬に対する感受性は運動神経が最も高い．

_第9_章 中枢神経系に作用する薬

A 中枢神経系とは

- ◉中枢神経系は脳と脊髄からなる
- ◉末梢神経（自律神経，運動神経，知覚神経）は脊髄に出入力している
- ◉脳神経とよばれる 12 対の末梢神経は脳から直接出ている
- ◉神経系を構成する細胞は神経細胞(ニューロン)とグリア細胞に分かれる
- ◉神経細胞は放出する神経伝達物質の種類によって分類される
- ◉血液脳関門は脳内への有害な物質の侵入を阻止し，逆に脳内で産生された不要物質を血中に排出する

1 中枢神経系の構造

中枢神経系は**脳**と**脊髄**からなる（図1）．

脳は**延髄**，**橋**，**小脳**，**中脳**，**間脳**，**大脳**に分けられ，延髄，橋，中脳をまとめて**脳幹**とよぶ．間脳は大脳の深部に位置し，視床，視床下部などが含まれる．**視床下部は自律神経系の中枢機能を担っている**．小脳の主な機能は知覚情報と運動機能の統合であり，平衡・筋緊張・随意筋運動の調節などを司る．大脳の表面には，神経細胞の集まる大脳皮質（灰白質）があり，その下には神経線維の集まる大脳髄質（白質）が広がるが，さらにその内部には，大脳基底核とよばれる灰白質の領域がある．左右の大脳半球に分かれ，運動野，感覚野，視覚野，聴覚野などの機能局在がある．大脳辺縁系にある海馬は記憶に関与している．

脊髄は頸髄，胸髄，腰髄，仙髄に分けられ，**末梢神経〔自律神経，運動神経，知覚神経**（感覚神経ともいう）〕が出入力している．運動神経は脊髄の腹側（前根神経）から出るのに対し，知覚神経は背側から脊髄に入る（後根神経）．**脳神経**とよばれる12対の末梢神経は脳から直接出ている（図2）．脊髄は自律神経，運動神経，知覚神経の経路として脳と末梢組織をつなぐ他，脊髄反射として知覚情報処理も行う．

2 中枢神経系を構成する主な細胞と機能

神経系を構成する細胞は**神経細胞（ニューロン）**と**グリア細胞**に分かれる．神経細胞は脳機能を担う中心である．学習記憶や情動などの脳機能は，ある特

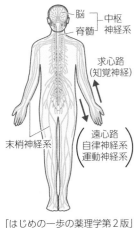

脳 ─ 中枢
脊髄 ─ 神経系

求心路
（知覚神経）

遠心路
（自律神経系
運動神経系）

末梢神経系

「はじめの一歩の薬理学第2版」
（石井邦雄・坂本謙司／著），
p33，羊土社，2020より引用

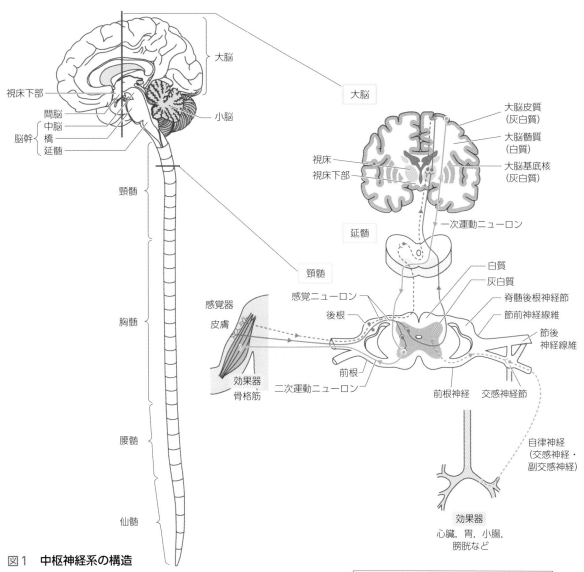

図1 中枢神経系の構造

Ⅰ	嗅神経	Ⅳ	滑車神経	Ⅶ	顔面神経	Ⅹ	迷走神経
Ⅱ	視神経	Ⅴ	三叉神経	Ⅷ	聴神経	Ⅺ	副神経
Ⅲ	動眼神経	Ⅵ	外転神経	Ⅸ	舌咽神経	Ⅻ	舌下神経

図2 脳神経
12対の脳神経にはそれぞれ固有の名前がついているが，ローマ数字で表記される場合がある（視神経：第Ⅱ神経 など）

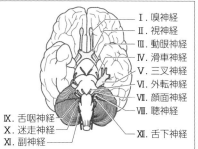

定の神経細胞が担うのではなく，多くの神経細胞が複雑に絡み合う神経回路によって形成・維持・表現される．神経回路を構成する神経細胞間の情報伝達は，神経終末部から放出される**神経伝達物質（ニューロトランスミッター）**を介してシナプスで行われる（図3）．神経細胞は放出する神経伝達物質の種類によって分類される（表1）．

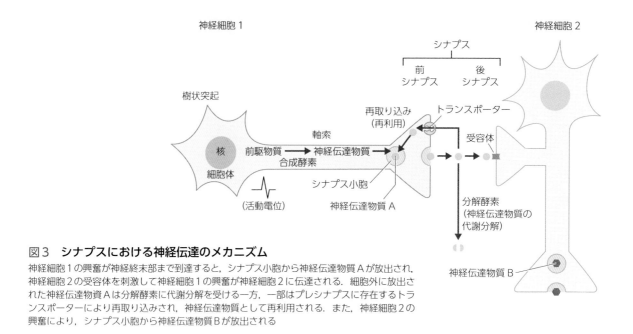

図3　シナプスにおける神経伝達のメカニズム

神経細胞1の興奮が神経終末部まで到達すると，シナプス小胞から神経伝達物質Aが放出され，神経細胞2の受容体を刺激して神経細胞1の興奮が神経細胞2に伝達される．細胞外に放出された神経伝達資Aは分解酵素に代謝分解を受ける一方，一部はプレシナプスに存在するトランスポーターにより再取り込みされ，神経伝達物質として再利用される．また，神経細胞2の興奮により，シナプス小胞から神経伝達物質Bが放出される

表1　主な神経伝達物質

分類	神経伝達物質	受容体	神経伝達物質の生合成・代謝分解		
			主な合成酵素	主な分解酵素	再取り込み（トランスポーター）
アセチルコリン	アセチルコリン	ムスカリンM$_1$/M$_2$/M$_3$受容体 ニコチン受容体	コリンアセチルトランスフェラーゼ（ChAT）	アセチルコリンエステラーゼ（AChE）	高親和性コリントランスポーター
モノアミン	ドパミン	ドパミンD$_1$/D$_2$受容体	チロシンヒドロシラーゼ（TH），芳香族L-アミノ酸デカルボキシラーゼ	モノアミン酸化酵素（MAO），カテコール-O-メトキシトランスフェラーゼ（COMT）	ドパミントランスポーター（DAT）
	ノルアドレナリン	α$_1$/α$_2$受容体，β受容体	TH	MAO，COMT	ノルエピネフリントランスポーター（NET）
	アドレナリン				
	セロトニン	5-HT$_1$/5-HT$_2$/5-HT$_3$/5-HT$_4$受容体	トリプトファンヒドロキシラーゼ（TrpH）	MAO，アルデヒドデヒドロゲナーゼ	セロトニントランスポーター（SERT）
神経アミノ酸	グルタミン酸	代謝型受容体(mGluR)/イオンチャネル型受容体（NMDA/AMPA/KA）	グルタミナーゼ		興奮性アミノ酸トランスポーター（EAAT）
	γ-アミノ酪酸（GABA）	GABA$_A$/GABA$_B$受容体	グルタミン酸デカルボキシラーゼ（GAD）	GABAトランスアミナーゼ（GABA-T）	GABAトランスポーター（GAT）
神経ペプチド	オピオイドペプチド（β-エンドルフィンなど）	オピオイド受容体（μ/δ/κ）	前駆体タンパク質のプロセシング	ペプチダーゼ	不明

GABA：γ (gamma)-aminobutyric acid, HT：hydroxytryptamine, mGluR：metabotropic glutamate receptor, NMDA：N-methyl-D-aspartic acid, AMPA：α-amino-3-hydroxy-5-methyl-4-isoxazolepropinoic acid, KA：kainic acid, ChAT：choline acetyltransferase, TH：tyrosine hydroxylase, TrpH：tryptophan hydroxylase, GAD：glutamic acid decarboxylase, AChE：acetylcholinesterase, MAO：monoamine oxidase, COMT：catechol-O-methyltransferase, GABA-T：GABA transaminase, DAT：dopamine transporter, NET：norepinephrine transporter, SERT：serotonin transporter, EAAT：excitatory amino-acid transporter, GAT：GABA transporter

▶ グリア細胞[★1]

グリア細胞は，星状膠細胞（アストロサイト），希突起膠細胞（オリゴデンドロサイト）／シュワン細胞[★2]，ミクログリアに分類される．**アストロサイト**は，血液脳関門（blood-brain-barrier：BBB）の形成（Column①参照），細胞外環境の恒常性維持，神経伝達物質の取り込み，神経細胞へのグルコースの供給など，**神経細胞の支持役**として機能している．最近では，アストロサイト自身もグルタミン酸やATPなどのグリオトランスミッターを遊離し，高次機能の発現調節にも関与していることがわかっている．オリゴデンドロサイト／シュワン細胞は，それぞれ中枢神経と末梢神経の軸索に巻きついて髄鞘を形成する．**ミクログリア**は神経系における**免疫担当細胞**である．

現在，学習や記憶などの高次脳機能の基盤は，前頭葉皮質や海馬などの脳領域に存在する神経回路にあると考えられている．すなわち，これらの神経回路を形成するシナプスにおける神経伝達効率の短期的あるいは長期的変化が学習・記憶の神経メカニズムと考えられる．

★1 グリア細胞
グリア（glia）は膠（にかわ）を意味する．

★2 オリゴデンドロサイト／シュワン細胞
オリゴデンドロサイトは中枢神経に，シュワン細胞は末梢神経に存在する．

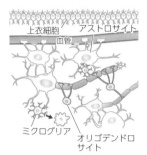

「生理学・生化学につながるていねいな生物学」（白戸亮吉，小川由香里，鈴木研太／著），p138，羊土社，2021より引用

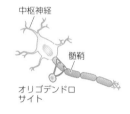

Column① 血液脳関門（BBB）と薬物トランスポーター

BBBの実態は脳毛細血管であり，内皮細胞同士が密着結合（tight junction）で連結している．血管壁，血管周囲腔，アストロサイトによって必要な物質を取り込み，有害な物質の侵入を阻止し，逆に脳内で産生された不要物質を血中に排出する（図A）．脳血管内皮細胞には，P糖タンパク質（P-gp）などのさまざまなトランスポーターが脳血液側と脳側の細胞膜に局在し，協調的に働くことによってBBBとしての役割を果たしている．P-gpは小腸粘膜などにも発現しており，その基質となる医薬品（ジゴキシン，ダビガトランなど）が経口投与された場合，あるいはP-gp阻害作用を有する医薬品（イトラコナゾールなど）と併用された場合には基質となる薬物血中濃度に大きな影響を及ぼす．

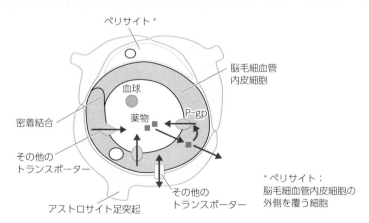

図A 脳毛細血管の模式図（断面図）
脳毛細血管内腔側にはP糖タンパク質（P-gp）などのさまざまなトランスポーターが発現している．P-gpは血管内皮細胞から異物（薬物）を血液側にくみ出し，脳実質への異物の侵入を防ぐ役割を果たす

Ⓑ 睡眠薬・抗不安薬

- ⦿不眠症の薬物療法には，ベンゾジアゼピン受容体作動薬（アゴニスト）が睡眠薬として広く用いられる
- ⦿ベンゾジアゼピン受容体アゴニストは作用持続時間により入眠障害や熟眠障害に使い分けられる
- ⦿ベンゾジアゼピン受容体アゴニストは睡眠作用の他，抗不安作用，筋弛緩作用，抗痙攣作用を示す
- ⦿メラトニン受容体アゴニストやオレキシン受容体アンタゴニストは安全性の高い睡眠薬として使用されるが，ベンゾジアゼピン受容体アゴニストのような抗不安作用，筋弛緩作用，抗痙攣作用はない

1 睡眠薬

ヒトにとって睡眠は不可欠であり，**徐波睡眠（ノンレム睡眠）**と**逆説睡眠（レム睡眠**：rapid eye movement sleep）に分かれる．レム睡眠の特徴は急速な眼球運動と骨格筋活動の低下であり，レム睡眠中には夢をよく見る．一方，入眠や睡眠持続時間の障害は**不眠症**とよばれる．不眠症には**入眠障害**（寝つきが悪い），**熟眠障害**（夢ばかり見て熟眠感がない），**早期覚醒**（早朝覚醒や夜中に何度も覚醒し，その後入眠できない）の3タイプがある．

◉ ベンゾジアゼピン受容体アゴニスト

不眠症の薬物療法にはベンゾジアゼピン受容体アゴニストが睡眠薬として広く用いられている．これらの医薬品はGABA$_A$受容体のベンゾジアゼピン結合部位に結合して抑制性神経伝達物質であるGABAの作用を増強することにより睡眠作用を示す（図4）．ベンゾジアゼピン受容体アゴニストは，その化学構造の特徴から**ベンゾジアゼピン系**と**非ベンゾジアゼピン系**に区別される．非ベンゾジアゼピン系を含むベンゾジアゼピン受容体アゴニストは，一般に安全性が高く有害作用が少ないと考えられるが，以下にあげる有害作用に注意する．

1）ベンゾジアゼピン系

作用持続時間（生物学的半減期）により**短時間作用型**から**長時間作用型**に分類され，**入眠障害や熟眠障害**などの睡眠障害のタイプにより使い分けられる．

代表的な薬剤

【短時間型】トリアゾラム，ブロチゾラム，エチゾラム

【中間型】ニトラゼパム，エスタゾラム

【長時間型】フルラゼパム

有害作用

【短時間型】前向性健忘やせん妄が現れる場合がある．また長期連用後に突然中止すると反跳性不眠を誘発しやすい

【長時間型】翌日の眠気などのもち越し効果

側注

ベンゾジアゼピン
受容体アゴニスト

ベンゾジアゼピン系

- 短時間型
- 中間型
→ 入眠障害

- 長時間型
→ 熟眠障害

非ベンゾジアゼピン系
短時間型
→ 入眠障害

メラトニン受容体
アゴニスト

不眠症における
入眠障害の改善

オレキシン受容体
アンタゴニスト

入眠障害および
睡眠維持障害を特徴
とする不眠症の治療薬

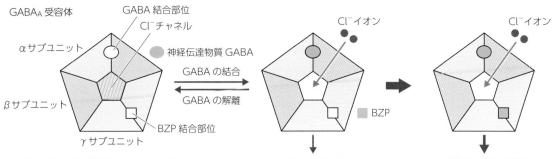

- GABA$_A$受容体は3種類，5つのサブユニットで構成され，Cl$^-$チャネルを形成している
- GABAが結合していない状態ではGABA$_A$受容体Cl$^-$チャネルは閉じている

- GABAが結合するとCl$^-$チャネルは開いて細胞内へCl$^-$が流入し，細胞は過分極して神経活動は抑制される

- BZP結合部位にBZPが結合すると，GABAの受容体への結合は増強され，GABA$_A$受容体機能を亢進する
- フルマゼニルはBZP結合部位に結合し，BZPの作用に拮抗する

図4　GABA$_A$受容体とベンゾジアゼピン受容体アゴニスト（BZP）の作用点
細胞膜を貫通するGABA$_A$受容体の模式図．GABA$_A$受容体はクロライドイオン（Cl$^-$）チャネルを構成している

2）非ベンゾジアゼピン系

　作用時間の短い**短時間作用型**であり，**入眠障害**に使用される．抗痙攣作用，筋弛緩作用が弱い．

`代表的な薬剤` ゾルピデム，ゾピクロン

`有害作用` 依存性

◉ メラトニン受容体アゴニスト，オレキシン受容体アンタゴニスト

　最近では，睡眠や概日リズムを調節する内在性ホルモンであるメラトニンが作用するメラトニン受容体アゴニスト（ラメルテオン）や，覚醒を調整する脳神経ペプチドであるオレキシン受容体のアンタゴニスト（スボレキサント，レンボレキサント）が安全性の高い睡眠薬として使用される．

　メラトニン受容体アゴニストは不眠症における入眠障害の改善，オレキシン受容体アンタゴニストは入眠障害および睡眠維持障害を特徴とする不眠症に使用される．

`代表的な薬剤`

【メラトニン受容体アゴニスト】ラメルテオン

【オレキシン受容体アンタゴニスト】スボレキサント，レンボレキサント

`有害作用` ［オレキシン受容体アンタゴニスト］悪夢

2 抗不安薬

　人前に出ると緊張したり，ドキドキするのは正常な反応であるが，心配や不安が過度になって日常生活に障害（行動や心理的障害）をもたらす症状を総称して**不安障害**とよぶ．

- パニック障害：突然理由もなく激しい不安に襲われて，心臓がドキドキするなどのパニック発作をくり返す

- 社会不安障害：人と話すことだけでなく，人が多くいる場所に強い苦痛を感じる
- 強迫性障害：くり返し手を洗い続けるなど，つまらないことだとわかっていてもある行為を止められず，くり返し同じことをしていないと不安でたまらなくなる
- 全般性不安障害：生活上のいろいろなことが気になり，極度に不安や心配になる状態が半年以上続く

不安障害の薬物療法に用いられるのが抗不安薬であり，**ベンゾジアゼピン受容体アゴニスト（ベンゾジアゼピン系）は代表的な抗不安薬**である．

◎ ベンゾジアゼピン受容体アゴニスト（ベンゾジアゼピン系）

ベンゾジアゼピン受容体アゴニストはGABA$_A$受容体のベンゾジアゼピン結合部位に結合し，抑制性神経伝達物資であるGABAの作用を増強して神経活動を抑制することにより，睡眠作用の他，抗不安作用，筋弛緩作用，抗痙攣作用を示す（図4）．

代表的な薬剤

【短時間型】エチゾラム，クロチアゼパム

【中間型】ブロマゼパム，ロラゼパム

【長時間型】ロフラゼプ酸エチルメイラックス

有害作用 ベンゾジアゼピン受容体アゴニストの長期使用により耐性と身体依存が形成される．長期間の使用の後に断薬した場合，不眠，消化器症状，ふるえ，恐怖，激越，筋痙攣などの離脱症状が生じる．

Column② ナルコレプシー

日中，場所や状況を選ばず起こる強い眠気の発作を主な症状とする睡眠障害である．最近の研究により，脳の覚醒状態を維持するオレキシンを作り出す神経細胞（オレキシン・ニューロン）が働かなくなることが原因であることが判明した．また，オレキシンの作用を遮断するオレキシン受容体アンタゴニスト（スボレキサント，レンボレキサント）が睡眠薬として開発された．

Column③ 睡眠時無呼吸症候群

睡眠時無呼吸症候群（SAS）は眠り出すと呼吸が止まってしまう病気である．呼吸が止まると血液中の酸素濃度が低下するため，目が覚めて再び呼吸しはじめるが，眠り出すとまた止まる．10秒以上の無呼吸が一晩（7時間の睡眠中）に30回以上，もしくは1時間あたり5回以上あれば，睡眠時無呼吸と診断される．SASでは深い睡眠がとれず日中に強い眠気が出現する．また酸素濃度が下がるため，これを補うために心臓の働きが強まり，高血圧となる．酸素濃度の低下により動脈硬化も進み，心筋梗塞や脳梗塞のリスクも高くなる．さらに睡眠不足によるストレスにより，血糖値やコレステロール値が高くなる．

3 ベンゾジアゼピン受容体アゴニストによる常用量依存

ベンゾジアゼピン受容体アゴニストには，承認用量の範囲内でも長期間服用するうちに身体依存が形成されることで，減量や中止時にさまざまな離脱症状が現れる特徴がある[3]．

★3
2017年3月，医薬品医療機器総合機構（PMDA）から医薬品適正使用のお願いが発出されている．

▶ **主な離脱症状**

不眠，不安，焦燥感，頭痛，嘔気・嘔吐，せん妄，振戦，痙攣発作，など

▶ **ベンゾジアゼピン受容体アゴニストを催眠鎮静薬および抗不安薬として使用する場合の注意点**

❶ 漫然とした継続投与による長期使用を避ける
- 承認用量の範囲内でも長期間服用するうちに依存が形成されることがある
- 投与を継続する場合には，治療上の必要性を検討する

❷ 用量を遵守し，類似薬の重複処方がないことを確認する
- 長期投与，高用量投与，多剤併用により依存形成のリスクが高まる
- 他の医療機関から類似薬が処方されていないか確認する

❸ 投与中止時は，漸減，隔日投与などにて慎重に減薬・中止を行う
- 急に中止すると原疾患の悪化に加え，重篤な離脱症状が現れる
- 患者に自己判断で中止しないよう指導する

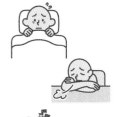

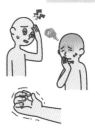

4 フルマゼニル

ベンゾジアゼピン受容体アンタゴニストであり，**ベンゾジアゼピン受容体アゴニストのGABA受容体への結合を競合的に阻害**する（図4）．

Column④ グレープフルーツと睡眠薬

睡眠薬の多く（ベンゾジアゼピン受容体アゴニストであるトリアゾラム，ブロチゾラム，ゾピクロン/オレキシン受容体アンタゴニストであるスボレキサント，レンボレキサント）はCYP3A4で代謝を受ける．一方，グレープフルーツは薬物代謝酵素CYP3A4を阻害するフラノクマリン類とよばれる成分を含み，そのためコップ1杯のグレープフルーツジュースの飲料により，CYP3A4で代謝を受ける薬の血中濃度が上昇し，作用が増強・延長する場合がある．また，グレープフルーツを摂取すると，その影響は2〜3日継続することから注意しなければならない．グレープフルーツ以外に，甘夏みかん，ダイダイ，はっさく，ブンタンなどの柑橘類はフラノクマリン類の含量が高く，CYP3A4で代謝を受ける薬を服用している場合には注意する必要がある（p40）．一方，温州みかん，ゆず，ライム，かぼす，レモン，バレンシアオレンジなどは，安全とされている．トリアゾラムの添付文書には，グレープフルーツジュースとの併用は注意と明記されている．

グレープフルーツの他，CYP3A4阻害作用を有する医薬品と睡眠薬との相互作用にも注意する必要がある．例えば，抗真菌薬であるイトラコナゾールやボリコナゾールはCYP3A4を強く阻害することから，ベンゾジアゼピン受容体アゴニストであるトリアゾラムやオレキシン受容体アンタゴニストのスボレキサントと併用すると，これら睡眠薬の血中濃度が上昇し，睡眠作用の増強や作用持続時間が延長する恐れがあり，これら抗真菌薬との併用は禁忌である．

【フルマゼニルの投与対象者】
- 手術または検査時にベンゾジアゼピン受容体アゴニストで鎮静された患者で覚醒遅延または呼吸抑制が認められた場合
- ベンゾジアゼピン受容体アゴニストを高用量あるいは長期にわたり投与された患者で過度の鎮静状態を生じたり必要以上に鎮静状態が持続した場合
- 大量にベンゾジアゼピン受容体アゴニストを服薬した中毒患者

C 抗うつ薬と気分安定薬

◎抗うつ薬は，セロトニンやノルアドレナリンの再取り込みを阻害する
◎SSRI（選択的セロトニン再取り込み阻害薬）では，セロトニン再取り込み阻害に関連した有害作用が問題になる
◎双極性障害の治療には気分安定薬が用いられる

1 気分障害とは

気分障害は気分の変動によって日常生活に支障をきたす病気であり，**うつ病**と**双極性障害**が含まれる．

【うつ病】

うつ病では，**抑うつ気分**あるいは**興味または喜びの喪失**に加えて，体重・食欲の変化，睡眠障害，精神運動性の焦燥（しょうそう）または制止，易疲労性（いひろうせい）または気力の減退，無価値観または罪責感（ざいせきかん），思考力や集中の減退，自殺念慮・自殺企図などの精神身体症状が，ほとんど毎日，2週間以上続く．

【双極性障害】

双極性障害における躁症状では，高揚した開放的な気分あるいは怒りっぽい気分が1週間以上持続する．躁症状に加えて，うつ症状を経験する患者が多い（いわゆる**躁うつ病**）．

双極性障害の治療薬は**気分安定薬**とよばれ，正常気分に導く薬物である．**双極性障害のうつ症状には，抗うつ薬の単独投与は有効ではなく推奨されない**．

2 抗うつ薬

抗うつ薬の主な薬理作用は，**セロトニントランスポーターやノルアドレナリントランスポーターの阻害**（図5）であり，セロトニンやノルアドレナリンなどのモノアミン◆の神経伝達を促進する．このことより，うつ病の病態として脳内モノアミンが不足しているという**モノアミン仮説**が提唱された．抗うつ薬によりモノアミンの脳内濃度は直ちに上昇するが，うつ症状の改善には2週間以上が必要である．モノアミン仮説では抗うつ薬の作用発現に時間がかかる理由を説明できないため，セロトニン（5-HT）受容体の感受性低下（ダウンレギュレーション）を必要とする**モノアミン受容体仮説**，海馬歯状回（かいばしじょうかい）における神経新生の誘導を必要とする**神経新生仮説**，**神経炎症仮説**などが提唱されている．

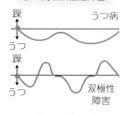

うつ病と双極性障害

躁
うつ病
うつ

躁
双極性
障害
うつ

誰にでも起こる
気分の波

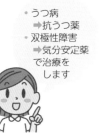

- うつ病
　➡抗うつ薬
- 双極性障害
　➡気分安定薬
　で治療を
　します

◆モノアミン
→本章，p168，表1参照

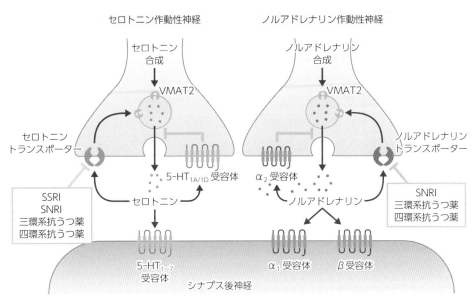

図5　抗うつ薬の作用機序
セロトニントランスポーターとノルアドレナリントランスポーターの阻害により，セロトニンとノルアドレナリンの神経終末への再取り込みが抑制される．その結果，セロトニンとノルアドレナリンの神経伝達が亢進する．
VMAT2：小胞モノアミントランスポーター2

◉ 三環系抗うつ薬（tricyclic antidepressant：TCA）

　抗ヒスタミン薬として開発されたイミプラミンが抗うつ作用を示すことが偶然発見された．イミプラミンの作用機序が検討され，セロトニンとノルアドレナリンの再取り込み阻害により抗うつ作用を発揮することが明らかになった．イミプラミンをはじめとする三環系抗うつ薬は，3つの環状構造をもち，側鎖は3級アミン構造である．

　抗コリン作用[4]や**心毒性**が強いため，SSRIやSNRIが第一選択薬として用いられる．

代表的な薬剤 アミトリプチリン，イミプラミン，クロミプラミン
有害作用
【三環系抗うつ薬に特徴的な有害作用】
・抗コリン作用 ➡ 口渇，便秘，排尿障害，眼圧上昇
・ヒスタミンH_1受容体遮断 ➡ 眠気，鎮静作用
・アドレナリンα_1受容体遮断 ➡ 起立性低血圧，血圧低下，めまい
・大量服薬：中枢神経症状（興奮，せん妄，痙攣）や心毒性（不整脈の誘発）
【セロトニン再取り込み阻害と関連した有害作用】（→「SSRI」の項を参照）

◉ 四環系抗うつ薬（tetracyclic antidepressant）

　主作用と有害作用は三環系抗うつ薬と類似するが，抗コリン作用が弱いことが特徴である．構造的に4つの連なった環状構造をもつ．

代表的な薬剤 マプロチリン，ミアンセリン

三環系抗うつ薬
（アミトリプチリン）

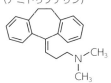

四環系抗うつ薬
（ミアンセリン）

★4　抗コリン作用
アセチルコリンがアセチルコリン受容体に結合することを阻害する作用．三環系抗うつ薬はセロトニントランスポーターやノルアドレナリントランスポーターを阻害するが，同時にアセチルコリン受容体にも作用してしまい，抗コリン作用が生じる．

◎ 選択的セロトニン再取り込み阻害薬
（selective serotonin reuptake inhibitor：SSRI）

セロトニン再取り込みを選択的に阻害し，三環系抗うつ薬で問題となる有害作用を示さない．うつ病に対する効果は三環系抗うつ薬と同等であり，**うつ病の第一選択薬**である．SSRI間で他の神経伝達物質や酵素に対する弱い二次的薬理作用が異なり，うつ病以外にも脅迫性障害，パニック障害，社会不安障害に適応をもつものがある．

| 代表的な薬剤 | フルボキサミン，パロキセチン，セルトラリン，エスシタロプラム |

有害作用

【セロトニン再取り込み阻害と関連した有害作用】

- 消化器症状：悪心・嘔吐，下痢，食欲不振（投与初期に出現．2～3週以内にしだいに消失）
- 性機能障害，不眠と眠気，頭痛
- 躁転，ラピッド・サイクラー★5の誘発（双極性障害のうつ症状に投与した場合に問題になる）
- **賦活症候群**：投与初期に一過性に不眠，不安，神経過敏，易刺激性などの中枢刺激症状が出現（特に青少年では自殺関連事象の危険を高める可能性）
- **セロトニン症候群**：SSRIの増量，MAO®阻害薬（パーキンソン病治療薬のセレギリンなど）やセント・ジョーンズ・ワートの併用が原因となり発現する医原性の症候群．脳内セロトニン作用の異常亢進により，神経・精神症状，自律神経症状が現れる
- **離脱症候群**：抗うつ薬の中断および減量後2～3日以内に発症することが多い．精神症状，消化器症状，平衡障害，感覚障害，睡眠障害が現れる

◎ セロトニン・ノルアドレナリン再取り込み阻害薬
（serotonin noradrenaline reuptake inhibitor：SNRI）

SSRIのセロトニン再取り込み阻害作用に加えて，ノルアドレナリン再取り込み阻害作用を示す．うつ病に対する効果は三環系抗うつ薬やSSRIと同等である．

| 代表的な薬剤 | ミルナシプラン，デュロキセチン |

有害作用 SSRIのもつ有害反応に加えて，ノルアドレナリンの再取り込み阻害に関連した有害作用（動悸や排尿障害）

◎ ノルアドレナリン作動性・特異的セロトニン受容体作動性抗うつ薬
（noradrenergic and specific serotonergic antidepressant：NaSSA®）

アドレナリンα_2受容体遮断作用とセロトニン5-HT_2および5-HT_3受容体遮断作用を示す．神経終末のα_2受容体の遮断によりノルアドレナリンとセロトニンの放出が増加する．増加したセロトニンは，5-HT_2および5-HT_3受容体が遮断されているために，5-HT_1受容体を活性化して抗うつ作用を発揮する．

| 代表的な薬剤 | ミルタザピン |

有害作用 ヒスタミンH_1受容体遮断 ➡ 眠気，鎮静作用，体重増加

悪心・嘔吐

体内でセロトニンが最も多いのは消化管である．そのため，SSRIの投与初期に消化器症状が出現する．

★5 ラピッド・サイクラー
1年に4回以上，うつ病や躁病などの病相をくり返す状態．

●MAO
monoamine oxidase
（モノアミン酸化酵素）

青少年では賦活症候群に注意！

すべての抗うつ薬において，24歳以下の患者への投与は慎重に行う必要があります

●NaSSA
「ナッサ」とよむ．

Column⑤　抗うつ薬療法と病相の経過

急性治療期：最初の抗うつ薬治療に対して患者の60％が**反応**（うつ症状の50％以上の改善）するが，**寛解**（症状がおおむね消退）に至るのは40％である．治療効果発現まで2週間は必要であるが，4〜6週間までに効果がみられなければ効果は期待できない．

継続療法期：**寛解**した後に病相期を終了させるための治療期間であり，この期間に治療を中断すると**再燃**しやすい．

維持療法期：**回復**に至った後に**再発**を予防するために行う治療期間である．

難治性うつ病に対して，静脈麻酔薬であるケタミン（麻薬指定）の即効性抗うつ効果が注目されている．

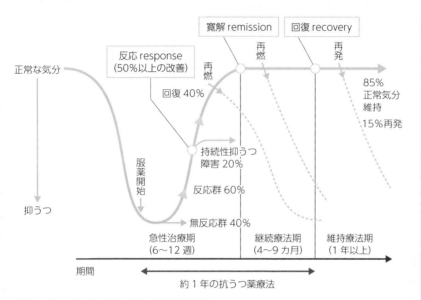

図B　うつ病の治療反応と病相の経過

「向精神薬マニュアル 第3版」（融 道男／著），p215，医学書院，2008より改変して転載

---

③ 気分安定薬（双極性障害の治療薬）

　双極性障害（躁うつ病）の治療薬として，**気分安定薬**が用いられる．気分安定薬とは，"**正常気分に導く薬**"という意味であり，気分が低いときには正常気分へもち上げてくれ（抗うつ効果），気分が高いときには正常気分へ抑えてくれ（抗躁効果），気分が正常のときにはそれを長続きさせてくれる（躁病相あるいはうつ病相の再発予防）作用をもつ薬物である．

　躁病相の急性期には，非定型抗精神病薬（オランザピン，アリピプラゾール）も用いられる（表2）．双極性障害のうつ病相では，抗うつ薬の単独使用は効果が乏しく，躁転やラピッド・サイクラー化[*5]のリスクがある．

　気分安定薬のなかで，リチウム以外は抗てんかん薬◆に分類されている．

代表的な薬剤 リチウム，バルプロ酸，カルバマゼピン，ラモトリギン

◆抗てんかん薬
→本章「G. 抗てんかん薬」参照

表2　双極性障害における治療薬の効果

	薬物名	躁病相	うつ病相	再発予防
気分安定薬	リチウム	○	○	○
	バルプロ酸	○	×	△
	カルバマゼピン	○	×	△
	ラモトリギン	×	△	○
非定型（第二世代）抗精神病薬	オランザピン	○	△	△
	アリピプラゾール	○	×	○
抗うつ薬	三環系・SSRI・SNRI	×	×	×〜××

○：確実なエビデンスあり，△：わずかなエビデンスあり，×：無効あるいはエビデンスなし，××：悪化のエビデンスあり

加藤忠史：双極性障害の薬理/気分安定薬.「臨床精神薬理ハンドブック 第2版」（樋口輝彦，小山 司/監，神庭重信，他/編），p212，医学書院，2009より改変して転載

統合失調症の症状

陽性症状

・妄想
・幻覚
・解体した言語
・著しく異常な精神運動行動

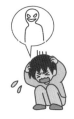

陰性症状

・情動表出の減少
・意欲欠如

認知機能障害

・注意欠損
・記憶低下

感情障害

・不安
・抑うつ

◉ 炭酸リチウム　　　　　　　　　　　　　　TDM

　原子番号3番の元素（Li）である．双極性障害の標的症状として，躁症状，うつ症状，再発予防のすべてに効果を示す（**表2**）．治療域は0.4〜1.0 mEq/Lであり，中毒域（＞1.5 mEq/L）との安全域が狭いため血中濃度モニタリング（TDM）が必要である．血中濃度が2〜3 mEq/Lを超えると致死的であり，血液透析が有効である．また，**妊娠初期の投与によりエブスタイン奇形をはじめとする心奇形の発生率の上昇**が報告されている．

Ｄ　抗精神病薬

- ◉抗精神病薬は統合失調症の治療に用いられる
- ◉抗精神病薬はドパミンD$_2$受容体遮断により陽性症状を改善する
- ◉非定型抗精神病薬はドパミンD$_2$受容体以外の受容体作用により，陰性症状を改善する
- ◉ドパミンD$_2$受容体遮断作用の強い抗精神病薬は錐体外路症状をきたしやすい
- ◉非定型抗精神病薬の有害作用として体重増加や糖尿病がある

1　統合失調症

- 統合失調症は，多くは青年期に発病して慢性に経過する精神疾患である．精神病症状は，大きく陽性症状と陰性症状の2つに分類される．**陽性症状**として妄想，幻覚，解体した言語，著しく異常な精神運動行動などの症状，**陰性症状**として情動表出の減少，意欲欠如などの症状を呈する．さらに，**認知機能障害**（注意欠損や記憶低下）や**感情障害**（不安や抑うつなど）がしばしば共存する．

● 患者は，**遺伝的要因**や**胎生・周産期要因**（母体の感染やストレス，新生児仮死など）を原因とする脳の神経伝達系の発達障害に基づく発症脆弱性をもち，**環境要因**として心理社会的ストレスが加わることにより発病する．神経伝達の病態仮説として，中脳−辺縁系のドパミン機能亢進が陽性症状の病因であり，中脳−皮質系のドパミン機能低下が陰性症状や認知機能障害の病因と考えられている〔**皮質ドパミン低下・辺縁系（皮質下）ドパミン亢進仮説**〕．

2 抗精神病薬

● 統合失調症の治療薬は抗精神病薬とよばれ，向精神薬の1つである（Column⑥参照）．抗精神病薬に共通した薬理作用は**ドパミンD$_2$受容体遮断作用**である．

● 抗精神病薬は，**定型（第1世代）**と**非定型（第2世代）**に分類される（表3）．

● ドパミン神経系：統合失調症におけるドパミン神経系の機能異常と，抗精神病薬がドパミン神経系に及ぼす影響を表4に示す．抗精神病薬の作用と有害作用の病態にはドパミン神経系が密接に関係しており，4つのドパミン神経系を理解しておく必要がある（Column⑦参照）．

Column⑥ 「こうせいしんやく（向精神薬）」と 「こうせいしんびょうやく（抗精神病薬）」

　向精神薬と抗精神病薬は似たような響きだが，漢字表記するとその違いがわかる．向精神薬は，中枢神経系に作用して精神機能に変化を及ぼす薬物の総称であり，すべての精神疾患治療薬が含まれる．一方，抗精神病薬は統合失調症の治療薬であり，向精神薬の1つである．

　向精神薬のなかでも乱用の危険性が高いものは，「麻薬及び向精神薬取締法」により法規制の対象となる狭義の向精神薬に指定されており，その乱用の危険性と医療上の有益性から3種類（1種から3種）に分類されている．

表A　向精神薬：中枢神経系に作用して精神機能に変化を及ぼす薬物の総称

疾患名	治療薬	狭義の向精神薬 （法規制の対象となる向精神薬）
統合失調症	抗精神病薬	「麻薬及び向精神薬取締法」により乱用の危険性の高い向精神薬を指定
うつ病	抗うつ薬	
双極性障害	気分安定薬	乱用の危険性と治療上の有用性により3種類に分類 第1種：メチルフェニデート など 第2種：フルニトラゼパム 　　　　ペンタゾシン など 第3種：トリアゾラム 　　　　ブロチゾラム など
不安神経症	抗不安薬	
不眠症	睡眠薬	
ADHD	精神刺激薬	
認知症	認知症治療薬	

※広義の向精神薬は，大麻，幻覚発現薬（LSD-25）などの依存性薬物，アルコール，ニコチンなども含む概念である．

Column ⑦ ドパミン神経系：4つのドパミン神経系の機能を考えよう！

4つのドパミン神経系は薬物治療の標的や有害作用と密接に関係している.

①黒質−線条体系：黒質のドパミン神経が変性脱落して，投射先の線条体におけるドパミン機能が低下した病態がパーキンソン病である. 抗精神病薬による過剰な線条体ドパミンD_2受容体遮断はパーキンソン症候群の原因となる.

②中脳−辺縁系：側坐核のドパミン放出は快情動と関連する. 過剰なドパミン情報伝達は，統合失調症の陽性症状（妄想・幻覚・解体した会話）の原因となる.

③中脳−皮質系：ドパミン神経伝達の低下が，統合失調症の陰性症状（感情の平板化，思考の貧困，意欲の低下）の原因となる. 認知機能にも関係する.

④弓状核−下垂体系：ドパミンD_2受容体を介して下垂体からのプロラクチン分泌を抑制している. 抗精神病薬によるドパミンD_2受容体遮断は高プロラクチン血症の原因となる.

【病気とドパミン神経系の関係】

1）パーキンソン病：①黒質−線条体系ドパミン神経の変性が運動障害の原因であり，ドパミン作用の補充が治療目標となる. 抗パーキンソン病薬による，②中脳−辺縁系の活性化は，幻覚・妄想などの精神症状の原因となる.

2）統合失調症：②中脳−辺縁系の機能亢進が陽性症状，③中脳−皮質系の機能低下が陰性症状に関係しており，ドパミン機能の正常化が治療目標となる. 抗精神病薬のドパミンD_2受容体拮抗作用により，正常であった①黒質−線条体系，④弓状核−下垂体系のドパミン作用が低下してパーキンソン病症候群，高プロラクチン血症といった有害作用が問題となる.

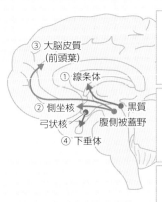

① 黒質−線条体系

ドパミン神経：黒質
投射先：線条体
機能：運動調節
　　　（低下：パーキンソン病）

② 中脳−辺縁系

ドパミン神経：腹側被蓋野
投射先：側坐核
機能：情動・報酬
　　　（亢進：統合失調症の陽性症状）

③ 中脳−皮質系

ドパミン神経：腹側被蓋野
投射先：前頭葉
機能：情動・認知・意欲
　　　（低下：統合失調症の陰性症状）

④ 弓状核−下垂体系

ドパミン神経：弓状核
投射先：下垂体
機能：プロラクチン分泌抑制
　　　（低下：高プロラクチン血症）

図C　4つのドパミン神経系とその機能

表3　定型・非定型抗精神病薬の薬理作用と有害作用

	分類	抗精神病薬	アンタゴニスト作用の標的となる受容体（部分アゴニストはPで示す）	特徴的な有害作用
定型抗精神病薬（第1世代）	フェノチアジン誘導体	クロルプロマジン	ドパミンD₂受容体	錐体外路症状，特にパーキンソン症候群 鎮静 起立性低血圧 便秘・尿閉・眼圧上昇
	ブチロフェノン誘導体	ハロペリドール	ドパミンD₂受容体	錐体外路症状，特にパーキンソン症候群 陰性症状悪化・認知機能低下 高プロラクチン血症 悪性症候群
非定型抗精神病薬（第2世代）	セロトニン・ドパミンアンタゴニスト（SDA）	リスペリドン	ドパミンD₂受容体 セロトニン5-HT₂A受容体	錐体外路症状，特にパーキンソン症候群 高プロラクチン血症 体重増加
	多元受容体作用抗精神病薬（MARTA）	クエチアピン オランザピン クロザピン	ドパミンD₂, D₃, D₄受容体 セロトニン5-HT₂A, 2C受容体 アドレナリンα₁受容体 ヒスタミンH₁受容体 ムスカリン受容体	体重増加 耐糖能異常・糖尿病 クロザピンでは無顆粒球症
	ドパミンD₂受容体部分アゴニスト	アリピプラゾール	ドパミンD₂受容体（P） セロトニン5-HT₂A受容体 セロトニン5-HT₁A受容体（P）	有害作用は少ない 錐体外路症状，特にアカシジア

表4　統合失調症におけるドパミン神経系の機能と抗精神病薬の影響

	4つのドパミン神経系			
	中脳-辺縁系	中脳-皮質系	黒質-線条体系	弓状核-下垂体系
統合失調症	機能亢進 ● 陽性症状	機能低下 ● 陰性症状 ● 認知機能低下	正常機能	正常機能
定型抗精神病薬 ● ハロペリドール 　（D₂受容体遮断）	正常機能（改善） ● 陽性症状改善	機能低下（改善なし） ● 陰性症状 ● 認知機能低下	機能低下（有害作用） ● 錐体外路症状 （パーキンソニズム）	機能低下（有害作用） ● 高プロラクチン血症
非定型抗精神病薬 ● SDA ● MARTA ● D₂受容体部分アゴニスト	正常機能（改善） ● 陽性症状改善	正常機能（改善） ● 陰性症状改善 ● 認知機能改善	正常機能 （軽度機能低下の可能性）	正常機能 （軽度機能低下の可能性） ● SDAでは高プロラクチン血症に注意

1）定型抗精神病薬

　　1950年代はじめにクロルプロマジンが統合失調症の治療に導入された．**ドパミンD₂受容体遮断作用**（低力価）により**陽性症状に対して効果を示すが**，α₁受容体およびH₁受容体遮断による鎮静作用，ムスカリン受容体遮断による抗コリン作用[*4]が問題であった．そのため，ドパミンD₂受容体に対する選択性が高く，高力価であるハロペリドールが開発された．ハロペリドールは陽性症状には効果を示すが，陰性症状には効果が不十分であり，高率に**錐体外路症状**（**❸有害作用** 参照）が発現することや，認知機能低下などの有害作用が問題となる．

代表的な薬剤 クロルプロマジン（フェノチアジン誘導体），ハロペリドール（ブチロフェノン誘導体），スルピリド（ベンズアミド誘導体）

2）非定型抗精神病薬

　　非定型抗精神病薬は，**ドパミンD_2受容体遮断作用**に加えて，**セロトニン$5-HT_{2A}$受容体遮断作用**をはじめとするさまざまな受容体作用をもち，ドパミン神経を活性化する作用がある．その結果，**陽性症状のみでなく，陰性症状や認知機能低下にも治療効果**が期待でき，有害作用である錐体外路症状の発生リスクが低い．現在では，非定型抗精神病薬が**第一選択薬**として使用されている．

◉ セロトニン・ドパミンアンタゴニスト（serotonin-dopamine antagonist：SDA）

　　D_2受容体遮断作用に加えて，**より強い$5-HT_{2A}$受容体遮断作用**を示すことが特徴である．中脳−辺縁系では，D_2受容体遮断により**陽性症状の改善効果**を示す．$5-HT_{2A}$受容体遮断によりドパミン神経が活性化されるため，中脳−皮質系では**陰性症状と認知機能の改善**，黒質−線条体系では**錐体外路症状などの有害作用の抑制**が期待できる．高用量を用いる場合には，錐体外路症状，高プロラクチン血症（**❸有害作用** 参照）に注意が必要である．

代表的な薬剤 リスペリドン，パリペリドン，ペロスピロン，ブロナンセリン

◉ 多元受容体作用抗精神病薬（multi-acting receptor-targeted antipsychotics：MARTA●）

●MARTA
「マルタ」とよばれる．

　　D_2受容体と$5-HT_{2A}$受容体の拮抗作用に加えて，D_3，D_4受容体，$5-HT_{2C}$受容体，α_1受容体，H_1受容体，ムスカリン受容体などの多くの受容体に対する拮抗作用を介して，統合失調症の**陽性症状，陰性症状，認知機能障害を改善**する．MARTAではD_2受容体との結合親和性が低いため，**錐体外路症状が軽減**される．しかし，**体重増加や耐糖能異常・糖尿病**といった有害作用に注意が必要である．**クロザピンは治療抵抗性の統合失調症に有効**であるが，重篤な有害作用として**無顆粒球症**や糖尿病性ケトアシドーシスがあるため入院管理下で投与を開始する．

代表的な薬剤 クエチアピン，オランザピン，クロザピン

◉ ドパミンD_2受容体部分アゴニスト（ドパミン系安定剤 dopamine system stabilizer：DSS）

◆アゴニスト
→第1章 薬の基礎知識，
p22参照

　　ドパミンD_2受容体部分アゴニストであるアリピプラゾールは，**ドパミン神経伝達が亢進した状態**では完全アゴニストであるドパミンのD_2受容体活性化作用を抑制し，**アンタゴニストとして作用**する．一方で，**ドパミン神経伝達が低下した状態**では，D_2受容体を活性化して**アゴニストとして作用**する（固有活性25％）◆．アリピプラゾールは，$5-HT_{2A}$受容体アンタゴニスト作用，$5-HT_{1A}$受容体部分アゴニスト作用ももっており，ドパミン放出量を増やす作用がある．これらの薬理作用により，統合失調症の**陽性症状，陰性症状に有効**であり，錐

体外路症状などの有害作用の頻度が低いため，有効性と安全性に優れた治療薬である．

代表的な薬剤 アリピプラゾール

3 有害作用

　ドパミンD$_2$受容体遮断により，中脳－辺縁系以外のドパミン神経系の機能低下による有害作用をきたす．中脳－皮質系のD$_2$受容体遮断により陰性症状の悪化や認知機能の低下，黒質－線条体系のD$_2$受容体遮断により錐体外路症状，弓状核－下垂体系のD$_2$受容体遮断により高プロラクチン血症が生じる（**表4**）．抗精神病薬の薬理作用（受容体遮断作用）と有害作用との関係を**表5**に示す．

1）中枢神経系の有害作用

◎ 精神症状

　鎮静，認知機能障害，抑うつ症状に注意が必要である．

◎ 神経症状

【急性錐体外路症状】

　すべての抗精神病薬に共通する有害作用であり，黒質－線条体ドパミン神経系のD$_2$受容体遮断による機能異常である．D$_2$受容体遮断作用の強い定型抗精神病薬やセロトニン・ドパミンアンタゴニストで発症するリスクが高い．
- 薬剤性パーキンソン症候群：特発性パーキンソン病の症状と類似するが，薬

表5　抗精神病薬の薬理作用と有害作用との関係

抗精神病薬の薬理作用（受容体遮断）	関連する有害作用
ドパミンD$_2$受容体遮断	・錐体外路症状（パーキンソン症候群，アカシジア，ジストニア，遅発性ジスキネジア） ・高プロラクチン血症（月経異常，乳汁分泌，女性化乳房） ・悪性症候群
セロトニン5-HT$_{2A}$受容体遮断	・体重増加 ＊錐体外路症状（有害作用）の抑制
セロトニン5-HT$_{2C}$受容体遮断	・体重増加 ・耐糖能異常・糖尿病
アドレナリンα$_1$受容体遮断	・鎮静 ・起立性低血圧
ヒスタミンH$_1$受容体遮断	・鎮静 ・体重増加
アセチルコリン ムスカリン受容体遮断（抗コリン作用）	・副交感神経作用の抑制による症状（口渇，便秘，尿閉，頻脈，眼圧上昇，視力障害） ・認知機能低下 ＊錐体外路症状（有害作用）の抑制
モノアミン系の伝達抑制	・抑うつ症状

兼田康宏，他：統合失調症の薬理／抗精神病薬．「臨床精神薬理ハンドブック 第2版」（樋口輝彦，小山司／監，神庭重信，他／編），p133，医学書院，2009より改変して転載

急性錐体外路症状

パーキンソニズム

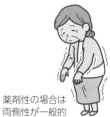

薬剤性の場合は両側性が一般的

ジストニア

眼球上転や頸部・躯幹の捻転

アカシジア

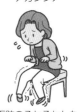

下肢のそわそわした動き，足踏み，歩き回ったりするなど

遅発性錐体外路症状

ジスキネジア

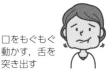

口をもぐもぐ動かす，舌を突き出す

剤性の場合は両側性が一般的である．女性や高齢者で頻度が高い．D_2受容体遮断に伴うドパミン作用低下とコリン作用亢進が生じた病態であり，抗コリン薬（パーキンソニズムに適応あり）が有効である．

- 急性ジストニア：継続的な筋収縮による異常姿勢や筋硬直であり，強い痛みを伴う．眼球上転や頸部・躯幹の捻転を突然生じることが多く，喉頭部に生じると気道閉塞の危険がある．
- 急性アカシジア：下肢のそわそわした動き，足踏み，歩き回ったりするなどの身体的な落ち着きのなさを特徴とする．

【遅発性錐体外路症状】

遅発性ジスキネジア（口をもぐもぐ動かす，舌を突き出すなどの症状）に注意が必要である．

2）悪性症候群

抗精神病薬の有害作用のなかで最も重篤であり，脳内ドパミン神経伝達の遮断が関与している．筋強剛と発熱に加え，意識障害，自律神経症状，血清クレアチンキナーゼ値の上昇を認める．抗精神病薬の急激な増量や高力価薬物の大量投与，脱水などの全身状態不良などが危険因子となる．治療にはダントロレン◆が使用される．

3）高プロラクチン血症

D_2受容体との結合が強い定型抗精神病薬やリスペリドンは用量依存的に血中プロラクチン★6値を上昇させる．高プロラクチン血症に伴い，女性では月経不順と乳汁漏出，男性では射精障害，女性化乳房などをきたす．

4）体重増加・耐糖能異常（糖尿病）

体重増加・耐糖能異常は抗精神病薬に共通する有害作用であるが，非定型抗精神病薬，特に多元受容体作用抗精神病薬（MARTA）に属する**クロザピン，オランザピン，クエチアピンによる発生頻度が高い**．体重増加・耐糖能異常には，D_2受容体遮断作用に加え，5-HT_{2C}受容体とH_1受容体の遮断作用が関係している．MARTAは，糖尿病を発症して糖尿病性ケトアシドーシスによる死亡例の報告があり，注意が必要である．

5）心筋の伝導障害

クロルプロマジンをはじめとする抗精神病薬ではQTc延長をきたし，心室性頻拍の特殊型であるtorsade de pointsを惹起し突然死の原因となることがある．

6）無顆粒球症（好中球数500/mL以下）

クロザピンにより起こる重篤な有害作用であり，多くは服薬開始から18週以内に発症する．定期的な血液検査と感染症徴候の早期発見が必要である．

◆ダントロレン
→本章「I．全身麻酔薬」p205参照

★6　プロラクチン
乳汁分泌を促進するホルモン．他にも多くの生理作用をもつ．

無顆粒球症

クロザピンの投与開始から早期に，突然の高熱，のどの痛みを認めたら，無顆粒球症を疑う

E パーキンソン病治療薬

- ⊚ パーキンソン病は黒質−線条体系ドパミン神経の変性により発症する運動障害である
- ⊚ L-DOPA とドパミン受容体アゴニストが主な治療薬である
- ⊚ L-DOPA は脳内に移行してドパミンに変換されて治療効果を示す
- ⊚ ドパミン受容体アゴニストは主に線条体神経の D_2 受容体を刺激する

1 パーキンソン病の病態と薬物療法

1）病態

- ● パーキンソン病は，黒質（緻密部）のドパミン神経（黒質−線条体系ドパミン神経）（Column ⑦参照）が変性・脱落した結果，線条体（被殻と尾状核）におけるドパミン作用が低下して，**無動，振戦，筋強剛，姿勢保持障害**といった運動障害（**四大徴候**）を呈する神経変性疾患である[7]．その他の運動症状として，前傾姿勢やすくみ現象を認める．
- ● パーキンソン病のほとんどは原因不明の孤発型であるが，5 〜 10 ％の遺伝性パーキンソン病が存在する．

2）治療

- ● パーキンソン病の治療として，ドパミン神経の変性を抑制する治療法は存在しない．**低下したドパミン作用を補い運動症状を改善する治療が主体**となる．ドパミンを補充する目的でドパミンを経口的にあるいは静脈内に投与しても，ドパミンは血液脳関門を通過できないため治療効果は得られない．しかし，ドパミンの前駆物質である**L-DOPA**は，血液脳関門を通過して脳内に移行し，ドパミンへと変換され治療効果を発揮する（図6）．
- ● パーキンソン病治療薬（抗パーキンソン病薬）として以下の3群がある（表6）．
  ①脳内ドパミンを増加させるL-DOPAと関連薬
  ②ドパミン受容体アゴニスト
  ③他の神経系あるいは受容体に作用する薬物

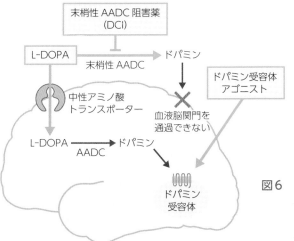

図6 **L-DOPAによるドパミン補充とドパミン受容体アゴニストによるドパミン受容体活性化**

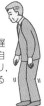

無動

運動の開始が遅くなり，運動自体が少なくなり，動作が遅くなる

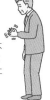

振戦

丸薬を丸めるような 4 〜 6 Hz の規則的な静止時振戦

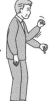

筋強剛

身体を伸展屈曲しようとする際，強いつっぱりやこわばりが生じること

姿勢保持障害

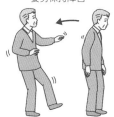

安定した姿勢を保つことが困難

[7]
黒質−線条体系ドパミン神経の変性・脱落が進行し，黒質（緻密部）ドパミン神経が 40 ％以下に減り，線条体ドパミン含量が 20 ％以下に低下すると運動障害が発現するとされている．

表6 抗パーキンソン病薬の分類

分類		薬剤名
脳内ドパミンを増加させる薬物	L-DOPA	レボドパ
	DCI ※L-DOPA/DCI配合剤として使用	カルビドパ，ベンセラジド
	COMT阻害薬	エンタカポン
	MAO-B阻害薬	セレギリン，ラサギリン
	ドパミン放出促進薬 ※A型インフルエンザ治療薬	アマンタジン
	L-DOPA賦活薬 ※抗てんかん薬	ゾニサミド
ドパミン受容体刺激薬（ドパミンアゴニスト）	非麦角系ドパミンアゴニスト	プラミペキソール，ロピニロール，ロチゴチン，アポモルヒネ
	麦角系ドパミンアゴニスト	カベルゴリン，ペルゴリド，ブロモクリプチン
他の神経系あるいは受容体に作用する薬物	抗コリン薬	トリヘキシフェニジル，ビペリデン
	アデノシンA_{2A}受容体拮抗薬	イストラデフィリン
	ノルアドレナリン前駆物質	ドロキシドパ

COMT：catechol-*O*-methyltransferase（カテコール-*O*-メチル基転移酵素），DCI：decarboxylase inhibitor（末梢性AADC阻害薬），MAO-B：monoamine oxidase-B（モノアミン酸化酵素-B）

- 現在，ドパミン前駆物質である**L-DOPAの補充療法**と**ドパミン受容体アゴニストによるドパミンD_2受容体刺激**が主な治療法となっている（図6）．

2 抗パーキンソン病薬 （図6，7）

1）脳内ドパミンを増加させる薬物

◉ L-DOPA

- L-DOPA（L-3,4-dihydroxyphenylalanine）は**最も効果が高いパーキンソン病治療薬**である．80～90％のパーキンソン病患者に有効であり，特に筋強剛や無動を改善する．
- 脳内に移行したL-DOPAは，芳香族L-アミノ酸脱炭酸酵素（aromatic L-amino acid decarboxylase：**AADC**）によりドパミンへと変換される．合成されたドパミンは，主に線条体間接路神経のD_2受容体を活性化して運動機能を改善する（Column⑧参照）．
- L-DOPAは末梢でAADCによりドパミンへと変換されるため，末梢性AADC阻害薬〔decarboxylase inhibitor：DCI（後述）〕との合剤が用いられる．
- 経口投与されたL-DOPAの血中半減期は，DCI配合剤でも2.2時間と短い．L-DOPAの胃内での溶解に胃酸が必要であり，胃酸の分泌が低下していると吸収量が低下する．
- L-DOPA投与開始後3～5年が経過しドパミン神経の変性が進むと，後期有害作用（長期L-DOPA投与症候群）として運動症状の日内変動（**ウェアリングオフ**）や不随意運動（**ジスキネジア**）が出現するようになる（図8）．

● 抗パーキンソン病薬の急激な減量や中断により悪性症候群が発症する. パーキ
ンソン病患者で発熱, 筋強剛を認めたら**悪性症候群**を念頭に置くべきである.

`代表的な薬剤` レボドパ

`有害作用`

【早期有害作用】悪心, 嘔吐, 起立性低血圧, 幻覚, 不眠, 眼圧上昇

【後期有害作用】ウェアリングオフ, ジスキネジア

【急激な減量や中断による】悪性症候群

`禁忌` 閉塞隅角緑内障

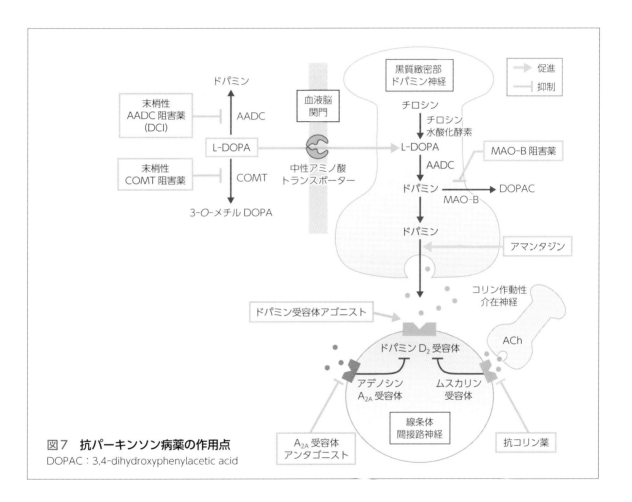

図7 抗パーキンソン病薬の作用点

DOPAC : 3,4-dihydroxyphenylacetic acid

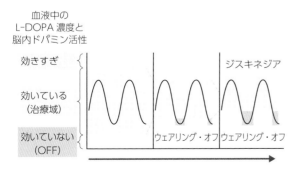

血液中の
L-DOPA濃度と
脳内ドパミン活性

図8 長期L-DOPA症候群：
ウェアリングオフ／ジスキネジア

パーキンソン病の進行に伴い, L-DOPAの効果発現域と安
全域の差が狭くなるため, 長期L-DOPA症候群の問題が生
じる. ウェアリングオフとは, L-DOPAの効果持続時間が
短縮する結果, 次のL-DOPA服用前に効果の消退を自覚す
る現象である. また, パーキンソン病患者ではドパミン受容
体の過感受性があり, 作用時間の短いL-DOPAを服用する
ことで間欠的にドパミン受容体が過剰に反応する結果, ジス
キネジア (口唇や舌, 四肢, 体幹の不随意運動) が生じる

◉ DCI（decarboxylase inhibitor：末梢性AADC阻害薬）

　L-DOPA/DCI配合剤として使用．血液脳関門を通過しないため，末梢のAADCを阻害し，末梢におけるL-DOPAのドパミンへの変換を抑制し，L-DOPA作用効率を改善させる．その結果，L-DOPAの投与量は20％に削減され，L-DOPAの末梢性有害作用（悪心，嘔吐，起立性低血圧など）を抑えることができる．

代表的な薬剤 カルビドパ，ベンセラジド
有害作用 （L-DOPA作用増強による）ジスキネジア

◉ COMT（カテコール-*O*-メチル基転移酵素）阻害薬

　末梢でのL-DOPAの主な代謝経路はAADCであるが，DCIでAADCを阻害すると副経路であるCOMTが重要な役割を占めるようになる．エンタカポンは末梢でCOMTを阻害し，L-DOPAより3-*O*-メチルDOPAへの変換を抑制する．3-*O*-メチルDOPAは中性アミノ酸トランスポーターによるL-DOPAの中枢移行に競合するため，3-*O*-メチルDOPA産生抑制によりL-DOPAの中枢移行を増やす．進行期のオフ症状の改善に使用される．

代表的な薬剤 エンタカポン
有害作用 （L-DOPA作用増強による）ジスキネジア

◉ MAO-B（モノアミン酸化酵素-B）阻害薬

　中枢に移行し，線条体でMAO-Bを阻害し，ドパミンの分解を抑制する．その結果，線条体のドパミン濃度が上昇し，早期の運動症状や進行期のウェアリングオフの改善効果を示す．

代表的な薬剤 セレギリン，ラサギリン
有害作用 セロトニン症候群
併用禁忌 セロトニン再取り込み阻害作用を持つ抗うつ薬

◉ ドパミン放出促進薬

　アマンタジンはA型インフルエンザ治療薬として開発された薬物である．パーキンソン病患者にインフルエンザ予防のために投与され，パーキンソン病の改善効果が発見された．早期ではドパミンの放出を促進することにより，振戦，筋強剛，無動などの運動症状を改善する．またNMDA受容体◆の阻害作用があり，進行期のL-DOPA誘発性ジスキネジアに有効である．

◆NMDA受容体
→本章「A．中枢神経系とは」，p168，表1参照

代表的な薬剤 アマンタジン
禁忌 透析患者（腎排泄性のため）

◉ L-DOPA賦活薬

　ゾニサミドは日本で開発された抗てんかん薬でもあり，偶発的にパーキンソン病の改善効果が見いだされた．主な薬理作用はMAO-B阻害によるドパミン代謝の抑制であるが，多彩な作用を示す．進行期のウェアリングオフに有効である．

代表的な薬剤 ゾニサミド

有害作用 眠気，不眠，薬疹，腎尿路結石

2）ドパミン受容体刺激薬（ドパミンアゴニスト）

◎ 非麦角系ドパミンアゴニスト

- D_2受容体刺激作用を主作用とする．D_1受容体の過剰刺激はジスキネジアの原因となるため，D_2受容体を選択的に活性化する非麦角系ドパミンアゴニスト（主にロピニロールとプラミペキソール）が用いられる．

- ドパミン受容体に直接作用するため，早期および進行期のすべての運動症状に有効である．アポモルヒネはオフ症状のレスキュー治療に用いられる．

- L-DOPA よりもドパミンアゴニストに多い有害作用として，日中傾眠，突発的睡眠（運転中や危険な作業中などに予兆なく突然眠り込む睡眠発作）に注意が必要である．また高齢者では幻覚，妄想などの精神症状に注意が必要である．

突発的睡眠

  代表的な薬剤 ロピニロール，プラミペキソール，ロチゴチン，アポモルヒネ
  有害作用 突発的睡眠，傾眠．悪心，嘔吐，起立性低血圧，下腿浮腫，幻覚，妄想
  プラミペキソールでは衝動制御障害に注意[8]

◎ 麦角系ドパミンアゴニスト

　主にドパミンD_2受容体を活性化する．麦角系アゴニストは**心臓弁膜症**や**心肺後腹膜線維症**きたすことがあるため，ドパミンアゴニストの第一選択薬とはならない．

  代表的な薬剤 カベルゴリン，ペルゴリド，ブロモクリプチン
  有害作用 心臓弁膜症，心肺後腹膜線維症

3）他の神経系あるいは受容体に作用する薬物

◎ 抗コリン薬

　中枢に移行するムスカリン受容体拮抗薬（第三級アミン）がパーキンソン病の治療に用いられる．ムスカリン受容体を遮断することにより，ドパミンに拮抗的に作用するアセチルコリン作用を抑制する．早期のパーキンソン病症状に有効であるが，認知機能障害や精神症状（せん妄，幻覚など）などの有害作用が問題となるため，高齢者や認知症患者での使用は控える．抗精神病薬によるパーキンソニズムに有効である．

  代表的な薬剤 トリヘキシフェニジル，ビペリデン
  有害作用 認知機能障害，せん妄，幻覚，口渇，便秘，排尿障害（高齢者，認知症患者では使用を控える）
  禁忌 閉塞隅角緑内障，重症筋無力症，前立腺肥大の患者

◎ アデノシンA_{2A}受容体拮抗薬

　ドパミンD_2受容体に拮抗作用を示すアデノシンA_{2A}受容体を阻害する．進行期のウェアリングオフに有効である．

  代表的な薬剤 イストラデフィリン
  有害作用 ジスキネジア，傾眠，幻覚，妄想，便秘，悪心

★8
プラミペキソールはD_3受容体に対する親和性が高く，衝動制御障害〔病的賭博，性欲亢進，強迫性購買（不要なものを大量に購入するなどの問題買い物行動）〕がみられることがある．

Column⑧ 大脳基底核神経回路：ドパミンによる調節とパーキンソン病における機能変化

　大脳基底核は黒質（網様部）/淡蒼球内節から視床に抑制性出力を送り，大脳皮質から脳幹・脊髄への運動司令を抑制している．線条体投射神経には，ドパミンD_1受容体を発現する直接路神経とドパミンD_2受容体を発現する間接路神経がある（図D左）．直接路神経は，黒質（網様部）/淡蒼球内節からの抑制性出力を脱抑制する働きがあり，Goシグナルとして運動開始の役割を担う．一方，間接路神経は，黒質（網様部）/淡蒼球内節からの抑制性出力を強化する働きがあり，No Goシグナルとして運動を抑制している．ドパミンには，D_1受容体に作用して直接路神経（Goシグナル）を活性化し，かつD_2受容体に作用して間接路神経（No Goシグナル）を抑制して，運動の開始を促す作用がある．コリン作動性介在神経から放出されるアセチルコリン（ACh）はドパミン作用に拮抗的に作用する．また，ドパミンはD_2受容体に作用してコリン作動性介在神経を抑制している．

　パーキンソン病は，黒質緻密部ドパミン神経の変性・脱落により線条体でのドパミン作用が不足した病態である（図D右）．D_1受容体作用の低下により直接路神経（Goシグナル）の活性は低下し，また，D_2受容体作用の低下により間接路神経（No Goシグナル）の活性は亢進する．加えて，コリン作動性介在神経に対するD_2受容体作用が低下するため，アセチルコリンによるドパミン拮抗作用が増強する．その結果，大脳基底核からの抑制性出力が亢進し，無動などのパーキンソン病症状をきたす．

　パーキンソン病の治療では，L-DOPAより合成されたドパミンやドパミンアゴニストは主に間接路神経のD_2受容体を活性化して，機能が亢進した間接路神経（No Goシグナル）を抑制することにより運動症状を改善する．

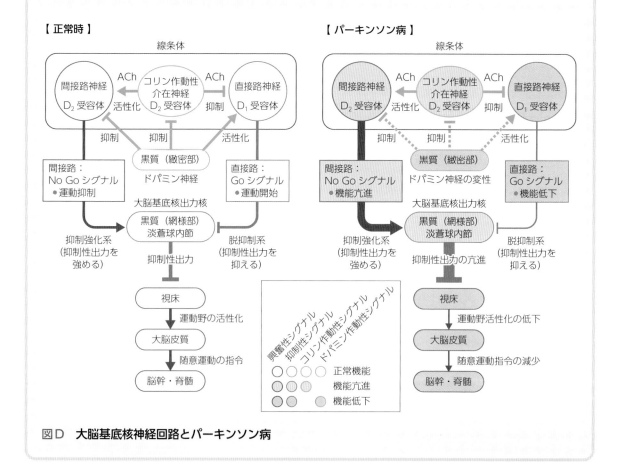

図D　**大脳基底核神経回路とパーキンソン病**

◉ **ノルアドレナリン前駆物質**

　パーキンソン病では青斑核のノルアドレナリン神経の変性を伴っており，不足したノルアドレナリンを補う目的で前駆物質のドロキシドパが用いられる．AADCによりノルアドレナリンに変換され作用する．パーキンソン病におけるすくみ足，立ちくらみに有効である．

| 代表的な薬剤 | ドロキシドパ |

| 有害作用 | 血圧上昇，頭痛・頭重感，幻覚，悪心 |

F 認知症（アルツハイマー病）治療薬

◉ 認知症治療薬としてコリンエステラーゼ阻害薬とNMDA受容体阻害薬が使用される

◉ コリンエステラーゼ阻害薬は脳内のアセチルコリン作用を増強して認知機能を改善する

◉ NMDA受容体阻害薬はグルタミン酸神経伝達効率を改善して認知機能を改善する

1 認知症とは

　認知症とは，一度正常に発達した認知機能が後天的な脳の障害によって持続性に低下し，日常生活や社会生活に支障をきたすようになった状態である．認知機能障害が認知症の**中核症状**であり，**周辺症状**として**行動・心理症状**（behavioral and psychological symptoms of dementia：**BPSD**）がある．日本では高齢化が進み，65歳以上の認知症の人数は2025年には約700万人（高齢者の5人に1人）になると予測されている．認知症の原因として，**アルツハイマー病**が最も多く，次いで血管性認知症やレビー小体型認知症の頻度が高い．

【アルツハイマー病の病態・治療】

● アルツハイマー病は，脳組織への**アミロイドβ沈着（老人斑）**と**神経原線維変化（リン酸化タウ★⁹の蓄積）**といった病理学的変化を特徴とする神経変性疾患である．沈着したアミロイドβは，アミロイド前駆タンパク質（amyloid precursor protein：APP）のセクレターゼによる切断の異常により生成されたAβ40やAβ42の凝集により形成される．特に，**Aβ42は凝集する傾向が強く**，タウタンパクによる神経原線維変化を誘発して神経細胞死をきたすと考えられている（**アミロイドカスケード仮説**）．

● アルツハイマー病患者の死後脳では，前脳基底部の**マイネルト基底核**から大脳皮質や海馬に投射する**アセチルコリン（ACh）神経が変性・脱落している**．大脳皮質のACh機能障害の程度と認知機能の低下が相関しており，"**アセチルコリン仮説**"が提唱されている．この仮説に基づき，シナプス間隙でのACh分解を抑制してACh神経伝達を増強する目的でコリンエステラーゼ（ChE）阻害薬が治療に用いられている（図9）．

● アルツハイマー病の脳組織ではグルタミン酸神経の活動性が亢進しており，

老人斑

* 細胞外に蓄積
* アミロイドβが主成分

神経原線維変化

* 細胞内に蓄積
* 高度にリン酸化したタウが主成分

上記2点の画像：田中伸哉：第14章 神経.「器官病理学 第14版」（笠原正典，他／編），p756，南山堂，2013より転載

★9　タウタンパク
微小管関連タンパク質．高度にリン酸化されると多量体化し，神経細胞内に蓄積し神経原線維変化を形成する．

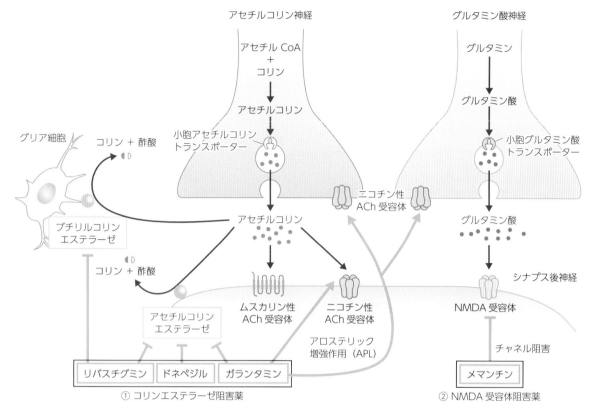

アセチルコリン神経

アセチル CoA
＋
コリン

アセチルコリン

小胞アセチルコリン
トランスポーター

アセチルコリン

ムスカリン性
ACh 受容体

ニコチン性
ACh 受容体

グリア細胞

コリン ＋ 酢酸

ブチリルコリン
エステラーゼ

コリン ＋ 酢酸

アセチルコリン
エステラーゼ

ニコチン性
ACh 受容体

アロステリック
増強作用（APL）

リバスチグミン　ドネペジル　ガランタミン

① コリンエステラーゼ阻害薬

グルタミン酸神経

グルタミン

グルタミン酸

小胞グルタミン酸
トランスポーター

グルタミン酸

シナプス後神経

NMDA 受容体

チャネル阻害

メマンチン

② NMDA 受容体阻害薬

図9　アルツハイマー病における認知症治療薬と作用機序
認知症治療薬として，①コリンエステラーゼ阻害薬と②NMDA受容体阻害薬が使用されている

NMDA 受容体の過剰な活性化により神経障害が生じるという **"グルタミン酸興奮神経毒性仮説"** が提唱されている．NMDA 受容体チャネル阻害薬であるメマンチンが，認知機能の改善と神経保護のためにアルツハイマー病の治療に用いられる（図9）．

2 アルツハイマー病治療薬

◉ コリンエステラーゼ（ChE）阻害薬

- 中枢移行に優れた**第三級アミンChE阻害薬**がアルツハイマー病の治療に用いられる．比較的選択的に中枢でのACh代謝を阻害し，AChのムスカリン性ACh受容体とニコチン性ACh受容体を介した神経伝達を増強して認知機能を改善する（**ACh補充療法**）．AChは，中枢および末梢神経系では主に**アセチルコリンエステラーゼ（AChE）**により代謝され，末梢組織では**ブチリルコリンエステラーゼ（BuChE）**により代謝される．

- アルツハイマー病の病態進行に伴い中枢神経系のAChE活性は低下し，**グリア細胞**◆の増生によりグリア細胞に発現するBuChEが脳内ACh代謝に関与するようになる．

◆グリア細胞
→本章「A. 中枢神経系とは」，p169参照

- 本邦では，3種類のChE阻害薬が認可されている．
  - ドネペジル：脳内AChEの可逆的阻害作用によりACh作用を増強する．
  - ガランタミン：脳内AChEの可逆的阻害作用に加えて，ニコチン性ACh受容体アロステリック増強作用（allosteric potentiating ligand：APL[★10]）をもつ．ニコチン性ACh受容体のACh結合部位とは別の部位に結合してニコチン性ACh受容体に対するACh作用を増強する．
  - リバスチグミン：**AChEとBuChEの両方を阻害**する．カルバメート系ChE阻害薬であり，偽非可逆性の活性抑制を示す．グリア細胞のBuChE阻害により，脳内ACh情報伝達を効率よく促進する．一方で，BuChE阻害による末梢性有害作用（特に消化器症状）の頻度が高くなるため，吸収が緩徐な**経皮吸収型製剤**が使用される．
- ドネペジルは軽度から重度の認知症症状の進行抑制に，ガランタミンとリバスチグミンは軽度から中等度の認知症症状の進行抑制に適応がある．**ChE阻害薬は重度認知症の発症時期を遅らせるが，アルツハイマー病の病態（神経変性）の進行抑制はできない**．

★10　アロステリック効果
酵素や受容体の活性部位以外の調節部位（アロステリック部位）に化合物が結合することにより，タンパク質の立体構造が変化して活性が変わること．
→1章，p23参照

代表的な薬剤 ドネペジル，ガランタミン，リバスチグミン

有害作用
- 末梢神経系のAChE阻害および末梢組織のBuChE阻害によるACh作用の増強 ➡ 消化器症状（食欲不振，嘔気・嘔吐，下痢など）や循環器症状（徐脈，動悸，QT延長，失神など）
- 中枢神経系のAChE阻害 ➡ 精神神経症状（徘徊，不穏，頭痛，めまいなど）

◉ NMDA受容体阻害薬

- グルタミン酸は記憶や学習などにかかわる重要な興奮性アミノ酸であるが，グルタミン酸による過剰な神経興奮は神経細胞障害の原因になる．NMDA受容体チャネル阻害薬であるメマンチンが**神経細胞保護薬**としてアルツハイマー病の治療に用いられる．
- メマンチンはNMDA受容体のチャネル部位に結合し，アルツハイマー病におけるNMDA受容体チャネルの持続的活性化（**シナプスティックノイズ**）を抑制する．このメマンチン作用は，膜電位依存性であるため，生理的グルタミン酸神経伝達（シグナル）を抑制しない．その結果，メマンチンはグルタミン酸神経伝達効率（シグナル／ノイズ比）を改善し，認知機能低下に対して治療効果を発揮する．
- **中等度から重度アルツハイマー病の認知症の進行抑制に適応がある**．作用機序が異なるため，**ChE阻害薬との併用が可能**である．また，周辺症状であるBPSDにも効果があり，興奮，攻撃性，妄想の改善により介護負担の軽減が期待されている．

代表的な薬剤 メマンチン

有害作用 投与開始初期のめまい，傾眠に注意が必要である．精神症状（激越，攻撃性，幻覚，妄想，錯乱，せん妄など），痙攣，消化器症状（便秘，食欲不振，嘔吐など）が現れることがある

★11 レカネマブ
早期アルツハイマー病患者において，アミロイドβの可溶性凝集体（プロトフィブリル）に対する抗体製剤レカネマブの認知機能低下の抑制が実証され，新たな治療薬として承認された（2023年）．有害作用として，脳出血（微小出血），脳浮腫などに注意が必要である．

◆抑肝散
→第14章 漢方薬，p320参照

★12　全般発作
【欠神発作】
意識が数秒から十数秒間消失する．子供に多い．
【ミオクロニー発作】
手足，体，顔などの筋肉が一瞬ピクッとなる．発作により物を落としたり転倒したりする．
【強直発作】
手足をつっぱらせる．
【間代発作】
手足をガクガクさせる．伸展と屈曲が交互に出現する．
【強直間代発作】
意識がなくなり手足をつっぱらせた後ガクガクさせる典型的なてんかん発作．白目をむいて口から泡をふく．発作後は睡眠し回復する．
【脱力発作】
突然筋緊張低下が起こる．転倒の危険．

強直間代発作

強直発作

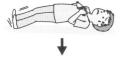

↓

間代発作

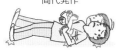

③ アルツハイマー病の病態を改善する疾患修飾薬の開発

ChE阻害薬はACh作用を増強する補充療法であり，症状を一時的に改善するが神経変性の抑制効果は期待できない．アルツハイマー病の病態改善には神経変性を抑制する必要があり，**アミロイドβ凝集体に対する抗体療法**★11などの疾患修飾薬の開発に期待が高まっている．しかし，認知症が進行した時点ではすでにアミロイドβやタウによる神経障害が進行しており，治療効果が得られない．認知機能低下がみられない，あるいは軽度認知障害および軽度の認知症の時期にアルツハイマー病患者を診断して疾患修飾薬の治療を開始する必要がある．

④ BPSDに対する薬物療法

- 行動異常として攻撃性，不穏，焦燥性興奮，脱抑制，収集癖などがあり，心理症状として不安，うつ症状，幻覚，妄想がある．
- 軽症から中等症の場合：ChE阻害薬やメマンチンで治療を行う．ChE阻害薬は，無関心，精神病症状，情動不安定などに対して効果があり，メマンチンは焦燥性興奮や攻撃性に対して効果がある．
- 重症の場合：非定型抗精神病薬，抗てんかん薬，抗うつ薬などが用いられる．漢方薬の抑肝散もよく使われている◆．

Ⓖ 抗てんかん薬

- ◎ てんかんの治療は単剤治療が原則である
- ◎ てんかんの発作型によって，有効な薬剤が異なることに注意する
- ◎ 抗てんかん薬の効果判定や有害作用の予測には，血中濃度の測定が有効である
- ◎ 抗てんかん薬には催奇形性の問題がある

① てんかんの概要

- てんかんは，慢性的な脳疾患で，**大脳の興奮性神経細胞が過剰に興奮することで持続的に発作がくり返される**．
- てんかんは，両側大脳半球内，あるいは一側大脳半球内に広がった発作によって，"**全般性**" と "**焦点性**" に分類される（表7）．

表7　てんかんの分類

焦点発作	全般発作★12		未分類てんかん発作※
● 意識障害なし	● 欠神発作	● 間代発作	● てんかん性スパズム
● 意識障害あり	● ミオクロニー発作	● 強直，間代発作	
	● 強直発作	● 脱力発作	

※上記のカテゴリーのいずれかに明確に診断されない発作は，正確な診断を行えるような追加情報が得られるまで「分類不能」と判断すべきであるが，「分類不能」は分類の中の1つのカテゴリーとはみなさない．
「てんかん診療ガイドライン2018」（日本神経学会/監，てんかん診療ガイドライン作成委員会/編），医学書院，2018を参考に作成

- また，従来の特発性や症候性にかわる概念として，"**素因性**""**構造的**""**代謝性**"などの用語を用いることが推奨されるようになった．"**素因性**"とは遺伝的要素を意味し，"**構造的**"とは脳の形成異常など画像所見の異常を伴うものを意味する．代謝性とは代謝異常症が直接的な原因となる場合を指す．
- また，てんかんは発作型やてんかん病型からさまざまな分類があるが，てんかん発作の発症年齢，症状，脳波異常のパターン，画像所見，運動や認知機能などからある一定の共通した項目を見つけることができれば，**てんかん症候群**として診断し，病因検索と治療を行う．
- てんかん治療の開始：明らかな誘因がない自発発作の場合，初回の発作では，原則，抗てんかん薬の治療は開始しないが，脳波異常や脳病変，家族歴の有無などから再発が疑われる場合は治療開始を考える．

2 臨床で覚えておくべき代表的な抗てんかん薬

有効発作スペクトラム（表8，9）をもとに，治療は**単剤で開始する**のが一般である．少量投与から開始し，発作がおさまるまで投与量を増やしていく．それでも発作を抑制できない場合は，診断，服薬状況などを確認し，薬剤の変更や他剤併用を考える．

抗てんかん薬の作用機序として，興奮性神経の抑制をもたらすナトリウムチャネル阻害，カルシウムチャネル阻害，グルタミン酸受容体関連の抑制，シナプス小胞放出抑制作用と，抑制性神経の増強をもたらす$GABA_A$受容体を介した作用などがあげられる（図10）．

表8　新規発症てんかんに対する選択薬と慎重投与すべき薬剤

発作型	第一選択薬	第二選択薬	慎重投与すべき薬剤
部分発作	● カルバマゼピン ● ラモトリギン ● レベチラセタム ● ゾニサミド ● トピラマート	● フェニトイン ● バルプロ酸 ● フェノバルビタール ● ガバペンチン 　　　　　　など	
強直間代発作 間代発作	● バルプロ酸	● ラモトリギン ● レベチラセタム 　　　　　　など	● フェニトイン
欠神発作	● バルプロ酸 ● エトスクシミド	● ラモトリギン	● カルバマゼピン ● ガバペンチン ● フェニトイン
ミオクロニー 発作	● バルプロ酸 ● クロナゼパム	● レベチラセタム ● トピラマート 　　　　　　など	● カルバマゼピン ● ガバペンチン ● フェニトイン
強直発作 脱力発作	● バルプロ酸	● ラモトリギン ● レベチラセタム ● トピラマート	● カルバマゼピン ● ガバペンチン

「てんかん診療ガイドライン2018」（日本神経学会／監，てんかん診療ガイドライン作成委員会／編），医学書院，2018より改変して転載

表9 てんかん症候群に対する選択薬

てんかん症候群	第一選択薬	第二選択薬
特発性部分てんかん	● カルバマゼピン ● バルプロ酸 ● レベチラセタム	● トピラマート ● ガバペンチン など
小児欠神てんかん	● バルプロ酸 ● エトスクシミド	● ラモトリギン
Lennox-Gastaut症候群	● バルプロ酸	● ラモトリギン ● トピラマート など
若年性ミオクロニーてんかん	● バルプロ酸	● レベチラセタム ● トピラマート など
全般強直間代発作のみを示すてんかん	● バルプロ酸	● レベチラセタム ● トピラマート など

「てんかん診療ガイドライン2018」（日本神経学会/監，てんかん診療ガイドライン作成委員会/編），医学書院，2018より改変して転載

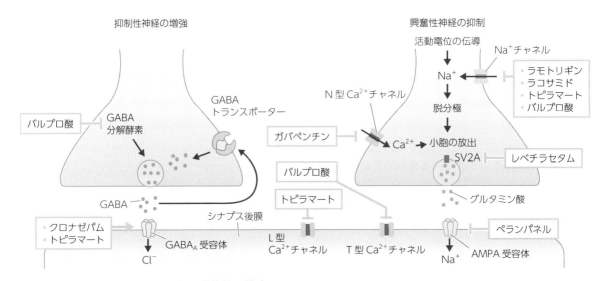

図10 種々の抗てんかん薬の薬理学的作用機序
トピラマートはNa⁺チャネルの抑制，AMPA受容体の抑制，GABA受容体の活性化を示す
Löscher W & Schmidt D：Epilepsy：perampanel-new promise for refractory epilepsy? Nat Rev Neurol, 8：661-662, 2012を参考に作成

1）主な第一選択薬

◉ラモトリギン
TDM

　　電位依存性ナトリウムチャネルを抑制するなど，広域な薬理作用を示す．抗てんかん作用だけでなく，双極性障害にも効果を示す．催奇形性が低いため，挙児希望のある女性の第一選択薬として選ばれる．

◉ レベチラセタム

シナプス小胞放出抑制作用を示す．シナプス小胞タンパク質（synaptic vesicle protein 2A：SV2A）は神経伝達物質の遊離を促す膜タンパク質で，てんかん発症に関与する原因遺伝子であると報告されている．

◉ トピラマート

ナトリウムチャネル阻害，カルシウムチャネル阻害，$GABA_A$受容体の賦活化などの広域な薬理効果をもつ．効果があまりみられないときなどの併用薬として使用される．

2）主な第二選択薬

◉ バルプロ酸　　　　　　　　　　　　　　　　　　　　　　TDM

ナトリウムチャネルとT型カルシウムチャネル◆の抑制，およびGABA分解酵素のGABAトランスアミナーゼの阻害によるGABAの増量が考えられている．催奇形性があるため，妊婦に禁忌である．

◆カルシウムチャネル
→第1章 薬の基礎知識，p25参照

◉ クロナゼパム

$GABA_A$受容体のベンゾジアゼピン（BZP）結合部位を介して抑制効果を増強させる（Column⑨参照）．

◉ ガバペンチン

興奮性神経のカルシウムチャネルに結合し，神経伝達物質の遊離を調節することで，発作性の過剰な伝達を抑制する．また，脳内GABA量増加およびGABAトランスポーターの活性化により抑制系を増強する．

◉ ペランパネル

グルタミン酸受容体の1つAMPA型受容体[13]に，非競合的に作用することで，神経細胞の過剰な興奮を抑制する．異なる作用機序であるため，奏効しにくい発作に対しての効果が期待できる．他剤と併用される．

★13　AMPA受容体
AMPAを選択的に受容することから名づけられた神経伝達物質であるグルタミン酸の受容体の1つ．
→第9章「A．中枢神経系とは」，p168，表1参照

◉ ラコサミド

ナトリウムチャネルに働き，**緩徐な不活性化**を促進させる．活性化できるナ

Column⑨　ベンゾジアゼピン（BZP）系薬剤の注意点

ベンゾジアゼピン（BZP）系薬剤はGABA$_A$受容体（図E）に作用することから，抗痙攣薬に加え，抗不安薬，筋弛緩薬，催眠薬としても臨床で広く使用される．BZP系薬物を長期にわたって使用すると，耐性，精神依存，身体依存が形成される．

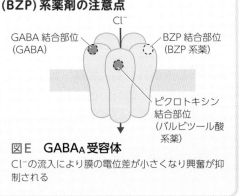

図E　GABA$_A$受容体
Cl$^-$の流入により膜の電位差が小さくなり興奮が抑制される

★14
他のNaチャネル阻害薬は，主にチャネル遮断薬としてチャネルの開口を阻害する.

トリウムチャネルを減少させて，数秒以上の不活性化を引き起こすことから，他のナトリウムチャネル阻害薬と少し作用機序が異なる★14. 他剤と併用される.

3 小児・思春期のてんかん発作

- 生後１カ月から18歳前後までを**小児てんかん発作**として扱う. 初回発作から積極的に治療することが，再発抑制につながるかどうかは，未解明な問題として残っている.
- バルプロ酸，カルバマゼピン，ラモトリギンなどが第一選択薬であり，患者情報や有効発作スペクトラム，有害作用プロファイルなどから選択される.

4 血中濃度モニタリングの必要性

抗てんかん薬の血中濃度測定は，臨床上の必要性に応じて行う. 血中濃度測定が有用でない薬剤もあるが，**カルバマゼピン，フェニトイン，フェノバルビタール，バルプロ酸，ラモトリギン**などは有用性がいわれている. また，抗てんかん薬は肝臓，腎臓で代謝・排泄されるものが多く，**肝・腎疾患を伴う患者には注意**する必要がある.

5 有害作用

抗てんかん薬の代表的な症状として，**めまい，複視，眼振，眠気，食欲減退，小脳性運動失調**，さらには**体重増加**や**多毛・脱毛**など長期服用により現れる有害作用もあり，投薬中は確認が必要である. **骨粗鬆症**や**催奇形性**もある. また，抗てんかん薬による精神症状への影響もあり，**うつ病，双極性障害，不安障害**などを併存する際は注意が必要である.

頻度としては低いが重大な有害作用として，「ラモトリギン」のStevens-Johnson症候群，中毒性表皮壊死融解症，薬剤性過敏症症候群や「トピラマート」の続発性閉塞隅角緑内障，腎・尿路結石，代謝性アシドーシスに注意が必要である.

めまい

スティーブンス・ジョンソン症候群

→第2章「D. さまざまな有害反応」，p48

H 麻薬性鎮痛薬

- 麻薬は強力な鎮痛効果を示すが，慢性疼痛のもとでは依存症は生じにくい
- WHO3段階除痛ラダーの第2段階は弱オピオイド，第3段階は強オピオイドである
- 鎮痛効果以外にも，鎮静・催眠作用，鎮咳作用などもある
- 便秘，悪心・嘔吐，眠気などの有害作用に注意する
- 昏睡，縮瞳および呼吸抑制といった急性中毒症状に注意する

1 痛みとオピオイド

- 痛みは生体に異常が生じたときの警告の役割を果たす. しかし，耐えうるこ

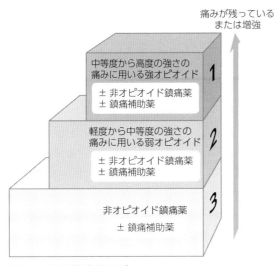

痛みが残っている
または増強

中等度から高度の強さの
痛みに用いる強オピオイド　**1**

± 非オピオイド鎮痛薬
± 鎮痛補助薬

軽度から中等度の強さの
痛みに用いる弱オピオイド　**2**

± 非オピオイド鎮痛薬
± 鎮痛補助薬

非オピオイド鎮痛薬　**3**

± 鎮痛補助薬

図11　**3段階除痛ラダー**

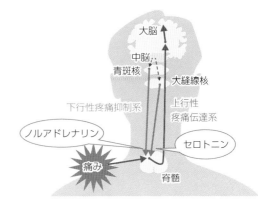

図12　**下行性抑制系神経**
痛み刺激は「上行性疼痛伝達系」によって末梢から脳に伝わる．それに対して，痛みをできるだけ弱めるために脳から脊髄に働く抑制機構「下行性疼痛抑制系」も存在する．下行性疼痛抑制系は，中脳の中心灰白質に痛みの信号が伝わることで活性化され，下記の2つのルートを介して，脊髄後角に抑制の信号を送る．①青斑核から脊髄後角に投射するノルアドレナリン神経，②大縫線核から脊髄後角へ投射するセロトニン神経

とのできない痛みが生じ，日常生活に支障をきたす場合，鎮痛薬を用いた痛みの除去が必要である．

● WHO方式がん疼痛治療法における「鎮痛薬の使用法」は，治療にあたって守るべき **“鎮痛薬使用の4原則”** ― ①経口投与を基本，②投与時刻の正確性，③患者ごとの投与量の設計，④前述3つに沿った治療のうえでさらに細かな配慮―と，痛みの強さによる鎮痛薬の選択ならびに鎮痛薬の段階的な使用法を示した **“3段階除痛ラダー”** から成り立っている（図11）．

● **オピオイド** とは，**モルヒネやモルヒネ様の鎮痛作用や多幸感をもたらす内因性鎮痛物質の総称** である．エンドルフィン，エンケファリン，ダイノルフィンの3群に大別され，これらを含むニューロンが大脳や脊髄に広く分布する．

●「大脳皮質における疼痛閾値の上昇」「下行性抑制系神経の賦活化」「脊髄後角での感覚神経からの痛みの情報伝達の抑制（サブスタンスP[★15]の放出抑制）」により鎮痛効果を示す（図12）．

● オピオイド受容体には，$μ$，$κ$，$δ$受容体がある．
（ミュー　カッパ　デルタ）

★15　サブスタンスP
迷走神経と舌咽神経の知覚枝の頸部神経節で合成される神経ペプチド．分泌が低下すると，嚥下反射および咳反射を障害して誤嚥の原因となる．

Column⑩　**痛みのコラム**

【痛みの種類】
　痛みは表在痛（皮膚），深部痛（筋肉など），内臓痛（内臓）などに分けられる．痛覚情報を伝える神経線維には，有髄のAδ線維，無髄のC線維があり，それぞれ速く鋭い痛みや遅く鈍い痛みの伝達にかかわる．

【痛みの原因物質】
　組織損傷やそれに続く炎症により種々の内因性発痛物質が損傷・炎症部位に産生される．プロスタグランジン，ロイコトリエンは，侵害受容器の感受性を高めて発痛を増強する．セロトニン，K^+，H^+などは，侵害受容器を興奮させて痛みを起こすと考えられている．

2 オピオイドスイッチングとオピオイドレスキュー

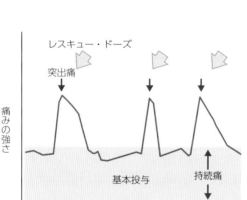

オピオイドスイッチング

- 有害作用を少なくする
- 痛みを抑える力が増す
- 投与経路を変える
- 薬の耐性をなくす

★16 持続痛
24時間のうち12時間以上経験される平均的な痛みとして，患者によって表現される痛みを指す．

★17 突出痛
持続痛の有無や程度，鎮痛薬使用の有無にかかわらず発生する一過性の痛み，または痛みの増強を指す．がん患者の70％でみられる．

有害作用や十分な鎮痛効果が得られない場合，オピオイドスイッチング（オピオイドローテーションともいう）を検討する．これにより，①有害作用を少なくする，②痛みを抑える力が増す，③投与経路を変える，④薬の耐性をなくす，などの効果が期待される．

また，がんの痛みには持続痛★16と突出痛★17がある．それぞれの痛みに対して，基本投与とレスキュー・ドーズに分けて，効率的，効果的にオピオイドを使用する（図13）．

図13　持続痛と突出痛
がんの痛みには"持続痛"と"突出痛"がある．それぞれの痛みに対して，「基本投与」「レスキュー・ドーズ」に分けてオピオイドを使用する

3 臨床で覚えておくべき代表的な麻薬性鎮痛薬 (表10)

◉ モルヒネ

アヘンに含まれるアルカロイドで，主にμ受容体に作用する．κ受容体にも親和性を有する．鎮痛効果以外に，鎮静，麻酔，多幸感，鎮咳◆，呼吸抑制などの中枢抑制効果を示す．

◆鎮咳作用
→第12章「B. 呼吸器系疾患治療薬」，p297参照

◉ フェンタニル

合成オピオイドである．μ受容体に対する選択的作動薬として働く．モルヒネと比較して速効性，鎮痛効果も50倍以上である．
有害作用 嘔気，嘔吐（便秘や眠気は弱い）

◉ オキシコドン

嘔気・嘔吐

μ受容体に対する選択的作動薬として働く．オキシコドンはモルヒネと比較して腎機能が低下していても使いやすいものの，注意が必要である．

◉ コデイン

オピオイド受容体に対する親和性は低い．コデインは鎮咳作用◆を有している．WHOの分類では中等度までの痛みの治療に使用される．
有害作用 嘔気・嘔吐，便秘および眠気

表10　各オピオイドのオピオイド受容体タイプに対する結合親和性（結合しやすさ）

オピオイド	μ受容体	δ受容体	κ受容体
コデイン	＋		
トラマドール	＋※		
モルヒネ	＋＋＋		＋
ヒドロモルフォン	＋＋＋		
オキシコドン	＋＋＋		
フェンタニル	＋＋＋		
メサドン	＋＋＋		
タペンタドール	＋		
ペンタゾシン	＋＋（P）	＋	＋＋
ブプレノルフィン	＋＋＋（P）	＋＋（P）	＋＋（P）

（P）は部分作動薬であることを示す
※トラマドール自体に結合親和性はなく，代謝物が部分作動薬として作用する
「がん疼痛の薬物療法に関するガイドライン2020年版」（日本緩和医療学会，ガイドライン統括委員会／編），金原出版，2020より引用

◉ トラマドール

　μ受容体の部分作動薬である．トラマドールとアセトアミノフェンを含む合剤が使われる．弱オピオイドである．下行性抑制系神経を賦活化する．

◉ ペンタゾシン

　κ受容体作動薬である．μ受容体に対して拮抗，あるいは部分作動薬として働く．モルヒネを長い間処置されている患者に対して，ペンタゾシンを投与すると拮抗作用により離脱症状や鎮痛効果の低下を引き起こすこともある．

◉ ブプレノルフィン

　μ受容体の部分作動薬◆である．κ受容体に対しては拮抗作用を示す．μ受容体に対する親和性や脂溶性が高いことから，長時間の作用（約6〜9時間）を示す．また，大量にモルヒネを投与している患者にブプレノルフィンを投与すると，μ受容体に対するモルヒネの競合的作用により，最終的に鎮痛効果が弱まる可能性がある．

有害作用 嘔気・嘔吐，便秘および眠気

4 緩和ケア

　緩和ケアとは，生命を脅かす疾患による問題に直面している患者とその家族が抱える，痛み，身体的問題，心理社会的問題，スピリチュアルな問題を，診断されたそのときから，予防したり対処することで，QOLを改善するためのアプローチである．医師・看護師・薬剤師などさまざまな職種のスタッフがチームとなり，症状の緩和をめざす．特に，がん性疼痛の場合，強い痛みが生じることもあり，痛みによって夜間の睡眠が妨げられないようにすることも含めて疼痛対策は重要である★18．

◆部分作動薬
→第1章 薬の基礎知識，p23参照

★18　疼痛対策
PCA（patient con-trolled analgesia，自己調節鎮痛）ポンプは，鎮痛薬（医療用麻薬）の追加を患者自身が行えるシステム．痛みを我慢しないで使用すること，および，①痛みを感じたとき，②痛みが増強しそうなとき，③痛みを伴う動作をするとき，といったタイミングでリモートコードのスイッチ（PCAボタン）を押すことを患者に説明する．

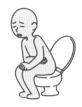

便秘

★19
μ受容体を介したオピオイ
ドによる便秘の予防にナロ
キソンの使用が検討される.

5 有害作用と使用上の注意

- 麻薬性鎮痛薬は多幸感・陶酔感という爽快な精神状態をもたらすことで，痛みの苦しみや不安から患者を開放する効果があるが，健常人の場合には**精神依存**をもたらすこともある.
- オピオイド受容体は腸管にもあるため，腸管運動を抑制し，**便秘**などの有害作用を招く．そのため，昏睡，縮瞳，**呼吸抑制（チェーンストークス型呼吸）**を含め，注意が必要である★19.
- オピオイド鎮痛薬の使用上の注意の1つに，薬物依存の既往歴のある患者などへの慎重投与がある．**不適切使用，乱用にも注意**が必要である．また，オピオイド受容体（特にμ受容体）は，依存症だけでなく，過食性障害などの患者においても脳内発現が変わる.

Ⅰ 全身麻酔薬

- ◎全身麻酔薬は，鎮静（意識消失）を主な目的として使用される
- ◎全身麻酔薬には，吸入麻酔薬（セボフルラン，デスフルラン）と静脈麻酔薬（プロポフォール）がある
- ◎成人の全身麻酔では，静脈麻酔薬による急速導入の後，吸入麻酔薬で維持される
- ◎鎮痛薬や筋弛緩薬を併用したバランス麻酔が一般的である

1 全身麻酔薬の要素

- 全身麻酔は，中枢神経の抑制による意識消失を伴う無痛状態であり，安全に外科手術を行うために必要である.
- 全身麻酔には，**鎮静**（意識消失），**鎮痛**（痛覚消失），**筋弛緩**（不動化）の3要素，**自律神経反射抑制**（血圧，心拍などの変動の抑制）を含めると4要素が必須である.

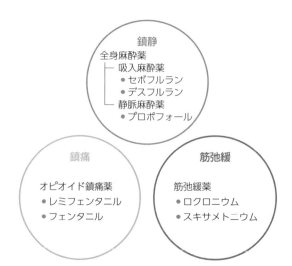

図14 **全身麻酔の3要素とバランス麻酔に用いられる薬**

- 全身麻酔薬には，**吸入麻酔薬**と**静脈麻酔薬**がある．全身麻酔薬は鎮静（意識消失）には優れているが，単剤で全身麻酔のすべての要件を満たすことは難しく，鎮痛薬，筋弛緩薬などを併用して全身麻酔を行う**バランス麻酔**（図14）が一般的である．

- 温室効果ガスである揮発性麻酔薬の利用を控え，静脈麻酔薬，鎮痛薬，筋弛緩薬などすべて静脈投与の薬剤のみで麻酔の導入から維持を行う**全静脈麻酔法**（total intravenous anesthesia：**TIVA**）の普及が，近年進んでいる．

2 吸入麻酔薬

1）分類・投与法

- 吸入麻酔薬には，**揮発性麻酔薬**と**ガス性麻酔薬**がある．

- 揮発性麻酔薬は，常温・常圧では液体であるため，気化器を用いてガス状態として吸入する．吸入した麻酔ガスは肺胞から血液に移行し，中枢神経に達して麻酔効果が現れる．作用機序は十分に解明されていない．非特異的な物理化学的変化を起こす結果，細胞膜上の受容体やチャネルなどの機能を阻害することにより麻酔効果が発現すると考えられている．体内では代謝をほとんど受けず，呼気中に排泄される．

- 吸入麻酔薬を用いた麻酔の方法として，①**静脈麻酔薬（プロポフォールなど）の投与により急速導入し，その後は吸入麻酔薬で維持する方法**と，②**吸入麻酔薬のみを用いて緩徐導入し，そのまま吸入麻酔薬で維持する方法**がある．成人では吸入麻酔薬のにおいや気道刺激を避けるために急速導入が多く用いられる．緩徐導入は，起きているときに静脈ラインの確保が難しい小児に用いられる．

気化器

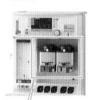

> 麻酔器に搭載された気化器の中に揮発性麻酔薬が注入されている

画像提供：アコマ医科工業株式会社

2）指標

　吸入麻酔薬の肺胞内濃度は，ほぼ神経組織での分圧に比例するとされており，麻酔深度を調節する重要な指標である．吸入麻酔薬の指標として以下のものがある．

- 最小肺胞内濃度（minimum alveolar concentration：MAC）：皮膚切開などの侵害刺激に対して50％の人が反応しなくなる肺胞内濃度（％）．吸入麻酔薬の**強さ（効力）の指標**である．MACが低いほど麻酔作用が強く，低い濃度で麻酔効果が得られる．表11に示すMACは40歳男性の値であり，高齢者では低下し，若年者では上昇する．

- 血液／ガス分配係数：760 mmHg，37℃（通常大気圧と体温）で血液1 mLに溶解する麻酔ガスの量（mL）．吸入麻酔薬による**麻酔の導入と覚醒の速さを示す指標**である．この値が小さいと麻酔薬は血液に溶けにくく，血液から脳に移行しやすいために速く麻酔がかかり，覚醒時は血液から肺胞に移行しやすいために覚醒が速くなる．

3）代表的な薬剤

◉ 揮発性麻酔薬

　セボフルランとデスフルランがよく用いられる．両者とも血液／ガス分配係

表11　吸入麻酔薬の特性と適応

分類	薬剤名	最小肺胞内濃度 MAC（%）*	血液／ガス分配係数（mL）	沸点（℃）	適応・特徴
揮発性麻酔薬	デスフルラン	6.0（高濃度で麻酔を維持）	0.45（覚醒が最も速い）	23.5（低い）	● 麻酔の導入（鎮静作用発現）と覚醒が速やかである ● 脂肪組織への蓄積が少なく，高齢患者・肥満患者や長時間手術でも覚醒遅延を起こしにくい ● 気道刺激性がある（気管支喘息や麻酔の導入には使用できない） ● 高濃度で用いるため蒸発量が大きく気化熱が奪われるため，ヒーター付き気化器が必要
	セボフルラン	1.71	0.63（覚醒が速い）	58.6	● 麻酔の導入・維持が可能 ● 小児の緩徐導入法に使用できる ● 覚醒時興奮に注意が必要 ● 気道刺激性は少なく，気管支拡張作用があるため，気管支喘息にも使用できる
	イソフルラン	1.15（低濃度で麻酔を維持）	1.4（覚醒が最も遅い）	48.5	● 気道刺激性がある（麻酔の導入には通常用いない） ● 薬価が安い ● デスフルランの登場後，使用頻度は減少
ガス性麻酔薬	亜酸化窒素（笑気）	105（亜酸化窒素のみで麻酔を維持できない）	0.47（覚醒が速い）	−89	● MACが100%を超えているため単独での麻酔維持はできない ● 強力な鎮痛作用があり，揮発性麻酔薬の補助薬として使用 ● 小児の緩徐導入法の補助 ● 歯科治療の鎮痛補助 ● 体内に閉鎖腔（イレウス，気胸，中耳炎など）があると容積や圧の増加 ● 麻酔終了時に肺胞に亜酸化窒素が拡散して，拡散性低酸素症の危険性があるため，しばらく（5分以上）は100%酸素を吸入させる

＊ 40歳男性の値

数は小さく，麻酔の導入（鎮静作用発現）と覚醒が速いため，全身麻酔の維持に使用される．鎮静作用に加えて，弱い鎮痛作用と筋弛緩作用をもつ．セボフルランは導入にも使用できるが，デスフルランは気道刺激性があり導入には用いられない．

代表的な薬剤 セボフルラン，デスフルラン，イソフルラン

有害作用 悪性高熱症，術後悪心・嘔吐

禁忌 全身麻酔の既往歴や家族歴を確認し，悪性高熱症が疑われる場合には，揮発性吸入麻酔薬や脱分極性筋弛緩薬（スキサメトニウム）の使用を避ける．

◉ ガス性麻酔薬

強力な鎮痛作用をもつが，鎮静・催眠作用は弱い．MACは100%を超えるため，単独での麻酔維持はできない．においがないため緩徐導入の補助に用いられる．鎮痛作用を期待してセボフルランなどの吸入麻酔薬と併用されていたが，地球温暖化への影響を考慮して現在では使用される頻度は少ない．

代表的な薬剤 亜酸化窒素（笑気）
有害作用 造血機能障害（巨赤芽球性貧血，顆粒球や血小板の減少など）や神経障害

4）有害作用

- 悪性高熱症[1]：吸入麻酔薬（亜酸化窒素を除く）の重篤な有害作用．全身麻酔中に突然高熱を発する遺伝性骨格筋疾患である．頻度は稀（全身麻酔症例10万に1〜2人）であるが，早期に発見して治療を開始しないと死に至る．
  【症状】筋強直，骨格筋の持続的収縮による体温上昇，頻脈，筋崩壊による赤褐色尿（ミオグロビン尿），アシドーシス，呼気終末二酸化炭素分圧の上昇に注意する．
  【治療】ダントロレン★20の投与と対症療法（冷却生理食塩水の点滴静注や体表冷却）を行う．

悪性高熱症

- 術後悪心・嘔吐：吸入麻酔薬では静脈麻酔薬に比べると，術後の悪心・嘔吐が生じやすい．

- 亜酸化窒素では，閉鎖腔の容積や圧の増加，拡散性低酸素症，ビタミンB_{12}の不活性化による造血機能障害（巨赤芽球性貧血，顆粒球や血小板の減少など）や神経障害がみられることがある．

★20 ダントロレン
筋小胞体からのCa放出チャネルである1型リアノジン受容体を阻害し，筋細胞におけるCa放出を抑制する．

3 静脈麻酔薬

◎ プロポフォール

- 全身麻酔の導入に多く用いられ，全静脈麻酔の維持にも用いられる．GABA$_A$受容体の活性化，NMDA受容体の抑制により中枢神経を抑制する．

- 催眠・鎮静作用をもつが，**鎮痛作用，筋弛緩作用はない**．

- 作用発現と持続時間は短く，半減期（分布）は2〜8分である．

- 吸入麻酔薬に比べ，悪性高熱症の原因とならない，術後嘔気・嘔吐を起こしにくい，温室効果がないという特徴がある．

- 吸入麻酔薬と異なり筋弛緩作用がないため，術中に運動誘発電位をモニターする手術（開頭手術や脊椎手術）で使用される．

- 麻酔維持には，**TCI**（target-controlled infusion）**機能を搭載したシリンジポンプ**が使用可能である．TCI機能により，目標血中濃度を設定すると，体内動態から計算された投与速度でプロポフォールが持続静脈内投与される．しかし，鎮静効果の個人差が大きく，手術中の覚醒を防ぐ必要があるために，脳波および脳波から算出されるBIS値（bispectral index）を鎮静の指標として投与量を変更する．

TCI ポンプ

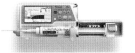

（画像提供：テルモ株式会社）

有害作用 循環抑制作用（血圧低下や徐脈），呼吸抑制，舌根沈下，注入時に血管痛
禁忌 大豆油，卵黄レシチンなどからなる脂肪乳剤として製剤化されており，卵，大豆アレルギーの既往のある患者では使用できない

【プロポフォール注入症候群】

通常，長期間にわたって大量のプロポフォールを投与した場合に発生するまれな合併症であるが，発症すると致死的な経過をとる．臨床症状として，代謝性アシドーシス，急性心不全，不整脈，横紋筋融解を呈する．病態として，ミ

トコンドリアによる脂質代謝障害が考えられている．発症の危険因子として，長期・大量投与，小児，頭部外傷，痙攣重積などがある．**小児での人工呼吸中の鎮静目的での使用は禁忌**となっている．

◎ **ベンゾジアゼピン系全身麻酔薬（ミダゾラム，レミマゾラム）**

GABA$_A$受容体のベンゾジアゼピン結合部位に作用してGABA作用を増強し，鎮静効果と抗痙攣作用を発揮する（Column⑨参照）．全身麻酔の導入および維持に使用される．ミダゾラムは，集中治療における人工呼吸中の鎮静，痙攣重積発作の治療にも使用される．過量投与による過鎮静に対して，フルマゼニル◆（ベンゾジアゼピン受容体拮抗薬）が拮抗する．

◆フルマゼニル
→本章「B．催眠薬・抗不安薬」p173参照

◎ **バルビツール酸系鎮静薬（チオペンタール，チアミラール）**

超短時間作用型バルツール酸誘導体であり，GABA$_A$受容体のバルビツール酸結合部位に作用する．鎮静・催眠作用のほか，用量依存性に脳代謝を抑制するが，鎮痛作用はない．単回投与で全身麻酔の導入，短時間全身麻酔の維持，電気痙攣療法の際の麻酔に使用される．

◎ **ケタミン**

NMDA受容体のイオンチャネル部位に作用して，NMDA受容体活性化を抑制する．大脳皮質の機能を抑制する一方，大脳辺縁系を活性化することから，**解離性麻酔薬**とよばれる．そのため，麻酔からの覚醒時に，鮮明な夢（悪夢など），浮遊感，幻覚，せん妄などが出現する．麻酔作用より鎮痛作用が強く，皮膚，筋肉，骨などの体性神経系の痛みに対して強い鎮痛作用を示す．依存性があるため，麻薬に指定されている．

4 鎮痛薬（オピオイド鎮痛薬，麻薬）

◎ **レミフェンタニル**

強力な鎮痛効果と迅速な作用発現（1分以内）・消失（5～10分）を特徴とし，持続静脈内投与により麻酔導入から維持の鎮痛に用いられる．強力な呼吸抑制作用があり，人工呼吸管理中の患者に使用される．作用消失が速いため，投与中止直後から術後疼痛管理を行う必要がある．

◆フェンタニル
→本章「H．麻薬性鎮痛薬」p200参照

◎ **フェンタニル◆**

作用発現は迅速であるが，作用時間は30分～1時間とレミフェンタニルより長い．術中・術後（硬膜外麻酔を含む）の鎮痛に使用できる．術後鎮痛薬として使用する場合にも呼吸抑制に注意が必要であり，ナロキソンが呼吸抑制に拮抗する．

◆筋弛緩薬
→第8章「D．筋弛緩薬・局所麻酔薬」p159参照

5 筋弛緩薬◆

◎ **ロクロニウム**

非脱分極性筋弛緩薬．気管挿管時の声門開大や気道反射の消失，術中の筋弛

緩維持の目的で使用される．筋弛緩作用の拮抗には，スガマデクス（ロクロニウムと複合体を形成して無効化）が用いられる．

◉ **スキサメトニウム**

脱分極性筋弛緩薬．作用発現が30秒〜1分と短く，緊急手術時の迅速導入に用いられる．悪性高熱症の発現が報告されており，注意が必要である．

J 片頭痛治療薬

- ◉片頭痛患者は 20 〜 40 歳代の女性で有病率が高い
- ◉トリプタンとは選択的セロトニン受容体作動薬（5-HT$_{1B/1D}$ 受容体作動薬）である
- ◉ラスミジタンは，5-HT$_{1F}$ 受容体作動薬である
- ◉片頭痛発作予防薬に，β遮断薬，抗てんかん薬，CGRP関連薬剤，抗うつ薬などがある

1 片頭痛

片頭痛は**国際頭痛分類第3版（ICHD-3）**に準じて診断，治療が行われることが推奨されている．日本における片頭痛の有病率は年間8.4％程度である[2]．片頭痛患者は20〜40歳代の女性で有病率が高い．片頭痛の病態や発症機序は，神経説，血管説，**三叉神経血管説**（図15）などあり，一酸化窒素，ヒスタミン，セロトニン，グルタミン酸，ドパミン，オレキシンおよびカルシトニン遺伝子関連ペプチド（CGRP◉）などの神経ペプチドが関与すると考えられている．現在三叉神経血管説が有力とされている．

◉CGRP
calcitonin gene-related peptide

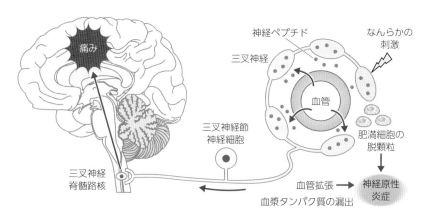

図15　三叉神経血管説に基づく片頭痛の発生機序
硬膜の血管周囲に存在する三叉神経の軸索になんらかの刺激が加わり，血管作動性の神経ペプチド（CGRPやサブスタンスPなど）が遊離され，血管拡張，血漿成分の漏出，肥満細胞の脱顆粒による神経原性炎症が起こる．これにより，三叉神経の順行性伝導が生じ，三叉神経核，視床，大脳皮質に疼痛シグナルが伝わり，痛みを自覚する

2 臨床で覚えておくべき代表的な片頭痛の薬物療法（治療と予防）

　薬物治療が中心に行われ，突発的な予期しない片頭痛をすみやかに消失させ，QOLを回復させることが求められる．片頭痛の治療は大きく分けて2種類ある．頭痛発作が起こったときになるべく早く頭痛を抑える"急性期治療"と，頭痛がない日から頭痛発作を起こりにくくすることと，頭痛発作を軽減することを目的とした"予防療法"である．

　片頭痛患者には，急性期治療薬の長期の使用によって頭痛が増悪するケースがある．発作予防薬は発作頻度や強さの低下，持続時間の減少，さらには急性期治療薬の反応性を改善する効果が期待される．

1）急性期治療薬

◉ アセトアミノフェン

　作用機序は不明な部分もあるが，大脳皮質に働くことで，痛みの感受性の閾値をあげ，鎮痛作用を発揮する．体温調節中枢に働くことで解熱作用があるものの，抗炎症効果はほとんどない◆．

◉ NSAIDs◆

　シクロオキシゲナーゼの阻害によりプロスタグランジン E_2 の産生を抑制する．PGE_2 による発痛物質ブラジキニンの感受性を抑制することで鎮痛作用を示す．

◉ トリプタン

　選択的セロトニン受容体作動薬（5-$HT_{1B/1D}$受容体作動薬）である（図16）．頭蓋内血管にある5-HT_{1B}受容体に作用することで拡張した血管を収縮し，三叉神経終末にある5-HT_{1D}受容体に作用することで刺激された三叉神経を鎮静化し，片頭痛の急性発作を抑えると考えられている．薬剤ごとの効果に差があり，個々の患者により臨床効果に差異がある．また，剤型の嗜好差もあるため，患者に合わせて検討する．**5-HT_{1B}受容体刺激は血管収縮作用があるため，心血管系合併症を有する患者には使用できない**．

　代表的な薬剤 スマトリプタン，ゾルミトリプタン，エレトリプタン，ナラトリプタン，リザトリプタン

◉ エルゴタミン

　トリプタン同様，5-$HT_{1B/1D}$受容体に作用するが，選択性が低く，ドパミン受容体やノルアドレナリン受容体に対する作用も有する．中〜重度の片頭痛発作および軽〜中等度でも鎮痛薬に反応しない片頭痛発作にエルゴタミン製剤（酒石酸エルゴタミン）の使用が検討される★21．

◉ 制吐薬

　片頭痛急性期には悪心・嘔吐や消化管吸収障害などの症状がある．患者のQOLの向上と，服薬アドヒアランスの改善のため，制吐薬が併用される．

◆アセトアミノフェン
→第7章 抗炎症薬・鎮痛薬 参照

◆NSAIDs
→第7章 抗炎症薬・鎮痛薬，p138参照

使用されている
トリプタン

・スマトリプタン
　錠剤，点鼻液，
　キット皮下注
・ゾルミトリプタン
　錠剤，RM（口腔内速溶）錠
・エレトリプタン
　錠剤，OD（口腔内崩壊）錠
・リザトリプタン
　錠剤，OD錠
・ナラトリプタン
　錠剤

★21
トリプタン製剤ができる以前は，片頭痛治療薬の中心的存在であったが，服用により悪心・嘔吐を来しやすく，頭痛が起こってからでは効きにくいため，現在では適用が限られる．作用時間が長く，長期間使っても効果が低下しにくいという特徴を持つ．通常，作用増強のためにカフェインとの合剤の形で使用する．トリプタン製剤との併用はできない．

代表的な薬剤 メトクロプラミド，ドンペリドン

2）予防療法

効果判定には2カ月以上，忍容性が良好であれば6カ月以上継続する．CGRP関連薬剤は費用が高いことが問題の1つである．

◎ CGRP関連薬剤

片頭痛発作時にCGRPの濃度が異常に上昇することが知られており，これが片頭痛を誘発すると考えられている．CGRP関連薬剤は，これらを阻害することで片頭痛の発作を抑える．抗体製剤であり，皮下投与する．CGRPに結合するもの（ガルカネズマブ，フレマネズマブ）と，CGRP受容体に結合するもの（エレヌマブ）がある（図16）．

代表的な薬剤
【抗CGRP抗体】ガルカネズマブ，フレマネズマブ
【抗CGRP受容体抗体】エレヌマブ

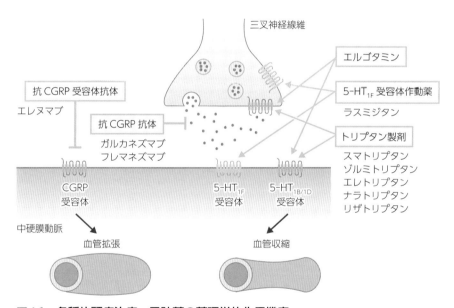

図16　各種片頭痛治療・予防薬の薬理学的作用機序
de Vries T, et al：Pharmacological treatment of migraine：CGRP and 5-HT beyond the trip-tans. Pharmacol Ther, 211：107528, 2020を参考に作成

Column⑪　ラスミジタン

ラスミジタンは，5-HT$_{1F}$受容体作動薬で，2022年1月に本邦で製造承認された．5-HT$_{1B}$や5-HT$_{1D}$受容体よりも5-HT$_{1F}$受容体への親和性が高いため，血管収縮作用を示すことなく，片頭痛に対して鎮痛作用を示す（図16）．また，トリプタンと比較して心血管系へのリスクが高い患者に対してより効果が期待できる．

◎ カルシウムチャネル遮断薬（Ca拮抗薬）

　持続的かつ脳血管選択的な拡張作用をもつ．主に，発作時の血管拡張に先立つ血管収縮を予防することにより，片頭痛予防効果を示すと考えられている．妊娠初期は禁忌．

代表的な薬剤 ロメリジン

◎ 抗てんかん薬◆

◆抗てんかん薬
→本章「G. 抗てんかん薬」，p197参照

　バルプロ酸は頭痛発作頻度や強度を減少させ，発作持続時間を短縮させる．バルプロ酸以外の抗てんかん薬は日本で片頭痛への保険適用はない．

代表的な薬剤 バルプロ酸，トピラマート

◎ β遮断薬◆

◆β遮断薬
→第10章 循環器系疾患治療薬 参照

　末梢血管や自律神経への作用による予防効果があると考えられるが定かではない．**プロプラノロールはリザトリプタンの血中濃度を上昇させるため，併用禁忌であり注意が必要である**．

代表的な薬剤 プロプラノロール，チモロール

◎ 抗うつ薬◆

◆抗うつ薬
→本章「C. 抗うつ薬・気分安定薬」，p175参照

　病態にセロトニンやノルアドレナリンなどの関与が指摘されていることから，これらの濃度を高めることで鎮痛作用を示す．片頭痛の保険適用はない．

代表的な薬剤 アミトリプチリン

第9章 章末問題

解答 ➡

問1 中枢神経系に関する以下の文について，（　）に適切な語句を入れよ．

 a）アセチルコリンはアセチル-CoAとコリンから（　①　）とよばれる酵素により合成され，神経伝達物質として放出されると，（　②　）で分解される．

 b）神経伝達物質ドパミンは前シナプスから放出されると後シナプスにあるドパミン受容体を刺激し，前シナプスにある（　③　）で再取り込みされる．また，（　④　），（　⑤　）により不活性化（代謝分解）される．

 c）神経伝達物質GABAの受容体には（　⑥　）と（　⑦　）という2種類の受容体がある．

問2 睡眠薬・抗不安薬について，正しいものには〇，間違っているものには×を記せ．

 a）ベンゾジアゼピン受容体アゴニストはGABA$_B$受容体のベンゾジアゼピン結合部位に結合し，抑制性神経伝達物質であるGABAの作用を増強する．

 b）ベンゾジアゼピン受容体アゴニストは睡眠作用の他，抗不安作用，筋弛緩作用，抗痙攣作用を有する．

 c）ベンゾジアゼピン受容体アゴニストの長期使用により耐性と身体依存が形成される．

 d）短時間作用型のベンゾジアゼピン系睡眠薬では前向性健忘やせん妄が現れる場合がある．

問3 睡眠薬・抗不安薬に関する以下の文について，正しいものには〇，間違っているものには×を記せ．

 a）オレキシン受容体アンタゴニストは睡眠薬として用いられる．

 b）メラトニン受容体アゴニストは抗不安薬としても使用される．

 c）フルマゼニルはベンゾジアゼピン受容体アンタゴニストである．

 d）フルマゼニルは睡眠薬，抗不安薬として用いられる．

問4 うつ病の薬物治療について誤りはどれか．

 a）抗うつ薬の主な薬理作用はセロトニンやノルアドレナリンの再取り込み阻害である．

 b）抗うつ薬の治療効果発現には2週間以上が必要である．

 c）最初の抗うつ薬治療により患者の80％が寛解（うつ症状がおおむね消退）する．

 d）うつ病の薬物療法は寛解後も6カ月〜1年以上の継続・維持療法が必要である．

 e）三環系抗うつ薬は抗コリン作用や心毒性が強いため，SSRIやSNRIが第一選択薬となる．

問5 抗精神病薬の有害作用で主にドパミンD$_2$受容体遮断によるものはどれか．すべて選べ．

 a）鎮静   b）悪性症候群 c）起立性低血圧

 d）高プロラクチン血症 e）パーキンソン症候群

問6 抗パーキンソン病薬の急激な減量や中止に伴い発症する危険性が高いのはどれか．

 a）悪性症候群 b）ジスキネジア c）衝動性行動障害（病的賭博，性欲亢進）

 d）心臓弁膜症 e）閉塞隅角緑内障

問7 認知症治療薬 ドネペジル（ChE阻害薬）について正しいのはどれか．すべて選べ．

 a）中枢移行に優れた第三級アミン

 b）アセチルコリンエステラーゼ（AChE）の阻害

 c）ブチリルコリンエステラーゼ（BuChE）の阻害

 d）ニコチン性アセチルコリン受容体（nAChR）のアロステリック増強作用

 e）神経変性の抑制

問8 てんかんおよび抗てんかん薬について，正しいものには○，間違っているものには×を記せ．

 a）てんかんは大きく，全般性と焦点性に分類される．

 b）ラモトリギンはナトリウムチャネルを抑制する．

 c）バルプロ酸やクロナゼパムは主に$GABA_B$受容体を介して，抑制効果を増強させる．

 d）ガバペンチンは抑制性神経のカルシウムチャネルを抑制し，GABA遊離を低下させる．

 e）抗てんかん薬の血中濃度測定は，効果判定や有害作用予測などの必要性に応じて行う．

 f）有効発作スペクトラムをもとに，治療は単剤で開始するのが一般である．

 g）抗てんかん薬には催奇形性の問題がある．

問9 麻薬性鎮痛薬について，正しいものには○，間違っているものには×を記せ．

 a）オピオイド受容体には，μ，κ，δ受容体がある．

 b）慢性痛に使用する場合は，便秘，悪心・嘔吐，眠気に注意する．

 c）がん性疼痛などを患っている患者の場合，適正に使用しても精神依存は生じやすい．

 d）急性中毒として，昏睡，縮瞳，呼吸抑制などの主症状がある．

 e）ナロキソンは特にκ受容体への親和性が高い．

 f）緩和医療の1つの目的に，痛みによる夜間の睡眠が妨げられないようにすることがあげられる．

 g）オピオイドスイッチング（ローテーション）は有害作用の軽減や高い鎮痛効果を期待し，他の麻薬性鎮痛薬に変更することである．

問10 吸入麻酔薬であるセボフルランに関する記載で誤りはどれか．

 a）気化器を用いてガス状態として使用する．

 b）麻酔の導入と覚醒がすみやかである．

 c）小児の緩徐導入など麻酔の導入にも使用できる．

 d）MACが100を超えるため，単独で麻酔の維持はできない．

 e）気道刺激性は少なく，喘息患者にも使用できる．

問11 片頭痛治療薬について，正しいものには○，間違っているものには×を記せ．

 a）片頭痛治療薬に選択的セロトニン受容体作動薬（$5\text{-}HT_{1B/1D}$受容体作動薬）がある．

 b）三叉神経血管説によると，片頭痛の発症機序に三叉神経線維が関係する．

 c）片頭痛患者では，急性期治療薬の使用過多による頭痛が発生することがある．

 d）ラスミジタンは，$5\text{-}HT_{1B/1D}$受容体作動薬である．

 e）エレヌマブはCGRP受容体作動薬の効果をもつ．

 f）トリプタン系製剤は心血管系合併症を有する患者には注意が必要である．

第10章 循環器系疾患治療薬

A 高血圧治療薬

- ◎血圧＝心拍出量（循環血液量）×末梢血管抵抗であり，高血圧の治療は心拍出量（循環血液量）を減らす，または末梢血管抵抗を減らす薬が使われる
- ◎各降圧薬には血圧を下げる以外の臓器保護効果が期待されている
- ◎各降圧薬の特徴的な有害作用には留意する必要がある
- ◎降圧薬は長期に投与される薬であるため，患者に薬を飲む意義をしっかりと認識してもらうことが重要である

1 血圧の上がるメカニズム

　突然だがオームの法則をご存知だろうか？電圧は電流と抵抗の積で決まる「電圧（V）＝電流（I）×抵抗（R）」という物理の法則である．物理をならったことがなくても，図1Aを見ることで，なんとなくイメージをもっていただけると思う．ある一定量の水を流し続けるには，流す水の量と流れの間に加わる抵抗に打ち勝つだけの高さに水をくみ上げる必要がある．その高さが電圧である．

　同様に，血圧も「**血圧＝心拍出量（循環血液量）×末梢血管抵抗**」であらわさ

A)

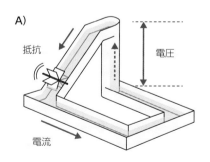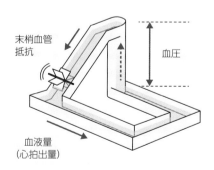

B)

$$電圧(V) ＝ 電流(I) × 抵抗(R)$$

$$\downarrow$$

$$血圧 ＝ 心拍出量（循環血液量） × 末梢血管抵抗$$

血圧は心拍出量と末梢血管抵抗を掛け合わせたものである！
したがって，どちらかが一方あるいは両方が増えれば血圧が上昇する

図1　血圧の概念図（A）と
血圧を表す式（B）

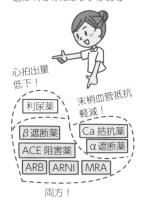

選ばれるのにはワケがある

心拍出量
低下！

末梢血管抵抗
軽減！

利尿薬

β遮断薬 ── Ca拮抗薬
ACE阻害薬 ── α遮断薬
ARB ARNI MRA

両方！

◆交感神経
→第8章「A. 末梢神経系
とは」図2, p146参照

れる（図1B）．つまり，心臓から拍出される血液量を血管抵抗に逆らって全身に流し切るための圧力が血圧になる．よって，血圧は，心拍出量が増加したり，あるいは血管の抵抗が増大したりすることで高くなる．言い方を変えれば，血液を全身に流し切るためには，それだけの血圧が必要ということである．高血圧患者においては，血圧上昇の原因を推察することで，多くの降圧薬のなかからなぜこの薬が処方されているか，その理由がわかるだろう．

2 心拍出量（循環血液量）の増加する理由

血液は0.9％の食塩水である．しかし，塩分の摂取量が多いと，血液が「濃い食塩水」になり，それを適正な食塩水濃度にするために水分量を増やすことで，循環血液量が増加する．また肥満に伴って身体の体表面積が増大すると循環血液量を保つために，身体の食塩水を濃くするような，塩分をため込むホルモン，例えばレニン-アンジオテンシン（RA）系が活性化され血圧が上昇する．さらに　RA系は交感神経◆を活性化し，心拍出量を増大させることによっても血圧を上昇させる．

3 末梢血管抵抗の増加する理由

加齢に伴う動脈硬化の進行で，血管のしなやかさが低下したり，動脈内にプラークができることで，血管の内側が狭くなることが血管抵抗を増加させる最も大きな原因である（図2）．さらに，血管を拡張させる一酸化窒素の量が減ったり，交感神経の活性化により血管が収縮することも血管抵抗が高まる原因となる．前述したRA系の活性化は交感神経を高めることで血管収縮も増大させる．

したがって，年をとるにつれて動脈硬化が進めば血圧は自然と上昇してくるが，血管の老化による血管抵抗を元に戻すことは難しいため，加齢とともに降圧薬を用いた治療が必要となり，それが生涯続くこととなる．

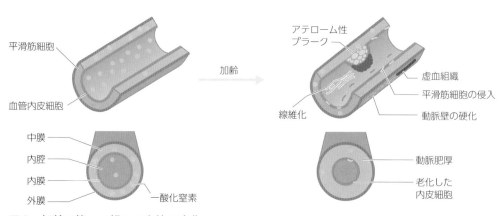

図2　加齢に伴って起こる血管の変化

4 降圧薬を継続して服薬してもらうために

　血圧が高いことで生じる身体的症状は少ない．頭痛や肩こりなどが起こることもあるが，収縮期血圧が200 mmHgを超えても無症状の人もいる．高血圧の問題点は，脳梗塞や心筋梗塞などの，死亡や生活の質の低下を招く後遺症を起こす大きな病気を誘発する「要因」になることである．図3に示すように高血圧は死亡につながる最も危険な要因であり，循環器疾患を起こす要因としても強力なものであり，高血圧をきちんと治療することは将来の「大病」を予防するためにとても重要である．その意味から高血圧は「**サイレントキラー**」といわれている．痛みやつらさがない状態で，長期間にわたって高血圧の薬を飲んでもらうためには，薬を飲む意義を高血圧患者にしっかり認識してもらうことがたいへん重要である．

5 降圧薬のメリットと注意点

　降圧薬には単に血圧を下げるだけでなく，**心臓や腎臓，脳や血管など臓器を保護する作用**も期待されている．最近では中年期の高血圧をきちんと治療することが高齢者になったときに**認知症の発症を防ぐ**こともわかってきた．将来の健康維持のために若いときから高血圧を予防し，必要であれば積極的に治療を進めていくことが肝要である．

　一方で降圧薬にもそれぞれ特徴的な有害作用があることから，長期間の服用が必要となる降圧薬の有害作用をよく理解し，高血圧患者に何らかの症状が出た際には薬剤の有害作用でないかをきちんと判断できるようにもしておきたい．

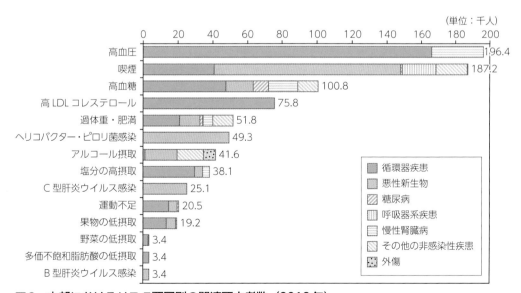

図3　本邦におけるリスク要因別の関連死亡者数（2019年）
（注）日本における2019年の非感染性疾患と障害による成人死亡について，喫煙・高血圧等の予防可能な危険因子別に死亡数を推計したもの．Nomura S, et al：Toward a third term of Health Japan 21-implications from the rise in non-communicable disease burden and highly preventable risk factors. Lancet Reg Health West Pac Apr；21：100377, 2022より引用

6 降圧薬の種類と特徴

降圧薬は心拍出量（循環血液量）の増加を減らし，末梢血管抵抗を減らす作用のある薬である．図4に血圧を上昇させる機序とその部分を抑制する作用をもつ薬を示す．

1）心拍出量（循環血液量）の低下をめざした薬剤

◉ 利尿薬

利尿薬は腎臓からのNa排泄により体液量を減らすことによる降圧作用が期待される．主に遠位尿細管でのNa$^+$/Cl$^-$共輸送体を阻害して，Naや水の再吸収抑制効果をもつサイアザイド系利尿薬が降圧利尿薬として使用される．一方で夏場の使用による脱水や，Naだけでなくカリウムの再吸収も抑制するために，低カリウム血症を起こしやすい．また細胞外液や腎血流量の低下により尿酸再吸収が亢進して痛風も起こしやすいため注意が必要である．

代表的な薬剤 ヒドロクロロチアジド，トリクロルメチアジド，インダパミド

有害作用 脱水・低カリウム血症，糖尿病，痛風の悪化

2）末梢血管抵抗の軽減をめざした薬剤

◉ α遮断薬

◆アドレナリンα₁受容体
→第8章「B. 交感神経作用薬」，p149，図4参照

交感神経末端のアドレナリンα₁受容体◆を選択的に遮断して血管平滑筋を弛緩させて血圧降下を起こす薬剤で，morning surgeという起床時の血圧上昇を抑えることが期待され使用される．

代表的な薬剤 ドキサゾシン

有害作用 立ちくらみ，めまい

◉ カルシウム（Ca）拮抗薬 （よく使われる略語：CCB◉）

●CCB
Ca channel blocker

血管平滑筋はカルシウムイオンチャネルから細胞内にカルシウムが流入することにより活性化して収縮を起こす．このカルシウムチャネルを抑制すること

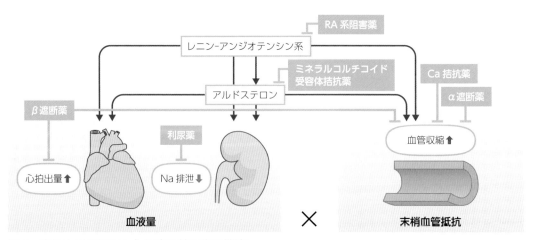

図4 血圧上昇の原因と主な降圧薬の作用機序

で血管平滑筋が弛緩し血管が拡張するために末梢血管抵抗が軽減して降圧効果が得られる.

代表的な薬剤 ニカルジピン, アムロジピン, アゼルニジピン, ペルジピン

有害作用 頭痛, 頻脈, 歯肉肥厚, 浮腫や顔面紅潮

3）心拍出量（循環血液量）の低下および末梢血管抵抗の軽減をめざした薬剤

◎ β遮断薬

　心臓や血管のアドレナリンβ受容体◆に結合して, 交感神経や副腎からのアドレナリンのβ作用を遮断する. 心臓に作用すると心拍数や心収縮力を低下させ, 血管に働くと血管を弛緩する. 効率のよい薬に思えるが, 神経機能を微妙に調節することは難しく, 徐脈を起こしたり, 気管支に発現する気管支を弛緩させる $β_2$ 受容体を遮断してしまうと気管支喘息を悪化させる危険性などから, 使いにくい面もあり, 現在は第一選択薬とはなっていない.

◆アドレナリンβ受容体
→第8章「B. 交感神経作用薬」, p149, 図4参照

代表的な薬剤 プロプラノロール, アテノロール

有害作用 徐脈, 不眠, 抑うつなど, 喘息などでは悪化に注意

◎ レニン-アンジオテンシン（RA）[★1]系を抑制する薬剤

①アンジオテンシン変換酵素阻害薬（よく使われる略語：ACE●阻害薬）

②アンジオテンシンⅡ１型受容体拮抗薬（よく使われる略語：ARB●）

③アンジオテンシン受容体ネプリライシン阻害薬（よく使われる略語：ARNI●）

　RA系は血液中に塩分（Na）を保持するために重要なホルモン調節システムで, 水中生物が陸上に上がったときに身体の水分が抜けないように発達してきた. 血液が減ると腎動脈でそれが感知され, レニンが分泌される. レニンは肝臓から分泌されるアンジオテンシノーゲンを分解してアンジオテンシンⅠに変換し, さらに肺から分泌されるアンジオテンシン変換酵素（ACE）によってアンジオテンシンⅡに変換される. アンジオテンシンⅡは副腎のアンジオテンシンⅡ１型（AT_1）受容体に作用してアルドステロンを分泌したり, 血管の AT_1 受容体に作用して血管を収縮したり, 交感神経を刺激して心拍数を増加することにより, 少なくなった血液を増やしたり, 少ない血液量に対応しようと全身的な反応を起こす. 現代では食事のあらゆるものに塩分が含まれているため, 塩分の過剰な取りすぎが血圧上昇の大きな要因となっている. そのため, このホルモン系を抑制する薬が多数開発されている. 例として**レニン阻害薬, アンジオテンシン変換酵素（ACE）阻害薬, アンジオテンシンⅡ受容体拮抗薬（ARB）**などがある. RA系は脳や心臓, 腎臓などの組織内でも活性化して心肥大や腎機能障害につながることもわかってきており, 高血圧の治療だけでなく臓器保護薬としての役割も期待されている. また最近, ARBにネプリライシン阻害薬の作用を加えた**ARNI**[★2]も使われている. ネプリライシンは利尿作用

[★1] RA系
RAA（レニン-アンジオテンシン-アルドステロン）系ともいう.
●ACE
angiotensin converting enzyme
●ARB
angiotensin receptor blocker
●ARNI
angiotensin receptor neprilysin inhibitor

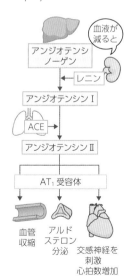

[★2] ARNI
「アーニー」とよむ.

や血管拡張作用などを示すナトリウム利尿ペプチドを分解することから，ネプリライシン阻害薬を使用することで利尿作用や血管拡張作用による降圧作用が期待されている．

RA系阻害薬は催奇形性があり，若い女性に漫然と投与すべきではありません

●MRA
mineralocorticoid receptor antagonist
●MRB
mineralocorticoid receptor blocker

●ENaC
epithelial Na channel

代表的な薬剤
【アンジオテンシン変換酵素（ACE）阻害薬】カプトプリル，エナラプリル
【アンジオテンシンⅡ 1型受容体拮抗薬（ARB）】ロサルタン，アジルサルタン
【アンジオテンシンⅡ受容体ネプリライシン阻害薬（ARNI）】サクビトリルバルサルタン
有害作用 高カリウム血症，血管浮腫，喉頭浮腫
禁忌 妊婦

◎ **ミネラルコルチコイド受容体拮抗薬** (よく使われる略語：MRA あるいはMRB)
　副腎のAT₁受容体がアンジオテンシンⅡにより刺激されて分泌されるアルドステロンが作用するミネラルコルチコイド受容体をブロックする薬剤で，古くからの薬剤に加えて新しい薬も加わり注目されている．主に腎臓の遠位尿細管および集合管の**上皮性ナトリウムチャネル（ENaC）**に作用してNaの再吸収を防ぐ．一方でENaCはNa⁺とK⁻を交換するため，Na⁺が再吸収されなければカリウムは上昇するため，主な有害作用には高カリウム血症がある．一方でアルドステロンは血管にも作用して血管を収縮させることからミネラルコルチコイド受容体拮抗薬は血管抵抗を軽減する作用も有する．

代表的な薬剤 スピロノラクトン，エサキセレノン
有害作用 高カリウム血症，[スピロノラクトン]女性化乳房

　また，「高血圧治療ガイドライン」では，高血圧患者には，①Ca拮抗薬，②ARB，③ACE阻害薬，④利尿薬の4種類の薬のいずれかが第一に使われるべき降圧薬と推奨されており，この4種類の使用頻度が高い．

Column①　Ca拮抗薬を大きく3群で考える

　Ca拮抗薬は3つの薬物群に分かれる．より血管に作用しやすいのが，ジヒドロピリジン（DHP）系Ca拮抗薬であるニフェジピンやアムロジピンで，心臓への作用が強いのがベラパミルやベプリジル，その中間がジルチアゼムということになる．名前は同じCa拮抗薬だが対象とする疾患が異なるので注意が必要である．

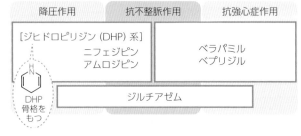

図A　Ca拮抗薬の薬物群

Ⓑ 狭心症治療薬

◉心臓は身体が活動するための酸素と栄養を各組織に運ぶポンプの働きをしている

◉胸痛の性質を捉えて冠動脈疾患の可能性を見極める力は大切である

◉硝酸薬が治療の基本であるが，冠動脈の動脈硬化を引き起こす脂質代謝異常症や高血圧などの生活習慣病の治療は，病状の進展や再発防止のためにたいへん重要である

◉血小板の凝集抑制による狭窄部位での血栓を予防する治療も重要である

1 心臓の働き

心臓は，全身に血液を送り，さまざまな組織が活動するための酸素と栄養を運ぶポンプの働きをしている★3．ひとたび血液の流れが途切れると組織は酸素・栄養不足に陥る．これが"**虚血**"とよばれる状態で，冠動脈の狭窄に伴う心疾患を"**虚血性心疾患**"といい，冠動脈の狭窄はあるが血液が流れている状態を"**狭心症**"，冠動脈の一部が閉塞して血流が途絶えた病態を"**心筋梗塞**"という．

2 狭心症に伴った胸痛

心臓には左と右の冠動脈があり（図5），左の冠動脈はさらに分岐して前下行枝と回旋枝に分かれる．左の冠動脈は全身に血液を送り出す左室を，右の冠動脈は肺に血液を送り出す右室だけでなく，洞房結節や房室結節などの刺激伝導系に栄養を与えている．この冠動脈に虚血が起こると心筋に十分な酸素や栄養が届かなくなり，**胸痛**を生じる．これが**狭心症**である．おそらく心臓は非常に重要な臓器だからこそ，「これ以上運動すると危険だ」というシグナルとして強い痛みが起こるものと考えられるが，糖尿病患者ではこうした痛みがはっきりしない場合があり，発見が遅れることがあり注意が必要である．胸痛を訴える患者は多いが，胸痛イコール狭心症ではもちろんなく，胸痛の訴えを聞いた場合に，**胸痛が起こる状態や頻度，持続時間**などをよく問診することが重要である．

★3
全身に送り出す1回の心拍出量は60～70 mLであり，心臓は1分間に50～100回拍動しているので，1分間に約5 Lの血液を循環させ，1日でいえば7,000～8,000 Lの血液を送り出していることになる．この血液の絶え間ない流れによって，各組織は生きながらえることができる．

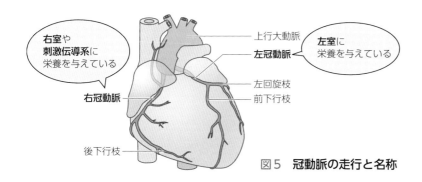

図5 **冠動脈の走行と名称**

（図中のラベル）
右室や刺激伝導系に栄養を与えている
上行大動脈
左冠動脈
左室に栄養を与えている
右冠動脈
左回旋枝
前下行枝
後下行枝

3 狭心症のタイプ

狭心症には，運動負荷により心臓に負担が生じた場合に起こるタイプ（**労作性狭心症**）と，就寝時の安静時に冠動脈が攣縮することによって起こるタイプ〔**冠攣縮性狭心症（異型狭心症）**〕がある（図6A，B）．階段を上ったときや運動をした際に胸痛を感じる，あるいは散歩をしている途中で胸が重くなり，少し休むと回復するなどの症状がある場合，労作性狭心症をまず疑ってみる必要がある．狭心症は一時的な虚血症状であり，心電図での変化を捉えることが難しい．**入院中の胸痛時には，迅速に心電図をとり，虚血性の心電図変化を捉えることが重要である**．

4 心筋梗塞

さらに冠動脈の狭窄部位の動脈壁に付着したコレステロールなどのアテローム（脂肪性物質）が突然ちぎれ，その部位から放出される物質により血小板が急激に集積して血管が詰まることがある．これを**急性冠動脈症候群（ACS●）**（図6C，D）といい，今にも血管が詰まってしまいそうな狭心症の状態（**不安定狭心症**）や，血管が閉塞し血流が途絶し，その先の心筋が腐ってしまい（壊死）心筋機能が二度と戻らない**心筋梗塞（AMI●）**が含まれる．

また冠動脈の走行の特徴や栄養部位の違いから，右の冠動脈の閉塞による心筋梗塞では不整脈が起こりやすく，左の冠動脈の閉塞では左室の収縮不全からポンプ失調につながりやすい．左の冠動脈はまず1本の主冠動脈からはじまり前下行枝と回旋枝に分岐するので（図5），左の**主冠動脈に閉塞が起こると非常に広範囲の心筋が壊死を起こし生命の危険につながる**ことがある．

心臓の心筋細胞は，神経細胞と同様に分裂しない細胞であるため，一度障害された部位は修復されない．そのため心筋梗塞を起こした心臓では心臓のポンプ機能が低下するため，将来的に**心不全が起こりやすくなる**．したがって，胸痛の性状から狭心症をまず見極める力と心筋梗塞を起こさせないための予防的なアプローチがたいへん重要である．

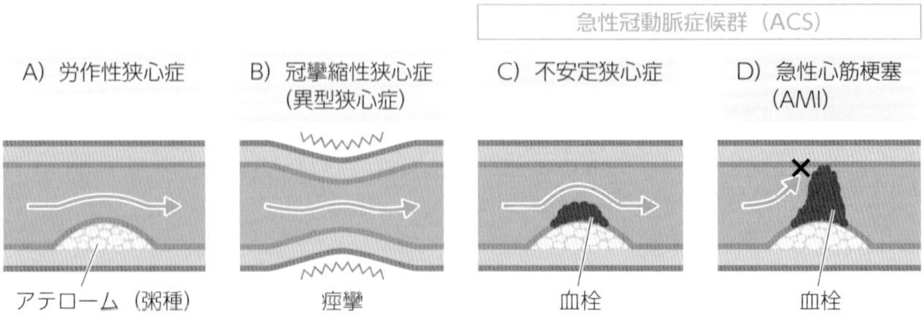

●ACS
acute coronary
syndrome

●AMI
acute myocardial
infarction

急性冠動脈症候群（ACS）

A) 労作性狭心症	B) 冠攣縮性狭心症（異型狭心症）	C) 不安定狭心症	D) 急性心筋梗塞（AMI）
アテローム（粥種）	痙攣	血栓	血栓

図6　虚血性心疾患の種類と特徴

5 虚血性心疾患に用いられる薬の種類と特徴 （図7）

1）狭心症治療薬

◉ **硝酸薬**

　硝酸薬は体内で代謝され**一酸化窒素（NO◉）**を生成する．NOは血管壁など
の細胞に作用して血管を広げる作用があることから，冠動脈などの血管を広げ
て心臓の負担を軽減することで狭心症による胸痛などの症状を改善する．その
作用は多面的である（図8）．

◉NO
nitric oxide

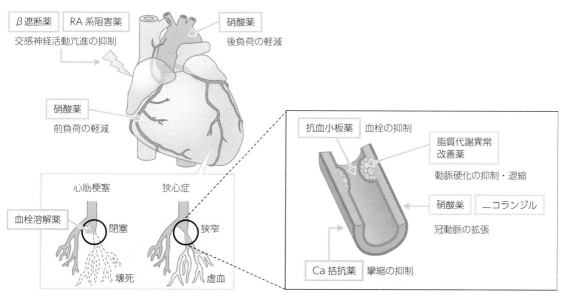

図7 虚血性心疾患と主な治療薬の作用機序

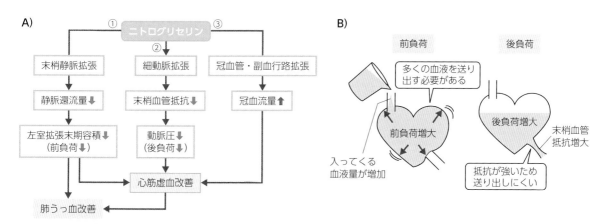

図8 ニトログリセリンの多面的作用

A) ①静脈系を拡張することで静脈還流量を減少させ肺うっ血を軽減し，左室充満圧や左室拡張末期容積を減少させ，前負荷を軽減させる
作用がある．②抵抗血管である細動脈に作用して末梢血管抵抗を減少させ後負荷を軽減し，心臓の仕事量を低下させる作用がある．③直接
冠動脈を拡張し冠血流量を増加させ心筋虚血を改善する作用が期待される．この他にも虚血に陥りやすい心筋内膜の血流の改善や，冠血管
攣縮の緩解効果もある．B) 前負荷は心臓が収縮する直前にかかる負荷で，拡張末期容積に代表される．後負荷は心臓が収縮を開始した直
後にかかる負荷で大動脈圧や肺動脈圧に代表される．https://www.hanakonote.com/byoutaiseiri/shinhuzen.htmlを参考に作成

経口薬では腸管で吸収されて肝臓で代謝される影響（初回通過効果）のために，作用の発現が遅れたり，消失してしまったりする可能性があることから，狭心症の痛みをすばやく止めるため，**舌下投与**や最近では**スプレータイプの薬**が使われる（Column②参照）.

> **代表的な薬剤** ニトログリセリン，イソソルビド
> **有害作用** 血圧低下，心拍出量低下，頭痛

◎ β遮断薬

降圧薬にも使われる薬であるが，心臓や血管のアドレナリンβ受容体に結合して，交感神経や副腎からのアドレナリンのβ作用を遮断する．狭心症は心臓にとって危機的な状況であり，交感神経の活動が亢進し，心臓への過剰な負荷が生じている．交感神経の活動亢進は一時的に全身循環を守るための効果はあっても，しだいに心臓は疲弊する．それを防ぐためにβ遮断薬が使用される．

> **代表的な薬剤** プロプラノロール，アテノロール
> **有害作用** 「降圧薬」の項参照

◎ Ca拮抗薬

狭心症のなかでも安静時（夜間）に起こる**冠攣縮性狭心症（異型狭心症）に対して効果がある**．冠血管の拡張作用と末梢血管拡張作用による後負荷軽減などによるものと考えられる．

> **代表的な薬剤** ニフェジピン，アムロジピン，ジルチアゼム
> **有害作用** 「降圧薬」の項参照

◎ ニコランジル

血管平滑筋のK⁺チャネルの開放による弛緩作用とニトログリセリン様の冠動脈の血流増加作用や冠動脈の攣縮抑制作用をもつ．

Column②　ニトロの出番は…

狭心症などの冠動脈疾患の治療は心臓カテーテル治療が広まって大きく進歩した．狭窄している冠動脈を直接バルーンにより広げたり，ステントで狭窄部位の拡張を維持できたりすることが可能となり，薬物治療に比べて劇的な効果が示されている．また冠動脈CTにより，冠動脈の血流の状態が評価できるようになり，より簡便に狭心症の有無を診断できるようになったといえる．このように診療が専門化したことから，心臓疾患は循環器内科で診ることが多くなり，一般の内科診療では狭心症の処方は少なくなったような印象を受ける．以前は，胸痛の訴えがあった際に，狭心症かどうかの判断に非常に迷ってニトロ製剤を頓服で処方して，「診断的治療」という名目で，ニトロ製剤の効果があったら狭心症の可能性が高いとして，より詳しい検査を依頼するということもあった．胸痛があると患者さん自身が心配して，身近にある循環器内科を受診することから，非専門医には訴えすら聞こえてこなくなったのかもしれない．

◉ レニン-アンジオテンシン（RA）系阻害薬

RA系の亢進は交感神経の活性化や局所の炎症を惹起して臓器障害につながる．そのためRA系阻害薬であるACE阻害薬やARBは血圧を下げて心負荷を抑制するだけでなく，アンジオテンシンの過剰な働きによる悪影響を抑制して狭心症の症状を和らげる働きをもつ．ただし狭心症を有する高血圧治療に積極的な適応とされる降圧薬ではない．

代表的な薬剤 エナラプリル，テルミサルタン

有害作用 「降圧薬」の項参照

◉ 脂質代謝異常改善薬◆

冠動脈疾患の原因の1つに冠動脈の動脈硬化があげられる．脂質代謝異常改善薬は動脈硬化の進展の防止，さらには進行した動脈硬化の退縮にもつながるため，積極的に投与される．

代表的な薬剤 プラバスタチン，アトルバスタチン

有害作用 横紋筋融解症，肝障害，血小板減少

◆脂質代謝異常改善薬
→第11章「B. 脂質異常症治療薬」参照

◉ 抗血小板薬◆

動脈硬化を起こした血管は徐々に閉塞が進み完全閉塞するのではなく，ペラペラした柔らかい動脈硬化の部分がはがれてその部分に血小板が集積して血栓が形成され，突然血管が閉塞すると考えられる．そのため，血小板の活性を抑えて血栓形成を抑制することが狭心症の進展と心筋梗塞の予防に有用である．

代表的な薬剤 アスピリン，シロスタゾール，クロピドグレル

有害作用 出血傾向，肝障害，アスピリン喘息［アスピリン］，頭痛や頻脈［シロスタゾール］，血栓性血小板減少性紫斑病［クロピドグレル］

◆抗血小板薬
→本章「H. 血栓症治療薬」p247参照

2）心筋梗塞治療薬

◉ 血栓溶解薬◆

心筋梗塞の薬物治療として，以前はt-PAが用いられることもあったが，現在は心臓カテーテル検査による物理的な血流改善が一般的である．

代表的な薬剤 アルテプラーゼ

有害作用 脳出血，消化管出血，出血性脳梗塞

◆血栓溶解薬
→本章「H. 血栓症治療薬」p254参照

C 心不全治療薬

- ◉重症の心不全患者の予後はがん患者より悪い
- ◉心不全の治療薬には強心薬ではなく心臓の負荷軽減薬が基本である
- ◉心臓の負担を減らすために，利尿薬やレニン-アンジオテンシン（RA）系の阻害薬が使われる
- ◉さらに最近では，賦活化した神経体液性因子の抑制薬の効果が期待されている

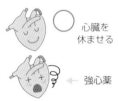

心臓を
休ませる

強心薬

1 心不全についての治療の考え方

　心臓のポンプ機能は全身に酸素や栄養を届けるが，その**ポンプ機能が落ちた状態が心不全**である．狭心症や不整脈などは原因をはっきり示す病名であるのに対し，心不全は「心臓機能が低下した」状態をあらわす病名であり，その原因がさまざまであることが重要なポイントである．心臓のポンプ機能を低下させる要因★4 は数多い．したがって，根本的な心不全の要因を治療することがまずは重要であるが，その要因がコントロールできなかったために心不全が起こってしまったわけでもあり，心不全に対しては，「**対症療法**」★5 を行い，心臓への負担を抑えることが治療の目標となる

　心不全の治療薬としては，心臓の弱っているポンプ機能の低下を改善すればよいと考え，強心薬が思いつくが，心臓機能が最大限働いてもポンプ機能が追いつかない状態であるため，心臓の機能を引き上げようとする治療は心臓の疲弊を一層進めてしまい，機能不全をより進めてしまう．したがって，心臓に入ってくる血液容量を軽減する（前負荷の軽減）ことや，心臓から出ていく際の圧抵抗を減らす（後負荷の軽減）ことを考えた治療を実施し，疲れ切っている心筋の負担を軽減させ，**心臓を休ませることが重要**である．

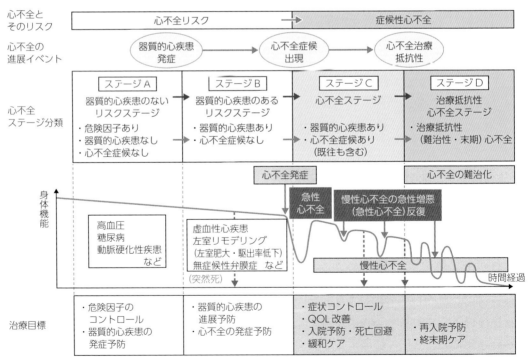

図9　心不全の重症度ステージ分類

Yancy CW, et al：2013 ACCF/AHA guideline for the management of heart failure：a report of the American College of Cardiology Foundation/American Heart Association Task Force on practice guidelines. Circulation 128：e240-e327, 2013/厚生労働省：脳卒中，心臓病その他の循環器病に係る診療提供体制の在り方に関する検討会．脳卒中，心臓病その他の循環器病に係る診療提供体制の在り方について（平成29年7月）を参考に作成

2 最近の心不全治療

最新の『心不全診療ガイドライン（2017年改訂版）』では，心不全の重症度を4つの段階に分類し（図9），心臓のポンプ機能の低下を認める時期をステージCとして，さらに進んで治療が難しくなってしまった段階をステージDとしている．つまり，心不全の症状が現れたときにはすでにステージはA〜D分類の3段階目に入っていると考え，さらに前のステージAとBを心不全リスク期として心不全を起こしていない時期を重要視している．ステージBは「心疾患はあるものの心不全までには至っていない状態」，そしてステージAとして，高血圧や糖尿病，動脈硬化疾患などの将来心不全につながるような基礎疾患を有する患者を心不全予備軍として，心不全に進まないための積極的な予防対策が勧められている．したがって，**高血圧の治療や糖尿病，高脂血症の治療なども現在では将来の心不全の治療の一貫として行われている**ことをここでは強調しておきたい．

心不全はいったん発症して**NYHA分類**Ⅳ度という重症になると，肺がんを含む一般的ながんよりも予後が悪い（図10）．心不全が進行して難治性となると，ペースメーカーや補助人工心臓，そして心臓移植を行わないと対応できなくなる（図11）．こうしたことから早め早めの予防的対策が求められている．

NYHA 分類

クラスⅠ　無症候性

- 身体活動の制限：なし
- 症状なし

クラスⅡ　軽症

- 身体活動の制限：軽度〜中等度
- 通常の身体活動で動悸，疲労，呼吸困難，狭心痛

クラスⅢ　中等度〜重度

- 身体活動の制限：高度
- 通常以下の身体活動で動悸，疲労，呼吸困難，狭心痛

クラスⅣ　難治性

- いかなる身体活動にも苦痛を伴う
- 安静時にも症状あり

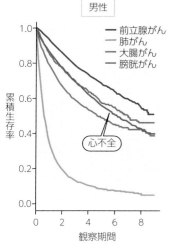
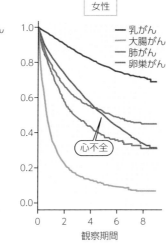

図10　慢性心不全と主要ながんとの累積死亡率の比較

Mamas MA, et al : Do patients have worse outcomes in heart failure than in cancer? A primary care-based cohort study with 10-year follow-up in Scotland. Eur J of Heart Fail 19 : 1095-1104, 2017 より引用

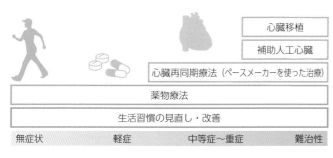

図11　心不全の治療について

★6 HFrEF
heart failure with pre-
served ejection frac-
tion. ヘフレフという

★7 HFpEF
heart failure with pre-
served ejection frac-
tion. ヘフペフという

◆SGLT2阻害薬
→第11章「A. 糖尿病治
療薬」，p264参照

★8 神経体液性因子
神経体液性因子としては，
以下のものがある.
・交感神経系：カテコー
　ルアミンなど
・RA系：アンジオテンシ
　ン，アルドステロンなど
・ナトリウム利尿ペプチド
・循環ペプチド：エンドセ
　リン，アドレノメデュ
　リン
・サイトカイン：TNF-
　α，IL-6
・一酸化窒素（NO）
・酸化ストレス

３ 心不全の種類と新しい治療ターゲット

　心不全には大きく2つのタイプがある．心臓の左室を収縮する能力が落ちた**収縮機能の低下した心不全（HFrEF★6）**と**収縮機能は保たれているが心臓の拡張機能が低下した心不全（HFpEF★7）**であり，残念ながらHFpEFについては有効な治療法が明確には定まっていない．HFpEFは高齢の女性に多いとされ，最近糖尿病治療薬であるSGLT2阻害薬◆の効果が期待されている．

　また，心不全のポンプ機能障害の代償機転として，心拍出量や血圧を維持するために**神経体液性因子★8**の賦活化が起こる．しかし，この神経体液性因子の賦活化反応により臓器のうっ血や心負荷がさらに増悪すると考えられる．したがって，ポンプ機能だけでなく心不全によって全身で活性化している神経体液性因子を適切なレベルに戻すことも治療として重要である．

４ 心不全治療に用いられる薬の種類と特徴

　心不全の治療薬としては図12にあげる薬が主に使われる．

1）強心薬

　心不全はポンプ機能の低下であり，低下したポンプ機能を高めることが治療と考えられるが，実際のところ生体の心臓機能は精一杯のところで頑張っており，さらに心臓をむちうつ治療は長期的にみれば心臓にとっては過負荷になる．したがって，低血圧や一過性の心臓機能の低下などで，一時的に心収縮力を亢進させて急性の心不全の改善が必要なときに，以下の薬剤が用いられる．

代表的な薬剤 カテコールアミン，ホスホジエステラーゼ阻害薬
有害作用 不整脈，心筋虚血，心筋障害

2）ジギタリス　　　　　　　　　　　　　　　　　　　　　　　TDM

　古くから使われている薬剤で，強心作用があるといわれるがその作用は弱く，現在は主に心房細動などの頻脈を抑制することを期待して使用される．一方で，血中濃度が高くなると中毒症状（無気力や錯乱，食欲不振や不整脈など）を起こすため，適時血中濃度を測るなど注意が必要である．

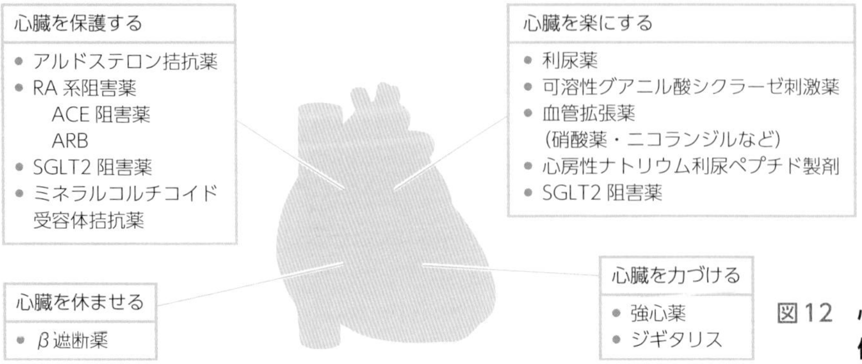

心臓を保護する
・アルドステロン拮抗薬
・RA系阻害薬
　　ACE阻害薬
　　ARB
・SGLT2阻害薬
・ミネラルコルチコイド
　受容体拮抗薬

心臓を楽にする
・利尿薬
・可溶性グアニル酸シクラーゼ刺激薬
・血管拡張薬
　（硝酸薬・ニコランジルなど）
・心房性ナトリウム利尿ペプチド製剤
・SGLT2阻害薬

心臓を休ませる
・β遮断薬

心臓を力づける
・強心薬
・ジギタリス

図12 心不全の主な治療薬の使用目的

代表的な薬剤 ジゴキシン，メチルジゴキシン

有害作用 中毒症状（無気力や錯乱，食欲不振や不整脈など）

3）非強心薬

◎ レニン-アンジオテンシン（RA）系阻害薬

RA系の亢進により交感神経の活性化や心臓組織での炎症が惹起されて心臓への負荷が起きている．RA系阻害薬（ACE阻害薬，ARB）の投与により，降圧による心負荷を軽減するだけでなく，こうした心臓に与えている負荷を軽減する効果がある．

代表的な薬剤 エナラプリル，テルミサルタン

有害作用 「降圧薬」の項参照

◎ β遮断薬

心臓のアドレナリンβ受容体に結合して，過剰な交感神経の活動を抑制する．一方で弱っている心臓の働きをさらに抑えることから，高血圧で使用する量の半分あるいは1/4以下の量で開始し，ゆっくりと増やしていく処方がとられる．

代表的な薬剤 プロプラノロール，アテノロールなど

有害作用 「降圧薬」の項参照

◎ ミネラルコルチコイド受容体拮抗薬（MRA/MRB）

心不全時にアルドステロンが増加し心臓への負担をさらに増加していることが示唆されることから，アルドステロンが作用するミネラルコルチコイド受容体をブロックすることによる心不全の進展抑制効果が示されている．

代表的な薬剤 スピロノラクトン，エプレレノンなど

有害作用 「降圧薬」の項参照

◎ 心房性ナトリウム利尿ペプチド（ANP●）製剤，ARNI

ヒト心房性ナトリウム利尿ペプチドは利尿作用と末梢血管抵抗低下作用により心負荷を軽減する．また「降圧薬」の項で前述したARNIは，ネプリライシンによるナトリウム利尿ペプチドの分解を防ぎ，ANPを増加させる効果が期待されている．

代表的な薬剤 【ANP】カルペリチド，【ARNI】サクビトリルバルサルタン

有害作用 低血圧，高カリウム血症，腎機能障害

●ANP
atrial natriuretic peptide

◎ 利尿薬

利尿薬はNaとともに水分を排泄して循環血漿量を軽減して心負荷を軽減させる．主な利尿薬として，降圧薬として使用するサイアザイド系利尿薬に加えて，ループ利尿薬，バソプレシン受容体拮抗薬がある．

代表的な薬剤 トリクロルメチアジド，フロセミド，トルバプタン

有害作用 「降圧薬」の項参照

◎ 血管拡張薬

血管拡張薬は心臓への前負荷および後負荷を軽減する作用が期待される.

代表的な薬剤 ニトログリセリン，ニコランジル

有害作用 血圧低下，心拍出量低下，心拍数増加（ニコランジルはこうした作用が少ない）

◆SGLT2阻害薬
→第11章「A. 糖尿病治療薬」，p264参照

◎ SGLT2阻害薬◆

糖尿病の薬ではあるが，糖尿病患者において心不全の発症を抑制する効果が示され，HFpEFにも効果が示されたことから，現在注目されている抗心不全薬である．その作用機序として，利尿に伴う心負荷の軽減に加えて，交感神経活性の抑制や炎症・酸化ストレスの抑制効果，心筋でのエネルギー代謝の改善による直接心筋保護作用などが示唆されている．

代表的な薬剤 エンパグリフロジン

有害作用 低血糖，多尿・頻尿，性器感染，脱水，ケトアシドーシス

◎ 可溶性グアニル酸シクラーゼ（sGC●）刺激薬

sGCに結合し，sGCを直接刺激する作用と内因性一酸化窒素（NO）に対するsGCの感受性を高める作用の2つのメカニズムで，環状グアノシン一リン酸（cGMP）の産生を増加させ，血管障害や心臓リモデリング，線維化，炎症などに対して抑制的に働くとされる．

●sGC
soluble guanylate cyclase

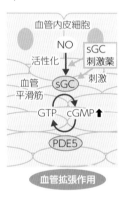

Column ③　高齢化に伴う薬物治療のハードルが高くなる理由

社会の高齢化が進むことで，長期間の高血圧や弁膜症の増加，生活習慣の欧米化から狭心症や心筋梗塞といった虚血性心疾患の増加などにより，心不全の患者は年々増加している．こうした状況は「心不全パンデミック」とよばれ，対策が急がれている．薬理学的に考えると，増殖や作用増強により起こる病態は，増強物質や増加シグナルを止める働きをもつアンタゴニスト（拮抗薬・ブロッカー）の使用によりコントロールしやすい．一方で活動が低下している細胞をアゴニストによって活性化させるのは，その"程合い"の調節が難しいことから薬として使いにくい．がんの場合は早期に発見されれば外科的切除も可能であるし，昨今の抗体製薬の進歩により，異常に活性化したシグナルを特異的に抑制するというアンタゴニストを用いた薬物治療が中心であり，目覚ましい進展がみられている．

一方で，心不全やその他の加齢性疾患は，"機能の衰え"に対する治療になるため，アンタゴニストが活躍する場面が少ない．また，加齢や病態に伴った物理的・数量的な機能の低下であっても残存している組織を刺激することが必ずしも治療につながるわけではなく，むしろ頑張っている組織にむちうつことでさらなる疲弊を招き，機能低下を悪化させる可能性がある．こうしたことから，機能の衰えに対する治療は，残っている機能を"細く長く"持続させるために，"無理を強いている過剰な刺激"を抑えるアンタゴニストを用いる発想の転換が重要である．高齢化に伴って増加するこうした病気に対する薬物治療はこのようにハードルが高く，加齢に伴う組織の細胞の減少をいかに抑えていくか，つまり若い時点から予防を進めていくことが根本的に重要である．

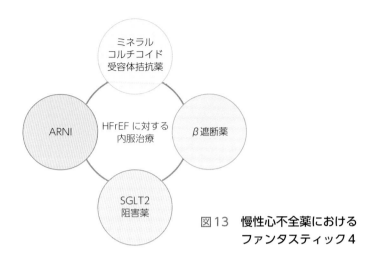

図13 **慢性心不全薬における**
ファンタスティック4

代表的な薬剤 ベルイシグアト

有害作用 低血圧，浮動性めまい

　最近，心不全の薬として注目されているのが，**β遮断薬・ミネラルコルチコ**
イド受容体拮抗薬・ARNI・SGLT2阻害薬の4つであり，"**ファンタスティッ**
ク4"とよばれて心不全への効果が期待されている（図13）．

D 抗不整脈薬

- 心臓のリズムは右房の洞結節からの電気信号が伝導路を通って心室に
  伝えられることによって刻まれるが，そのどこかに異常をきたすと不
  整脈が生じる
- 不整脈には多くの種類があり，その原因や危険な不整脈を知っておく
  ことは重要である
- 不整脈の治療薬は主にイオンチャネルに作用する薬が主流であるが，不
  整脈そのものを薬物で治療して洞調律に戻す治療はあまり行われない
- 心房細動では血栓を予防する抗凝固薬が使用される

1 不整脈の種類と発症のメカニズム

　心臓は通常，規則正しいリズムを刻んでいるが，そのしくみとして，右房の
肺動脈近くにあるリズムを刻む洞結節からの信号が房室結節という部分を通っ
て右脚（1本）・左脚（2本）という伝導路を通り右室・左室に伝達され，心室
を収縮させるという機構がある（図14）．この流れのどこかに不具合が起こる
と**不整脈**が生じる．不整脈の種類としては，①**徐脈性不整脈**（完全房室ブロッ
ク・洞不全症候群など），②**期外収縮**（上室期外収縮・心室期外収縮など），③
頻拍性不整脈（上室性頻拍・心室頻拍など）[9]，④**心房細動**，が主なものにな
る（図15，表1）．

★9 **頻脈性と頻拍性**
頻脈性：基本が<u>洞調律</u>で
1分間に100回以上の速
い脈をいう.
【例】洞性頻脈，期外収縮

頻拍性：<u>洞調律でない</u>速
い脈をいう.
【例】発作性上室性頻拍，
　　　心室頻拍，心房細動，
　　　心房粗動，心室細動

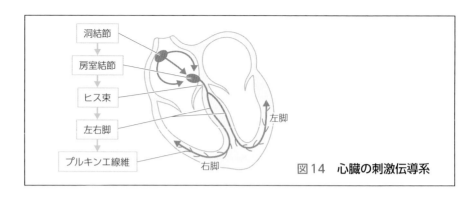

図14　心臓の刺激伝導系

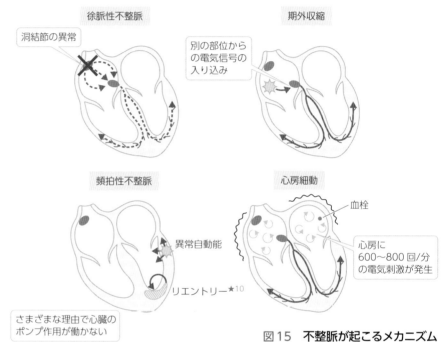

図15　不整脈が起こるメカニズム

★10　リエントリー
自律的な電気回路が心筋組織の一部分に形成され，その回路を電気信号が流れることで刺激がグルグル回るような異常な興奮が起こること．

2 不整脈の治療

◆抗凝固薬
→本章「H.　血栓症治療薬」p251参照

　最近は心房細動や発作性上室頻拍などの不整脈では，根本的な原因をアブレーション治療という焼灼術により消失させたり（徐脈性の不整脈では迷走神経の遮断薬や交感神経作動薬を用いたりすることもあるが），進展するとペースメーカーなどの機器を使う治療が多くなり，薬物で治療するケースは少なくなっている．また，薬物を用いて不整脈を治療しても生命予後にはあまり影響しないという数多くの結果から，**不整脈そのものを正常洞調律に戻すような治療は，最近は積極的には行われない**．一方で，心房細動のように，心臓の動きが絶対的に不規則となると，血液が一時的にうっ滞し，**小さな血栓が生じて脳梗塞や血栓病を誘発する危険性がある**（図15）．このため**心房細動患者**においては，75歳以上といった年齢や高血圧・糖尿病・心不全の有無や脳梗塞の既往の有無によって危険度を判断し，**血栓症を抑制する抗凝固薬◆を予防薬として積極的**

表1　不整脈の特徴と心電図波形

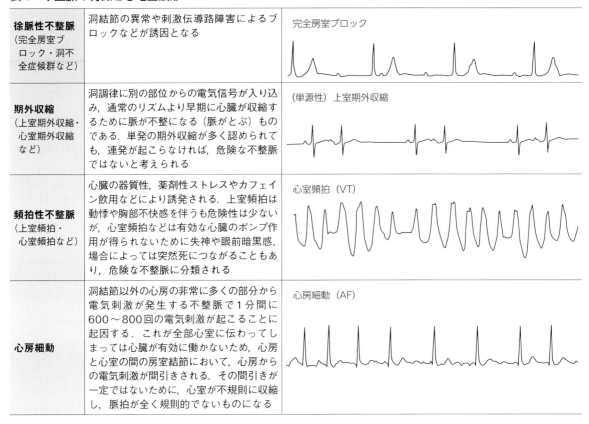

徐脈性不整脈 （完全房室ブ ロック・洞不 全症候群など）	洞結節の異常や刺激伝導路障害によるブロックなどが誘因となる	完全房室ブロック
期外収縮 （上室期外収縮・ 心室期外収縮 など）	洞調律に別の部位からの電気信号が入り込み，通常のリズムより早期に心臓が収縮するために脈が不整になる（脈がとぶ）ものである．単発の期外収縮が多く認められても，連発が起こらなければ，危険な不整脈ではないと考えられる	（単源性）上室期外収縮
頻拍性不整脈 （上室頻拍・ 心室頻拍など）	心臓の器質性，薬剤性ストレスやカフェイン飲用などにより誘発される．上室頻拍は動悸や胸部不快感を伴うも危険性は少ないが，心室頻拍などは有効な心臓のポンプ作用が得られないために失神や眼前暗黒感，場合によっては突然死につながることもあり，危険な不整脈に分類される	心室頻拍（VT）
心房細動	洞結節以外の心房の非常に多くの部分から電気刺激が発生する不整脈で1分間に600〜800回の電気刺激が起こることに起因する．これが全部心室に伝わってしまっては心臓が有効に働かないため，心房と心室の間の房室結節において，心房からの電気刺激が間引きされる．その間引きが一定ではないために，心室が不規則に収縮し，脈拍が全く規則的でないものになる	心房細動（AF）

に使用するようになっている．

③ 抗不整脈薬の種類

　抗不整脈薬の分類においては，1975年に発表された**ヴォーン・ウイリアムズ分類**が使われることが多い．Ⅰ群薬はナトリウムチャネル遮断薬，Ⅱ群薬は交感神経β受容体遮断薬，Ⅲ群薬はカリウムチャネル遮断薬，Ⅳ群薬はカルシウム（Ca）拮抗薬（カルシウムチャネル遮断薬）に分類される．Ⅰ群薬はさらに活動電位の持続時間に対する作用によりaからcの3群に分けられ，Ⅰa群は活動電位の持続時間が延長，Ⅰb群が短縮，Ⅰc群が不変となる．心臓の活動電位は図16のように認められる．この第0〜4相のいずれかの部分に影響するのが抗不整脈薬になる．

④ 不整脈治療に用いられる薬の種類と特徴 （図17）

1）抗不整脈（ナトリウムチャネル遮断薬）

　興奮伝導速度を遅延し，リエントリーを停止する．図16の第0相のNa^+の流入を抑制して刺激の伝導を遅延させる．特にⅠaとⅠc薬では，治療対象の不整脈よりも悪性の薬剤性不整脈を誘導する"催不整脈作用"があり，注意が必要．

ヴォーン・ウイリアムズ分類

Ⅰ群薬
ナトリウムチャネル遮断薬
　Ⅰa　活動電位の持続時間 ➡ 延長
　Ⅰb ➡ 短縮
　Ⅰc ➡ 不変

Ⅱ群薬
交感神経β受容体遮断薬

Ⅲ群薬
カリウムチャネル遮断薬

Ⅳ群薬
カルシウム（Ca）拮抗薬（カルシウムチャネル遮断薬）

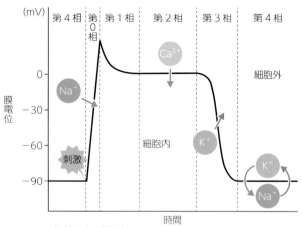

第0相（脱分極相）	：Na⁺チャネルが開口してNa⁺が急速に細胞内へ流入する
第1相（スパイク）	：Na⁺チャネルが閉鎖し，細胞内へのNa⁺流入が停止
第2相（プラトー相）	：Ca²⁺チャネルが開口して緩やかにCa²⁺が細胞内へ流入
第3相（再分極相）	：K⁺チャネルが開口してK⁺が細胞外に流出
第4相（静止電位）	：再び脱分極が行えるように細胞膜内でイオン交換が行われる

図16　心筋の活動電位

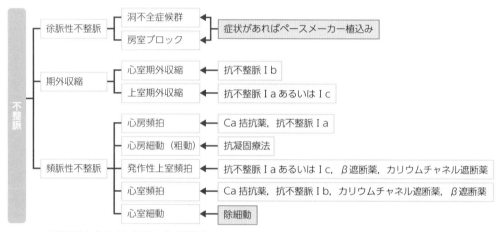

図17　不整脈と主な治療薬の作用機序

代表的な薬剤 Ⅰa：プロカインアミド，ジソピラミド
　　　　➡ 主に上室頻拍に使う中等度薬
　　　　Ⅰb：リドカイン，メキシレチン
　　　　➡ 主に心室頻拍に使う作用は弱めの薬
　　　　Ⅰc：ピルシカイニド，フレカイニド
　　　　➡ 主に上室頻拍に使う強力な薬
有害作用 心機能抑制，催不整脈作用（不整脈を誘発してしまう作用）

2）β遮断薬

　　交感神経作用を抑制し，洞結節，房室結節の興奮の頻度と伝導を抑制し，徐脈を誘導する．運動時に起こる不整脈にも効果的．

代表的な薬剤 プロプラノロール，ピンドロール，アテノロール
有害作用 徐脈，血圧低下，心不全の悪化

3）カリウムチャネル遮断薬

図16の第3相のK^+の流出を抑制して再分極を遅延させることで不応期を延長させ，リエントリーを停止・予防する．心室性の致死的な不整脈に用いられる．"催不整脈作用"があり，時に致死的な肺線維症などを起こすことがあり注意が必要．

代表的な薬剤 アミオダロン，ソタロール

有害作用 致死的な肺線維症，催不整脈作用

間質性肺炎

4）カルシウム（Ca）拮抗薬（カルシウムチャネル遮断薬）

Ca依存性組織（洞結節・房室結節）の伝導速度を遅延させ，徐脈を誘導する．また図16の第2相のCa^{2+}の流入を抑制し，心収縮力も減弱する．降圧薬で用いられるCa拮抗薬はジヒドロピリジン骨格をもつが，抗不整脈薬として用いるCa拮抗薬はジヒドロピリジン骨格をもたず血圧低下作用は少ない（Column①参照）．

代表的な薬剤 ベラパミル，ジルチアゼム

有害作用 徐脈，房室ブロック，心機能抑制

5）HCNチャネル遮断薬

心臓の洞結節に発現するHCNチャネル●を阻害することで，心臓のペースメーカー電流である過分極活性化陽イオン電流を抑制する抗不整脈薬．これまでの薬剤に比べて，心臓の伝導性，収縮性，再分極や血圧に影響することなく心拍数のみを減少させる作用がある．

代表的な薬剤 イバブラジン

有害作用 徐脈

●HCNチャネル
hyperpolarization-activated cyclic nucleotide-gated channel
（過分極活性化環状ヌクレオチド依存性チャネル）

6）徐脈に対する薬物

無症候性の徐脈に治療適応はないが，症状があるようならペースメーカーの植込みが第一選択となる．ペーシング開始までの一時的な徐脈対策として，迷走神経の遮断薬としてアトロピン，交感神経作動薬としてイソプレナリンやアドレナリン，ホスホジエステラーゼの阻害作用と，洞結節自動能や房室結節伝導能を抑制するとされるアデノシン受容体遮断作用をもつテオフィリン，cAMPを増加させて洞結節の脱分極を活性化するシロスタゾールなどが使われることがある．

E 利尿薬

- ◎利尿薬の基本は腎臓からのNa排泄量を増やすことである
- ◎体液のホメオスタシスは厳密に保たれているため，利尿薬を用いる際はそのホメオスタシスが乱される可能性を頭に入れて有害作用や血液検査値に注意する

- 利尿薬の尿細管での作用点により有害作用の種類が異なる
- 低カリウム血症と高カリウム血症を起こす薬に気をつけて血清カリウム値を適時チェックする

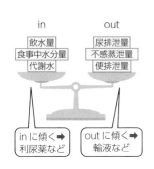

in

| 飲水量 |
| 食事中水分量 |
| 代謝水 |

out

| 尿排泄量 |
| 不感蒸泄量 |
| 便排泄量 |

inに傾く➡
利尿薬など

outに傾く➡
輸液など

① 体液量のバランス

　血液量を保つためには身体に入ってくる水分量（in）と身体から出ていく水分量（out）のバランスが重要であることはいうまでもない．循環器病で入院する患者においては食事量や点滴量などのinと尿量や排便回数，不感蒸泄などのoutのバランスを考え，inの方が多くなれば，心臓への負荷の増加や肺水腫などの危険性があるため利尿薬を適切に用い，その逆でoutの方が多くなれば，脱水や虚血・低血圧などの危険性をさけるため輸液や水分摂取量を上げる．水分量を客観的に知ることはたいへん難しいことではあるが，血液中のアルブミンやヘモグロビン値，クレアチニンや尿素窒素（BUN）などの腎機能の値などを参照して評価し，利尿薬を至適に投与して体液量のバランスを保つ．

② 利尿薬について

　内科的にむくみを起こす臓器として，心臓・腎臓・肝臓を念頭に置く．各臓器の障害によって，ポンプ機能・排泄機能・アルブミン代謝による血漿膠質浸透圧維持機能が障害された患者においては，原因疾患に対応した浮腫への対策が必要であるが，3つの臓器の異常が特にみられない場合，また水分過多をコントロールすることが難しい場合，対症療法として利尿薬による水分排泄を促す治療が行われる．

むくみの原因になる臓器

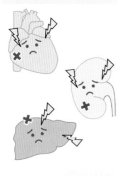

この3臓器は
大事です！

③ 尿細管と利尿薬

　腎臓では，糸球体で血液中の老廃物や塩分がろ過され，その後尿細管で必要な物質が再吸収される（図18）．糸球体でろ過される原尿は1日150Lといわれるが，1日の実際の尿量は1.5Lであるため，**99％の原尿が再吸収されている**ことになる．

　尿細管はくねくねと蛇行して，原尿は**近位尿細管**，**ヘンレ係蹄**，**遠位尿細管**，**集合管**といった場所を通り腎盂を経由して尿管に流れる．身体の血液はよく0.9％の生理食塩水に例えられ，体液量は主に体内のNa量により調節されるが，併せてKやClなどの電解質・浸透圧・pHや体温・血管内皮細胞機能・血糖などによっても調節され，さらにそれらの値はできるだけ恒常性が保たれるように調整されている．**Naはさまざまな場所で再吸収されるが，その場所場所のNaチャネルやNaトランスポーター（輸送体）をブロックする薬剤が利尿薬**である．イオンチャネルや輸送体では，Naの代わりとして排泄される，あるいはNaとともに吸収される，Kなどの電解質，グルコースなどの調整物質に影響を与えることで起きる有害作用に注意しなければならない．

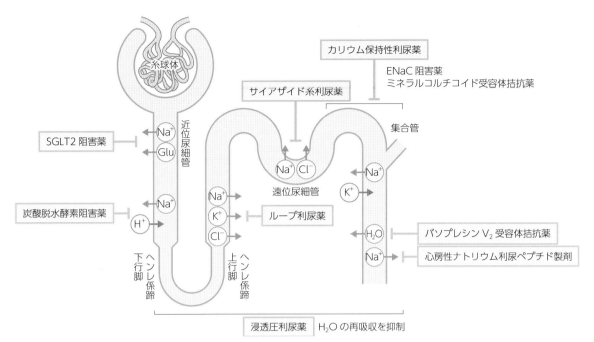

図18 腎尿細管における水，電解質の分泌・再吸収と利尿薬の作用点

4 降圧薬としての利尿薬

　利尿薬を用いて腎臓からのNaの排泄を増やした場合，血液は薄くなる．すると恒常性を保つために水分の排泄も増加し尿量が増える．それにより血管内の循環血漿量が減ることから，一部の利尿薬は体液量を減らすことにより降圧薬として作用する．特に作用時間が長めの利尿薬は降圧作用が期待される．塩分摂取量の多い日本人では降圧薬として利尿薬の効果が期待されるものの，糖尿病や高尿酸血症の悪化，低カリウム血症などの有害作用の懸念があることから，欧米に比べると使用頻度は低い．

5 利尿薬の種類と特徴

1）サイアザイド系利尿薬

　サイアザイド系利尿薬は遠位尿細管でのNa$^+$/Cl$^-$共輸送体を阻害し，Na$^+$再吸収を抑制する．長時間作用する薬であることから降圧薬として用いられる．一方で糖尿病を悪化させたり，高尿酸血症を起こして痛風発作をきたしたり，代謝性の異常を誘導することに注意が必要である．遠位尿細管でのNa$^+$再吸収の抑制により，集合管におけるNa$^+$の吸収が増え交換としてK$^+$が排出されるため，低カリウム血症を起こしやすい．

代表的な薬剤 ヒドロクロロチアジド，トリクロルメチアジド，インダパミド
有害作用 低カリウム血症，高カルシウム血症，高尿酸血症，代謝性アルカローシス

・低カリウム血症
・代謝性アルカローシス

・高カリウム血症
・代謝性アシドーシス

阻害されると　亢進すると

集合管で代償的にNaが再吸収

集合管より上流に作用する
②ループ利尿薬
③サイアザイド利尿薬

・低カリウム血症
・代謝性アルカローシス

集合管より上流に作用するがそれ自体がアシドーシスを起こす
①炭酸脱水酵素阻害薬

・低カリウム血症
・代謝性アシドーシス

集合管に作用する
④カリウム保持性利尿薬

・高カリウム血症
・代謝性アシドーシス

2）ループ利尿薬

ループ利尿薬はヘンレ係蹄上行脚の$Na^+/K^+/2Cl^-$共輸送体を阻害し，Na^+とK^+の再吸収を抑制する．併せて，サイアザイド系利尿薬と同様に，集合管においてNa^+が吸収されるに伴ってK^+の排出が交換として起こり，低カリウム血症を起こしやすい．

代表的な薬剤 フロセミド

有害作用 低カリウム血症，低カルシウム血症，低マグネシウム血症，高尿酸血症，代謝性アルカローシス

3）カリウム保持性利尿薬

⊙ ENaC（上皮細胞Naチャネル）阻害薬

遠位尿細管，集合管の腎上皮細胞に存在するNaチャネルを抑制し，Na^+再吸収の抑制，K^+の排泄を抑制する．他の薬剤と異なり，K^+の排泄は促さないため，高カリウム血症の有害作用に注意が必要である．

代表的な薬剤 トリアムテレン

有害作用 高カリウム血症，女性化乳房，多毛症，代謝性アシドーシス

⊙ ミネラルコルチコイド受容体拮抗薬（MRA/MRB）◆

◆ミネラルコルチコイド受容体拮抗薬
本章「A．高血圧治療薬」p218，「C．心不全治療薬」p227も参照

アルドステロンが結合するミネラルコルチコイド受容体が活性化されると，ENaCが増加し，Na^+の再吸収を促進する．ミネラルコルチコイド受容体拮抗薬はミネラルコルチコイド受容体を阻害することでENaCの作用をブロックし，Na^+排泄を促進するが，集合管でのNa^+排泄への影響のため，その前の尿細管での影響は受けず，K^+排泄には影響を与えないため，結果としてK^+の排泄を減少させ，血清カリウム値が高値になることがある．また，スピロノラクトンのようなステロイド骨格をもつ薬では性ホルモン受容体に結合するため，女性

Column④　利尿薬のコワさ

利尿薬は多用される薬ではあるが，怖い薬でもある．患者さんは「最近足がむくむのが気になって薬を出してほしい」と軽い気持ちで言うことがある，それに対して軽い気持ちで利尿薬を処方してしまうと，気がつくと，軽度の脱水が持続して腎機能が悪化したり，痛風発作で救急受診されたり，低カリウム血症で脱力感を訴えたり，血圧が下がりすぎて転倒したり，糖尿病が悪化したりなど身体のホメオスタシスが大きく乱れてしまうことがあるため，慎重に投薬後観察を行い，短期間で休止ができないかを常に念頭に置く必要がある．

一方で少量の利尿薬をうまく使うことで，心負荷の軽減や血圧のコントロールが良好となることもあり，利尿薬は諸刃の剣でもある．高血圧の患者さんの場合に，むくみがあるからと原因を深慮せずに利尿薬を投与してしまうこともある．むくみの原因が降圧薬であるカルシウム拮抗薬の有害作用であることも多く，降圧薬を変更するだけでむくみが軽減することもあり，むくみに関しては原因を考えて，利尿薬の必要性をしっかり吟味して少量から使用することが望ましい．

化乳房の有害作用がみられることがある.

代表的な薬剤 スピロノラクトン, エプレレノン

有害作用 高カリウム血症, 代謝性アシドーシス, 女性化乳房, 多毛症

4) SGLT2 阻害薬◆

近位尿細管にあるナトリウム・グルコース共役輸送体2 (SGLT2●) により, 通常は尿中に排泄されたグルコースのほとんどが再吸収されて尿糖は認めない. このSGLT2の機能を阻害することにより尿中に糖を排泄し, "糖尿" を促進させることで糖尿病を改善する目的の薬であるが, 多尿となるため利尿薬的な作用もきたす.

代表的な薬剤 エンパグリフロジン, カナグリフロジン, トホグリフロジン

有害作用 低血糖, 腎盂腎炎などの感染症[11], 脱水

◆SGLT2阻害薬
→第11章「A. 糖尿病治療薬」, p264参照

●SGLT2
sodium glucose cotransporter 2

★11
糖が尿中に排泄されるため, 細菌の増殖が活発となり尿路感染症が増えることが懸念されているが, 感染症を増やす心配はないとの論文や糖尿病自体が尿路感染症を増やすのではとの意見もある.

5) 炭酸脱水酵素阻害薬

近位尿細管でNa^+再吸収とH^+の排泄を抑制する. 緑内障, てんかんや呼吸性アシドーシスの改善, メニエール症候群などの症例に限定して用いられる場合が多い. H^+の排泄を抑制することから代謝性アシドーシスを起こす可能性がある.

代表的な薬剤 ダイアモックス

有害作用 低カリウム血症, 代謝性アシドーシス

6) 心房性ナトリウム利尿ペプチド (ANP) 製剤, ARNI

ヒト心房性ナトリウム利尿ペプチドはcGMPを介した強力な利尿作用を有する. 血管拡張作用や腎臓の糸球体ろ過率の増加, アルドステロンやバソプレシンによるNa^+・水の再吸収の抑制作用により利尿作用を誘導する.

代表的な薬剤 【ANP】カルペリチド, 【ARNI】サクビトリルバルサルタン

有害作用 血圧低下, 脱水に伴う電解質異常

7) 浸透圧利尿薬

浸透圧の高い薬剤を静脈注射することで, 尿細管内の浸透圧を高く保ち, 水の再吸収を抑制し, 尿量を増加させる[12].

代表的な薬剤 マンニトール, グリセロール

有害作用 大量投与で急性腎障害, 低ナトリウム血症, 高カリウム血症, 代謝性アシドーシス

★12
「脳浮腫治療薬」としても使われる (後述, p245).

8) バソプレシンV_2受容体拮抗薬

バソプレシンは抗利尿ホルモンで, 集合管のV_2受容体に作用することで水の再吸収が促進されて利尿を抑える (抗利尿). そこで, V_2受容体をブロックすることで尿量を増加させる. この薬は多発性嚢胞腎にも効果があることが報告されている.

代表的な薬剤 トルバプタン

F 腎不全治療薬

◉腎臓の老化は身体の老化にもつながっている可能性がある

◉一度失われた腎臓機能は元に戻せないことから予防的なアプローチが重要である

◉腎臓機能が低下することで起こる病態への対症療法薬が腎不全治療薬である

◉腎性貧血については新たな経口薬が使用できるようになった

1 腎臓は老化をあらわす臓器

　腎臓は眠れる臓器といわれる．その存在は尿管結石による仙痛や腎盂腎炎による発熱・腰背部痛などが起こらない限り気がつかないものである．しかし，腎臓は静かにそして力強く，1日150 Lもの血液を糸球体で「ろ過」して老廃物を捨て，必要な電解質や栄養素，糖分などを再吸収して身体の健康を保っている．また，他の臓器とも連携しており，タンパク尿は，脳の血液脳関門の破綻を間接的に示すとの研究報告があるなど，尿の異常が全身の血管の状態を反映している可能性があり，腎臓は密接に全身臓器と関連し合っている（図19）．そのため，腎臓の老化が全身の老化につながるという学説もあり，老化における腎臓の重要性が注目されている．

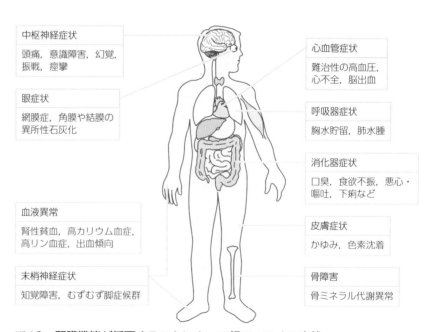

中枢神経症状
頭痛，意識障害，幻覚，振戦，痙攣

眼症状
網膜症，角膜や結膜の異所性石灰化

血液異常
腎性貧血，高カリウム血症，高リン血症，出血傾向

末梢神経症状
知覚障害，むずむず脚症候群

心血管症状
難治性の高血圧，心不全，脳出血

呼吸器症状
胸水貯留，肺水腫

消化器症状
口臭，食欲不振，悪心・嘔吐，下痢など

皮膚症状
かゆみ，色素沈着

骨障害
骨ミネラル代謝異常

図19　**腎臓機能が低下することによって起こってくる症状**

2 腎機能の低下と治療の基本

一方で腎臓の構造と機能は複雑で，高血圧や糖尿病，肥満や薬剤によって影響を受け，しだいに壊される糸球体は元に戻すことができない．再生治療の世界でも腎臓の再生はとても難しいと考えられている．したがって，失われた腎臓機能を回復する根本的な腎臓治療薬はなく，**腎臓機能の低下を防ぐ腎臓保護薬とよばれる薬剤を使用して腎機能の悪化を食い止めていくのが治療の基本**となる．

腎臓機能を低下させる要因には，過剰な塩分摂取，脱水，乱れた生活習慣などがあり，非薬物療法も重要である．ここでは腎臓保護薬を取り上げるが，腎臓機能が悪化すると最終的には**人工透析**につながる．人工透析は週に3回ほど4〜6時間の拘束時間が必要な治療手段であり，患者のQOLは低下する．眠れる臓器である腎臓の機能は，Cre[13]が1の前半で長期間推移した後，ひとたび悪化が進みCreが2近くになるとその進展を抑えることが難しくなってくる．そのため，腎臓を取り巻く悪化要因に対してできるだけ早期から対策していくことが必要である．

3 腎不全治療薬の種類と特徴

1）腎保護作用のある降圧薬（RA系阻害薬）

①アンジオテンシン変換酵素阻害薬（よく使われる略語：ACE阻害薬）
②アンジオテンシンⅡ1型受容体拮抗薬（よく使われる略語：ARB）

高血圧は腎臓の糸球体圧を亢進して糸球体を破壊する．したがって高血圧の治療は腎保護に最も重要であるが，RA系阻害薬は降圧作用だけでなく，糸球体の出口側の動脈（輸出細動脈）を拡張し，糸球体内圧を下げて糸球体の傷害を防ぐ臓器保護薬としての役割も期待されている．

代表的な薬剤 カプトプリル，テルミサルタン，バルサルタン
有害作用 「降圧薬」の項参照

2）腎性貧血治療薬（エリスロポエチン，HIF-PH阻害薬）

腎臓の機能が悪くなると赤血球の産生を促すエリスロポエチンが低下し，貧血が進む[14]（図20）．そのため，腎性の貧血の治療薬としてはエリスロポエチンを直接注射する薬剤がこれまで使われていたが，注射薬であるため病院に行かないと注射ができないデメリットがあった．酸素が低くなると活性化されるHIF●という物質がエリスロポエチンの発現を増やすことから（図20），HIFを分解するHIF-PHという酵素を阻害する薬が経口薬として開発され新たに使われている．

代表的な薬剤 エリスロポエチン
【HIF-PH阻害薬】ロキサデュスタット，ダプロデュスタット
有害作用 血栓塞栓症，血圧上昇，[HIF-PH阻害薬]血管新生亢進作用

★13 Cre（クレアチニン）
筋肉を動かすためのエネルギーを使った後に出てくる老廃物．腎の排出機能が低下すると血中の濃度が高くなる．基準値は，男性1.2 mg/dL以下，女性1.0 mg/dL以下．

★14
慢性腎不全による貧血はエリスロポエチンの低下によるもので，鉄剤を投与しても改善しない正球性貧血である．小球性貧血は鉄分の低下によって起こる貧血である．

●HIF
hypoxia-inducible factor（低酸素誘導性因子）

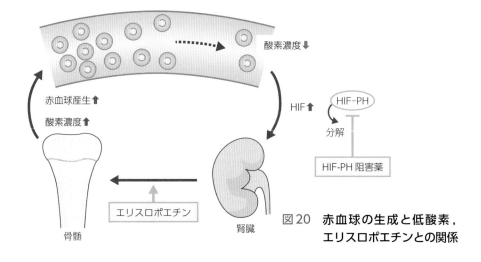

図20　赤血球の生成と低酸素，エリスロポエチンとの関係

3）高リン血症治療薬

慢性腎不全により尿中リン排泄能が低下するとリンが蓄積し，高リン血症をきたす．高リン血症はミネラル・骨代謝障害や続発性副甲状腺亢進症，異所性石灰化などをきたし，心血管疾患を悪化させ，骨折などのリスクも高めるためリン吸着剤が使われる．

代表的な薬剤 沈降炭酸カルシウム，セベラマー
有害作用 便秘・腹部膨満感・悪心・嘔吐などの消化器系症状

4）尿毒症治療薬

慢性腎不全により体外へ排出されるべき老廃物や毒素がたまると倦怠感や頭

水分量↑

心負荷↑　　腎負荷↓
BNP↑　　　Cre↓

水分量↓

心負荷↓　　腎負荷↑
BNP↓　　　Cre↑

Column⑤　心不全と腎不全の患者のコントロール改善

高齢になると腎臓と心臓の機能がともに低下する人が多い．いわゆる慢性腎臓病と心不全の合併患者であるが，腎臓機能の指標と心機能の指標は正反対に動くことが多いため治療に難渋する．心臓は身体の水分量が増えることにより負荷が増加し，心不全の指標となるバイオマーカーである脳性（B型）ナトリウム利尿ペプチド（BNP）が上昇する．一方で腎臓は水分が多い状態でより機能が保たれ，脱水や低血圧の場合は腎不全の指標となるクレアチニン（Cre）が増加する．慢性腎臓病と心不全の合併患者においては，BNPとCreがともに高くなっている場合が多く，どちらもちょうどいい値を保っていくことは難しい．利尿薬を使いすぎれば心臓の負担は減るが腎機能が極端に悪化する．かといって利尿薬を減らせば腎臓の値は回復するが心臓への負荷が増大する．患者さんからも「どちらもよくする治療はないのか？」と言われることも多いが，両者を改善できる魔法の薬剤はなかなかないのが現状である．

しかし，最近，腎臓に負担をかけずに利尿作用と心保護作用を有するようなSGLT2阻害薬やアンジオテンシン受容体ネプリライシン阻害薬（ARNI）などの新薬が出てきており，今後心不全と腎不全の患者のコントロール改善が期待されている．

痛，食欲不振等の尿毒症症状が起こる．そこで特殊な活性炭で毒素を吸着して便に排出する薬剤が使われる．

代表的な薬剤 クレメジン

有害作用 便秘・食欲不振・悪心・嘔吐などの消化器症状（他の薬の作用を減弱させるので他剤服用後時間をあけて服用）

5）高カリウム血症治療薬

慢性腎不全になるとカリウムの排泄が落ち，高カリウム血症をきたす．高カリウム血症は不整脈を誘発して突然死にもつながる恐れがあるため，厳格にコントロールされなくてはならない．最近，非ポリマー無機陽イオン交換化合物のジルコニウムシクロケイ酸ナトリウム水和物が使われるようになり，速効性に高カリウムを是正できることが期待されている．

代表的な薬剤 ジルコニウムシクロケイ酸ナトリウム水和物，ポリスチレンスルホン酸ナトリウム

有害作用 浮腫，悪心や便秘［ポリスチレンスルホン酸ナトリウム］

6）代謝性アシドーシス治療薬

慢性腎不全により尿中への水素イオンの排泄が低下すると代謝性アシドーシスをきたす．身体のpHは7.4付近で厳密にコントロールされており，pHの低下は吐き気，嘔吐，疲労を誘発する．

代表的な薬剤 重曹，クエン酸カリウム・クエン酸ナトリウム水和物配合製剤

有害作用 電解質異常，高ナトリウム血症・低カリウム血症［重曹］，高カリウム血症［クエン酸ナトリウム水和物配合製剤］

7）掻痒症治療薬

特に透析患者において炎症などを伴わない全身性の強いかゆみに悩まされる患者が多く，経口の掻痒改善薬ナルフラフィン◆が用いられる．

代表的な薬剤 ナルフラフィン

有害作用 不眠・眠気，便秘

◆ナルフラフィン
第13章「A.皮膚科用薬」
p310も参照

Ⓖ 脳血管障害治療薬

◉脳血管障害は後遺症を残して患者の生活の質を低下させる病気である
◉脳梗塞には3つのタイプがあり"心原性脳梗塞"はなかでも予後が悪い
◉血栓溶解薬であるt-PAの使用が脳卒中治療を大きく変化させた
◉フリーラジカル除去薬は脳卒中後の脳保護薬だけでなく，筋萎縮性側索硬化症（ALS）の治療にも使われている
◉再発予防として，抗凝固薬や抗血小板薬，降圧薬などの生活習慣病改善薬の使用が重要である

1 脳血管障害

1）脳卒中の概要

　心臓，腎臓と同様に血管が非常に豊富で，血管障害が大病につながる臓器が脳である．広範囲の脳卒中だけでなく，小さな血管障害でも，構音障害や上肢や下肢の神経麻痺，あるいは認知症など，部位によっては深刻な神経障害を起こして後遺症を残せば，寝たきりの原因となり介護の必要性が生じるなど，生活の質を大きく低下させる．欧米では虚血性心疾患が多く，日本などのアジアでは脳血管障害（脳卒中）が多くみられる．高血圧が脳卒中の最大の危険因子であり，**脳心血管病**といわれるように，脳は心臓と連関の強い臓器である．

　脳卒中には，脳の血管が閉塞する**脳梗塞**，出血する**脳出血**，脳血管の動脈瘤が破裂しくも膜下に血液が流出する**くも膜下出血**，さらには外傷に伴った**硬膜外血腫**や**硬膜下血腫**などがある（図21）．

2）脳梗塞の種類

　脳梗塞には大きく3つのタイプがある（図21，22）．**ラクナ梗塞**と**アテローム血栓性脳梗塞**，そして**心原性脳塞栓症**である．

- ラクナ梗塞：脳の深い部分を流れている細い血管が詰まってしまうことで起きる直径15 mm以下の小さな梗塞で，高血圧が大きな原因になる．
- アテローム血栓性脳梗塞：脳内の太い血管（中大脳動脈，内頸動脈，椎骨動脈，脳底動脈など）がアテローム（動脈硬化）で狭くなり血栓が詰まって起きる脳梗塞で，心臓の冠動脈疾患に似ている．
- 心原性脳塞栓症：心房細動患者において心臓で形成された血栓が脳へとび塞栓を起こし誘導される脳梗塞．大きな血管や同時に多数の部位で脳梗塞を起こすことがあり，他のタイプに比べて予後が悪いことが多い．

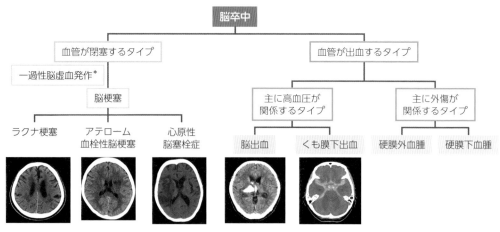

図21　脳卒中の種類

＊一過性脳虚血発作：一時的に脳の血管がつまり手足のしびれや運動障害，呂律が回らないなどの症状が出るも24時間以内に症状が消える発作をいう．脳梗塞を起こす危険性が高く注意が必要である
CT画像（脳出血以外）：「CT読影レポート，この画像どう書く？」（小黒草太／著），pp34-40，羊土社，2019より転載
CT画像（脳出血）：木下俊文．「頭部疾患画像アトラス」（土屋一洋 他／編），p25，羊土社，2014より転載

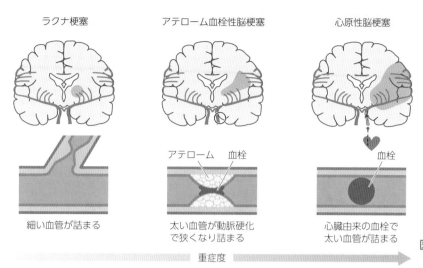

ラクナ梗塞　　　　　アテローム血栓性脳梗塞　　　心原性脳梗塞

アテローム　血栓　　　　　　　　血栓

細い血管が詰まる　　　太い血管が動脈硬化　　心臓由来の血栓で
　　　　　　　　　　　で狭くなり詰まる　　　太い血管が詰まる

重症度

図22　脳梗塞の3種類と重症度

3）脳出血の治療

　脳出血やくも膜下出血，外傷性脳出血の場合は外科的に血腫除去術や動脈瘤の再破裂を予防する脳動脈瘤クリッピング術，脳血管内治療による脳動脈瘤塞栓術を施行する．くも膜下出血の発症後2週間以内に血管が攣縮することがあり，脳梗塞を起こしたり，後遺症をきたしたり，場合によっては死亡に至ることもあり，注意が必要である．

4）脳保護薬・後遺症治療薬

　脳梗塞が起こると血流が途絶えた脳細胞は瀕死の状態となる．周辺の壊死した細胞から活性酸素（フリーラジカル）が生じて瀕死の細胞に大きな障害を与える．そこで，フリーラジカルを消去する薬剤（エダラボン）が用いられ，後遺症の予防や，機能障害の改善に期待されている．脳血管障害を起こした後の慢性期に起こる後遺症対策として，これまでにさまざまな薬が使用されてきたが，明確な効果が示されずに多くの薬が淘汰されてきた．脳梗塞後の患者が訴えるさまざまな後遺症的な不快な身体症状に効果をもつ薬は少ない．

2 脳血管障害の治療に用いられる薬の種類と特徴 （図23）

1）血栓溶解薬（t-PA）

　脳の血管に詰まった血栓を溶かす薬物治療として，2005年より使用されるようになった．**注射薬**で飲み薬はない．**発症したと特定される時間から4.5時間以内で投与しなくてはならない**（図24）．投与にあたっては血液所見や血圧，肝障害や臨床所見など適応があるかをしっかりとチェックリストで検討する必要がある．

代表的な薬剤 アルテプラーゼ
有害作用 脳出血，消化管出血，出血性脳梗塞

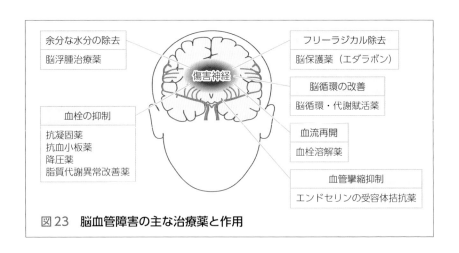

図23　脳血管障害の主な治療薬と作用

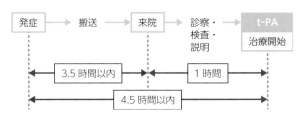

図24　急性期脳梗塞対するt-PA治療の流れ

明け方の発症が確認された場合など，晩に寝ついたところまでしか
未発症を確認できないために，いつ発症したかがわからず，t-PAが
使用できないことがある.

2）脳梗塞治療薬（抗血小板薬◆）

◆抗血小板薬
→本章「H．血栓症治療薬」p247参照

　血小板の活性を抑えて動脈硬化のある血管狭窄部位での血栓を抑制することで脳梗塞の再発予防に有用である.

代表的な薬剤 アスピリン，シロスタゾール，クロピドグレル

3）脳梗塞治療薬（抗凝固薬◆）

◆抗凝固薬
→本章「H．血栓症治療薬」p251参照

　心原性脳梗塞症の再発を予防するために用いられる．ビタミンKの作用を阻害して血液凝固能を低下させるワルファリンがこれまで主に用いられてきたが，2011年頃から，トロンビンや血液凝固の第Ⅹa因子を選択的に阻害する直接経口抗凝固薬（DOAC●）が使用できるようになり，再発予防だけでなく，危険因子の高い心房細動患者においては脳卒中の予防的投薬が行われるようになっている.

●DOAC
direct oral anticoagulant

代表的な薬剤 ワルファリン，ダビガトラン，リバーロキサバン，エドキサバン

4）脳梗塞治療薬（脳保護薬）

　脳梗塞が起こると血流が途絶えた脳細胞はしだいに壊死（腐ってしまうイメージ）してしまう．脳梗塞の中心部で壊死が起こるが，**活性酸素（フリーラジカル）** の影響でしだいに周辺部の細胞にまで壊死が広がってしまう（図25）．こ

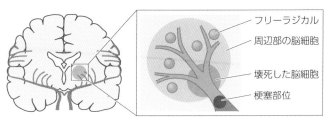

図25　脳保護療法

★15　脳保護薬の他の
　　　適応
この薬は難病である筋萎縮
性側索硬化症（ALS）に対
しても，病勢進展の抑制を
示すことが期待され使用さ
れる．

の活性酸素を抑える薬が脳梗塞後に脳保護薬として用いられる★15.

代表的な薬剤 エダラボン

5）脳浮腫治療薬

　脳梗塞が発症すると，脳梗塞が起きた部分の周辺にむくみが生じ，進展すると正常な脳細胞が圧迫により損傷されて脳の症状をさらに悪化させる．そのため，浸透圧の高い溶液を点滴することで，むくみのある部分から水分を引き込み，余分な水分を取り除くことで，脳のむくみや腫れを改善する．

代表的な薬剤 グリセロール，マンニトール

6）脳循環・代謝賦活薬

　脳血管の拡張作用などにより，脳循環を改善して脳梗塞後のめまいや意欲の低下などの諸症状の改善作用を示す薬剤．

代表的な薬剤 イブジラスト，ニセルゴリン，イフェンプロジル

7）くも膜下出血治療薬

　くも膜下出血患者では発症後の血管攣縮により脳梗塞や脳虚血症状が起こる危険性がある．その予防薬として2022年に原因となる内因性血管収縮物質であるエンドセリンの受容体拮抗薬クラゾセンタンが発売されている（図26）.

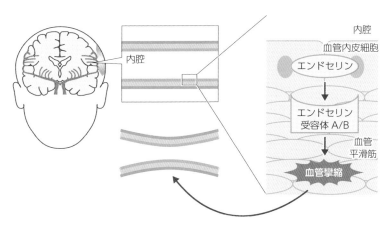

図26　くも膜下出血後の脳血管攣縮

H　血栓症治療薬

◉血栓症治療薬は「抗血小板薬」「抗凝固薬」「血栓溶解薬」に分かれる

1　生理的止血と病的血栓

　血管に傷がついて血液が流れ出し空気や異物に触れたときには，「失血」を防ぐために血液が固まり，止血機構が働く．これは自分を守るために起こる**生理的止血**である．ところが炎症や動脈硬化，糖尿病，高脂血症などの病態では，出血がないのに，言い換えるならば「必要がないのに」血管の中で勝手に血液が固まる**病的血栓**形成が起こる．実はこの2つ，生体反応として起きている現象自体は全く同じで，①**血小板凝集**，②**血液凝固**，③**血栓溶解（線溶）**の3つから成る．

　まず最初に働くのは，①血小板が凝集することによって傷口を塞ぐ応急処置で（**一次止血**），これは弱い血栓なので崩れやすい．血小板細胞同士の結合のため「**凝集**」という用語があてられる（図27）．次いで，②一次血栓の上にフィブリンの線維がつくられる．すると，あたかも土嚢の隙間をセメントで塗り固めたように血栓は強固になる（**二次止血**）（図27）．この現象は，血液内に含まれるタンパク質の変性によって，もとの液体から固まってゲル状になるので，細胞凝集とは違う「**凝固**」という用語があてられる．最後に，止血が十分に行われ出血がおさまったら，③後片付けとしての**線溶**（＝線維素溶解）が働く．

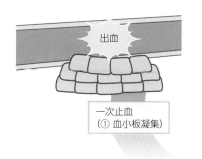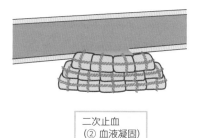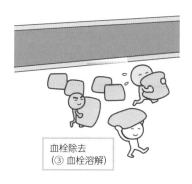

一次止血
（① 血小板凝集）

二次止血
（② 血液凝固）

血栓除去
（③ 血栓溶解）

図27　血栓止血のプレーヤーたち
血管壁（≒土手）が破れて出血が始まった場所では，まず血小板が折り重なって傷口を塞ぎ（≒土嚢によるせき止め），次いで血中タンパク質がゲル化して血栓を強化する（血液凝固，フィブリン形成）．やがて出血が止まった傷口では線溶系が働いてフィブリンが切断され，血栓は溶かされて消失する

これはつくられたフィブリン（線維素）を切断して細かく刻むことにより，血栓の塊を細かく砕いてその場から流し去るものである（図27）．このときフィブリンを切断するのはプラスミン（後述）であり，これは私たちの血液中に含まれるプラスミノゲンを加工してつくられる．

　これが病的血栓の場合には，血管内皮細胞の脱落や変性，血液成分の変化などによって傷のない部分で血栓形成が起こる．多くの場合は動脈硬化など，血管の表面が傷んでいる場所で起こりやすい．脳梗塞では，線溶を促進する成分が治療薬として使われる．

2 抗血小板薬

1）血小板薬凝集のしくみ

　血小板は，細胞同士が結合して大きな塊をつくり，血管壁に粘着することによって血管を塞ぎ血流を遮断して重要臓器に虚血性壊死を起こす．これが心筋梗塞や脳梗塞など重大な疾患となる．この「血小板同士の結合」すなわち血小板凝集は，膜上に発現する結合の手「**膜糖タンパクⅡb/Ⅲa**（GPⅡb/Ⅲa）」がフィブリノゲンをつかむことによって起こる（図28）．この結合手GPⅡb/Ⅲaは，普段は折りたたんでしまってあるため私たちの血液は固まらない．しかし血管損傷や病態などで刺激が入ったときには，この結合手GPⅡb/Ⅲaが伸びてフィブリノゲンをつかめる状態になる（図28）．この刺激となるのが血小板刺激物質であるアデノシン二リン酸（ADP），トロンボキサンA_2，トロンビンなどである（図29）．抗血小板薬は，これらの刺激物質の命令を遮断することにより「血小板の結合手が伸びないように押さえ込む」薬である．

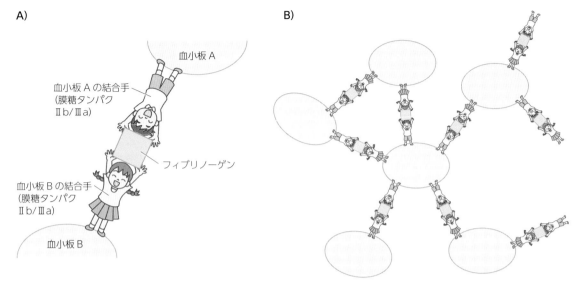

図28　血小板細胞同士の連結イメージ

A）血小板の膜表面から伸びた結合手（＝受容体）である膜糖タンパクⅡb/Ⅲa（GPⅡb/Ⅲa）が，フィブリノーゲンを両端からつかみ合うことによって，細胞同士は連結される．B）1つの細胞から多方向に結合手が伸び，複数の細胞と結合して血栓塊がつくられる

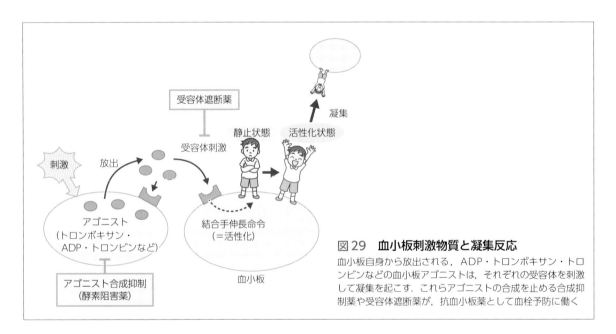

図29　血小板刺激物質と凝集反応

血小板自身から放出される，ADP・トロンボキサン・トロンビンなどの血小板アゴニストは，それぞれの受容体を刺激して凝集を起こす．これらアゴニストの合成を止める合成抑制薬や受容体遮断薬が，抗血小板薬として血栓予防に働く

2）抗血小板薬の種類

◉ クロピドグレル

　　血小板刺激物質のうちADPは血小板自身の顆粒に貯蔵されており，活性化した血小板から大量に放出されて近傍の血小板を刺激し（傍分泌：paracrine），あるいは放出した細胞自身を刺激して活性をさらに高める（自己分泌：autocrine）．そのシグナルを受けとるのが膜上に発現する受容体P2Y$_{12}$である（図30）．**ADPで刺激されたP2Y$_{12}$受容体からは「細胞内サイクリックAMP** （cAMP）を減らす」という指令が伝わり，その結果，結合手 GP Ⅱ b/ Ⅲ a が伸びて血小板は凝集する．この P2Y$_{12}$ 受容体に蓋をして凝集指令を遮断するのが血小板アンタゴニストのクロピドグレルである（図 30 上段赤色の部分）．

クロピドグレルの活性化には薬物代謝酵素がかかわるが，遺伝子多型による代謝酵素変異のために効果が出なくなる不応症がアジア人に多く，これを克服するための改良型としてプラスグレルが国内で開発された．

代表的な薬剤 クロピドグレル，プラスグレル

有害作用 出血（皮下出血，頭蓋内出血，腹腔内出血）

皮下出血

◉ アスピリン

一方 ADP 以外では，プロスタグランジン類◆の一種である**トロンボキサン A$_2$（TXA$_2$）**がやはり**血小板から放出され，膜上のトロンボキサン A$_2$ 受容体（TP 受容体）を刺激することで血小板自身を活性化**する．この活性化指令は先程と違って，細胞内メッセージがカルシウムシグナルによって伝達される．この命令系統を止める薬にはアスピリンなどがある．前述のクロピドグレルとは細胞内シグナルも異なる別系統の薬物であることから，強力な血栓抑制が必要な患者ではクロピドグレルとアスピリンの併用が行われる（例：ステント治療を行った心筋梗塞患者など）．

◆プロスタグランジン類
→第 7 章「A．アレルギー薬」，p133 参照

代表的な薬剤 アスピリン

有害作用 出血，胃粘膜障害

胃粘膜障害

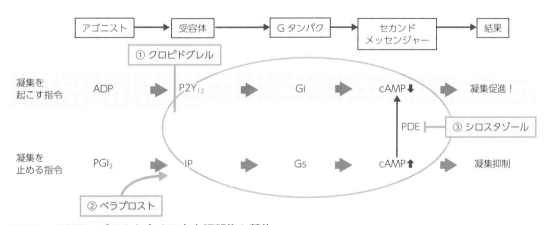

図 30 cAMP シグナルを介する血小板凝集と薬物

上段は「凝集させる指令」として ADP の刺激伝達を示す（赤色の部分）．一方下段はそれと正反対の「血小板凝集をさせない指令」として PGI$_2$ の刺激伝達を示す（青色の部分）．どちらの伝達経路も，アゴニスト→受容体→ G タンパク→細胞内情報（セカンドメッセンジャー）→結果，という流れが一対一でペアになっている．この 2 つの経路を橋渡しするものとして，cAMP 分解酵素であるホスホジエステラーゼ（PDE）がある．このように整理できる『cAMP が関係した生理的機構』のうえで血小板凝集を抑制するためには，①受容体遮断薬，②受容体刺激薬，③酵素阻害薬，という 3 種類の選択肢が使える（▢の枠）．①クロピドグレルは P2Y$_{12}$ 受容体に蓋をして ADP の凝集指令が伝わらないように止めてしまう（上段を右へ流さない）．②PGI$_2$ アナログであるベラプロストは生理的 PGI$_2$ と同じように IP 受容体を刺激して凝集抑制する（下段を右へ流す）．③PDE 阻害薬シロスタゾールは cAMP の分解を止めてこれを細胞内にためるので，増えた cAMP が凝集抑制指令を伝え続ける（下段を右へ流す）．①〜③いずれの場合も「細胞内 cAMP が増える」方向に薬が働いている点に注目．赤の円は血小板を示す

◉ ベラプロストとシロスタゾール

クロピドグレルは前述のように細胞内cAMPに働くことで血小板活性を抑えるが（受容体アンタゴニスト：図30上段 赤色の部分），似たようなしくみで働く抗血小板薬にベラプロストとシロスタゾールがある．プロスタグランジン類の1つ，PGI$_2$は別名プロスタサイクリンともいい，血小板上のIP受容体を刺激し細胞内cAMPを増やして血小板活性を抑える（図30下段 青色の部分）．この機構を人工的に刺激して血栓を予防するのがプロスタサイクリンの類似体，ベラプロストである（受容体アゴニスト）．

ベラプロストとシロスタゾールもcAMPを介したシグナル伝達系に作用します

さらにもう1つ，この機構のセカンドメッセンジャーがcAMPであることから，その分解酵素に着目した薬がシロスタゾールである．役目を果たし終えたcAMPは酵素ホスホジエステラーゼ（PDE）で分解され寿命を終える予定になっているが，この分解が妨害されるといなくなるはずのcAMPが居残り続けて凝集抑制の指令を伝え続けるというわけである．このような理由でPDE阻害薬であるシロスタゾールは，ベラプロストやクロピドグレルと同じ抗血小板効果を発揮する．

代表的な薬剤 ベラプロスト，シロスタゾール

このように，①受容体遮断薬（クロピドグレル），②受容体刺激薬（ベラプロスト），③酵素阻害薬（シロスタゾール）という性質の異なる薬物が，最終的には細胞内cAMP増加という共通のシグナル変化をもたらすことによって，血小板凝集抑制という共通の生理現象を引き起こす．

◉ オザグレル，セラトロダスト◆

◆オザグレル，セラトロダスト
→第7章「A. 抗アレルギー薬」図6，p134参照

アスピリンの項で述べたようにADPと並んで重要な血小板刺激物質（＝アゴニスト）に，トロンボキサンA$_2$がある．トロンボキサンもまた，血小板から放出されて結合手を伸ばす刺激を与える．このトロンボキサンは製造過程でシクロオキシゲナーゼ，トロンボキサン合成酵素という2段階の酵素反応を経てつくられる．シクロオキシゲナーゼは低用量アスピリンをはじめとする非ステロイド性抗炎症薬によって，トロンボキサン合成酵素はオザグレルによってそれぞれ阻害されるため，これらの薬物が抗血小板薬として使われる（図31）．

また，すでにつくられてしまったトロンボキサンの働きも，その受け手となるTP受容体に蓋をすれば指令が届かなくなり血小板は凝集しない．この目的で使われる受容体遮断薬がセラトロダストである．

代表的な薬剤 オザグレル，セラトロダスト

有害作用 出血

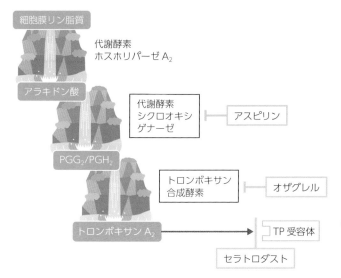

図31　トロンボキサンを介する血小板活性化と薬物

アラキドン酸代謝経路（代謝カスケード）において，トロンボキサンA$_2$は2段階の酵素反応を経てつくられる．上流側のシクロオキシゲナーゼ（COX）は低用量アスピリンによって，下流側のトロンボキサン合成酵素はオザグレルによってそれぞれ阻害され，血栓予防に働く．また，すでにできてしまったトロンボキサンの働きは，TP受容体に蓋をするセラトロダストによって抑制できる．このように，2種類の酵素阻害薬と1種類の受容体遮断薬がいずれもトロンボキサンの働きを止めて血栓予防に働く

PGG$_2$：プロスタグランジンG$_2$，PGH$_2$：プロスタグランジンH$_2$

③ 抗凝固薬

1）複雑な血液凝固系の要：第X因子とトロンビン（第Ⅱ因子）

　　血液凝固系には多くの因子が含まれるため，非常に複雑な印象を受けるが，実は大きく分けて3つの部分から成る．すなわち，**①外因系，②内因系および，③共通系がYの字のように合流する**，と理解すれば全体像をつかむことができる（図32）．①外因系は血管に傷がついたときのイメージで，損傷部位から組織因子が漏れ出して活性化をはじめる．②内因系は血液が異物に触れたとき（例えばガラスや注射針などに触れると）陰性電荷の刺激が入り活性化がはじまる．これら2つの経路はいずれも合流点となる第X因子を刺激して活性化型（第Xa因子）に変換するところで終わる．③共通系はこの活性化型第Xa因子からはじまり，Ⅴ→Ⅱ→Ⅰ因子を順次活性化する[★16]．

　　このうち特に重要なのは，最後から2番目の**第Ⅱ因子**と終末の**第Ⅰ因子**である．第Ⅱ因子はプロトロンビンであり（pro-が「前」つまり前駆体を意味する），これが活性化されると第Ⅱa因子トロンビンとなる．トロンビンは第Ⅰ因子であるフィブリノゲン[★17]を加工してフィブリンに変換する．フィブリノゲンまでは血液中に浮遊する分子だが，これが一部切り取られてフィブリンに変わると，多数が「**重合**」して長い長い糸状につながり全体としては網目状の塊になる（fibrin clot：図33）．このような機構が生理的止血のときも，病的血栓形成のときも同じように働く．

★16　血液凝固因子の表記

血液中に含まれる凝固タンパク質すなわち凝固因子は，不活性型の原料として私たちの体内をいつもめぐっている．普段は眠ったまま動かない「前駆体」の状態なので，「X・V・Ⅱ」のようにローマ数字単独で表記される．凝固カスケードが活動をはじめて前駆体たちが加工されると，酵素活性をもった「活性化型」に変換される．こうなると活性activeの意味を込めて「Xa・Va・Ⅱa」のように表記され，次のタンパク質を加工できる活性体であることが一目でわかる．

★17　フィブリノゲンの語源

fibrin-ogenと書き，後半の-ogenの部分がフィブリンの「原料」であることをあらわしている．同じように，プラスミノゲンやアンギオテンシノゲンもそれぞれ，プラスミンの原料，アンギオテンシンの原料，という意味．

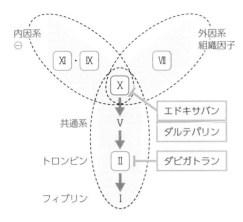

図32　凝固カスケードと薬物の作用点

血液凝固系はおおまかには：①内因系，②外因系，③共通系，という3つの流れから構成される．陰性荷電などからはじまる内因系および組織因子からはじまる外因系が合流する点に第X因子があり，ここからが共通系となる．旧来型未分画ヘパリンおよびワルファリンの作用点は四角囲み（XI IX X VII II）の複数の因子のため抗凝固がいきすぎて出血が起きやすい

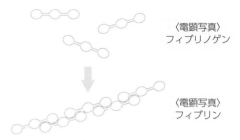

図33　フィブリンの産生と重合

血液凝固系第I因子であるフィブリノゲンは，トロンビンによって一部が切断されると多数の分子が「重合」して長い糸状のフィブリンになり，網目のような塊をつくる

2）抗凝固薬の種類

◉ ヘパリン

ヘパリンは「静注・筋注」で用いられ即効性がありますが，作用時間は短いです

★18　ヘパリンの語源
最初，肝臓（ラテン語でhepar）から発見されたためこのような名前がついた．

★19　DIC（disseminated intra-vascular coagulation）
文字通り，全身にばら撒かれたように血管内のあちこちで血液が凝固する現象だが，問題なのはむしろその後に起こる重篤な病態である．凝固因子が一気に消費されるために「もうこれ以上，血液を固める材料がない」状態に陥って，今度は逆に「血液が固まらない」「出血を止められない」ことになる．このような状態を改善または予防するため，ヘパリンを使ってまず凝固の過剰な進行を止める．

　血液凝固カスケードを途中のどこかで止めれば，最終形の網状フィブリンがつくられなくなり，血栓形成を防ぐことができる．この目的で使われる注射薬の基本形がヘパリン★18である．ヘパリンは生体内にある**アンチトロンビンIII**がもつ「凝固因子不活化」の作用を促進し，**すでに体内にある凝固因子を働かなくする**ことで血栓形成を予防する（図34）．

　臨床上は血液透析や人工心肺を使う手術など，血液を一度体外へ出して再び戻すような操作を行うとき，または血管内にカテーテルを入れた場合に，いずれも血液塊で管が詰まらないように，血栓予防の目的で点滴静注される．また特別な病態として播種性血管内凝固症候群（**DIC**）★19の治療にも用いられる．

　ヘパリンは優れた抗凝固作用をもつが，それがいきすぎると有害作用として逆に**出血**を起こす．アンチトロンビンIIIを介したヘパリンの効果は凝固因子のなかでもII・VII・IX・X・XIと，複数の因子を抑制することによるため，それが出血の原因ではないかと考えられた（図32）．そこで，より安全な薬剤としてダルテパリンが登場した．これは旧来使われてきたヘパリンが「**未分画ヘパリン**」とよばれ分子量がバラバラで不均一な物質の集まりであるのに対し，低分子分画だけを精製して分子量をそろえた「**低分子ヘパリン**」とよばれる改良版である（例：ダルテパリン）．この工夫により**第Xa因子に対する選択性が高まり，第IIa因子への抑制が弱くなった**ことによって出血頻度は低下した．

代表的な薬剤　ヘパリン，ダルテパリン

有害作用　ショック，血小板減少

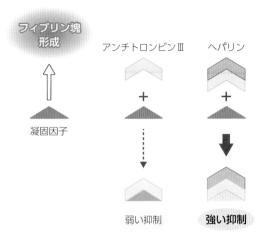

図34　ヘパリンの作用機序
体内にあるアンチトロンビンⅢ（水色：anti-thrombin で名前自体が「抗トロンビン」）は，もともと赤で示す凝固因子たち（第Ⅱ・Ⅸ・Ⅹ・Ⅺなど）を抑え込む働きをもつが，その働きはゆっくりで弱い（中列）．そこにヘパリン（青）が加わると，この働きを後押しして凝固因子の失活が速く，強力に起こる（右列）

◎ **ワルファリン**

　ヘパリンのような注射薬は病院内で使うには有用だが，通院患者の長期コントロールには不向きである．そのため経口薬としてワルファリンも用いられる（経口抗凝固薬）．ワルファリンの作用標的分子は**ビタミンK再利用（リサイクリング）にかかわる酵素**であり，この酵素はⅡ・Ⅶ・Ⅸ・Ⅹと多くの凝固因子を合成するときに必要なため，これを阻害すれば**有効な凝固因子自体がつくられなくなる**．この理由からワルファリンが抗凝固効果を発揮できるまでには投薬をはじめてから2日程度が必要となる．また，納豆はビタミンKが豊富な食品であるためワルファリンの効果を消去してしまう．ワルファリン服用中は納豆の摂食は禁止する．

　ワルファリンもヘパリン同様，いきすぎた抗凝固により**出血**を起こす．その原因もやはり同じで，ビタミンK抑制により複数の凝固因子を枯渇させることによる（図32）．

代表的な薬剤 ワルファリン
有害作用 出血

◎ **エドキサバン**

　ワルファリンの改良型として開発された第Ⅹ因子を選択的に阻害する直接経口抗凝固薬（direct oral anti-coagulant：**DOAC**）である．ワルファリンは有効な薬物である一方，有害作用としての出血を起こしやすい，血中濃度と薬効が相関しない，薬物相互作用を起こしやすい◆（アルブミンとの結合で競合する薬が多い），納豆で無効化される（ビタミンKを回復してしまうため），など使いにくい側面もあった．**凝固系第Ⅹa因子をもっぱら抑制する**ことにより血液凝固を防ぐが（図32），第Ⅱa因子（トロンビン）に対する抑制は弱いため効きすぎになる危険性は低く，比較的安全に使える．さらに，中和薬であるアン

ワルファリンは「経口投与」で用いられ，作用時間は長いですが，効果発現に時間がかかります

ビタミンKを多く含む食品

納豆*　　青汁*

クロレラ*　海苔

ブロッコリー　ほうれん草

*はワルファリンで併用注意となっている

緑黄色野菜や海草類は一時期な大量摂取を避ける

◆薬物相互作用
→第7章，図10，p139 参照

デキサネットを使えば，エドキサバンなどのDOACと第Xa因子との結合が妨害され凝固活性を回復できる点も安心材料になる．

◎ **ダビガトラン**

経口直接トロンビン阻害薬である．DOACとは異なり第Xa因子に対する抑制は弱く，逆に**第Ⅱa因子（トロンビン）を集中的に抑制**する（図32）．これによりワルファリンに比べれば有害作用としての出血は弱いとされている．

4 血栓溶解薬

◇線溶系とプラスミノゲンアクチベーター

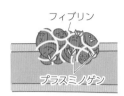

フィブリン
プラスミノゲン

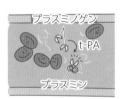

プラスミノゲン
t-PA
プラスミン

「生理学・生化学につながる　ていねいな生物学」（白戸亮吉，他／著），羊土社，2021を参考に作成

★20　ウロキナーゼ型PA（u-PA）の語源
最初，尿で発見されたためこの名がついた．

われわれの体には，いったんできてしまったフィブリンの塊を切断して溶かす機構も備わっている．それを行うのが**プラスミン**であり，このプラスミンは血中の**プラスミノゲン**からつくられる．このプラスミノゲン ➡ プラスミンの加工反応を進めるのが**プラスミノゲンアクチベーター**（plasminogen activator：PA）であり，ウロキナーゼ型PA（**u-PA**）[20]と組織型PA（**t-PA**）とがある．両者を比較したとき，t-PAはフィブリンに結合したプラスミノゲンのみを加工してプラスミンをつくるため無駄が少なく安全であるのに対し，u-PAは血中のプラスミノゲンまでも活性化してプラスミンに変えてしまうため，出血の頻度が高くなるといわれる．わが国では血栓溶解薬としてアルテプラーゼなどのt-PA製剤が使われている．

◎ **t-PA製剤（アルテプラーゼ）**

アルテプラーゼはすでにつくられてしまった脳梗塞の血栓を溶かします

◆t-PAの使用
→本章「G. 脳血管障害治療薬」，p244参照

アルテプラーゼなどt-PA製剤は，例えば脳梗塞で血管を塞いでいる凝血塊を溶かして血流を再開すれば，虚血を解除して梗塞巣を小さく抑える効果が見込まれる．ただし発症から時間が経って組織破壊が進んだ患者では，血管の傷を塞いでいる凝血塊まで溶かしてしまうと，そこから漏れ出した血液や水分が脳浮腫を起こしてかえって悪化する．そのため**t-PAの使用は脳梗塞が発症してから4時間半以内の早期に限定される**◆．

代表的な薬剤 アルテプラーゼ

Ⅰ 血液に作用する薬

● 赤血球・白血球・血小板のそれぞれが不足する病態がある
● 貧血治療は，不足した鉄分またはビタミンの補充が基本となる

1 貧血治療薬

1）貧血治療の基本は不足した鉄分の回復

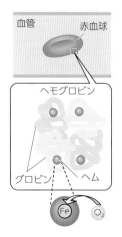

血管　赤血球
ヘモグロビン
グロビン　ヘム
Fe　O_2

赤血球の役割は酸素（O_2）を運ぶことであり，これと結合するために鉄（Fe）を含んだヘモグロビンが必要となる．鉄が欠乏すればこの正常な構造を保てず，

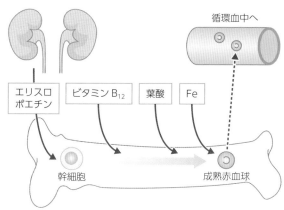

図35　造血に働く因子と薬物
腎臓でつくられるエリスロポエチンが血球系幹細胞からの分化を促し，段階を踏んで成熟して赤血球となる．途中の過程ではビタミンB$_{12}$，葉酸，鉄（Fe）が必要で，不足する病態ではそれぞれが薬物として補充される

鉄欠乏性貧血となる．その解決のためにクエン酸第一鉄ナトリウムなどの鉄剤が用いられる．

代表的な薬剤　クエン酸第一鉄ナトリウム

有害作用　悪心・嘔吐，アナフィラキシーショック

悪心・嘔吐

2）造血に必要なビタミンと葉酸

ビタミンB$_{12}$と葉酸は，ともに造血のための酵素反応に必要な因子である．その不足は巨赤芽球性貧血を起こすため，ビタミンB$_{12}$製剤のシアノコバラミンおよび葉酸を投与する（図35）．

代表的な薬剤　シアノコバラミン，葉酸

3）ホルモン製剤

エリスロポエチンは造血ホルモンであり，骨髄における細胞増殖や細胞分化を促して赤血球をつくる．腎臓において産生されるこのホルモンが不足する腎性貧血の場合にはダルベポエチンなどが投与される．

代表的な薬剤　ダルベポエチン

2 その他の造血薬

1）白血球の不足→増殖因子の補充

生理的な機構で白血球産生を行う増殖因子である**G-CSF**（顆粒球コロニー形成刺激因子：granulocyte-colony stimulating factor）を人工的に合成したフィルグラスチムを投与し，前駆細胞からの分化増殖を促す．

代表的な薬剤　フィルグラスチム

G-CSF

前駆細胞
分化
白血球

2）血小板の不足→トロンボポエチン受容体刺激

血小板を産生する生理的ホルモンはトロンボポエチンであり，その受容体を刺激するエルトロンボパグを投与し巨核球からの血小板産生を促す．

代表的な薬剤　エルトロンボパグ

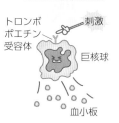

トロンボポエチン
トロンボポエチン受容体
刺激
巨核球
血小板

第10章 章末問題

解答 ➡

問1 （ ）に適切な語句を選び，記号で答えよ.

血圧＝（ ）×（ ）であらわされる.

選択肢 ①精神的緊張　②心拍数　③心拍出量　④交感神経活性度　⑤動脈硬化度
　　　　⑥末梢血管抵抗　⑦静脈灌流圧　⑧心臓収縮力　⑨水分量

問2 A群の高血圧治療薬について注意すべき有害作用をB群より選べ.

【A群】 a）利尿薬 　　　　　　　　　　　　　　【B群】 1）徐脈
　　　　 b）カルシウム（Ca）拮抗薬 　　　　　　　　 2）歯肉肥厚
　　　　 c）レニン-アンジオテンシン（RA）系阻害薬 　 3）立ちくらみ
　　　　 d）α遮断薬 　　　　　　　　　　　　　　 4）喉頭浮腫
　　　　 e）β遮断薬 　　　　　　　　　　　　　　 5）低カリウム血症
　　　　 f）ミネラルコルチコイド受容体拮抗薬 　　　 6）女性化乳房

問3 A群の狭心症治療薬に関連する事項についてB群より選べ.

【A群】 a）硝酸薬 　　　　　　　　　　　　　　【B群】 1）心筋梗塞
　　　　 b）カルシウム（Ca）拮抗薬 　　　　　　　　 2）異型狭心症
　　　　 c）レニン-アンジオテンシン（RA）系阻害薬 　 3）K⁺チャネル
　　　　 d）ニコランジル 　　　　　　　　　　　　 4）冠血管拡張
　　　　 e）抗血小板薬 　　　　　　　　　　　　　 5）アスピリン
　　　　 f）血栓溶解薬 　　　　　　　　　　　　　 6）交感神経

問4 心不全治療に関する以下の文章で正しいものには〇，間違っているものには×を記せ.

　　a）心不全治療ガイドラインでは高血圧の患者もステージAに分類される.
　　b）ジギタリスは心不全治療で現在よく使われる薬である.
　　c）心不全では血液の量を増やして血流を保つことが重要である.
　　d）心筋梗塞を起こした患者では将来の心不全に注意する.
　　e）ファンタスティック4といわれる薬は「SGLT2阻害薬」「ARNI」「β遮断薬」「ミネラルコルチコイド受容体拮抗薬」である.
　　f）交感神経の活性化は心不全に予防的に働く.

問5 不整脈薬について，正しい組合わせを選べ.

　　a）不整脈は抗不整脈薬を用いて積極的に洞調律に戻すべきである.
　　b）心房細動の治療は抗血小板薬を用いた脳梗塞の予防が重要である.
　　c）アミオダロンはカリウムチャネルの阻害薬である.
　　d）頻脈性不整脈の治療にはβ遮断薬を用いることが多い.

選択肢 ①a，b　②c，d　③a，c　④b，c　⑤b，d

問6 A群の利尿薬に関連する事項についてB群より選べ.

【A群】
a) サイアザイド系利尿薬
b) ループ利尿薬
c) SGLT2阻害薬
d) 炭酸脱水素酵素阻害薬
e) 浸透圧利尿薬
f) ミネラルコルチコイド受容体拮抗薬
g) バソプレシンV₂受容体拮抗薬

【B群】
1) 脳浮腫改善
2) 抗糖尿病薬
3) 高カリウム血症
4) 緑内障
5) ヘンレ係蹄
6) 多発性嚢胞腎
7) 高カルシウム血症

問7 利尿薬について，正しい組合わせを選べ.

a) 利尿薬の主なターゲットとなる電解質はカリウムである.
b) 痛風の既往のある患者にサイアザイド系利尿薬の使用は注意が必要である.
c) 炭酸脱水素酵素阻害薬では代謝性アシドーシスを起こすことがある.
d) ミネラルコルチコイド受容体拮抗薬は血清カリウムを低下させる.

選択肢 ①a, b ②c, d ③a, c ④b, c ⑤b, d

問8 腎性貧血治療薬についてまとめた.（ ① ）～（ ⑤ ）に入る適切な語句を記載せよ.

慢性腎不全に伴って貧血が進むが，これまで使われている（ ① ）は注射薬であるため治療が通院時に限られるデメリットがあった.（ ① ）は（ ② ）で活性化される（ ③ ）という物質により増加する.（ ③ ）は（ ④ ）によって分解されるため，（ ④ ）を阻害する薬が経口薬として現在使われるようになった. またカリウムの排泄が落ち高カリウム血症も起こる. 最近，非ポリマー無機陽イオン交換化合物である（ ⑤ ）が使われるようになり，速効性に高カリウムを是正できるようになった.

問9 脳血管障害に関する以下の文章で正しいものには○，間違っているものには×を記せ.

a) 小さな脳梗塞では介護につながるような後遺症は起こらない.
b) ラクナ梗塞は高血圧が原因で起こる脳梗塞で重症化しやすい.
c) 心原性脳梗塞の予防には抗血小板薬を用いる.
d) グリセロールは脳浮腫を治療・予防する点滴薬である.
e) くも膜下出血に伴って起こる血管攣縮に使用できる薬剤はない.
f) 動脈硬化性の血管障害が疑われる場合には抗血小板薬を用いて脳梗塞を予防する.

問10 血栓症治療に対する薬物と作用標的分子との組合わせを正しくつくれ.

【薬物】
1) アスピリン
2) クロピドグレル
3) シロスタゾール
4) セラトロダスト
5) t-PA
6) ヘパリン
7) ベラプロスト
8) ワルファリン

【作用標的分子】
a) アンチトロンビンⅢ
b) ADP受容体P2Y₁₂
c) シクロオキシゲナーゼ
d) トロンボキサンTP受容体
e) ビタミンK再利用酵素
f) プラスミノゲン
g) プロスタサイクリンIP受容体
h) ホスホジエステラーゼ

第11章 内分泌系疾患・代謝系疾患治療薬

A 糖尿病治療薬

- 糖尿病は高血糖の持続によりさまざまな合併症を引き起こす疾患である
- 高血糖の要因には「インスリン分泌低下」と「インスリン抵抗性」がある
- インスリン分泌低下に対してはインスリン製剤や分泌促進薬が適応となる
- インスリンを増加させすぎると低血糖や肥満が生じる
- インスリン作用を介さずに血糖を低下させる治療薬もしばしば使用される

1 糖尿病とは

　膵臓のβ細胞から分泌される**インスリン**の作用（表1）が不足すると，血中のグルコース濃度（血糖値）が上昇する．この血糖値が高い状態（高血糖）が慢性的に持続すると，眼（網膜）や腎臓の細い血管の障害（細小血管症）や全身の太い血管の閉塞（動脈硬化症）を認めるようになる．さらに，末梢神経障害や白内障などの合併症も引き起こし，患者の生活の質（QOL）が著しく低下する．このようなインスリン作用が不足し生じる病態を**糖尿病**とよぶ．

　インスリン作用が不足する要因としては，第一に，β細胞からの**インスリン分泌の低下**がある．自己免疫機序などにより膵β細胞が破壊されて発症する**1型糖尿病**では，絶対的なインスリン欠乏がもたらされる．糖尿病の大多数を占める**2型糖尿病**は，肝臓や骨格筋など標的細胞でのインスリンの効き（感受性）の低下が特徴であり，それを補うだけのインスリンを分泌できない場合に発症する．このインスリン感受性の低下は**インスリン抵抗性**とよばれており，遺伝的な要因のほか，肥満や妊娠，副腎皮質ステロイドによっても引き起こされる．

細い血管の障害

腎障害

末梢神経障害

網膜症

太い血管の障害

動脈硬化症

糖尿病はさまざまな合併症を引き起こします

表1　三大栄養素に対するインスリンの作用

	細胞内取り込み	分解エネルギー利用	合成	不適切なインスリン作用の影響	
				不足した状態	過剰な状態
炭水化物（グルコース）	↑	↑	↓	高血糖	低血糖
脂肪（脂肪酸・中性脂肪）	↑	↓	↑	やせ	肥満
タンパク質（アミノ酸）	↑	↓	↑	筋量減少・筋力低下	—

↑：促進　　↓：抑制

2 糖尿病の治療

　糖尿病の治療目的は合併症を予防し生命予後やQOLを良好に保つことであり，そのためには血糖値を正常に近い状態に保つ必要がある．生活習慣の是正（食事療法，運動療法，禁煙，節酒）や肥満の改善が治療の基本となるが，それだけでは十分な血糖コントロールを得られないことが多く，しばしば薬物療法が必要となる．どの種類の血糖降下薬を使用するかは，個々の患者の病態（インスリン分泌低下・インスリン抵抗性の程度）や背景（年齢，併存疾患など）を考慮して判断するが，複数の薬が必要となることも少なくない．

3 インスリン製剤

> インスリン過剰状態のリスク：高

1）適応

　1型糖尿病の場合など膵β細胞からのインスリン分泌が著しく低下している状態では，インスリン製剤の投与が必要不可欠である（これを**インスリン依存状態**とよぶ）．インスリン非依存状態の場合にも，血糖コントロールにインスリン製剤が必要となることは少なくない．例えば，インスリン製剤以外の血糖降下薬のみでは血糖がコントロールできない場合や，中等度以上の外科手術や静脈栄養時など食事が十分にとれない場合，あるいは妊娠中[*1]はインスリン療法の適応となる．インスリンはペプチドであり，経口投与（内服）した場合には消化管内の酵素で分解されてしまうため，皮下や静脈内に注射する必要がある．

2）生理的インスリン分泌を模したインスリン製剤の工夫

　生理的なインスリン分泌は，空腹時の血糖上昇を抑える**基礎分泌**と，食事により摂取した栄養素をすみやかに処理するための**追加分泌**からなっている（図1）．したがって，**血糖を正常に保つためには，いかにこのインスリン分泌パターンを模してインスリン製剤を投与できるかが鍵となる．**

　従来の速効型インスリン（遺伝子組換えヒトインスリン）を皮下注射した場合には，作用の発現までに30分以上かかり，作用の持続時間も6時間ほどと長いことから，生理的な追加分泌のパターンに近づけることが困難であった（図2）．そこで開発された**超速効型インスリン**は，ヒトインスリンの一部のアミノ酸を変えたインスリンアナログ（類似体）であり，皮下から吸収されやすいために作用の発現が早く（15分未満），持続時間も4〜5時間と短い．

　一方，基礎分泌に対しては，従来の中間型インスリンは作用に明確なピークがあるため，24時間にわたって低血糖なしに作用を維持するのが難しかった．この問題に対しては，アミノ酸置換や脂肪酸付加により皮下吸収を緩徐にし作用持続時間を延長させた**持効型溶解インスリンアナログ**が開発されている．

　1型糖尿病のようにインスリン分泌が著しく低下している場合には，持効型溶解インスリンを1日1回，超速効型インスリンを毎食直前に皮下注射するこ

★1　妊娠中の高血糖
妊娠中の高血糖は先天奇形や巨大児など胎児への悪影響をもたらすことがあるため，妊婦の血糖コントロールは厳格に行う必要がある．インスリン製剤は，投与量の細かい調整が可能であり厳格な血糖コントロールに適していること，分子量が大きいために胎盤を通過しにくいこと（経口血糖降下薬は胎児にも移行しやすい），長年の使用経験により母児に対する安全性が確立していることから，妊娠中の糖尿病治療の第一選択薬となる．ただし，最近のアナログ製剤には妊娠中の安全性が不明なものもある．

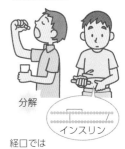

分解
インスリン

経口では
消化管で分解されてしまい
効かない

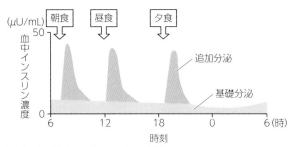

図1　健常人のインスリン分泌

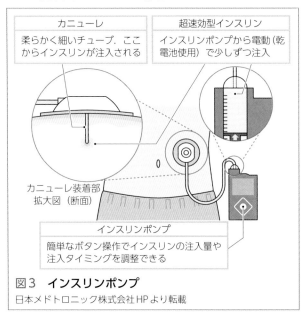

図3　インスリンポンプ
日本メドトロニック株式会社HPより転載

図2　各インスリン製剤の作用動態（皮下投与時）
と主な用途

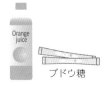

ブドウ糖

とが基本となる．また，皮下に針を刺したままにして超速効型インスリンを持続的に投与する**インスリンポンプ療法**（図3）も行われている．これらのインスリン注射は，簡易測定器を用いた血糖測定とともに，患者自身で行うことが可能である（強化インスリン療法★2）．なお，点滴を含め，経静脈的にインスリンを投与する場合には，アナログ製剤を投与する必要性はないため，ヒトインスリンである速効型インスリンを用いる．

　2型糖尿病でも他の糖尿病治療薬のみで良好な血糖コントロールが得られない場合には，インスリン製剤の適応となる．追加分泌と基礎分泌のどちら（あるいは両方）を補充するのがよいかは患者の病態やアドヒアランスしだいである．インスリン療法を導入しやすい方法として，経口血糖降下薬治療を持効型溶解インスリンアナログ（1日1回注射）でサポートするBOT（basal supported oral therapy）も行われている．

　インスリン製剤はしばしば低血糖や体重増加（肥満）をもたらすが，適切なインスリン量を投与している限りは重症にはなりにくい．空腹感，冷汗，動悸などの低血糖症状を認めた場合には，意識障害（低血糖昏睡）をきたさないように直ちにブドウ糖（を含む清涼飲料水など）を摂取するように指導する．ま

た，インスリン製剤の皮下注射は，運動や気温による影響を受けにくいことから腹部に行うのが一般的だが，同じ部位に投与し続けると皮下結節（**インスリンボール**）を形成してインスリン製剤の吸収に影響するようになるため，注射部位は毎回変更するように指導する．

インスリンボール

バイアル型

カートリッジ型

インスリン製剤の
カートリッジを交換する

プレフィルド型

カートリッジと注射器が
一体になっている

| 代表的な薬剤 |

【速効型・中間型】インスリン ヒト
【超速効型】インスリン リスプロ，インスリン アスパルト，インスリン グルリジン
【持効型溶解】インスリン グラルギン，インスリン デテミル，インスリン デグルデク

| 有害作用 | 注射部位反応（発赤・皮下結節など）

> **Column　インスリン製剤の保管方法**
>
> 　インスリン製剤は高温（37℃以上）や凍結，光に弱いため，開封前は冷蔵庫（扉側や野菜室など凍結しにくい場所）で保管する．冷たいまま皮下注射すると痛みが強いため，開封後は室温で保管することが一般的だが，夏場の高温，冬場の凍結や暖房器具による加熱，直射日光には十分に注意する必要がある．

４ インスリン分泌を促進する血糖降下薬

　インスリン分泌がある程度保たれている場合には，インスリン分泌を促進する薬の適応となる．

１）スルホニル尿素（SU●）薬・速効型インスリン分泌促進薬（グリニド薬）

インスリン過剰状態のリスク：高

　膵β細胞では，血中から取り込まれたグルコースをもとにアデノシン三リン酸（ATP）が産生されると，ATPの増加を感知したATP感受性カリウム（K_{ATP}）チャネルが閉じ，細胞内にカリウムイオンが溜まることで細胞膜が脱分極する（図4）．その結果，電位依存性カルシウムチャネルが開いて細胞内にカルシウムイオンが流入し，そのシグナルによりインスリン分泌顆粒からインスリンが放出される．したがって，インスリンの分泌量はグルコースの流入量，すなわち血糖（血中グルコース濃度）依存的となる．

◉ スルホニル尿素（SU）薬

　K_{ATP}チャネル（SU受容体）のリガンドであり，**グルコースの流入量とは無関係（血糖非依存的）**にK_{ATP}チャネルを閉鎖することにより**インスリン分泌を刺激**する（血糖が低くてもインスリンを分泌させる）．作用は比較的強力であり，**作用の持続時間も半日から1日と長い**．そのため，血中インスリン濃度が過剰になりやすく，低血糖や過食（肥満）を起こしやすい．特に腎機能の低下した患者や高齢者ではSU薬が体内に蓄積しやすいため，**重症かつ遷延性（長時間続く）の低血糖に注意**が必要である．また，SU薬は持続的なインスリン分泌刺激により膵β細胞を疲弊させやすく，投与を続けるとインスリン分泌が低

● SU
sulfonylurea

| 糖尿病治療薬の分類 |

| インスリン製剤※ |

| インスリン分泌促進 |

血糖非依存性※
・SU 薬
・グリニド薬

血糖依存性
・DPP-4 阻害薬
・GLP-1 受容体作動薬
・イメグリミン

| インスリン分泌非促進 |

・ビグアナイド薬
・SGLT2 阻害薬
・α-グリコシダーゼ
　阻害薬
・チアゾリジン薬＊
＊インスリン過剰状態の
　リスクはないが，体重は増加

　※のものは
　インスリン過剰状態
　（低血糖・肥満）の
　リスクがあります

血糖値（mg/dL）

70　交感神経症状

発汗, 振戦, 動悸,
悪心, 不安感, 熱感,
空腹感, 頭痛など

50　中枢神経症状

眠気, 脱力, めまい, 疲労
感, 抑うつ, 不機嫌など

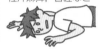

30　大脳機能低下

痙攣, 意識 消失, 一過
性片麻痺, 昏睡など

●DPP-4
dipeptidyl peptidase-4
●GLP-1
glucagon-like
peptide-1
●GIP
glucose-dependent
insulinotropic
polypeptide

下して**二次無効**★3をきたすことがある.

代表的な薬剤 グリメピリド, グリベンクラミド

有害作用 遷延性重症低血糖

◉ 速効型インスリン分泌促進薬（グリニド薬）

　SU薬と同じ作用機序の薬だが, SU薬よりも血中半減期が短く, 食事の開始時（食直前）の投与によりインスリンの追加分泌分（図1）を中心に増加させることができる. ただし, 血糖非依存的にインスリン分泌を刺激することに変わりはなく, SU薬ほどではないものの低血糖や肥満のリスクを認める.

代表的な薬剤 ナテグリニド, ミチグリニド, レパグリニド

有害作用 低血糖（特に肝障害患者, 腎障害患者, 高齢者）

2）インクレチン関連薬（DPP-4 阻害薬・GLP-1 受容体作動薬）

インスリン過剰状態のリスク：低

　グルカゴン様ペプチド1（**GLP-1**）とグルコース依存性インスリン分泌刺激ポリペプチド（**GIP**●）は, 食後に腸上皮細胞から分泌され**インスリン分泌を促進するホルモン**であり, **インクレチン**とよばれている. インクレチンはそれぞれの細胞膜受容体に結合し, 細胞内cAMPの増加などを介してグルコースによるインスリン分泌を増強する（図4）. なお, 分泌されたインクレチンは, 血中やさまざまな細胞の細胞膜上に存在するジペプチジルペプチダーゼ-4（**DPP-**

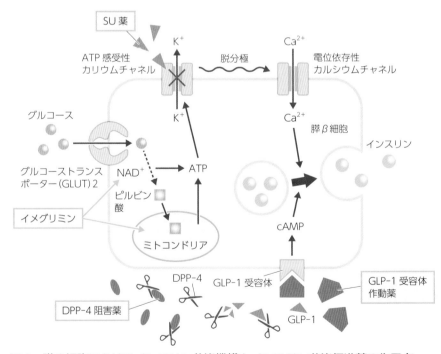

図4　膵β細胞におけるインスリン分泌機構とインスリン分泌促進薬の作用点

ATP：adenosine triphosphate, cAMP：cyclic adenosine monophosphate, NAD：nicotinamide adenine dinucleotide, GLUT：glucose transporter

4）により数分で分解される.

◎ **DPP-4阻害薬**

DPP-4の活性を阻害することによりインクレチンの分解を抑制し，血中インクレチン濃度を増加させる内服薬である（図4）.

| 代表的な薬剤 | シタグリプチン，アログリプチン，テネリグリプチン

| 有害作用 | 急性膵炎，水疱性類天疱瘡，SU薬の低血糖リスクを増大

◎ **GLP-1 受容体作動薬**

DPP-4で分解されにくくしたGLP-1アナログ製剤であり，主に**皮下注射**で用いられる．脂肪酸や免疫グロブリンの一部を付加することで血中半減期を延長したGLP-1アナログは，週1回注射する．ペプチド薬だが，消化管吸収促進剤を添加したセマグルチド製剤は経口投与が可能である．これらのインクレチン関連薬の作用は基本的にインクレチン受容体を介したものであるため，インスリン分泌促進作用は血糖依存的であり，**単独では低血糖を起こしにくい**．GLP-1受容体作動薬には胃内容物排出抑制作用や食欲抑制作用も認められ，**体重を低下させる効果**がある.

| 代表的な薬剤 | リラグルチド，リキシセナチド，デュラグルチド，セマグルチド

| 有害作用 | 胃腸障害（下痢，便秘，悪心など），急性膵炎，SU薬の低血糖リスクを増大

3）イメグリミン

2021年に使用が開始された新しいクラスの薬であり，NAMPT★4増加による**血糖依存的なインスリン分泌促進作用**とともに，肝臓での糖新生抑制作用や骨格筋での糖取り込み促進作用を認める．作用機序としては，ニコチンアミドアデニンジヌクレオチド（NAD⁺）の増加やミトコンドリア呼吸鎖への直接作用が推察されている.

| 代表的な薬剤 | イメグリミン

| 有害作用 | 胃腸障害（下痢，便秘，悪心など）

★4　NAMPT
nicotinamide phospho-ribosyltransferase（ニコチンアミドホスホリボシルトランスフェラーゼ）は，NAD⁺活性を調節する律速酵素である.

5 **インスリン分泌を促進しない血糖降下薬**

インスリン過剰状態のリスク：無

2型糖尿病に対しては，インスリン分泌の促進を介さずに作用する薬（図5）もしばしば使用される.

◎ **ビグアナイド薬**

肝臓で糖新生を抑制する薬であり，**インスリン分泌を刺激しない**（低血糖や肥満を引き起こさない）ことから**2型糖尿病の第一選択薬**として用いられている．消化管からの糖吸収の抑制作用や骨格筋・脂肪組織におけるインスリン抵抗性の改善作用も報告されている．細胞内においてエネルギーセンサーであるAMP活性化プロテインキナーゼを活性化することにより作用を発揮すると推察されているが，作用機序はいまだ明確ではない.

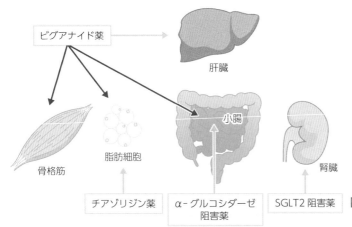

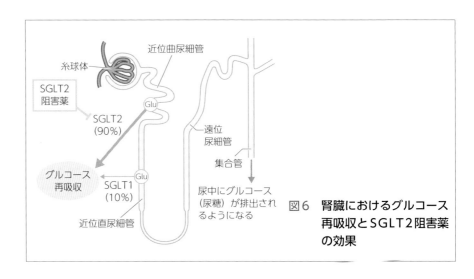

図5 インスリン分泌を促進しない薬の標的臓器

図6 腎臓におけるグルコース再吸収とSGLT2阻害薬の効果

代表的な薬剤 メトホルミン，ブホルミン

有害作用 胃腸障害，稀ではあるが重篤な有害反応として乳酸アシドーシスをきたすことがあり，リスクの高い状態[★5]では使用を避ける

★5
肝機能障害，腎機能障害，心不全，呼吸機能障害，大量飲酒，脱水，ヨード造影剤使用時.
高齢者への投与も注意が必要.

◎SGLT2阻害薬

血中のグルコース（血糖）は腎糸球体でろ過されるが，通常はほぼ100％が近位尿細管で再吸収されるため尿中にグルコース（尿糖）は排泄されない．しかし，糖尿病で血糖値が高く（160 mg/dL以上に）なると，ろ過されるグルコース量が再吸収可能な容量を超え**尿糖**が出現するようになる．ナトリウム・グルコース共輸送体（SGLT[●]）は原尿中から尿細管細胞への取り込みを担うトランスポーターであり，SGLT2阻害薬はグルコースの尿細管再吸収を抑制することにより尿糖を増加させ，血糖値を低下させる（図6）．すなわち，**余分なグルコースを尿中に排泄させる薬**であり，食事量と運動量が変わらなければ体重も減少する．さらに，**慢性心不全**や腎機能がある程度保たれた**慢性腎臓病に対する治療効果**も認められる．

●SGLT
sodium glucose cotransporter

代表的な薬剤 トホグリフロジン，カナグリフロジン，エンパグリフロジン

有害作用 ケトーシス[★6]，SGLT2阻害薬内服中は，グルコースによる浸透圧利尿によって多尿となるため，脱水にならないように適度な**水分補給を指導**する．また，尿糖により尿路感染症・性器感染症をきたしやすくなるため注意が必要

◉ α-グルコシダーゼ阻害薬

経口摂取した炭水化物（デンプン）は，消化管内で消化酵素により二糖類（マルトース）に分解され，さらに小腸上皮細胞の細胞膜に発現するα-グルコシダーゼによって単糖類（グルコース）にまで分解されてはじめて吸収される．α-グルコシダーゼ阻害薬は，α-グルコシダーゼを阻害することにより炭水化物からグルコースへの分解を遅らせるため，結果として食後のグルコース吸収が緩やかになる（図7）．2型糖尿病では，インスリンの追加分泌が遅れることが特徴であり，その結果として食後に高血糖がもたらされるが，α-グルコシダーゼ阻害薬を食事の開始時（食直前）に内服することによりこの**食後高血糖を抑えることができる**．

代表的な薬剤 アカルボース，ボグリボース，ミグリトール

有害作用 腹部膨満感，放屁の増加，便秘，下痢などの消化器症状，高齢者や腹部の手術歴のある患者では腸閉塞のリスク

相互作用 （α-グルコシダーゼ阻害薬単独では低血糖をきたす心配はないが）インスリン製剤やインスリン分泌促進薬の併用により**低血糖をきたした場合**には，ショ糖（砂糖）を摂取してもグルコースへの分解が遅れるため，**グルコース（ブドウ糖）自体を摂取する必要がある**．

◉ チアゾリジン薬

肥満状態では脂肪細胞が肥大化し，遊離脂肪酸や腫瘍壊死因子（TNF）αな

★6　ケトーシス
体はグルコースやインスリン作用の不足によりグルコースによるエネルギー産生が不足すると，脂肪を分解してエネルギーを直接得るとともに，ケトン体を生成して代わりのエネルギー源にするようになる．ケトン体が血中に増加した状態をケトーシスとよび，食欲低下や嘔気，腹痛などの症状が認められる．ケトン体がさらに増えた場合には，血液が酸性に傾き，重篤なケトアシドーシスとなる．

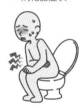

消化器症状

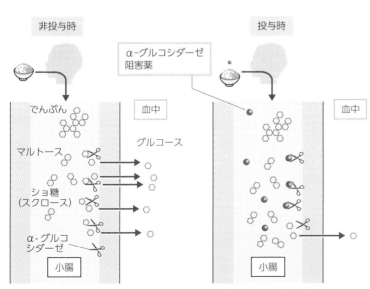

低血糖時にはショ糖を摂取しても血糖は上がりにくい

図7　α-グルコシダーゼ阻害薬のグルコース吸収遅延メカニズム

ど骨格筋や肝臓のインスリン感受性を低下させる生理活性物質が多く分泌されるようになる．チアゾリジン薬は転写因子である**PPARγ**●（ペルオキシソーム増殖因子活性化受容体γ）を活性化することにより，大型脂肪細胞の細胞死を促すとともに新しい小型の脂肪細胞を分化誘導する．小型の脂肪細胞からは，インスリン感受性を高めるホルモンである**アディポネクチン**が多く分泌される．チアゾリジン薬はこのような**脂肪細胞の質の変化を介してインスリン抵抗性の改善をもたらす**と考えられている．

| 代表的な薬剤 | ピオグリタゾン |

| 有害作用 | 浮腫・心不全 |

| 禁忌 | 水分貯留をきたしやすいため，心不全およびその既往がある患者 |

Ⓑ 脂質異常症治療薬

- ◉ 高コレステロール血症の治療薬はスタチンが中心となる
- ◉ スタチン投与時には骨格筋障害（筋肉痛）の出現に注意する
- ◉ 高中性脂肪血症にはフィブラート系薬が有効である
- ◉ フィブラート系薬投与時には骨格筋障害と胆石形成に注意する

1 脂質異常症とは

● LDL-C
low-density lipoprotein
cholesterol

● HDL-C
high-density lipopro-
tein cholesterol

● TG
triglyceride

　血中の低密度リポタンパクコレステロール（LDL-C●）値は高ければ高いほど，高密度リポタンパクコレステロール（HDL-C●）値は低ければ低いほど，動脈硬化性疾患〔冠動脈疾患（狭心症・心筋梗塞），脳梗塞など〕を発症しやすくなる．これが一般的にLDL CとHDL-Cがそれぞれ悪玉，善玉コレステロールとよばれるゆえんである．また，血中中性脂肪（トリグリセライド：TG●）高値も動脈硬化性疾患のリスクとなるため，これらの**高LDL-C血症（高コレステロール血症），低HDL-C血症，高TG血症**をまとめて**脂質異常症**とよぶ．

　脂質異常症の診断基準は，疫学データにおける動脈硬化性疾患発症リスクをもとに表2のように設定されている．脂質異常症は遺伝的要因をもとに発症することが多いが，他の疾患などが原因となることも少なくない．そのような**続発性（二次性）脂質異常症**★7の原因には，臨床的に重要なものとして**甲状腺機能低下症，糖尿病，ネフローゼ症候群，飲酒，副腎皮質ステロイドの使用**がある．

★7 続発性脂質異常症の
　　鑑別
甲状腺機能低下症はしば
しば続発性高コレステロー
ル血症を惹起するが，脂質
異常症治療薬であるスタ
チン（次ページ）を投与す
ると筋障害をきたしやすい
ため，投与開始前に鑑別
する必要がある．

表2　脂質異常症の診断基準

高LDL-C血症	血清LDL-C	140 mg/dL 以上
低HDL-C血症	血清HDL-C	40 mg/dL 未満
高TG血症	血清TG	150 mg/dL 以上

2 脂質異常症の治療

脂質異常症の治療は，生活習慣（食事，運動，飲酒，喫煙）の改善が基本となる．続発性脂質異常症の場合には，通常は原疾患への対応を優先する．目標となる血清脂質値は患者の動脈硬化性疾患のリスクの大きさ（動脈硬化性疾患の既往，糖尿病，慢性腎臓病，高血圧，喫煙など）を勘案して決定するが，生活習慣の改善のみでは目標を達成できないことが多く，治療にはしばしば薬物治療が必要となる．現在，さまざまな作用機序の脂質異常症治療薬が使用されている（表3，図8）．これらはLDL-C低下薬とTG低下薬とに大別できる[★8]．

★8
HDL-C増加を主作用とした薬はないが，大半の脂質異常症治療薬はHDL-Cも増加させる．

3 LDL-C低下薬

1）スタチン（HMG-CoA還元酵素阻害薬）

高コレステロール血症に対しては，血清LDL-C低下作用が強く，動脈硬化性

表3 脂質異常症治療薬の作用機序と効果

分類		主な薬物	標的部位	主な作用機序	血清脂質値に対する効果		
					LDL-C	TG	HDL-C
LDL-C低下薬	スタチン	プラバスタチン アトルバスタチン ロスバスタチン	肝細胞	コレステロールの合成阻害 → 血中からのLDL-Cの取り込み増加	↓↓	↓	↑
	小腸コレステロールトランスポーター阻害薬	エゼチミブ	小腸上皮細胞	コレステロールの消化管吸収の阻害	↓	↓	↑
	陰イオン交換樹脂	コレスチミド コレスチラミン	腸管内	胆汁酸の吸着 → 肝細胞におけるコレステロールの異化亢進	↓	↑	↑
	プロブコール	プロブコール	肝細胞	コレステロールの異化亢進・合成阻害 → 血中からのLDL-Cの取り込み増加	↓	—	↓↓
	PCSK9阻害薬	エボロクマブ	肝細胞	LDL受容体の増加 → 血中からのLDL-Cの取り込み増加	↓↓	↓	↑
	MTP阻害薬	ロミタピド	肝細胞 小腸上皮細胞	リポタンパクの生成阻害	↓↓	↓↓	—
TG低下薬	フィブラート系薬／選択的PPARαモジュレーター	ベザフィブラート フェノフィブラート ペマフィブラート	肝細胞	脂肪酸β酸化の亢進 → TG産生低下 アポリポタンパクC-Ⅲの発現抑制など → リポタンパクリパーゼの活性亢進によるTG分解促進	—	↓↓	↑↑
	多価不飽和脂肪酸	イコサペント酸エチル オメガ-3脂肪酸エチル	肝細胞	脂肪酸およびTGの合成抑制 脂肪酸β酸化の亢進	—	↓	—
	ニコチン酸誘導体	ニコモール ニコチン酸トコフェロール	脂肪組織	ホルモン感受性リパーゼの阻害による遊離脂肪酸の放出抑制 → 肝細胞におけるTGの合成低下	↓	↓↓	↑

PCSK9 : proprotein convertase subtilisin/kexin type 9
MTP : microsomal triglyceride transfer protein
PPARα : peroxisome proliferator-activated receptor α

↓：低下 ↑：上昇
矢印が2つの場合は作用が大きいことを示す

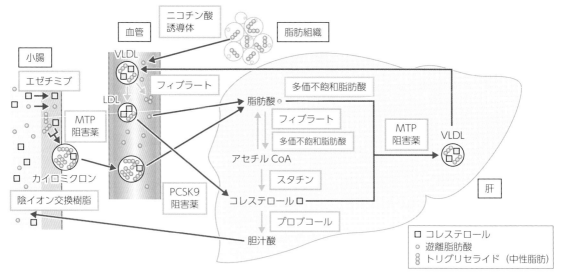

図8　コレステロールとTGの体内動態と脂質異常症治療薬の作用点
VLDL：very low-density lipoprotein cholesterol（超低密度リポタンパクコレステロール）

●HMG-CoA還元酵素
3-hydroxy-3-methyl-
glutaryl-CoA reductase

●SREBP-2
sterol regulatory ele-
ment-binding protein-2

横紋筋融解症

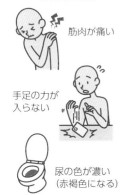

筋肉が痛い

手足の力が
入らない

尿の色が濃い
（赤褐色になる）

★9　スタチンによる
　　ミオパチーの診断
一般的に患者が筋肉痛や
筋力低下を訴えることは多
く，スタチン内服中も同様
である．そのため，筋障害
（ミオパチー）の診断には，
把握痛などの身体所見と
ともに筋障害のマーカーで
ある血清クレアチンキナー
ゼ（CK）の上昇の有無が
ポイントとなる．

疾患の発症予防効果にも優れる**スタチンが第一選択薬**となる．スタチンは**コレステロールの合成酵素であるHMG-CoA還元酵素**を拮抗的に阻害する．肝細胞では，転写因子であるSREBP-2により細胞内コレステロール濃度が調節されており，コレステロール濃度が低下した場合にはコレステロールの血中からの取り込みやコレステロール合成に関与する分子（LDL受容体，HMG-CoA還元酵素など）の発現を増加させてコレステロール濃度を維持しようとする（図9）．スタチンを投与した場合には，コレステロール濃度は低下するもののコレステロール合成が抑制されたままとなるため，**LDL受容体による血中からのLDL-Cの取り込み増加が持続**し，その結果として血中LDL-C値は低下する．

代表的な薬剤　プラバスタチン，アトルバスタチン，ロスバスタチン

有害作用　スタチンは有害反応が比較的少なく安全性の高い薬物だが，特徴的な有害反応として骨格筋障害を認める．重篤な場合には骨格筋が分解されて横紋筋融解症となり，筋肉痛，筋力低下，赤褐色尿，急性腎不全が出現しうる★9．わずかながら耐糖能を悪化させることも知られており，高血糖の出現にも留意する

禁忌　妊娠中や授乳中（催奇形性を疑う報告がある）

2）小腸コレステロールトランスポーター阻害薬

　スタチンが有害作用により使用できない場合や，スタチン単独ではLDL-C低下効果が不十分な場合には，他のLDL-C低下薬への変更や併用を考慮する．小腸コレステロールトランスポーター阻害薬であるエゼチミブは，小腸上皮細胞の管腔側に発現する**コレステロールトランスポーター（NPC1L1）を阻害し，食事および胆汁由来のコレステロールの吸収を抑制する**．その結果，肝細胞内に取り込まれるコレステロール量が減少し，SREBP-2を介したLDL受容体の

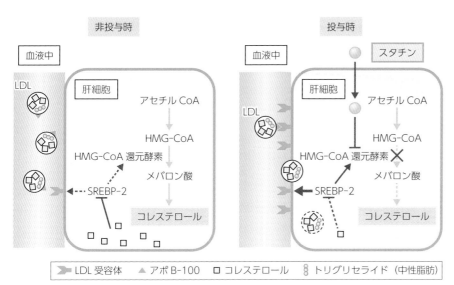

図9　スタチンの血清LDL-C低下メカニズム

発現増加により血清LDL-C値が低下する（図9）．エゼチミブは単独でも用い
られるが，単独の場合にはSREBP-2の活性化によりコレステロール合成が亢
進するため，**スタチンとの併用が合理的**である．

代表的な薬剤 エゼチミブ

有害作用 便秘，下痢

3）陰イオン交換樹脂（レジン★10）

　　腸管内で胆汁酸を吸着することにより，コレステロールの消化管吸収を抑制
するとともに，肝細胞内でコレステロールから胆汁酸への異化を促進する．胆
汁酸のみならず，スタチンやエゼチミブ，ワルファリンなど他の薬物や脂溶性
ビタミン，葉酸も吸着することが示唆されている．したがって，レジンは**併用
薬との同時服用を避ける**★11 ように服薬指導し，投与中はビタミン欠乏にも留
意する．

代表的な薬剤 コレスチミド，コレスチラミン

有害作用 便秘，腹部膨満感

4）プロブコール

　　肝細胞においてコレステロールの異化を亢進する．抗酸化作用を有し，高コ
レステロール血症に伴う黄色腫★12 を退縮させる効果がある一方，血清HDL-C
値は低下させる．

代表的な薬剤 プロブコール

有害作用 主にスタチンとの併用で用いられるが，心電図のQT延長および致死性の心
　　室性不整脈が知られており注意が必要

★10　レジン
resin.「樹脂」のこと．

★11
併用薬はレジン内服の1時
間以上前あるいは4時間
後以降に服用する．

★12　黄色腫
アキレス腱，肘，膝，臀部
などの皮膚に，コレステ
ロールが沈着してできる脂
肪のかたまり．

5）家族性高コレステロール血症治療薬（PCSK9阻害薬・MTP阻害薬）

家族性高コレステロール血症（familial hypercholesterolemia：FH）は，LDL受容体経路の遺伝子変異により血中から肝細胞へのLDL-C取り込みが障害され，著明な高コレステロール血症を呈して**比較的若年で動脈硬化性疾患を発症**する疾患である．

FHなどの重症高コレステロール血症患者に対しては，LDL受容体の分解を促進するプロタンパク質転換酵素サブチリシン／ケキシン9型（**PCSK9**）の**作用を阻害**するエボロクマブが適応となる．エボロクマブはモノクローナル抗体製剤であり，**2週間または4週間ごとに皮下投与**する．

最も重篤な高コレステロール血症を呈するホモ接合体性FH（2つの対立遺伝子の両方に変異をもつ）に対しては，リポタンパクの合成を担うミクロソームトリグリセリド転送タンパク質（**MTP**）**を阻害**するロミタピドも使用可能である．

代表的な薬剤 エボロクマブ，ロミタピド

4 TG低下薬

1）フィブラート系薬／選択的PPARαモジュレーター

高TG血症に対して最も効果的な薬物であり，**HDL-C増加作用も強い**．核内受容体の**PPARαの活性化**により，脂肪酸の β酸化（エネルギー利用）を促進するとともに，血管内でTG分解酵素であるリポタンパクリパーゼを直接的に，あるいはアポタンパクC-Ⅲの産生低下を介して間接的に活性化し，血清TG値を低下させる（図10）．また，アポタンパクA-ⅠやABCトランスポー

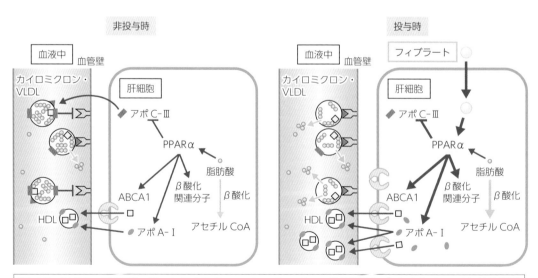

図10　フィブラート系薬の血清TG低下・HDL-C増加メカニズム
ABCA1：ATP-binding cassette A1

ター A1の産生を増加させHDL-Cを増やす．なお，ペマフィブラートは従来のフィブラート系薬よりもこれらの作用の選択性が高いため，選択的PPAR α モジュレーターとよばれている．

代表的な薬剤 ベザフィブラート，フェノフィブラート，ペマフィブラート

有害作用 スタチンと同様に横紋筋融解症をきたすことがあり，腎機能低下患者に使用する場合やスタチンとの併用時には特に注意が必要．また，胆汁中のコレステロールの増加作用もあるため，投与中は胆石の形成に留意

2）多価不飽和脂肪酸

多価不飽和脂肪酸は魚類に多く含まれ，動脈硬化性疾患の発症を予防する効果がある．肝において脂肪酸およびTGの合成を抑制するとともに，β 酸化を亢進させる．血小板凝集抑制作用も有するため，出血傾向のない高TG血症患者が適応となる．

代表的な薬剤 イコサペント酸エチル，オメガ-3脂肪酸エチル

有害作用 出血，下痢

3）ニコチン酸誘導体

脂肪組織においてホルモン感受性リパーゼの活性を阻害することにより，TGから遊離脂肪酸への分解を抑制し，肝への脂肪酸の流入を減らすことによりTG合成を低下させる．空腹時に投与すると末梢血管拡張による顔面潮紅を生じやすいため，食後すぐに服用させる．

代表的な薬剤 ニコモール，ニコチン酸トコフェロール

有害作用 顔面潮紅，インスリン抵抗性の悪化，掻痒感

Ⓒ 甲状腺疾患治療薬

- ◎甲状腺機能低下症に対しては適量の甲状腺ホルモン製剤を補充する
- ◎バセドウ病を薬物で治療する場合には抗甲状腺薬を投与する
- ◎抗甲状腺薬の投与中は無顆粒球症や肝障害の出現に留意する
- ◎発熱，咽頭痛，黄疸を認めた場合には，直ちに再診してもらう

1 甲状腺ホルモンとは

1）甲状腺ホルモンの産生と体内動態

甲状腺ホルモンは，前頸部の中央下部に位置する甲状腺で合成，分泌される（図11）．食事由来のヨウ素（ヨード）は甲状腺ろ胞細胞を経由してろ胞内に取り込まれ，甲状腺特有のタンパク質であるサイログロブリン（Tg）に結合する．その後，ヨウ素が3個の**トリヨードサイロニン**（T_3）とヨウ素が4個の**サイロキシン**（T_4）が合成され，サイログロブリンから切り離されて血中に分泌される．これらのT_3とT_4を**甲状腺ホルモンと総称する**．甲状腺から分泌され

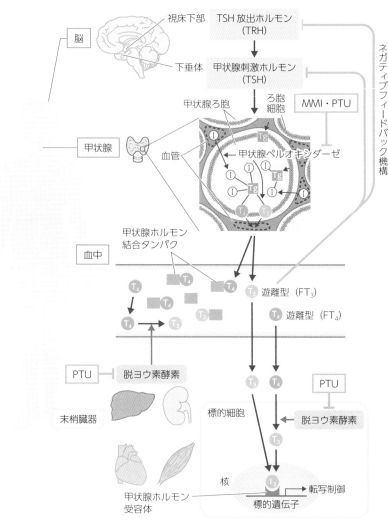

図11　甲状腺ホルモンの体内動態と抗甲状腺薬の作用点
I：ヨウ素，Tg：サイログロブリン，MMI：チアマゾール，PTU：プロピルチオウラシル

るのは主にT₄だが，血中T₃は血中から肝臓や腎臓に取り込まれたT₄が脱ヨウ素酵素により変換されることでも産生する．

　甲状腺ホルモンは脂溶性であるため，血中ではほとんどが甲状腺ホルモン結合タンパクと結合している（結合は可逆的である）．**細胞内に入ることができるのは**タンパクと結合していない遊離型（フリー，F）のホルモン（**FT₃，FT₄**）のみであり，これらが核内の甲状腺ホルモン受容体に結合して作用を発揮する．ただし，T₄自体の活性は弱く，細胞内に取り込まれたT₄は主にT₃に変換されて作用を発揮する．したがって，**T₄はプロホルモン（T₃の前駆体）**としての役割が大きい．

2）甲状腺ホルモンの作用

　甲状腺ホルモンは全身のあらゆる組織の細胞に作用し，エネルギー代謝を促

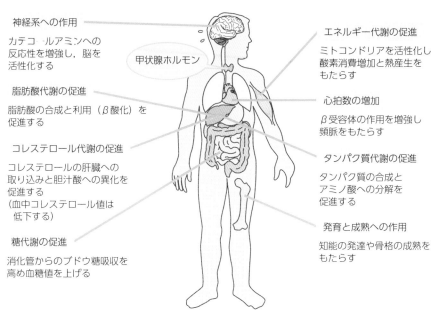

図12　甲状腺ホルモンの主な作用

神経系への作用
カテコールアミンへの反応性を増強し，脳を活性化する

脂肪酸代謝の促進
脂肪酸の合成と利用（β酸化）を促進する

コレステロール代謝の促進
コレステロールの肝臓への取り込みと胆汁酸への異化を促進する（血中コレステロール値は低下する）

糖代謝の促進
消化管からのブドウ糖吸収を高め血糖値を上げる

甲状腺ホルモン

エネルギー代謝の促進
ミトコンドリアを活性化し酸素消費増加と熱産生をもたらす

心拍数の増加
β受容体の作用を増強し頻脈をもたらす

タンパク質代謝の促進
タンパク質の合成とアミノ酸への分解を促進する

発育と成熟への作用
知能の発達や骨格の成熟をもたらす

進し，交感神経を刺激するなど，概して身体を活発にする（図12）．また，胎児や小児の場合には，脳や身体の正常な発育にも必要不可欠である．

3）甲状腺ホルモンの調節

　甲状腺ホルモンの合成，分泌は，脳下垂体から分泌される甲状腺刺激ホルモン（TSH）により活性化される（図11）．さらに，TSHの分泌は視床下部で産生されるTSH放出ホルモン（TRH）により調節されている．甲状腺ホルモンにはTSHやTRHの合成，分泌を抑制する作用があるため，甲状腺ホルモンが過剰になるとTSHやTRHの血中濃度は低下し，甲状腺ホルモンが不足するとTSHやTRHは増加する（**甲状腺ホルモンのネガティブフィードバック機構**）．

② 甲状腺機能低下症

1）原因と症状

　甲状腺ホルモンの作用が不足した状態を甲状腺機能低下症とよぶ．原因としては，自己免疫機序により慢性的に甲状腺に炎症をきたし，徐々に甲状腺機能（甲状腺ホルモンの合成・分泌）が低下する疾患である**慢性甲状腺炎**（**橋本病**）が多い．慢性甲状腺炎は女性に多く，成人女性の約10人に1人に認められ，そのうちの2割程度が甲状腺機能低下症を発症する．慢性甲状腺炎のように甲状腺自体が障害されている場合には，**血中FT$_3$，FT$_4$値は低く，TSHは高値**となる．

　甲状腺機能低下症では，寒がり，易疲労感，体重増加，便秘，高コレステロール血症などの症状を認め，重症になると低体温，徐脈，低血圧，意識障害（粘

甲状腺機能低下症の症状

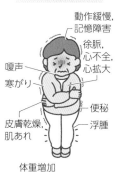

動作緩慢，記憶障害
徐脈，心不全，心拡大
嗄声
寒がり
便秘
皮膚乾燥，肌あれ
浮腫

体重増加
易疲労感
血中コレステロールが高値

★13 粘液水腫
甲状腺ホルモンが極度に不
足すると，皮下に水分とと
もにムコ多糖が蓄積し，眼
瞼や四肢に浮腫を認める
ことがある．そのため，重
症の甲状腺機能低下症は
粘液水腫ともよばれる．

液水腫性昏睡★13）をきたすこともある．乳幼児期の**甲状腺機能低下症（クレチン症）**は，治療が遅れると知能障害をきたすため，わが国では全新生児を対象に生後4～6日にTSHを測定している（**新生児マス・スクリーニング**）.

2）甲状腺ホルモン製剤

治療には甲状腺ホルモン製剤を用いる．甲状腺ホルモン製剤にはT_4製剤［（レボチロキシン（チラーヂン®S）］とT_3製剤（リオチロニン）の2種類があるが，**通常はT_4製剤を用いる**．T_4の血中半減期は1週間程度と長く，体内で必要に応じてT_3に変換され作用するため，**1日1回の投与で安定した効果が得られる**．一方，T_3製剤は血中半減期が比較的短く，そのものが活性型であるために24時間の安定した作用は得られにくく，使用は粘液水腫性昏睡の場合などに限られる．甲状腺ホルモン製剤の用量は，血中FT_3，FT_4値やTSH値が基準値内となるように調節する★14．甲状腺ホルモン製剤（特にT_4製剤）を適量で投与した場合の有害作用は稀だが，高齢者や虚血性心疾患患者では急激な甲状腺ホルモン濃度の上昇により心血管疾患の発症・増悪をきたすことがあるため少量から開始する．

代表的な薬剤 レボチロキシン，リオチロニン

3 甲状腺機能亢進症（バセドウ病）

1）原因と症状

血中甲状腺ホルモンが過剰な状態は**甲状腺中毒症**とよばれ，その原因には甲状腺機能（甲状腺ホルモンの合成・分泌）が活発になる**甲状腺機能亢進症**と，甲状腺から甲状腺ホルモンが逸脱する**破壊性甲状腺炎**とがある．前者はほとんどの場合，体内にTSH受容体を刺激（活性化）する自己抗体ができることにより甲状腺機能が亢進する**バセドウ病が原因**である．後者の原因には，自己免疫機序（橋本病やバセドウ病）により甲状腺ろ胞細胞が破壊される無痛性甲状腺炎や，ウイルス感染により甲状腺組織が破壊される亜急性甲状腺炎があり，いずれも甲状腺中毒症は一過性である（通常は1カ月ほどで軽快）.

一方，バセドウ病は慢性的な疾患であり，甲状腺の腫大（甲状腺腫）や眼球突出を伴うことが多く，甲状腺中毒症の症状も比較的強い．症状には，動悸，頻脈，不整脈（心房細動），発汗過多，暑がり，手指の振戦（ふるえ），下痢，イライラ，不眠などがあり，体重減少をきたすことも多い★15．

バセドウ病および破壊性甲状腺炎では，ネガティブフィードバック機構によりTSHの分泌は抑制されるが，血中TSH値が低下しても血中FT_4値は高いままである．

2）抗甲状腺薬

バセドウ病の治療法には抗甲状腺薬による薬物療法，外科的治療（甲状腺のすべてまたは大部分を摘出），^{131}I内用療法★16がある．抗甲状腺薬による治療

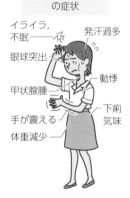

甲状腺機能亢進症
の症状

イライラ，
不眠
発汗過多
眼球突出
動悸
甲状腺腫
下痢
気味
手が震える
体重減少

は，**外来での治療が可能**であり，患者にも受け入れられやすいことから，わが国では抗甲状腺薬で治療を開始するのが一般的である．しかしながら，抗甲状腺薬には「有害反応が多い」「治療期間が長く，数年治療しても必ずしも寛解する（薬を中止できる）とは限らない」「中止後に甲状腺機能亢進症が再燃することがある」などの欠点がある．

　抗甲状腺薬にはチアマゾール（MMI）とプロピルチオウラシル（PTU）がある．どちらも**甲状腺ペルオキシダーゼを阻害し甲状腺ホルモンの合成を抑制**するが，PTUには**脱ヨウ素酵素を阻害しT_4からT_3への変換を抑制**する作用も認める（図11）．臨床効果としてはPTUよりもMMIの方が優れており，「甲状腺ホルモン値を早期に正常化できる」「有害反応が少ない」「血中半減期が長く1日1回で投与できる」などの利点がある（PTUは分割投与が必要である）．そのため，通常，**第一選択薬はMMIとなる**が，MMIには頻度は高くないものの催奇形性が認められており，**妊娠初期にはPTUが推奨**される．

代表的な薬剤　【MMI】チアマゾール，【PTU】プロピルチオウラシル

有害作用　皮膚症状（蕁麻疹や紅斑など），白血球減少，肝機能障害，筋肉痛などがあり，軽度のものはしばしば認められる．重症の場合には生命にかかわるため，直ちに抗甲状腺薬を中止して適切な対応を行う必要がある．白血球（好中球）が著しく減少する**無顆粒球症**では，細菌に感染しやすくなるため，発熱や咽頭痛を認めることが多く，重篤な肝障害時には黄疸や全身倦怠感が出現する．これらの重篤な有害反応の頻度は高くないものの，稀ではない[17]ため，抗甲状腺薬の内服中にこれらの症状を認めた場合には**直ちに再診するよう患者を指導する**．

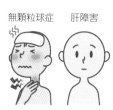

無顆粒球症　　肝障害

★17
無顆粒球症は0.2〜0.5％

3）甲状腺中毒症に対する治療薬

- 甲状腺中毒症に何らかの強い身体的ストレスが加わり，生体の代償機構が破綻すると，高熱，うっ血性心不全，意識障害などをきたして致死的な状態となる．これを**甲状腺クリーゼ**とよぶ．

- 甲状腺クリーゼ（およびそのリスクが高い状態）に対しては，甲状腺中毒症の原因が甲状腺機能亢進症であれば，抗甲状腺薬に加えて**無機ヨウ素薬**を投与する．ヨウ素は甲状腺ホルモンの材料であるが，高濃度の無機ヨウ素には甲状腺ホルモンの合成・分泌を抑制する作用がある．この作用は抗甲状腺薬よりも即効性がある反面，通常は一過性である（これを**エスケープ現象**[18]とよぶ）．そのため**使用は短期間（1〜2週間ほど）に限られる**．

- 甲状腺クリーゼにおいては生体内における副腎皮質ステロイドの必要量が増加するため，**副腎皮質ステロイド薬も併用**する．また，高用量の副腎皮質ステロイド薬には，甲状腺ホルモンの合成・分泌抑制作用やT_3からT_4へ変換抑制作用がある．

- 発熱に対する**解熱薬はアセトアミノフェンを選択**する．ジクロフェナクやロキソプロフェンのような非ステロイド性抗炎症薬はタンパク結合率が高いため，甲状腺ホルモン結合タンパクと結合部位で競合し，甲状腺ホルモンのタンパク結合率を低下させてしまう（すなわち遊離型を増加させてしまう）ので使用は推奨されない．

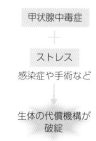

甲状腺中毒症
　　＋
ストレス
感染症や手術など
　↓
生体の代償機構が
破綻

甲状腺クリーゼ
高熱
うっ血性心不全
意識障害

★18　エスケープ現象
ひとたび薬に反応した後に
反応しなくなる現象．

● 甲状腺クリーゼ時には頻脈（心拍数）のコントロールが予後と関連することが報告されており，β遮断薬を投与し，心拍数上昇をもたらすβ$_1$アドレナリン受容体の活性を抑制する必要がある．β$_2$受容体◆の遮断は血管や気管支を収縮させ，血圧上昇や気管支喘息を惹起することがあるため，**β$_1$選択性のβ遮断薬を使用する**．なお，β遮断薬は手指振戦，下痢，不眠などの症状も緩和するため，甲状腺クリーゼ時以外の甲状腺中毒症に対しても用いられる．

◆β$_2$受容体
→第8章「B. 交感神経作用薬」，p149，図4参照

D 骨粗鬆症治療薬

◉ 骨粗鬆症治療薬は骨吸収抑制や骨形成促進により骨密度を増加させる
◉ 適応となる患者や投与方法は治療薬により異なる
◉ それぞれの治療薬には特徴的な使用上の注意点があり患者指導が重要である

1 骨粗鬆症とは

骨には体を支えたり内臓を守る役割とともに，細胞機能の調節に必須のミネラルであるカルシウムを貯蔵する役割もある．骨組織では，**骨吸収（破骨細胞が古い骨を溶かす）** と**骨形成（骨芽細胞が新しい骨をつくる）** が常に行われており，この新陳代謝機構は**骨リモデリング**とよばれている（図13）．骨リモデリングは骨の劣化を防いで強度を保つとともに，体内のカルシウム濃度の維持にも一役買っている．

骨粗鬆症は骨強度が低下することにより骨折の危険性が増す疾患であり，骨強度は**骨密度**（骨に含まれるカルシウムなどのミネラル量）と**骨質**（微細構造などの骨の質）によって規定されている．骨粗鬆症の有病率は女性で高く，加齢とともに増加し，60代以上の女性では20％を超える．これは**女性ホルモン（エストロゲン）に骨リモデリングを調整する作用があることが一因**である．骨粗鬆症に伴う骨折，なかでも大腿骨近位部骨折は寝たきりの原因となりやすく，生活機能や生活の質（QOL）を低下させるとともに死亡リスクも増加させる．

2 骨粗鬆症治療薬

骨粗鬆症治療薬は，"骨吸収抑制"と"骨形成促進"のどちらか一方または両者により骨密度を増加させる．適応となる患者や投与方法はそれぞれの薬で異なっており，治療薬の選択は骨折の危険因子（既存骨折や骨密度の著明低下など）の有無，性別，年齢，アドヒアランスなど患者の状態を考慮して行う．

1）骨折のリスクが高い患者に対する治療薬

◉ ビスホスホネート薬

内服が可能で，大腿骨近位部骨折に対する予防効果も認められることから，骨粗鬆症に対して広く用いられている．ビスホスホネートは特異的に破骨細胞

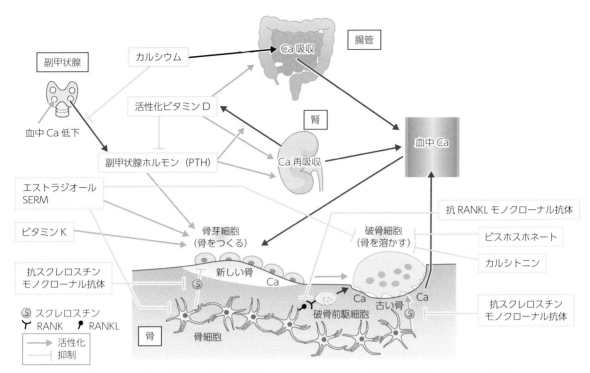

図13　血中カルシウム（Ca）濃度と骨リモデリングの調節機構および骨粗鬆症治療薬の作用点
血中Caが低下すると，副甲状腺からのPTH分泌が増加し，骨芽細胞による破骨細胞の活性化や腎尿細管でのCa再吸収が亢進することにより血中Caは増加する．また，PTHは腎臓でのビタミンDの活性化を促進し，腸管でのCa吸収や腎尿細管でのCa再吸収を増加させる一方，活性化ビタミンDはPTHの分泌を抑制する．ビスホスホネート，カルシトニンは破骨細胞に抑制的に作用し，抗RANKLモノクローナル抗体は，骨細胞のRANKLが破骨前駆細胞のRAKLへ結合するのを阻害することで破骨細胞への成熟を抑える．PTH，エストラジオール，SERM，ビタミンKは骨芽細胞の活性亢進に働く．抗スクレロスチンモノクローナル抗体は，スクレロスチンを抑制し，破骨細胞抑制にも，骨芽細胞促進にも作用する

に取り込まれ，破骨細胞に細胞死（アポトーシス）をもたらすため，結果として骨吸収が抑制され骨密度が増加する．消化管に対して刺激性を有する（薬が留まると消化性潰瘍のリスクがある）こと，食物やカルシウム薬など他の薬と一緒に服用すると吸収が妨げられることから，**内服は起床時に十分量（約180 mL以上）の水で行い，服用後30分間は横にならずに飲食や内服を避ける**よう指導する．週1回投与や月1回投与の製剤もあるため，内服を忘れたり，内服しすぎることがないように指導する必要もある．静注（点滴など）で用いられることもある．

代表的な薬剤 アレンドロン酸，リセドロン酸，イバンドロン酸

有害作用 稀に（特に長期間服薬時には）顎骨壊死や非定型大腿骨骨折を認めることがある．顎骨壊死は抜歯などの侵襲的歯科治療後に生じることが多い[19]

★19
歯科治療時には休薬を考慮する．

◉ 抗RANKLモノクローナル抗体　　TDM

　骨細胞などに発現するNF-κB活性化受容体リガンド（RANKL◉）は，破骨前駆細胞に発現する受容体RANKと結合して破骨細胞への成熟を促進する．デノスマブは**RANKLに対するモノクローナル抗体**であり，RANKLのRANKへ

◉RANKL
receptor activator of nuclear factor-kappa B ligand

の結合を阻害することにより強力に骨吸収を抑制する．注射薬であり，**6カ月に1回皮下投与**する．投与中止後は骨吸収が一過性に亢進して骨折リスクが高まるため，ビスホスホネート薬などへの切り替えを考慮する．

代表的な薬剤 デノスマブ

有害作用 骨折予防効果に優れるが，強力な作用ゆえに重篤な低カルシウム血症をきたすことがあり（死亡例あり），カルシウム薬やビタミンD製剤の併用がしばしば必要．ビスホスホネート薬と同様に顎骨壊死や大腿骨非定型骨折のリスクも認める．

◉ 副甲状腺ホルモン（PTH）関連薬

●PTH
parathyroid hormone

　副甲状腺で合成・分泌される副甲状腺ホルモン（PTH●）は，活性化ビタミンDとともに体内のカルシウム代謝を調節しており，骨と腎臓に作用して血中カルシウム濃度を増加させる（図13）．骨においては，骨芽細胞のRANKLの発現を増加させ，破骨細胞と骨芽細胞の両者の分化を促進する．テリパラチドとアバロパラチドは，それぞれ**PTHおよびPTH関連タンパク質のアナログ製剤**であり，どちらも**PTH受容体を刺激して骨吸収以上に骨形成を促し**，著明な骨密度の上昇と優れた骨折予防効果をもたらす．**自己注射が可能な皮下注射製剤**（1回/日 or 1〜2回/週）となっており，**骨折の危険性の高い患者に対してのみ用いられる．**

代表的な薬剤 テリパラチド，アバロパラチド

有害作用 動物では長期投与により骨肉腫の発生[20]

★20
そのため，投与期間はテリパラチド：24カ月，アバロパラチド：18カ月までに限定されている．

◉ 抗スクレロスチンモノクローナル抗体

　スクレロスチンは骨細胞から分泌される糖タンパク質であり，骨芽細胞による骨形成を抑制するとともに，破骨細胞による骨吸収を刺激する．ロモソズマブは**スクレロスチンに対するモノクローナル抗体**であり，これらの作用を抑制することにより強力な骨密度上昇および骨折予防効果をもたらす．**骨折の危険性の高い患者のみ保険適用**となっており，**1カ月に1回，12カ月間皮下投与**する．

代表的な薬剤 ロモソズマブ

有害作用 重篤な心血管系有害事象（虚血性心疾患・脳血管障害）の報告あり[21]

★21
そのため，リスクの高い患者への投与は避け，胸痛やしびれ・麻痺などの症状が認められた場合にはすみやかに受診するよう指導する．

2）閉経後骨粗鬆症に対する治療薬

◉ 女性ホルモン薬

　閉経によりエストロゲンが減少すると，骨吸収が骨形成を上回るようになるため骨密度は減少する．そのため，閉経後の女性の骨粗鬆症には卵胞ホルモン（エストロゲン）製剤が有効である．しかし，エストロゲンには血栓症や乳がん，子宮内膜がんのリスクを高める作用もあるため，その適応は**比較的若年の女性や更年期障害の症状（ほてり，動悸，イライラ感など）の治療が必要な女性**に限られる．内服（1回/日），貼付（1枚/2日）．

代表的な薬剤 エストラジオール，エストラジオール・レボノルゲストレル

有害作用 血栓症，乳がん・子宮内膜がんのリスクを高める

◎ 選択的エストロゲン受容体モジュレーター（SERM●）

SERMはエストロゲンと同様にエストロゲン受容体に結合するが，エストロゲン受容体のシグナル（エストロゲン作用）を活性化するかどうかは臓器によって異なる．骨に対してはエストロゲンと同様の作用をもたらす一方，乳房や子宮ではエストロゲン作用を発揮しない．そのため，**閉経後の患者に対してエストロゲン製剤よりも安全に用いることができる**．しかし，深部静脈血栓症や肺塞栓症のリスクは認められ，**男性や閉経前の女性への適応はない**．椎体骨折を予防する効果がある．内服（1回/日）．

代表的な薬剤 ラロキシフェン，バゼドキシフェン

有害作用 深部静脈血栓症，肺塞栓症

●SERM
selective estrogen receptor modulator
「サーム」と読む.

3）その他の骨粗鬆症治療薬

◎ カルシウム薬

カルシウムは骨の構成成分であり，食物からの摂取量が不足するとPTHの分泌亢進を介した骨吸収促進も相まって骨密度は減少する．そのため，カルシウム薬はしばしば他の骨粗鬆症治療薬と併用される．内服（2〜3回/日）．ビスホスホネートとの同時服用は避ける．

代表的な薬剤 リン酸水素カルシウム，L-アスパラギン酸カルシウム

有害作用 高カルシウム血症，腎結石

肺塞栓症

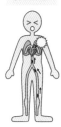

◎ 活性化ビタミンD_3薬

ビタミンD_3は食事から摂取されるとともに，日光（紫外線）を浴びることにより皮膚で生成されるホルモンである．このホルモンが活性をもつためには代謝酵素で水酸化される必要があり，まず肝臓でビタミンD_3の25位が，続いて腎臓で1α位がそれぞれ水酸化され，活性の高い$1\alpha,25$-ジヒドロキシビタミンD_3（カルシトリオール）となる．活性化されたビタミンD_3は**カルシウムの消化管吸収や腎尿細管再吸収を促進**するとともに，**PTHの産生・分泌を抑制**して骨吸収抑制に働く（図13）．カルシトリオールの誘導体であるエルデカルシトールには骨への直接作用（RANKLの減少）も示唆されており，他の活性化ビタミンD_3薬よりも臨床効果が高い．内服（1〜2回/日）．

代表的な薬剤 アルファカルシドール，カルシトリオール，エルデカルシトール

有害作用 高カルシウム血症[★22]

★22
投与中は血清カルシウム値を定期的に測定する.

◎ ビタミンK_2薬

メナテトレノンはビタミンK_2であり，骨基質タンパク質（オステオカルシンなど）のカルボキシル化における補酵素として働く．低カルボキシル化オステオカルシンは骨質の指標として知られており，血清中濃度が高い場合にはメナテトレノンの有効性が期待できる．内服（3回/日）．

代表的な薬剤 メナテトレノン
禁忌 ワルファリン投与中の患者（ワルファリンの作用に拮抗）

◉ カルシトニン薬

　　カルシトニンは主に甲状腺のC細胞から分泌されるホルモンであり，破骨細胞に直接作用して骨吸収を抑制する．エルカトニンは**筋注**（1〜2回/週）で用いられるカルシトニン製剤であり，骨折予防に関するエビデンスは乏しいが，神経組織のカルシトニン受容体への作用を介して鎮痛作用を発揮する．そのため，**骨粗鬆症における疼痛に対して保険適用**となっている．

代表的な薬剤 エルカトニン

Ｅ 高尿酸血症・痛風治療薬

- ◉ 尿酸降下薬には "尿酸排泄促進薬" と "尿酸生成抑制薬" があり，患者の病態により使い分ける
- ◉ 痛風発作時には，非ステロイド性抗炎症薬（NSAIDs）を有害作用に留意したうえで十分量を短期間投与する
- ◉ 痛風発作時の血清尿酸値の変動は症状を悪化させるため，尿酸降下薬の開始や用量変更はしない

1 高尿酸血症・痛風とは

　　尿酸は生命活動の基軸となるエネルギーや遺伝情報を担う物質の最終代謝産物であり，ヌクレオチド（AMP，GMP）や核酸（DNA，RNA）が分解されて生じる，いわば**老廃物**である（図14）．尿酸は**腎臓や腸管から排泄される**が，腎糸球体でろ過された尿酸の約90％は尿細管から血中に再吸収される．

　　尿酸の生成が過剰な場合や尿酸の排泄が低下した場合には，血中の尿酸値が上昇する．**血清尿酸値が7.0 mg/dLを超える状態**（これを**高尿酸血症**とよぶ）では，尿酸が血中で溶解できずに尿酸結晶が析出しやすくなる．尿酸結晶が関節に沈着すると，激しい痛みを伴う炎症が生じる．これが**痛風**であり，この症状は発作的に起こることから**痛風発作**とよばれる．痛風は**中年男性**に生じやすく，関節としては第1中足趾節関節[★23]に多い．また，尿中の尿酸値が高くなると，**尿路結石**を形成しやすくなる．高尿酸血症は，臓器への尿酸沈着の有無にかかわらず，**慢性腎臓病**や**高血圧**，**心血管病**のリスクとなることも示唆されている（表4）．

　　尿酸のもととなる核酸（プリン体）は大部分が体内で産生されるが，10〜20％ほどは食物由来である．また，アルコールは肝臓で代謝される際にATPを消費し尿酸生成を促進する．したがって，高尿酸血症を治療するためには，**プリン体を多く含む食品**[★24]**や飲酒の制限**を患者に指導することが重要である．

★23 第1中足趾節関節
足の親指の付け根.

★24
肉類，特にレバーなど.

プリン体を多く含む食品

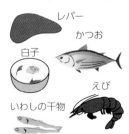

レバー
かつお
白子
えび
いわしの干物

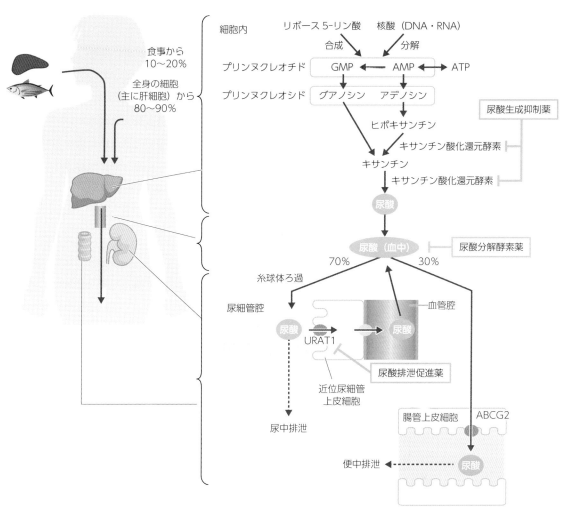

図14　尿酸の生成・排泄と尿酸降下薬の作用点
DNA：デオキシリボ核酸，RNA：リボ核酸，GMP：グアノシン一リン酸（グアニル酸），
AMP：アデノシン一リン酸（アデニル酸），ATP：アデノシン三リン酸，URAT1：urate
transporter 1，ABCG2：ATP binding cassette subfamily G member 2

表4　高尿酸血症の合併症

痛風	急性関節炎（痛風発作），慢性関節炎
尿路結石	尿酸結石，シュウ酸カルシウム結石
腎障害	慢性腎臓病の発症・進展
心血管病	心不全の発症・増悪 高血圧，メタボリックシンドローム，2型糖尿病の併発

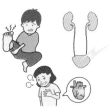

2 高尿酸血症治療薬

　痛風発作を認める患者や合併症（表4）のリスクが高い患者に対しては，生活指導とともに薬物治療を考慮する．尿酸降下薬には「尿酸排泄促進薬」「尿酸生成抑制薬」「尿酸分解酵素薬」がある．高尿酸血症患者の約90％は腎臓の尿酸排泄能が低く，腎機能が保たれている場合には尿酸排泄促進薬の効果が期待できる．一方，患者の約40％は尿酸の産生量が多い，あるいは腸管からの尿酸排泄が低いことが高尿酸血症の一因であり，尿酸生成抑制薬の適応となる．これらの病態は**尿中尿酸排泄量**と**尿酸クリアランス**★25 を測定することにより鑑別が可能であり，**尿酸排泄低下型**，**腎負荷型**（尿酸産生過剰型と腎外排泄低下型）および両者の特徴をもつ**混合型**に分けられる．

★25　尿酸クリアランス
血中から尿中への尿酸排泄率．

1）尿酸排泄促進薬

　尿細管における尿酸の再吸収を抑制する尿酸降下薬として，プロベネシドとベンズブロマロンが古くから使用されてきた．その後，尿酸の再吸収を担うトランスポーターが同定され，これらの薬物は尿細管の管腔側に発現する尿酸トランスポーターURAT1を阻害することが明らかになった（図14）．最近では，URAT1を選択的に阻害する薬物としてドチヌラドも臨床応用されている．腎機能低下が高度な場合（特に乏尿・無尿となった透析患者）には，尿酸排泄促進薬は効果が期待できないため使用しない．

代表的な薬剤 プロベネシド，ベンズブロマロン，ドチヌラド
有害作用 ［ベンズブロマロン］重篤な肝障害が報告されている★26

肝障害

★26
そのため，6カ月間は定期的に肝機能検査を行う必要がある．

2）尿酸生成抑制薬

　尿酸は核酸から生じたヒポキサンチンやキサンチンが代謝され生じるが，これらの反応を触媒する酵素がキサンチン酸化還元酵素である（図14）．古くから使用されている尿酸降下薬のアロプリノールは，ヒポキサンチンの構造異性体であり，**ヒポキサンチンやキサンチンとキサンチン酸化還元酵素を競合する（取り合う）ことにより尿酸生成を抑制**する．近年は，キサンチン酸化還元酵素に対する選択性が高い薬物として，プリン骨格をもたないフェブキソスタットやトピロキソスタットも臨床応用されている．

代表的な薬剤 アロプリノール，フェブキソスタット，トピロキソスタット
有害作用 高カルシウム血症，腎結石
併用注意 白血病治療薬のメルカプトプリンや免疫抑制薬のアザチオプリン★27
慎重投与 腎不全患者★28

★27
キサンチン酸化還元酵素で代謝されるため，これらの薬物を投与中は尿酸生成抑制薬を併用すべきではない．
★28
アロプリノールは体内で活性代謝物となり腎排泄されるため，腎不全患者に投与する際には用量の減量や投与間隔の延長が必要である．

3）尿酸分解酵素薬

　大量の腫瘍細胞が抗がん薬や放射線治療などにより一気に崩壊すると，細胞内の核酸やカリウム，リンなどが血液中に大量に放出されて高尿酸血症や高カリウム血症が生じ，急性腎不全，不整脈，痙攣，多臓器不全が惹起される（こ

れを**腫瘍崩壊症候群**とよぶ）．この病態を予防・治療するためには薬物治療が有用であり，リスクが比較的低い場合には尿酸生成抑制薬が予防投与される．高リスク患者の治療には尿酸分解酵素薬であるラスブリカーゼが点滴静注で用いられる．ラスブリカーゼは，酵母に真菌由来の遺伝子を導入し産生させた尿酸オキシダーゼであり尿酸を分解する．

代表的な薬剤 ラスブリカーゼ

有害作用 アナフィラキシー（特に再投与時）

4）尿アルカリ化薬

尿中の尿酸濃度が増加した場合には，尿路結石が生じやすくなる．特に，尿が酸性になると尿酸結晶が析出しやすくなるため，尿路結石の予防にはクエン酸製剤による尿のアルカリ化が必要である．

代表的な薬剤 クエン酸カリウム・クエン酸ナトリウム水和物

有害作用 高カリウム血症

3 痛風発作治療薬

痛風発作は，飲酒，激しい運動，感染，尿酸降下薬の開始直後など血清尿酸値が変動したときに生じやすく，発作時の血清尿酸値の変動はさらなる症状の悪化をまねく．したがって，**痛風発作時には原則的に尿酸降下薬の開始や用量変更はしない**ようにし，関節炎の炎症と痛みを軽減するために**抗炎症薬を使用**する．

1）抗炎症薬◆

非ステロイド性抗炎症薬（NSAIDs）は，禁忌や有害作用（消化性潰瘍，急性腎障害など）に留意したうえで，比較的高用量を短期間投与する．非ステロイド性抗炎症薬が使用できない場合や重症例には，副腎皮質ステロイドの経口投与や局所投与を考慮する．

◆抗炎症薬
→第7章 抗炎症薬・鎮痛薬 参照

2）コルヒチン

コルヒチンは白血球の微小管形成を阻害し**白血球機能（炎症の誘発）を抑制する**薬物であり，痛風発作の治療に用いられる．効果は発症早期（12時間以内）に投与した場合にのみ認められ，**発作の前兆**を認める患者では発作予防に有用である．高用量では有害作用の出現頻度が高く，血液障害や横紋筋融解症など重篤なものも生じるため，**少量の短期間投与が基本**である．

代表的な薬剤 コルヒチン

有害作用 消化器症状，血液障害，末梢神経障害，横紋筋融解症

F 視床下部・下垂体ホルモン製剤

● ホルモンの作用を促進あるいは抑制する薬にはさまざまなものがある
● それらの薬は各ホルモンの作用と調節機構を理解したうえで使用する

1 視床下部・下垂体によるホルモン分泌量の調節

　間脳の視床下部と下垂体は，副腎皮質ホルモン，甲状腺ホルモン，成長ホルモン，性ホルモンなど主要なホルモンの分泌を調節することにより，身体にとって基本的な生理機能を維持する役割を担っている（図15）．視床下部ホルモンは下垂体前葉ホルモンの分泌量を増加させ，下垂体前葉ホルモンは末梢ホルモンの分泌量を増加させる．末梢ホルモン量が足りない場合には視床下部と下垂体からのホルモン分泌が刺激される一方，末梢ホルモン量が多すぎる場合には視床下部と下垂体からのホルモン分泌は抑制される（**ネガティブフィードバック機構**）（図11参照）．このようにして，生体は厳密に生理機能を調節・維持している．

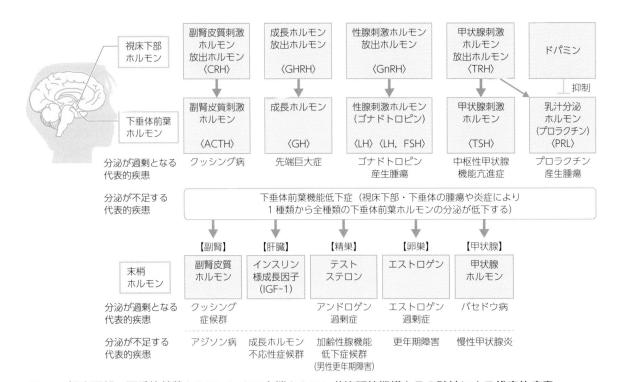

図15　視床下部・下垂体前葉ホルモンによる末梢ホルモン分泌調節機構とその破綻による代表的疾患
CRH：corticotropin-releasing hormone, GHRH：growth hormone-releasing hormone, GnRH：gonadotropin-releasing hormone, TRH：thyrotropin-releasing hormone, ACTH：adrenocorticotropic hormone, GH：growth hormone, LH：luteinizing hormone, FSH：follicle-stimulating hormone, TSH：thyroid-stimulating hormone (thyrotropin), PRL：prolactin, IGF-1：insulin like growth factor 1

２ 視床下部・下垂体ホルモンの分泌異常による疾患

視床下部ホルモンや下垂体ホルモンの分泌に異常を認めると，さまざまな疾患が引き起こされる（図15）．

▶ ホルモン過剰の原因

腫瘍が原因となることが多く，症状は腫瘍がどのホルモンを産生するかによって異なる．

【下垂体腫瘍の場合】

- 副腎皮質刺激ホルモン産生腺腫（クッシング病）➡ 中心性肥満，満月様顔貌，高血圧，糖尿病，骨粗鬆症など
- 成長ホルモン産生腺腫（先端巨大症）➡ 鼻・口唇肥大，手足の増大，高血圧，糖尿病，心肥大など
- 甲状腺刺激ホルモン産生腺腫（中枢性甲状腺機能亢進症）➡ 頻脈，発汗過多，手指振戦など

▶ 下垂体前葉ホルモンの分泌が低下する原因

視床下部や下垂体の腫瘍（下垂体腺腫や悪性腫瘍の浸潤・転移など）や炎症性疾患（リンパ球性下垂体炎など）があり，分娩時の大量出血（ショック）に伴う下垂体壊死（シーハン症候群）も知られている．分泌が低下するホルモンは1種類のことから全種類のことまであり，ホルモン産生腫瘍により他のホルモンの分泌が障害されることもある[★29]．

★29
例えば，巨大な成長ホルモン産生腺腫により，他の下垂体前葉ホルモンの分泌が低下して甲状腺機能低下症や副腎不全をきたすことがある．

３ 視床下部・下垂体前葉ホルモンの分泌異常に対する薬物

視床下部・下垂体機能に関連した薬物には，"**ホルモン製剤（ホルモンそのもの）**"と"**ホルモンの合成・分泌を抑制あるいは促進する薬物**"がある（表5）．視床下部・下垂体前葉ホルモン製剤は，治療薬としてではなく，下垂体前葉ホルモンや末梢ホルモンの分泌能を評価するための検査薬として使用されることが多い．

４ 下垂体後葉ホルモンの分泌異常に対する薬物

下垂体後葉は，前葉とは異なりホルモンを産生しないが，視床下部でつくられた**オキシトシン**と**抗利尿ホルモン（ADH◉，バソプレシンともよぶ）**を蓄積，分泌する．

◎ オキシトシン◆

オキシトシンは子宮平滑筋収縮作用と射乳作用をもつホルモンであり，オキシトシン製剤は**分娩誘発**などに用いられる．

◎ ADH（バソプレシン）

▶ ADH分泌低下

ADHは，体内の水分量が不足すると分泌が刺激され，腎集合管で水チャネル

●ADH
antidiuretic hormone

◆オキシトシン
→第12章「C. 泌尿生殖器系疾患治療薬」，p303参照

表5 視床下部・下垂体前葉・末梢ホルモン関連薬の作用と主な適応

視床下部ホルモン

分類	略語	薬物名	作用	作用機序	主な適応
副腎皮質刺激ホルモン放出ホルモン	CRH	コルチコレリン	+	【CRH製剤】	下垂体・副腎皮質機能検査
性腺刺激ホルモン放出ホルモン	GnRH	ゴナドレリン	+	【GnRH製剤】	性腺機能低下症 下垂体機能検査
		クロミフェン シクロフェニル		【エストロゲン受容体拮抗薬】 視床下部および下垂体において内因性エストロゲンの受容体結合を阻害しネガティブフィードバックを抑制する	不妊症の排卵誘発
甲状腺刺激ホルモン放出ホルモン	TRH	プロチレリン	+	【TRH製剤】	下垂体機能検査

下垂体前葉ホルモン

分類	略語	薬物名	作用	作用機序	主な適応
副腎皮質刺激ホルモン	ACTH	テトラコサクチド	+	【ACTH製剤】	副腎皮質機能検査
成長ホルモン	GH	ソマトロピン	+	【GH製剤】	GH分泌不全性低身長症
		プラルモレリン アルギニン グルカゴン		【GH分泌刺激薬】 それぞれGH分泌を促進（プラルモレリンはグレリン受容体作動薬）	下垂体機能検査
		オクトレオチド ランレオチド	−	【ソマトスタチン受容体作動薬】 ソマトスタチンの誘導体であり，GHの分泌を抑制	先端巨大症
性腺刺激ホルモン（ゴナドトロピン）	LH, FSH	フォリトロピン 下垂体性性腺刺激ホルモン（HMG）	+	【FSH（・LH）製剤】	排卵誘発 精子形成誘導
		レルゴリクス	−	【GnRH受容体拮抗薬】 GnRHの受容体への結合を阻害	子宮筋腫
		ゴセレリン リュープロレリン		【GnRH受容体作動薬】 大量投与することによりGnRH受容体を減少（ダウンレギュレーション）させ，GnRHの作用を抑制	子宮内膜症 前立腺癌 閉経前乳がん
甲状腺刺激ホルモン	TSH	チロトロピン	+	【TSH製剤】	甲状腺がんの術後検査や治療の補助
乳汁分泌ホルモン（プロラクチン）	PRL	カベルゴリン ブロモクリプチン	−	【ドパミン受容体作動薬】 ドパミン受容体を刺激しプロラクチン分泌を抑制	乳汁漏出症 プロラクチン産生腺腫

＋：分泌促進またはホルモンそのもの，−：分泌抑制

（次ページへ続く）

★30
ADHが分泌されていても腎での作用が不十分なために多尿をきたす場合は腎性尿崩症とよばれ，遺伝的要因，薬物（炭酸リチウムなど），腎疾患（間質性腎炎など）が原因となる．

を活性化し水の再吸収量を増加させる．脳腫瘍や頭部外傷などによりADHの分泌が障害されると，この機構が破綻して多尿をきたす．これが**中枢性尿崩症**である★30．治療には**ADH製剤（バソプレシン，デスモプレシン）**が用いられるが，ADHはペプチドであるため，内服ではなく**注射または鼻腔内投与（点鼻，スプレー）**する．

表5 （続き）

末梢ホルモン

分類	略語	薬物名	作用	作用機序	主な適応
副腎皮質ホルモン		ヒドロコルチゾン プレドニゾロン デキサメタゾン	＋	【副腎皮質ホルモン製剤】	副腎不全 膠原病 アレルギー性疾患
		オシロドロスタット トリロスタン	－	【副腎皮質ホルモン合成阻害薬】 コルチゾールの合成酵素を阻害する	クッシング症候群
インスリン様成長因子	IGF-1	メカセルミン	＋	【IGF-1製剤】	インスリン受容体異常症 成長ホルモン不応性症候群
		ペグビソマント	－	【成長ホルモン受容体拮抗薬】 GHの受容体への結合を阻害	先端巨大症
胎盤ホルモン		ヒト絨毛性性腺刺激ホルモン（HCG）	＋	【ゴナドトロピン受容体作動薬】 LH受容体およびFSH受容体を刺激	排卵誘発 精子形成誘導
テストステロン		テストステロン	＋	【テストステロン製剤】	男性性腺機能低下症
エストロゲン		エストラジオール エストリオール	＋	【エストロゲン製剤】	更年期障害
甲状腺ホルモン		レボチロキシン	＋	【甲状腺ホルモン製剤】	甲状腺機能低下症
		チアマゾール プロピルチオウラシル	－	【抗甲状腺薬】 甲状腺ペルオキシダーゼを阻害し甲状腺ホルモンの合成を抑制	甲状腺機能亢進症

＋：分泌促進またはホルモンそのもの，－：分泌抑制

▶ **ADH分泌増加**

　脳疾患やがんなどの原因によりADHが必要以上に分泌されると，体内に水が必要以上に貯留する**抗利尿ホルモン不適合分泌症候群（SIADH**◉，**バソプレシン分泌過剰症）**を発症する．SIADHでは低ナトリウム血症をきたすため，一般的に疲労感が認められ，重篤になると精神症状や痙攣が生じうる．治療は水分摂取量の制限，食塩の経口投与，そして可能な場合には原疾患の治療を行うが，効果が不十分な場合には腎でADHの作用を阻害する**バソプレシンV₂受容体拮抗薬**◆**（トルバプタン）**を投与する．トルバプタンは**心不全や肝硬変における水分貯留に対しても使用**されている．V_2受容体拮抗薬投与時には，過剰な利尿による脱水，高ナトリウム血症，高カリウム血症をきたさないように注意する．

●SIADH
syndrome of inappropriate secretion of antidiuretic hormone

◆バソプレシンV₂受容体
　拮抗薬
→第10章 循環器系疾患治療薬 参照

問1 肥満をもたらしやすい糖尿病治療薬はどれか．2つ選べ．

    a) DPP-4阻害薬   b) SGLT2阻害薬   c) インスリン製剤

    d) ビグアナイド薬   e) スルホニル尿素（SU）薬

問2 スタチンを投与すべきでないのはどれか．2つ選べ．

    a) 妊娠中   b) 心筋梗塞の既往   c) 2型糖尿病の併存

    d) 慢性腎臓病の併存   e) 未治療の甲状腺機能低下症の併存

問3 抗甲状腺薬を内服中の患者が，電話で次の症状を訴えた．直ちに再診させるべきなのはどれか．2つ選べ．

    a) 下痢   b) 不眠   c) 咽頭痛   d) 褐色尿   e) 手指のふるえ

問4 （ ① ）～（ ⑥ ）に入る適切な語句を記載せよ．

    骨粗鬆症は骨強度が低下することにより（ ① ）のリスクが増加する疾患であり，骨リモデリングにおいて（ ② ）が（ ③ ）を上まわることがその要因である．治療薬には，破骨細胞に取り込まれてアポトーシスをもたらすことにより（ ② ）を抑制する内服薬（ ④ ）や，骨芽細胞の受容体に直接作用して（ ③ ）を促進する注射薬（ ⑤ ）などがある．（ ④ ）を投与するタイミングは必ず（ ⑥ ）とし，十分量の水で内服し，服用後30分間は横にならずに飲食や併用薬の内服を避けるように指導する．

問5 痛風発作時に直ちに投与を開始する治療薬はどれか．

    a) コルヒチン   b) 尿アルカリ化薬   c) 尿酸生成抑制薬

    d) 尿酸排泄促進薬   e) 尿酸分解酵素薬

問6 （ ① ）～（ ④ ）に入る適切な語句を記載せよ．

    下垂体後葉から分泌されるホルモンには，乳汁分泌を促進する（ ① ）と腎臓で水の再吸収を促進する（ ② ）がある．（ ① ）の製剤は分娩時の子宮収縮誘発に，（ ② ）の製剤は（ ③ ）の治療に用いられる．一方，（ ② ）の受容体を阻害する薬（ ④ ）は心不全や肝硬変の際の水分貯留に対する利尿薬として用いられる．

第12章 消化器系・呼吸器系・泌尿生殖器系疾患治療薬

A 消化器系疾患治療薬

◎ 胃酸分泌と胃粘膜の防御機構を理解し，消化性潰瘍治療薬を理解する
◎ 嘔吐の発生機構を理解し，制吐薬の作用機序を理解する
◎ 下痢・便秘の発生機構を理解し，下剤と止痢薬の作用機序を理解する

　消化器系は口腔から大腸に至る消化管と消化液を分泌する付属器官で構成されており，最も重要な働きは食物を消化し必要な栄養素を吸収することである．本項では日常よく目にする消化性潰瘍・嘔吐・下痢や便秘の治療薬を理解することを目標とする．

1 消化性潰瘍の治療薬

1）胃酸分泌機構と粘膜防御機構

- **胃酸分泌機構**：胃の壁細胞の細胞膜上にヒスタミン H_2 受容体，ムスカリン M_3 受容体やガストリン受容体が存在している．ヒスタミンがヒスタミン H_2 受容体に，アセチルコリンがムスカリン M_3 受容体に，ガストリンがガストリン受容体に結合すると細胞内伝達機構により刺激がプロトンポンプ（H^+, K^+-ATPase[★1]）に伝達されて胃酸が分泌される．ECL細胞[★2]にも，ムスカリン M_3 受容体やガストリン受容体が存在し，ECL細胞からのヒスタミン分泌を促進し，結果として壁細胞から胃酸分泌を促進する（図1）．
- **粘膜防御機構**：胃粘膜細胞には，粘液，重炭酸イオン，粘膜上皮細胞による損傷修復作用や，内因性プロスタグランジン（主に PGE_2）による細胞保護作用が備わっている．

2）消化性潰瘍とは

　胃や十二指腸の粘膜に生じた組織の欠損が粘膜下層や平滑筋層に達したものを消化性潰瘍という．最近まで管腔側の攻撃因子（主に胃酸とペプシン）が消化管粘膜層側の防御因子を上回っているときに，自己消化が生じると考えられていた．しかし，最近では，ヘリコバクター・ピロリの感染が消化性潰瘍の主因と考えられている．また，アスピリンに代表されるシクロオキシゲナーゼ阻害薬◆が内因性プロスタグランジンの産生を抑制し，消化性胃潰瘍を起こすことは有名である．

★1　H^+, K^+-ATPase
胃酸分泌を行うプロトンポンプとよばれる能動輸送体．胃底腺の壁細胞に多く存在し，ATPの加水分解で得られるエネルギーを利用して細胞外の K^+ と細胞内の H^+ を交換する．

★2　ECL細胞
エンテロクロマフィン様細胞．胃粘膜表面に存在し，アセチルコリンおよびガストリンの刺激によりヒスタミンを分泌する．

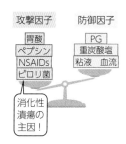

◆ シクロオキシゲナーゼ阻害薬
→第7章「C. 非ステロイド性抗炎症薬（NSAIDs）」参照

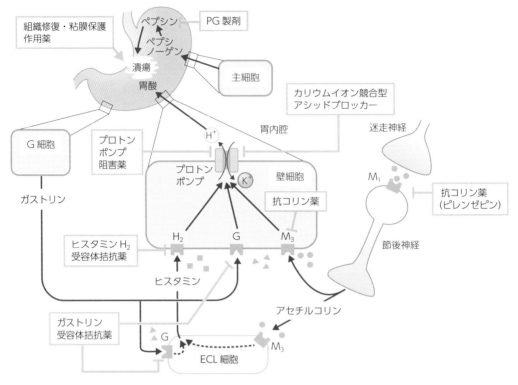

図1　消化性潰瘍治療薬の作用

３）消化性潰瘍治療薬（攻撃因子抑制薬）

　　　攻撃因子抑制薬としては，ヒスタミンH₂受容体拮抗薬，プロトンポンプ阻害薬，カリウムイオン競合型アシッドブロッカーがよく使われている．

◉ ヒスタミンH₂受容体拮抗薬

　　　胃の壁細胞に存在するヒスタミンH₂受容体を遮断することで，ヒスタミンによるプロトンポンプ刺激作用を抑制する．その結果，胃酸分泌の抑制とともにペプシン分泌も抑制する（図1）．

　代表的な薬剤　ファモチジン，シメチジン，ロキサチジン
　有害作用　ショック，肝機能障害，汎血球減少，無顆粒球症

◉ プロトンポンプ阻害薬（PPI●）

　　　胃酸を分泌しているプロトンポンプの–SH基に特異的に共有結合し，プロトンポンプの活性を非可逆的に阻害する（図1）．

　代表的な薬剤　オメプラゾール，ランソプラゾール，ラベプラゾール，エソメプラゾール
　有害作用　消化器症状，肝機能異常や発疹

◉ カリウムイオン競合型アシッドブロッカー（P-CAB●）

　　　カリウムイオン競合型アシッドブロッカー（P-CAB）は，腸で吸収されてから胃に分泌され，プロトンポンプを阻害するという動きはPPIと同じだが，作用する部位が異なる．P-CABは，プロトンポンプ（H⁺，K⁺-ATPase）の稼

●PPI
proton pump inhibitor

●P-CAB
potassium-competitive
acid blocker

働に必要なカリウムイオンを競合的に阻害することで，可逆的にプロトンポンプの活性を阻害し，その結果胃酸分泌を抑制する★3.

代表的な薬剤 ボノプラザン

有害作用 ショック，アナフィラキシー，汎血球減少，肝機能障害

◎ 抗コリン薬

　ムスカリン受容体を選択的に遮断することによりプロトンポンプ刺激作用を抑制し，酸分泌を抑制する（図1）．ピレンゼピンは，副交感神経節に存在するM_1受容体に結合し上流でも作用する．

代表的な薬剤 ピレンゼピン，アトロピン，スコポラミン

有害作用 口渇，便秘，尿閉，ショック，無顆粒球症

◎ ガストリン受容体拮抗薬

　胃の壁細胞に存在するガストリン受容体を遮断することで，ガストリンによるプロトンポンプ刺激作用を抑制する．

代表的な薬剤 プログルミド，ウロガストロン

有害作用 口渇，便秘などの消化器症状

4）消化性潰瘍治療薬（防御因子増強薬）

◎ プロスタグランジン（prostaglandin：PG）製剤

　胃粘膜血流増加作用，胃粘液分泌促進作用，胃酸分泌抑制作用を有する（図1）．

代表的な薬剤 ミソプロストール

有害作用 ショック，月経異常，貧血・白血球減少

◎ 組織修復・粘膜保護作用薬

　防御因子を増幅し，胃粘膜傷害を改善する（図1）．

代表的な薬剤 ピレバミピド，テプレノン，エカベト，セトラキサート

有害作用 ショック

　注：現在では消化性潰瘍の予防にピロリ菌の除菌（抗菌薬の投与）が最も有効だと考えられている．

2 制吐薬

1）嘔吐の発生機構

　嘔吐は上部消化管に入ってきた有害物質を生体内から除去するための反射である．悪心とは今にも吐きそうな不快な切迫感である．消化管から感覚神経系を通じて延髄の嘔吐中枢に伝わる以外に，視覚・嗅覚の刺激や乗り物酔いなどの内耳への動揺刺激によっても引き起こされる．嘔吐中枢への信号を中継する第4脳室底の化学受容器引き金帯（CTZ●）に存在するドパミンD_2受容体，セロトニン

★3　P-CABの特徴
PPIと比較して以下の効果が期待されている．
① 酸による活性化を必要としないため効果発現が早い
② CYP2C19による代謝を受けないので個人差が少ない
③ 酸に安定で効果の持続時間が長い

消化性潰瘍の予防

ピロリ菌の除菌（抗菌薬の投与）が最も有効だと考えられています

●CTZ
chemoreceptor trigger zone

5-HT$_3$受容体やニューロキニンNK$_1$受容体を遮断すると嘔吐は抑制される. なお
5-HT$_3$受容体は消化管から嘔吐中枢に向かう感覚神経の接合部にも存在する.

2）制吐薬 （表1）

◎ ヒスタミンH$_1$受容体遮断薬

ヒスタミンが嘔吐中枢に存在するヒスタミンH$_1$受容体を遮断することで嘔吐
を抑制する. 乗り物酔いや前庭系の異常による嘔吐に有効である.

代表的な薬剤 プロメタジン，ジフェンヒドラミン，ジメンヒドリナート

有害作用 眠気・倦怠感，ショック

◎ ドパミンD$_2$受容体遮断薬

消化管やCTZのドパミンD$_2$受容体を遮断することで制吐作用を発揮する. 最
も広く用いられている制吐薬である.

代表的な薬剤 ドンペリドン，メトクロプラミド

有害作用 錐体外路症状，高プロラクチン血症，ショック

◎ セロトニン5-HT$_3$受容体遮断薬

消化管腸管壁粘膜やCTZの5-HT$_3$受容体を遮断することで制吐作用を発揮す
る. シスプラチンなどの抗がん薬による嘔吐に対して優れた作用を示す制吐薬
である（Column①参照）.

代表的な薬剤 グラニセトロン，オンダンセトロン，インジセトロン，ラモセトロン

有害作用 頭痛，発熱やショック

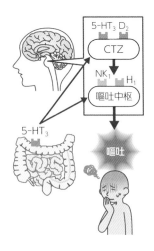

表1　制吐薬の分類

分類	一般名	主な適応
ヒスタミンH$_1$受容体遮断薬	プロメタジン，ジフェンヒドラミン，ジメンヒドリナート	● 体動や乗り物酔いによる嘔吐 ● 前庭系の異常による嘔吐（耳鼻科系）
ドパミンD$_2$受容体遮断薬	ドンペリドン，メトクロプラミド	● 慢性胃炎や消化性潰瘍による嘔吐 ● 麻薬や抗がん薬投与による嘔吐
セロトニン5-HT$_3$受容体遮断薬	グラニセトロン，オンダンセトロン，インジセトロン，ラモセトロン	● 抗がん薬投与による嘔吐 ● 放射線療法による嘔吐
ニューロキニンNK$_1$受容体遮断薬	アプレピタント，ホスアプレピタント	● 抗がん薬投与による嘔吐

Column①　抗がん薬治療と制吐薬

1990年ごろは，膀胱がんなどの固形がんに対してシスプラチンなどのプラチ
ナ製剤が化学療法として積極的に使われはじめた. これらの抗がん薬は著明な腫
瘍縮小効果があったが，嘔吐や白血球減少などの有害作用のため，投与の減量や
中止となる症例も多数あった. このようななか，5-HT$_3$受容体遮断薬の最初の薬
であるグラニセトロンが臨床承認され，その制吐作用は目を見張るものがあり，
多くの患者が嘔吐の有害作用が劇的に軽減された.

◉ ニューロキニンNK₁受容体遮断薬

CTZや嘔吐中枢のNK_1受容体を遮断することで制吐作用を発揮する．$5-HT_3$受容体遮断薬が奏効しにくい抗がん薬の遅発性嘔吐に対しても有効である．

| 代表的な薬剤 | アプレピタント，ホスアプレピタント |

| 有害作用 | スティーブンス・ジョンソン症候群，穿孔性十二指腸潰瘍やショック |

スティーブンス・ジョンソン症候群

→第2章「D．さまざまな有害反応」p48 参照

3 便秘・下痢の治療薬

1）便秘・下痢の発生機構

便秘は排便回数減少，排便困難，硬便や残便感を示す症状である．食物繊維の不足，薬剤★4や全身疾患で生じることがあるが原因が明らかでないことも多い．下痢は腸内の水分貯留によって生じるが，下部消化管に存在する有害物質や病原菌を生体内から除去するための防御機構である．

2）下剤

◉ 機械的下剤

腸管内の浸透圧を高く保つことで腸管内に水分を吸引し，便を軟らかくする．

| 代表的な薬剤 | 酸化マグネシウム，クエン酸マグネシウム，カルメロース，ジオクチルソジウムスルホサクシネート |

| 有害作用 | 悪心・嘔吐，［酸化マグネシウム，クエン酸マグネシウム］高マグネシウム血症 |

◉ 刺激性下剤

腸粘膜を化学的に刺激して排便を促す．

| 代表的な薬剤 | ひまし油，ピコスルファート，ビサコジル，センノシド，センナ |

| 有害作用 | 悪心・嘔吐や腹痛 |

◉ クロライドイオンチャネル（ClC-2）活性化薬

腸粘膜上皮に発現しているClC-2を活性化し，塩素イオン（Cl^-）を腸管内腔に放出させる．それに伴い腸管内腔の水分量が増加し便の軟化と移動が促進する．

| 代表的な薬剤 | ルビプロストン |

| 有害作用 | 頭痛，呼吸困難や動悸 |

3）止痢薬

◉ 腸運動抑制薬

ロペラミドは腸管のオピオイド受容体を刺激することで，アトロピン，メペンゾラートはムスカリン受容体を遮断することで腸管運動を抑制し，水の吸収を促進させる．

| 代表的な薬剤 | ロペラミド，アトロピン，メペンゾラート |

| 有害作用 | イレウス，巨大結腸，腹部膨満感，頭痛 |

★4　便秘を起こす薬剤
・抗コリン薬（抗うつ薬，抗パーキンソン病薬）
・オピオイド
・抗がん薬（アルカロイド，タキサン系）
　　　　　　　　　　など

悪心・嘔吐

◉ 収斂薬

腸管粘膜表面でタンパク質と結合し，腸管から粘膜への刺激を軽減し，下痢を抑える．

代表的な薬剤 タンニン酸アルブミン，次硝酸ビスマス

有害作用 ショック

◉ 吸着薬

表面活性の強い多孔性物質であり，腸管内の有害物質や水を吸収して炎症を防ぎ，下痢を抑える．

代表的な薬剤 珪酸アルミニウム

有害作用 稀に便秘を起こす

Ⓑ 呼吸器系疾患治療薬

- ◉ 気管・気管支の収縮・弛緩機構，慢性炎症としての気管支喘息の全体像，ならびに喘息治療薬の作用機序を理解する
- ◉ 咳の発生機構，ならびに鎮咳薬（咳止め）の作用機序を理解する
- ◉ 痰の発生機構，ならびに去痰薬の作用機序を理解する

呼吸器系は空気の通り道である気道とガス交換を行う肺で構成されている．呼吸器系の最も重要な働きは生体内に酸素を取り入れ生体外に二酸化炭素を排出することである．本項では日常よく目にする気管支喘息・咳や痰の治療薬を理解することを目標とする．

1 気管・気管支の収縮・弛緩機構

呼吸器には，肺胞でのガス交換，気管支粘膜上皮や咳反射による異物排泄などの重要な機能がある．気管支は自律神経系の交感神経と副交感神経◆の二重支配を受けている．気管支はアドレナリン β_2 受容体を介して弛緩し，ムスカリン M_3 受容体を介して収縮する（図2）．

◆交感神経と副交感神経
→第8章 末梢神経系に作用する薬，p146参照

2 気管支喘息

気管支喘息は，好酸球やマクロファージなどの炎症性細胞が気管支に浸潤し，慢性の気道炎症や気道過敏性の亢進，可逆性の気道閉塞を特徴とする．これらの炎症細胞から種々のケミカルメディエーター◆が放出されて平滑筋の攣縮，気管支粘膜の浮腫・腫脹や分泌物の貯留などが引き起こされる．この喘息発作はⅠ型アレルギー反応の他に，寒冷，刺激性ガスの吸入，気道の感染などの非アレルギー反応でも生じる．なお消炎鎮痛薬であるNSAIDs（non-steroidal anti-inflammatory drugs，非ステロイド性抗炎症薬）◆の使用でも喘息が起こる場合があり，アスピリン喘息（下記）とよばれている．気管支喘息の治療薬は

◆ケミカルメディエーター
→第7章 抗炎症薬・鎮痛薬，p131参照

◆NSAIDs
→第7章「C. 非ステロイド性抗炎症薬（NSAIDs）」，p138参照

主に非発作時に使用するコントローラーと発作時に使用されるリリーバーに大別される（表2）.

【アスピリン喘息（NSAIDs過敏症）】

アスピリンなどのNSAIDsや，サリチル酸メチル類似物質などによって誘発される喘息発作であり，成人喘息の5〜10％を占める（Column②も参照）.

3 気管支喘息治療薬

◉ 吸入副腎皮質ステロイド

炎症細胞の肺や気道への浸潤の防止，Th2細胞からのサイトカインの産生抑制やロイコトリエンやプロスタグランジン類の産生を抑制する◆（図2）.

代表的な薬剤 ベクロメタゾン，フルチカゾン，ブデソニド，シクレソニド，モメタゾン

有害作用 吸入ステロイドのため全身投与に比して比較的有害作用の発生は少ないが，アナフィラキシー，口腔内および呼吸器のカンジダ症や嗄声（させい）に注意が必要

◉ アドレナリンβ₂受容体刺激薬

気管・気管支に多く発現しているβ₂受容体を介して気管支を拡張させる．β₂受容体への選択性が高いので心臓への有害作用が少ない．局所にのみ効果を発

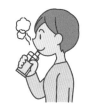

気管支喘息治療では，
「投与量を減らす」
「全身の有害作用を減らし効果を発揮する」目的で吸入薬がよく使用されている

◆ステロイド
→第7章「B．ステロイド性抗炎症薬」，p135参照

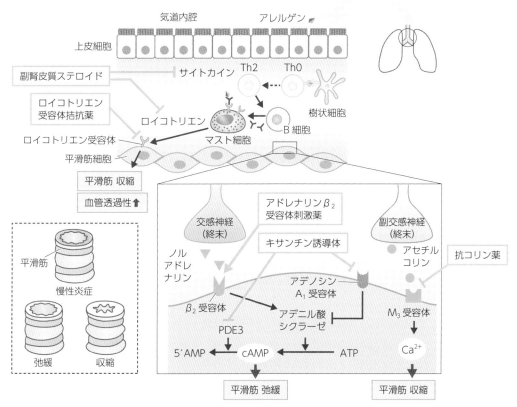

図2 気管・気管支の収縮・弛緩機構と喘息治療薬の作用点

表2 喘息治療薬のコントローラー（長期管理薬）とリリーバー（発作治療薬）

	投与タイミング	薬物の使用目的		主な薬剤と用法
コントローラー（長期管理薬）	主に非発作時	● 喘息症状のコントロール ● 喘息症状の寛解と増悪予防	抗炎症薬	● ステロイドの吸入，ロイコトリエン受容体拮抗薬などの抗アレルギー薬の内服
			気管支拡張薬	● 長時間作用型 β_2 受容体刺激薬の内服，吸入，貼付 ● テオフィリン徐放製剤の内服
リリーバー（発作治療薬）	発作時	● 気管支収縮の抑制（発作の改善） ● 発作時の急性症状の抑制	気管支拡張薬	● 短時間作用型 β_2 受容体刺激薬の吸入や内服 ● 短時間作用型テオフィリン製剤の点滴静注 ● アドレナリン皮下注 ● 抗コリン薬の吸入
			抗炎症薬	● ステロイドの点滴静注や内服

揮し，全身の有害作用を軽減することができるため，臨床現場では吸入薬がよく使われる（図2）．

代表的な薬剤
【短時間作用性】サルブタモール，テルブタリン，プロカテロール
【長時間作用性】クレンブテロール，ホルモテロール，インダカテロール，
　　　　　　　　ツロブテロール
有害作用 骨格筋の β_2 受容体刺激による手指振戦や，弱い β_1 受容体刺激による心悸亢進や低カリウム血症などが生じる

◉ 抗コリン薬

気管支平滑筋は副交感神経が働きアセチルコリンがムスカリン M_3 受容体を刺激し，気管支平滑筋を収縮する．この経路を遮断するのが抗コリン薬である．

代表的な薬剤 イプラトロピウム
有害作用 全身のムスカリン受容体を遮断するため，尿閉，視力調節障害，便秘が生じうる

◉ キサンチン誘導体系薬物　　　　　　　　　　　　　　　TDM

ホスホジエステラーゼ3（PDE3）を阻害し，cAMPを増加させることで気管支平滑筋を弛緩させる．またアデノシン A_1 受容体に拮抗してアデニル酸シクラーゼを活性化することよっても，cAMPを増加させ気管支平滑筋の弛緩に働く．有効血中濃度の範囲が狭いため治療薬物モニタリング（TDM）が必要である（図2）．

Column② 尿管結石とアスピリン喘息

尿管結石の疼痛管理としてNSAIDs，特にジクロフェナク坐薬はよく使用される．尿管結石による疼痛はとれるが，呼吸困難を呈する症例がたまにある．これは医原生の喘息である「アスピリン喘息」を誘発したからである．日常頻用する痛み止めでもアスピリン喘息などの有害作用の発現には十分注意を払う必要がある．

代表的な薬剤 テオフィリン，アミノフィリン

有害作用 悪心・嘔吐，頭痛，痙攣

◎ ロイコトリエン受容体拮抗薬

　Cysロイコトリエン1受容体とロイコトリエンD4（C4およびE4）との結合に拮抗する．ロイコトリエンD4（C4およびE4）による気管支平滑筋収縮や血管透過性亢進を阻害し，気道炎症を抑制する．これらの薬の治療効果には個人差がある（図2）．

代表的な薬剤 モンテルカスト，プランルカスト

有害作用 消化器症状，血小板減少や肝機能障害

4 鎮咳薬

　咳による二次的障害の発生や生活の質の低下を防ぐため，求心性インパルスに対して咳中枢の閾値をあげて咳反射を抑制する．

◎ 麻薬性鎮咳薬

　咳中枢に作用して咳反射を抑制する．

代表的な薬剤 コデイン，ジヒドロコデイン，オキシメテバノール，モルヒネ

有害作用 依存性，呼吸抑制，便秘

　なお，1％以下のコデインやジヒドロコデインやこれらの塩類を含有するものであって，これら以外の麻薬に該当するものを含有しないものは家庭麻薬といって法律上麻薬ではない（麻薬処方箋を必要としない）．

◎ 非麻薬性鎮咳薬

　咳中枢に作用して咳反射を抑制する．

代表的な薬剤 デキストロメトルファン，ジメモルファン，チペピジン

有害作用 便秘

5 去痰薬

　気道液は1日に100 mLほど産生されており，再吸収や呼気による蒸発などで声門に達するのはそのうち10 mLぐらいである．気道で感染症や炎症が生じると気道液の産生量は増加し粘度が高まる．これが咳によって唾液とともに喀出されるのが痰である．去痰薬は痰の粘度を低下させ喀出を容易にさせるものである．

◎ 気道分泌促進薬

　気道における水分の分泌量を増加させ痰の粘度を低下させる．

代表的な薬剤 ブロムヘキシン

有害作用 ショック

◎ 気道潤滑薬

気道粘膜を潤滑にして痰の粘度を低下させる.

代表的な薬剤 アンブロキソール

有害作用 ショック

◎ 気道粘液溶解薬

痰を低分子化して粘度を下げ喀出しやすくする.

代表的な薬剤 アセチルシステイン, エチルシステイン, メチルシステイン

有害作用 嘔気, 嘔吐

◎ 気道粘液修復薬

粘液の組成バランスを調整して痰を排出しやすくする.

代表的な薬剤 L-カルボシステイン, フドステイン

有害作用 食欲不振, 下痢, 腹痛, 発疹

Ｃ 泌尿生殖器系疾患治療薬

- 膀胱と尿道の収縮・弛緩機構ならびに過活動膀胱治療薬の作用と特徴を理解する
- 前立腺の収縮・弛緩機構ならびに前立腺肥大症治療薬の作用と特徴を理解する
- 膀胱・尿道の収縮・弛緩機構ならびに過活動膀胱治療薬の作用と特徴を理解する
- 陰茎の弛緩機構（勃起のメカニズム）ならびに勃起障害治療薬の作用と特徴を理解する
- 子宮の収縮・弛緩機構ならびに分娩促進薬や切迫流産・早産治療薬の作用と特徴を理解する

　　泌尿生殖器系は「泌尿器系臓器」と「生殖器系の臓器」に大きく分けることができる.「泌尿器系臓器」の大きな役割は, 腎臓でつくられた代謝産物や水分である尿を一時的に膀胱に蓄える蓄尿と排出する排尿である.「生殖器臓器」はその名の通り生殖に関与する臓器である. 本項では日常よく目にする過活動膀胱, 前立腺肥大症, 勃起障害, 分娩誘発や切迫流産・早産の治療薬を理解することを目標とする.

1 排尿における膀胱・尿道の収縮・弛緩機構

◆体性神経
→第8章「A. 末梢神経とは」, p145参照

　　膀胱・尿道は, 交感神経と副交感神経により二重支配されている. 外尿道括約筋は体性神経◆に支配される随意筋である. 蓄尿相において膀胱平滑筋は, 交感神経の神経伝達物質であるノルアドレナリンによりアドレナリン β_3 受容体が刺激され弛緩する. また尿道や前立腺は, 交感神経由来のノルアドレナリンによりアドレナリン α_1 受容体が刺激され収縮している. 一方, 排尿相では, 膀胱

平滑筋は副交感神経の神経伝達物質であるアセチルコリンによりムスカリン M_2 および M_3 受容体が刺激され収縮する（図3A）．また尿道や前立腺は，副交感神経の神経伝達物質である一酸化窒素（NO）により弛緩する.

2 過活動膀胱治療薬

1）過活動膀胱

過活動膀胱は，膀胱に尿が十分に貯留していないにもかかわらず，急激に尿意を催すといった症状を示す．過活動膀胱はこの尿意切迫感を必須症状とし，一般に頻尿や夜間頻尿を伴う症状症候群である．過活動膀胱は，中枢神経の障害や，膀胱血流障害，前立腺肥大症に代表される下部尿路閉塞，加齢，女性にみられる骨盤底弛緩などにより生ずると考えられている．過活動膀胱治療薬は，膀胱の異常収縮を抑え，膀胱を弛緩させる薬物が現在使われている.

2）過活動膀胱治療薬

◉ アドレナリン β_3 受容体刺激薬

膀胱平滑筋にはアドレナリン β_3 受容体が豊富に発現している（図3A）．アドレナリン β_3 受容体の刺激はcAMP産生の増加を引き起こし，その結果，膀胱平滑筋が弛緩するため頻尿が改善する（図3B）.

代表的な薬剤 ミラベグロン，ビベグロン

有害作用 後述する抗コリン薬で認められる口渇，便秘といった有害作用はほとんどみられないが，高血圧の出現に注意が必要である（Column③参照）

禁忌 抗不整脈薬との併用，重篤な心疾患のある患者，［ミラベグロン］妊婦・授乳婦

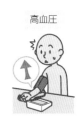
高血圧

A)

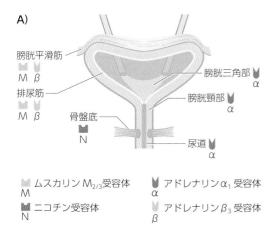

膀胱平滑筋
M β
排尿筋
M β
骨盤底
N
膀胱三角部 α
膀胱頸部 α
尿道 α

ムスカリン $M_{2/3}$ 受容体 M
ニコチン受容体 N
アドレナリン α_1 受容体 α
アドレナリン β_3 受容体 β

B)

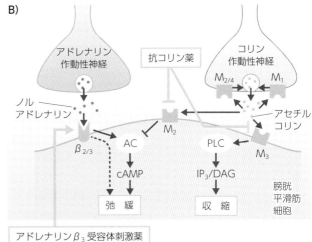

アドレナリン作動性神経
ノルアドレナリン
β2/3
AC
cAMP
弛緩
抗コリン薬
M_2
コリン作動性神経
$M_{2/4}$ M_1
アセチルコリン
PLC
M_3
IP3/DAG
収縮
膀胱平滑筋細胞

アドレナリン β_3 受容体刺激薬

図3　アセチルコリン受容体とアドレナリン受容体の分布（A），現在の過活動膀胱治療薬の作用機序（B）
アドレナリン β_3 受容体刺激薬は膀胱平滑筋膜上のアドレナリン β_3 受容体と結合して膀胱平滑筋を弛緩させる（アドレナリン β_2 受容体の関与は少ない）．抗コリン薬は膀胱平滑筋膜上のムスカリン $M_{2/3}$ 受容体として結合して膀胱平滑筋の収縮を抑制する.
PLC：ホスホリパーゼC，IP_3：イノシトール三リン酸，DAG：ジアシルグリセロール，AC：アデニル酸シクラーゼ，cAMP：サイクリックAMP，M：ムスカリン受容体，β：アドレナリン β 受容体

◉ 抗コリン薬

　膀胱平滑筋収縮はムスカリン$M_{2/3}$受容体を介して惹起される．抗コリン薬により蓄尿期における膀胱平滑筋の不随意な収縮が抑制され，尿意切迫感，頻尿が改善される（図3B）．

代表的な薬剤 プロピベリン，トルテロジン，ソリフェナシン，イミダフェナシン，フェソテロジンやオキシブチニン

有害作用 口渇，便秘，眼圧上昇，尿閉，顔面潮紅，頻脈，血圧上昇
［オキシブチニンの経皮吸収型製剤］かゆみ，発疹といった皮膚症状をきたす場合がある

禁忌 緑内障，腸閉塞，尿閉，重篤な心疾患，重症筋無力症

③ 前立腺肥大症治療薬

1）前立腺肥大症

　前立腺肥大症では前立腺の過形成や肥大により下部尿路が閉塞され排尿困難をきたす．このような尿路の閉塞は，しばしば過活動膀胱の原因となる．加齢に伴い有病率が増加し，中高齢男性に好発する疾患である．男性ホルモン，炎症，血流障害といった種々の因子が加齢に伴い変化・関与し，前立腺肥大が発生すると考えられている．また前立腺の「大きさ」と前立腺肥大症の症状はかならずしも一致しない．軽症や中等症では薬物療法が治療の中心であるが，重症になると経尿道的前立腺切除術などの手術療法が行われるときもある．

2）前立腺肥大症治療薬

◉ アドレナリンα_1受容体遮断薬

　尿道・前立腺の平滑筋に発現するアドレナリンα_1受容体を遮断し平滑筋を弛緩させ，尿道抵抗を減少させることで前立腺肥大症の症状を改善する（図4）．白内障手術時の術中虹彩緊張低下症候群に注意が必要である．

代表的な薬剤 タムスロシン，ナフトピジル，シロドシン

有害作用 めまい，倦怠感，鼻閉，頭痛，傾眠，起立性低血圧．タムスロシンおよびシロドシンは，射精障害を起こすことがある

Column③ 過活動膀胱治療薬としての抗コリン薬とアドレナリンβ_3受容体刺激薬

　1990年ごろは，膀胱収縮を抑制する薬として抗コリン薬であるオキシブチニンしか保険適用がなかった．膀胱収縮抑制作用は非常に強いが，口渇・便秘や視力調整障害などの有害作用により服薬を中止する症例が相次いだ．それ以降このような有害作用の軽減をめざして新たな薬が開発されてきた．2011年に発売された過活動膀胱治療薬であるミラベグロン（アドレナリンβ_3受容体刺激薬）は日本で開発された薬で，抗コリン薬でみられるような有害作用がほとんどみられず，臨床現場で使いやすい薬となっている．

◉ ホスホジエステラーゼ5（PDE5）阻害薬

　　タダラフィルは尿道や前立腺組織内のPDE5を阻害することでcGMP濃度を
上昇させ，尿道・前立腺の平滑筋を弛緩させる．それにより尿道抵抗が減少し
前立腺肥大症の症状が改善すると考えられている（図4，5）．

代表的な薬剤 タダラフィル

有害作用 頭痛やほてり，一過性の視覚異常や持続勃起症

絶対併用禁忌 硝酸塩（併用により急激な血圧低下）

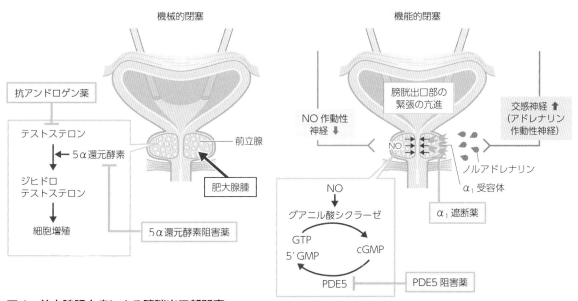

図4　前立腺肥大症による膀胱出口部閉塞
機械的閉塞：前立腺腫大による物理的な閉塞を起こした状態．機能的閉塞：交感神経系が副交感神経系に対して相対的に優位となり，前立腺・尿道平滑筋が収縮し閉塞を起こした状態

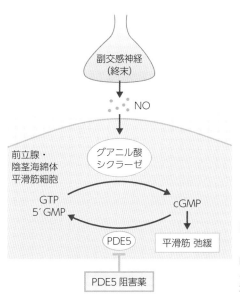

**図5　PDE5阻害薬による前立腺・
　　　陰茎海綿体平滑筋弛緩作用**

PDE5阻害薬により，PDE5を阻害することによってcGMPの分解が抑制され，前立腺・陰茎海綿体平滑筋弛緩作用が増強される

◉ 5α還元酵素阻害薬

　　男性ホルモンのテストステロンは前立腺細胞内に取り込まれると，5α還元酵素により活性体のジヒドロテストステロンへと代謝され，細胞の増殖を促進する．このため，5α還元酵素阻害薬はジヒドロテストステロンの産生を減少させることで前立腺を縮小させ，前立腺肥大症の症状を改善する．比較的大きな前立腺に対して用いられる（図4）．

代表的な薬剤 デュタステリド

有害作用 射精減少，勃起不全，女性化乳房，精子減少症

◉ 抗アンドロゲン薬

　　精巣からのテストステロン産生を減少させることで，細胞の増殖を抑え，前立腺縮小に働く．

代表的な薬剤 クロルマジノン

有害作用 口渇，ED，浮腫，体重増加，肝機能障害，消化器症状

4 ED治療薬

1）勃起の生理的機構

　　勃起のメカニズムは，まず大脳皮質の性的興奮により副交感神経の1つである骨盤神経を介して，神経末端や陰茎海綿体内皮細胞から一酸化窒素（NO）が放出される．NOは陰茎海綿体の血管平滑筋のcGMPを増加させ，海綿体小柱およびらせん動脈の平滑筋を弛緩させる（図5）．すると海綿体洞が拡張し多量の動脈血が流入し勃起が成立する．性的興奮が収まると血管平滑筋のcGMPは平滑筋内に多く分布しているPDE5により分解され，海綿体小柱およびらせん動脈の平滑筋が収縮し勃起は消退する．

2）ED（勃起障害）

　　ED（erectile dysfunction）とは「性行為を行うのに十分な勃起が得られないか，または維持できない状態」が3カ月以上持続する状態である．

3）ED治療薬

◉ PDE5阻害薬

　　海綿体小柱およびらせん動脈に豊富に存在するPDE5を阻害することで，組織中のcGMP濃度が上昇し，海綿体小柱およびらせん動脈の平滑筋が弛緩する（図5）．

代表的な薬剤 シルデナフィル，バルデナフィル，タダラフィル[5]

有害作用 頭痛，潮紅，消化不良，鼻閉，色覚障害（青と緑の識別能力の低下），突発性難聴

絶対併用禁忌 硝酸塩（併用により急激な血圧低下が生じる危険）[6]

★5
タダラフィルは前立腺肥大症とED治療薬であるが，シルデナフィルはED治療薬のみが適応である．

★6
ニトログリセリンなどの硝酸薬は狭心症や心筋梗塞の治療に使われる．NOを増やすことでバイアグラ同様に血管を拡張し，血流を促す効果を持つ．これらの薬物とED治療薬を併用すると，相乗効果により急激に血圧が下がり，命に危険が及ぶことになる．死亡例もあるため注意が必要である．

5 子宮収縮・弛緩薬 (図6)

1）子宮の収縮・弛緩機構

子宮は自律神経によって支配されており，ホルモンやオータコイドなどの種々の生理活性物質によって修飾を受けている．子宮平滑筋はオキシトシン，プロスタグランジンや麦角アルカロイドなどの刺激を受けると，これらの受容体を介してCa^{2+}がセカンドメッセンジャーとなり収縮することが知られている．一方アドレナリンβ_2受容体が刺激されると弛緩する．分娩誘発，陣痛促進や分娩後の出血防止には子宮収縮させることが治療となる．

2）子宮収縮薬

子宮収縮薬は，①分娩の誘発・陣痛促進，②分娩後出血の防止，③人工流産を目的として使用される．子宮収縮薬は薬剤によって，子宮収縮のパターン，反応する時期が異なる．分娩誘発や陣痛促進時は過強陣痛の恐れがあるために2剤以上の併用は禁忌である．

◎ オキシトシン[7]（下垂体後葉ホルモン）

オキシトシン受容体を介して，子宮平滑筋を収縮させる（律動的収縮）．収縮はオキシトシン受容体の発現量が増加する妊娠後期に増強する．分娩誘発，陣痛促進，分娩後出血の防止に用いられる．

代表的な薬剤 オキシトシン

有害作用 不整脈，血圧変動や水中毒

[7]
オキシトシンはギリシャ語の"QUICK BIRTH"の意味に由来してつけられた．主な生理作用は，分娩時の子宮筋収縮作用と授乳時の射乳反射を惹起することであるが，最近は親子の絆，信頼感などの高次脳機能に関与することや自閉症などの精神神経疾患に関連することが報告され，注目されている．

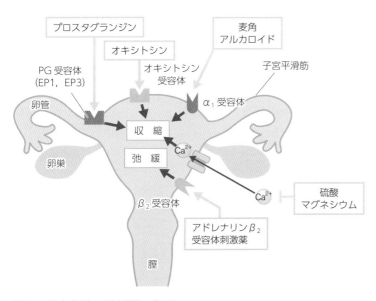

図6 子宮収縮・弛緩薬の作用
「はじめの一歩の薬理学 第2版」(石井邦雄，坂本謙司／著)，p203，羊土社，2020 を参考に作成

◉ プロスタグランジン

　PG受容体を介して，子宮平滑筋を収縮させる（律動的収縮）. 収縮は妊娠の時期により変化しない. 分娩誘発，陣痛促進に用いられる. 人工流産に用いられることもある.

代表的な薬剤 ジノプロスト（$PGF_{2\alpha}$），ジノプロストン（PGE_2），ゲメプロスト（PGE_1）
有害作用 顔面紅潮，[ジノプロスト] 喘鳴や呼吸困難

◉ 麦角アルカロイド

　アドレナリンα_1受容体を介して，子宮平滑筋を収縮させる（持続的収縮）. 分娩後出血の防止，人工流産に用いられる.

代表的な薬剤 エルゴメトリン
有害作用 血圧上昇，狭心症や心筋梗塞

3）子宮弛緩薬

　切迫流産や切迫早産での防止や予防には子宮を弛緩させる必要がある.

◉ アドレナリンβ_2受容体刺激薬

　アドレナリンβ_2受容体を介して，子宮平滑筋を弛緩させる.

代表的な薬剤 リトドリン
有害作用 頻脈，高血圧，肺水腫や肝機能障害

◉ マグネシウム製剤

　子宮平滑筋内のCa^{2+}に拮抗し，Ca^{2+}の平滑筋細胞内への流入を抑制することで子宮平滑筋を弛緩させる.

代表的な薬剤 硫酸マグネシウム
有害作用 心刺激伝導系の抑制，筋力低下呼吸筋抑制や胎児骨格異常

Column④　切迫流産と切迫早産

　日本では，妊娠22週から36週6日までに生まれた場合を「早産」，妊娠22週より前に生まれた場合を「流産」とよび，それぞれは区別される.

　妊娠22週未満で流産へ進行する可能性があると判断される症状（出血，腹痛など）を認めた場合に切迫流産と診断する. 一方，切迫早産とは，赤ちゃんが早く生まれる危険性が高い状態のことで，切迫早産は「妊娠22週0日～36週6日までの妊娠期間中に，規則的な子宮収縮（お腹の張り）を認め，かつ子宮頸管の開大度・展退度に進行が認められる場合，あるいは初診の診察時に子宮頸管の開大が2cm以上となっている場合で，早産となる危険性が高い状態」と定義されている. 切迫早産の治療は，基本的に安静にすることが1番である. 子宮収縮薬は子宮平滑筋を弛緩させる作用のある薬で主な適応は切迫早産となっている.

第**12**章 章末問題

解答 ➡

問1 消化性潰瘍治療薬についてA群に対応する薬をB群から選べ.

【A群】
1) プロトンポンプ阻害薬
2) ヒスタミンH_2受容体拮抗薬
3) 抗コリン薬
4) プロスタグランジン製剤（防御因子増強薬）
5) 組織修復・粘膜保護作用薬（防御因子増強薬）

【B群】
a) オメプラゾール
b) テプレノン
c) ピレンゼピン
d) ファモチジン
e) ミソプロストール

問2 制吐薬に関する次の文章の（ ① ）〜（ ③ ）に入る適切な語句を記載せよ.

嘔吐は上部消化管に入ってきた有害物質を生体内から除去するための反射である. 悪心とは今にも吐きそうな不快な切迫感である. 制吐薬はドンペリドンのような（ ① ）遮断薬が比較的以前から使用されていた. グラニセトロンのような（ ② ）遮断薬はシスプラチンなどの抗がん薬による嘔吐に対して有効であり, アプレピタントのような（ ③ ）遮断薬は抗がん薬の遅発性嘔吐に対しても有効である.

問3 下痢に関する次の文章の（ ① ）〜（ ④ ）に入る適切な語句を記載せよ.

比較的最近に登場したクロライドイオンチャネル活性化薬であるルビプロストンは, 腸粘膜上皮に発現している（ ① ）を活性化し,（ ② ）が腸管内腔に放出され, それに伴い腸管内腔の（ ③ ）が増加し便の（ ④ ）が促進される.

問4 気管支喘息の治療薬に対して正しいものには○, 間違っているものには×を記せ.
a) ステロイド投与は静脈投与が原則である.
b) サルブタモールは気管（支）のアドレナリンβ_1受容体に作用して効果を発揮する.
c) テオフィリンは気管支平滑筋のホスホジエステラーゼ5を阻害する.
d) アミノフィリンは有効血中濃度の範囲が狭いため治療薬物モニタリング（TDM）が必要である.
e) モンテルカストは気管支喘息の発作時に有効な薬物である.

問5 以下の薬は泌尿器科系でよく使われる薬である. A群に対応する薬をB群から選べ.

【A群】
1) 過活動膀胱治療薬（アドレナリンβ_3受容体刺激薬）
2) 過活動膀胱治療薬（抗コリン薬）
3) 前立腺肥大症治療薬（アドレナリンα_1受容体遮断薬）
4) 前立腺肥大症治療薬〔ホスホジエステラーゼ5（PDE5）阻害薬〕
5) ED（勃起障害）治療薬

【B群】
a) タダラフィル
b) タムスロシン
c) トルテロジン
d) ミラベグロン
e) シルデナフィル

第13章 皮膚科用薬・眼科用薬

Ⓐ 皮膚科用薬

- 皮膚の構造と働きを知ることは，治療薬の作用を理解するために重要である
- 皮膚疾患を大別することで用いられる治療薬の分別がしやすくなる
- 皮膚治療のための外用薬には多くの種類があるので，その用途をそれぞれ理解する
- ステロイド外用薬は重症から軽症までの使い分けがあることを理解する

1 皮膚の構造と働き

1）働き

皮膚の働きは大きく分けて，「身体を機能的に維持する」「体温を調節する」「感覚器（センサー）の感覚機能を司る」の3つがある．乳幼児や高齢者の皮膚は薬剤の吸収が速い．

2）構造

皮膚は組織学的に「表皮」「真皮」「皮下組織」の3層に分けられる（図1）．

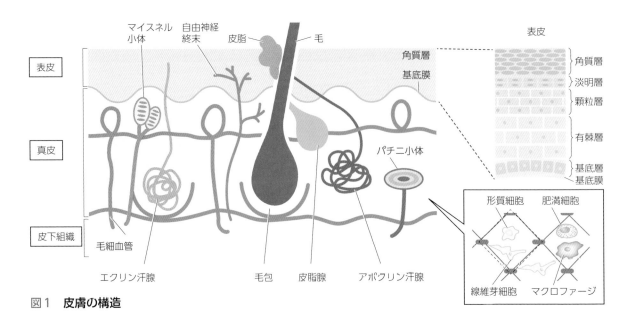

図1　皮膚の構造

◉ **表皮**（図1）

　表皮を構成するのは重層扁平上皮[*1]である．一番外側に角質層があり，以下，淡明層，顆粒層，有棘層，基底層が並ぶ．表皮と真皮の境界が基底膜である．**顔面や外陰部，腋窩など角質層や表皮が薄い部位は薬物の吸収が速い**．

◉ **真皮**（図1）

　真皮には，細胞外マトリックスの間隙に線維芽細胞，マクロファージ，肥満細胞，形質細胞が分布している．また，皮膚機能を調節するさまざまな小器官が分布している．主なものは毛細血管，知覚神経の自由神経終末（痛みを感じる），マイスネル小体（触覚を司る），パチニ小体（圧力を感じとる）など，多くの感覚受容器が発現している．さらにエクリン汗腺，アポクリン汗腺などの汗を分泌する器官や脂肪性分泌物の分泌を行う皮脂腺が存在する．また，毛包もこの層にあり，毛が外に伸びている．

◉ **皮下組織**（図1）

　この部位は，脂肪組織と疎な形状の結合組織でできている．

② 皮膚疾患の種別

　皮膚の疾患は，①**体質的なもの**（蕁麻疹，アトピー性皮膚炎，接触性皮膚炎など），②**感染によるもの**（白癬，カンジダ皮膚炎など），③**物理的刺激によるもの**（褥瘡，熱傷，凍傷など）に大きく分けられる．多くの治療薬は，原因にかかわらず皮膚に出現した症状をもとに処方される．

③ 皮膚疾患と治療薬

　皮膚科用の薬は主として外用薬が用いられる．場合によっては，全身投与薬（内服）も用いられる．皮膚外用薬は「**主剤**（薬効成分を含むもの）」と「**基剤**（皮膚への浸透を助けたり，皮膚への付着時間を安定化させたりする）」で構成される．基剤によって治療薬は軟膏，クリーム，ゲル，ローションなどの種類に分かれる．これらは，疾患の種類や創傷部の状況，使い勝手（使用感）などにより使い分けられる．基剤にはワセリンやパラフィンなどが用いられる．

◉ **アトピー性皮膚炎**

● 疾患概要：個人の体質により，疾患の発症ならびに疾患の重症度が異なる．アトピー性皮膚炎はしばしば激しいかゆみを伴い，時に慢性化する．乳幼児期より発症することが多い．

● 治療：軽症には保湿薬であるワセリン，ヘパリン，ヘパリン類似物質および尿素などが用いられる．皮膚に炎症が認められる場合は，抗炎症効果を目的に外用ステロイド製剤ならびに免疫反応抑制薬タクロリムスなどが用いられる．かゆみの軽減のためには，外用抗ヒスタミン薬（ヒスタミンH_1受容体の遮断）が用いられる．

★1　重層扁平上皮
薄い上皮細胞が積み重なってできたもので，摩擦や機械的刺激に強い．

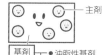

主剤

基剤
- 油脂性基剤（ワセリンなど）
- 水溶性基剤（マクロゴールなど）
- 乳剤性基剤（親水軟膏／吸水軟膏など）

軟膏

- どの病変にも汎用性が高い
- 刺激性が低い
- べとつく

クリーム

- さらっとして塗りやすい
- 刺激感あり
- 滲出液を伴う潰瘍には NG

ローション

- さらさらして頭皮などに〇
- 刺激感あり
- 滲出液を伴う潰瘍には NG

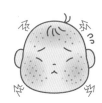

代表的な薬剤
[保湿] ワセリン，ヘパリン，ヘパリン類似物質，尿素
[抗炎症] 外用ステロイド薬（表1参照），タクロリムス
[かゆみ軽減] 外用抗ヒスタミン薬（ジフェンヒドラミンなど）

◎ 皮膚真菌症

真菌により引き起こされる皮膚疾患の代表的なものが白癬とカンジダ症である．これらは皮膚表在性の真菌症であり，治療には抗真菌外用薬が用いられる．

代表的な薬剤 ミコナゾール，クロトリマゾール，[爪白癬] テルビナフィン

◎ ざ瘡

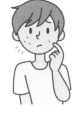

● 疾患概要：毛孔に一致してみられる慢性炎症性病変をざ瘡（acne）という．思春期を中心に発症がみられる尋常性ざ瘡（俗称：にきび）は思春期の性ホルモン（主として男性ホルモン）の分泌増加に伴って発達する脂腺性毛包における炎症がその主徴である．同感染は主にアクネ桿菌による．

● 治療：局所の清潔操作ならびに抗菌薬であるミノマイシンなどの経口投与，さらにクリンダマイシンの局所投与（塗布）が行われる．特異的な療法として急性前骨髄球性白血球の分化誘導療法に用いられているビタミンA（レチ

表1　ステロイド外用薬のランク

ランク	一般名		使い分け	皮膚の重症度
ストロンゲスト（Ⅰ群）	0.05% 0.05%	クロベタゾールプロピオン酸エステル ジフロラゾン酢酸エステル	重症*	高度の腫脹／浮腫／浸潤ないし苔癬化を伴う紅斑，丘疹の多発，高度の鱗屑，痂皮の付着，小水疱，びらん，多数の掻破痕，痒疹結節などを主体とする
ベリーストロング（Ⅱ群）	0.1% 0.05% 0.064% 0.1% 0.05% 0.05% 0.1% 0.1%	酪酸プロピオン酸ヒドロコルチゾン ベタメタゾン酪酸エステルプロピオン酸エステル ベタメタゾンジプロピオン酸エステル モメタゾンフランカルボン酸エステル フルオシノニド ジフルプレドナート アムシノニド ジフルコルトロン吉草酸エステル	重症	
ストロング（Ⅲ群）	0.1% 0.12% 0.12% 0.3% 0.025%	デキサメタゾンプロピオン酸エステル デキサメタゾン吉草酸エステル ベタメタゾン吉草酸エステル デプロドンプロピオン酸エステル フルオシノロンアセトニド	中等症	中等度までの紅斑，鱗屑，少数の丘疹，掻破痕などを主体とする
ミディアム（Ⅳ群）	0.1% 0.1% 0.05% 0.3% 0.1% 0.1%	トリアムシノロンアセトニド アルクロメタゾンプロピオン酸エステル クロベタゾン酪酸エステル プレドニゾロン吉草酸エステル酢酸エステル ヒドロコルチゾン酪酸エステル デキサメタゾン	中等症 軽症	中等度までの紅斑，鱗屑，少数の丘疹，掻破痕などを主体とする 乾燥および軽度の紅斑，鱗屑などを主体とする
ウィーク（Ⅴ群）	0.5%	プレドニゾロン	軽症	乾燥および軽度の紅斑，鱗屑などを主体とする
	ステロイドを含まない外用薬を選択する		軽微	炎症症状に乏しく乾燥症状主体

＊ベリーストロングでも十分な効果が得られない場合は，その部位に限定してストロンゲストを選択して使用することもある
（日本皮膚科学会，他：アトピー性皮膚炎診療ガイドライン2021．日皮会誌，131：2691-2777，2021を改変して転載）

ノイン酸）の一種アダパレンが使用される．アダパレンは毛囊で表皮角化細胞の分化（角化★2）を抑制し毛囊の閉塞を防ぐことで効果を示す．

代表的な薬剤 ミノマイシン，クリンダマイシン，アダパレン

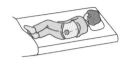

★2　角化
表皮細胞にケラチンが沈着して皮膚表面が固くなること．

◉ 褥瘡（じょくそう）

- 疾患概要：褥瘡は皮膚組織が圧迫を受け，血行障害を起こして，皮膚が壊死する病態である．

- 治療：治療の基本は壊死した組織を物理的に除去することである★3．また，組織除去後の感染防止も重要であり，ブロメラインが組織血流改善のために用いられる．さらに，局所血流を増やすためのプロスタグランジン製剤であるアルプロスタジルアルファデクスが用いられ，血管新生や創部の肉芽形成促進を期待してトラフェルミンスプレーやトレチノイントコフェリルも用いられる．感染防止にはスルファジアジン銀，ポビドンヨード・シュガー配合軟膏が用いられる（表2）.

★3
ハエの幼虫であるうじ虫に壊死した組織を食べさせるマゴット療法という治療法があるが，保険適用はなく普及していない．

◉ 乾癬（かんせん）

- 疾患概要：皮膚に紅斑ができて，その表面にウロコ状の皮膚（鱗屑）ができる病態を乾癬とよぶ．肘や膝頭などの外的刺激や伸展刺激が多く加わる部位にできやすい．原因は不明である．

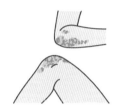

- 治療：活性化ビタミンD_3製剤（タカルシトール，カルシポトリオール）が用いられる．活性化ビタミンD_3製剤は，表皮の角化細胞の分化誘導作用および増殖抑制作用を有する．難治性症例では免疫抑制薬のシクロスポリン◆や抗TNF-αモノクローナル抗体製剤であるインフリキシマブ◆の点滴静注が用いられる．

◆シクロスポリン
◆インフリキシマブ
→第6章「B．免疫抑制薬」，p121，122参照

代表的な薬剤 タカルシトール，カルシポトリオー，
[難治性] シクロスポリン，インフリキシマブ

表2　褥瘡の治療薬

薬剤名	用途	特徴
スルファジアジン銀	創部の緑膿菌感染に使用（抗生物質）	● 急性期の褥瘡の感染予防 ● 乾燥した壊死組織の除去
ポビドンヨード・シュガー配合軟膏ポビドンヨードゲル	創部の感染時に使用（消毒薬）	● 深い褥瘡の感染の制御 ● 過剰な滲出液を制御
ブロメライン	壊死組織の分解除去	● タンパク質分解製剤 ● 深い褥瘡の壊死組織の除去
アルプロスタジルアルファデクス	血管を拡張させ，血流を改善し，組織の再生を促す	● 浅い褥瘡の創面保護 ● 滲出液が適正〜少ない創面に使用する
トラフェルミントレチノイントコフェリル	血管新生作用および内芽形成促進作用	● 線維芽細胞増殖因子（FGF）受容体アゴニスト ● 滲出液が適正もしくは少ない創面に使用する

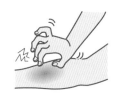

◆抗ヒスタミン薬,
NSAIDs,ステロイド
→第7章 抗炎症薬・鎮痛
薬 参照

★4
実臨床でみられる主な局所
有害作用を以下にあげる.
[ステロイド外用薬の局所
有害作用]
• ステロイドざ瘡(にきび)
• ステロイド潮紅
• 皮膚萎縮
• 多毛
• 細菌・真菌・ウイルス
による皮膚感染症
• アレルギー性接触皮膚炎
また,ステロイド外用薬を
適切に使用すれば,全身的
な有害作用は通常起こら
ない.

◉ **かゆみ**

　かゆみはアトピー性皮膚炎,老人性掻痒症,乾燥性あるいは寒冷刺激性掻痒症など種々の原因で起こる.通常のかゆみには,かゆみの原因となるヒスタミンの作用をブロックする抗ヒスタミン薬や非ステロイド性抗炎症薬（NSAIDs）,ならびにステロイド性抗炎症薬◆などの外用薬が用いられる.透析患者にみられるかゆみには,ナルフラフィン（オピオイドκ受容体アゴニスト）が用いられる.

代表的な薬剤 抗ヒスタミン薬,NSAIDs,ステロイド外用薬（表1）
[透析患者]ナルフラフィン

4 ステロイド外用薬

　ステロイド製剤は抗炎症効果を有し,さまざまな皮膚症状に効果を示す重要な外用薬である.その反面,易感染性など都合の悪い有害作用も有しており,その使用には注意を要する★4.ステロイド外用薬はその強さの順に,最も強力（strongest）から弱い（weak）まで5段階に分類されている.症状に応じた使い分けが大変重要な薬剤である（表1）.

B 眼科用薬

◉視覚情報はすべての感覚情報の80〜90％を占める
◉視覚の喪失をきたす後天的疾患の代表的なものは緑内障であり,その治療は重要である
◉加齢とともに白内障,加齢黄斑変性症が発症する.これらは視覚障害の原因となる
◉眼アレルギー症,ドライアイにはそれぞれ適した薬剤があり,適切な選択を行う

1 眼の構造と機能

　眼はきわめて多くの外界情報を脳に伝える窓口である.視覚に費やされる情報処理量は聴覚,嗅覚,味覚などのすべての感覚情報の80〜90％を占める.眼の観察や診察は角膜から眼底まですべて肉眼で行える.眼疾患の治療は基本的に点眼薬である.

1）眼球の構造

　眼球の矢状断面図を示す（図2）.眼球は外壁と眼球内部で構成される.外壁は,外膜（角膜,強膜）,中膜（虹彩,毛様体,脈絡膜）,内膜（網膜）の3層でできている.眼球内部は房水,水晶体,硝子体で構成される.

2）房水による眼圧調節

　毛様体の細胞血管から血漿成分が後眼房に分泌されたものを房水という.房水は瞳孔の縁を通って前方にある前眼房に流れ,次いで隅角から線維柱帯を通っ

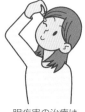

眼疾患の治療は
基本的に点眼薬

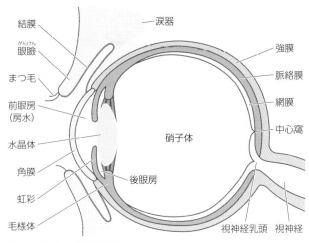

図2　眼の矢状断面図

（図中ラベル：結膜、眼瞼（がんけん）、まつ毛、前眼房（房水）、水晶体、角膜、虹彩、毛様体、涙器、強膜、脈絡膜、網膜、中心窩、硝子体、後眼房、視神経乳頭、視神経）

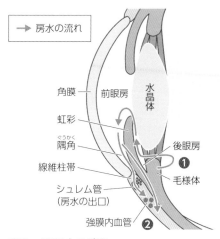

図3　眼房水の流れ

（図中ラベル：房水の流れ、角膜、前眼房、虹彩、隅角（ぐうかく）、線維柱帯、シュレム管（房水の出口）、強膜内血管、水晶体、後眼房 ❶、毛様体 ❷）

てシュレム管へ流れ，上強膜静脈へ入り，眼外へと流出する（主経路：流出の85％）（図3）．残り15％の房水は中膜[★5]と強膜に染み出し，眼外へと流出する（副経路：15％）．眼球内部の圧力の調節は病態生理的に大変重要であり，眼の圧力すなわち眼圧が上がると視神経などが圧迫され，緑内障（後述）の原因となる．**眼圧**は，房水の産生量（図3❶）と前眼房より眼の外に流れる房水流出（図3❷）の抵抗で規定される．房水産生が増えるか房水流出路の抵抗が高まると眼圧は上昇する．

★5　中膜
ぶどう膜ともいう．

2 眼科関連疾患と治療薬

1）緑内障

　眼圧が高まると網膜神経節細胞が圧迫されることにより視神経の脱落等，視機能が低下する緑内障とよばれる疾患となる．緑内障は中途失明原因の第1位である．

　緑内障は原因がわからないもの（原発緑内障），他疾患（外傷など）や薬物使用（ステロイド点眼など）によるもの（続発緑内障），および胎生期の隅角発育異常や他の疾患・要因により小児期に眼圧上昇をきたすもの（小児緑内障）の3つに分類される．

　緑内障に対する最も確実な治療は眼圧を下げることである．その方法としては，薬物治療，レーザー治療，手術があり，病型に応じて治療法は選択される．

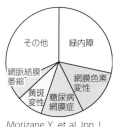

（図中ラベル：その他、緑内障、網膜色素変性、糖尿病網膜症、黄斑変性、網脈絡膜萎縮）

Morizane Y, et al Jpn J Ophthalmol 63：26-33, 2019 より引用

◉薬物治療

　緑内障の治療および管理の1つは，薬物を用いて眼圧を下げ，視野障害の進行を減速させることである．そのために，①目標とする眼圧コントロールの維持，その結果としての②視神経および網膜機能の維持，そして③視野の維持を目的として管理が行われる．

眼圧を下げるための薬剤には，眼圧上昇に寄与する眼房水の流出を促進することで眼圧を下げるもの，加えて眼房水の産生そのものを抑え眼圧を下げるものに大別される．一方，眼圧は正常であるにもかかわらず視神経障害をきたす緑内障もある．

代表的な薬剤

【眼房水産生を抑制する薬】（図3❶）
- βアドレナリン性受容体阻害薬（チモロール）
- α_2アドレナリン性受容体刺激薬（アプラクロニジン）
- 炭酸脱水酵素阻害薬（アセタゾラミド）

【眼房水流出を促進する薬】（図3❷）
- プロスタグランジンFP受容体作動薬（ラタノプロスト）
- 縮瞳薬（ピロカルピン）
- Rhoキナーゼ阻害薬（リパスジル）

【眼房水産生を抑制し，かつ眼房水流出を促進する薬】（図3❶＋❷）
- α，β受容体阻害薬（ニプラジロール）
- プロスタグランジンEP2受容体作動薬（オミデネパグイソプロピル）

有害作用 チモロール：徐脈，アプラクロニジン：血圧上昇，アセタゾラミド：吐き気，食欲不振，ラタノプロスト：充血，ピロカルピン：充血

◉ 手術およびレーザー治療

点眼薬で眼圧がコントロールできない場合は手術療法が検討される．顕微鏡下またはレーザーを用いた方法のいずれかで行われ，膜組織の1つである線維柱帯を切開または切除する．レーザーを用いる場合は，線維柱帯形成術や虹彩切開が行われる．

2）白内障

視機能を保つために透明でクリアな性状をしている水晶体が変性したり混濁すると視力は障害される．これが白内障である（図4）．臨床上最も多いのは加齢により水晶体が混濁する加齢白内障である．70歳代では80％以上が罹患している．

治療薬には水晶体のクリスタリン★6の白濁化を抑制する（遅らせる）作用のものが用いられる．濁った水晶体を元に戻すことは不可能である．白内障治療の基本は，手術により濁った水晶体を人工水晶体に置換することである．

★6 クリスタリン
水晶体内に含まれるタンパク質．

代表的な薬剤
- ピレノキシン：水晶体内のクリスタリンが変性するのを防ぐ
- グルタチオン：水晶体内のグルタチオンの量を増し，抗酸化作用を強化し，水晶体の透明性を維持する

有害作用 点眼により刺激感，掻痒感が出ることがある．中止で軽快する

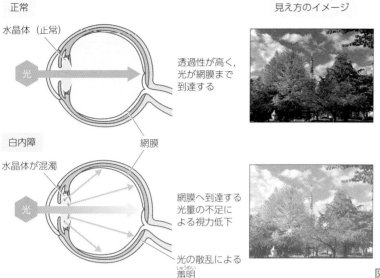

正常

水晶体（正常）

光

網膜

透過性が高く，光が網膜まで到達する

見え方のイメージ

白内障

水晶体が混濁

光

網膜へ到達する光量の不足による視力低下

光の散乱による羞明

図4　白内障の病態と症状

3）加齢黄斑変性症

加齢黄斑変性症は，加齢によって網膜の中心部にある黄斑に障害が生じ，視力が低下する疾患である．網膜下に異常新生血管が発生し出血する「滲出型」および加齢とともに網膜が萎縮していく「萎縮型」がある．「滲出型」では異常血管が発生する．

病変部に異常に血管新生が認められる疾患では，血管内皮増殖因子（VEGF）を阻害することで血管新生を抑制する作用をもつアフリベルセプトやベバシズマブが用いられる．加えて，VEGFに選択的に結合し，その活性を抑制する核酸医薬であるペガプタニブも治療に用いられる．その他，光線力学療法などがある．

代表的な薬剤 アフリベルセプト，ベバシズマブ，ペガプタニブ

有害作用 時に眼圧上昇がみられる．眼圧上昇時の対応を行う

4）角膜上皮治療薬

良好な視機能維持には，角膜の透明性の維持が必要である．角膜上皮の障害は，角膜を混濁させ失明に至ることもある．したがって，角膜上皮治療薬は重要である．代表的な薬剤を以下に示す．

代表的な薬剤 コンドロイチン硫酸，ヒアルロン酸

5）ドライアイ改善薬

$P2Y_2$ プリン受容体刺激薬（ジクアホソル）は眼内の水分とムチン分泌を促進する．胃粘膜保護薬として用いられているレバミピドは結膜，角膜のムチンの産生を促進し，潤いを増やし，結果として粘液分泌増加ならびに角膜上皮防護作用を示す．

代表的な薬剤 ジクアホソル，レバミピド

コンタクトレンズの
不適切な使用は
角膜上皮障害の
原因となることがある

問1 次の1）～5）に有効な薬物をa）～e）の中から選べ.

1）褥瘡
2）尋常性ざ瘡（にきび）
3）透析患者にみられるかゆみ
4）アトピー性皮膚炎
5）乾癬

a）ヒスタミンH₁受容体阻害薬
b）ポビドンヨード・シュガー配合軟膏
c）アダパレン
d）オピオイドκ受容体アゴニスト
e）活性型ビタミンD₃製剤

問2 正しいものに○，誤っているものに×を示せ.

a）乳幼児や高齢者の皮膚は薬物の吸収が遅い.
b）皮膚に塗る薬（外用薬）は有効成分を皮膚に留めておくため，基剤とよばれる成分に混合して使用されている.
c）皮膚の炎症に応じて，強いステロイド外用薬，弱いステロイド外用薬などの選択が行われる.
d）顔面の炎症に用いられるステロイド外用薬は強いものを選ぶ.
e）褥瘡の治療法の1つにうじ虫に創傷部位を食べさせる療法がある.

問3 正しいものに○，誤っているものに×を示せ.

a）緑内障は失明原因の1位である.
b）ATP受容体アゴニストであるジクアホソルを点眼すると涙液分泌は抑制される.
c）胃の粘膜分泌を促進するレバミピドは，点眼により眼球内の粘膜分泌を促進する.
d）加齢黄斑変性症は血管の発達が抑制されるために起こる疾患であり，血管新生の促進が治療となる.
e）緑内障の原因の1つは眼圧の上昇による視神経の圧迫である．一方で，眼圧が正常でも緑内障になることがある.

問4 次の1）～5）に有効な薬物をa）～e）のなかから選びなさい.

1）緑内障
2）白内障
3）涙液分泌促進（ドライアイ）
4）眼球粘液分泌促進，角膜保護
5）加齢黄斑変性症

a）プロスタグランジン製剤
b）レバミピド
c）ジクアホソル
d）ペガプタニブ
e）ピレノキシン

^第**14**^章 漢方薬

- ◎ 「漢方薬」は，中国で生まれた生薬製剤が日本に伝わり，日本オリジナルの伝統医薬として発展してきた
- ◎ 漢方医学には西洋の診断基準と異なる「気・血・水」や「四診」などの独特の診断，処方基準があり，それに基づき処方が行われている
- ◎ 漢方薬の処方は基本的に「症状に対応した処方」である
- ◎ 長年にわたり使われてきた漢方薬は，いわば長期の「安全性試験」を行ってきているといえる
- ◎ 高齢者，女性，がん患者などさまざまな集団で適応を有する
- ◎ 漢方薬は一般に安全な薬剤と考えられているが，過量や長期処方の場合などに有害作用が起きる．有害作用を未然に防ぐことが重要である
- ◎ 近年，漢方薬がなぜ効くのかが科学的に解明されてきており，経験知による漢方処方に加え，科学的根拠に基づく処方も主流になりつつある

Ⓐ 漢方医学総論

1 漢方医学の歴史および漢方薬の特徴

　漢方医学「Kampo medicine」および漢方薬「Kampo formula」は，中国で生まれ発展した中医学〔生薬（中薬）をベースに治療および治療薬を組み立てたもの〕が6〜7世紀に日本へ伝わり，その後，日本の気候風土や日本人の体質に合わせて17〜18世紀の江戸時代に独自に発展し生まれた薬物治療および薬剤である．

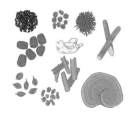

　漢方薬を構成する生薬は基本的には植物成分（植物の根，葉，茎など）であるが，鉱物（石膏，滑石）やカキの貝殻（牡蠣殻）などの動物性の原料も用いられる．漢方薬は伝統的な生薬を煎じて用いられており，現在も湯液（煎じ薬）という剤形として用いられている．その一方で，品質を一定に保つためにエキス製剤が生まれ，現在ではエキス製剤が主流である．エキス製剤には顆粒剤，細粒剤，錠剤，カプセル剤，丸剤，軟膏剤などがある（図1）．

　西洋薬の作用メカニズムのコンセプトが「1成分が1ターゲットに効く」であるのに対し，漢方薬は「多成分が生体内の多くのターゲットに効く」という図式となっている．この点が漢方薬の理解および使用に際して重要なポイントである．言い換えると，漢方薬は患者の症状を全体的に改善させるという効能を有し，「疾患」単位ではなく「人」を対象とする薬であるといえる．

煎じ薬 ⋯

ドリップコーヒー

エキス製剤 ⋯

インスタントコーヒー

顆粒剤	細粒剤	錠剤	カプセル剤	丸剤	軟膏剤

図1　漢方薬の剤形の例

2　漢方の診察・診断法と役割

1）診察・診断法

　漢方医学では「四診」とよばれる方法で診察を行う．望診，聞診，問診，切診が四診であり，患者の状態を外側から捉える診察法である（表1）．そしてこれら4つの診察方法により得た情報をもとに「証」★1 とよばれる症状群に分類する．証は，「実証／虚証」★2 や，「陰証／陽証」★3 などに分類され，さらに細分化される．得られた証に基づいて漢方薬が処方され，一番合う漢方薬が見出される．また，漢方医学では，ヒトの生体内の状態を「気，血，水」という3つのカテゴリーに分け，その項目に基づいて行う診断体系がある．各項目ごとに「足りない」とか「滞っている」という判断を下し，その情報が個人個人の診断となる（図2）．

2）漢方薬の役割

　漢方薬は古くより症状に合わせて症状ごとに用いられてきているが，疾患全体をみると，漢方医学が得意とするもの，不得手なものがある．漢方医学が得意とする症状の改善に漢方薬を用い，急性疾患の救命など西洋医学が適している場合には西洋医学の対応が行われると理想的である．漢方薬を，西洋薬を補完している薬剤であると考えると処方しやすく，処方を進めやすい（図3）．

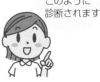

表1　四診

望診	聞診	問診	切診
● 視診のこと ● 患者全体から各所を診る．舌診など 　➡ 体格，顔色，発疹，むくみ 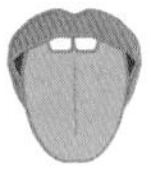	● 聴覚，嗅覚による診察 　➡ 咳，口臭，喘鳴	● 患者や家族からの聞き取りにより病歴，主訴，家族歴を知る 　➡ 西洋医学の問診にあたる	● 触診のこと ● 腹診や脈診が含まれる 　➡ 脈の様子，腹の様子 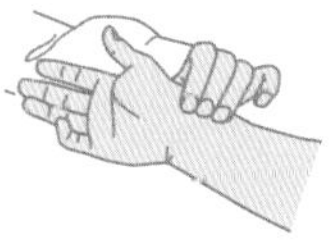

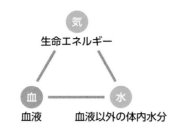

 の不調

精神，神経の機能的変調

- **気虚**：気が不足している状態
  疲れやすい，だるい，気力がわかない，元気がない
- **気滞，気うつ**：気が滞っている状態
  気がふさぐ，気づまり，気分が優れない，のどが詰まった感じ
- **気逆**：気が上がったままの状態
  のぼせ，ホットフラッシュ，イライラ，発汗，不安感

 の不調

血液，血液循環と心や肝などの変調

- **血虚**：血が不足している状態
  顔が青白い，目がかすむ，筋肉の痙攣，貧血，血行不良，皮膚の乾燥
- **瘀血（おけつ）**：血が滞っている状態
  顔色がどす黒い，色素沈着，目がかすむ，月経異常，便秘，頭痛，肩こり，手足の冷え・ほてり

水 の不調

体液および水分代謝の変調

- **水毒・水滞**：水（体液）が滞っている状態
  むくみ，痰，めまい，頭痛，下痢，尿量の増減

図2 気・血・水の不調による症状出現

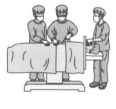
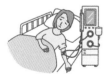

西洋医学　　　　漢方医学

外科手術
心疾患
糖尿病
ウイルス性肝炎
人工透析　など

感染症
神経精神症状
アレルギー
呼吸器疾患
泌尿器疾患
疼痛疾患　など

女性疾患
消化管症状
（便秘，食欲不振など）
感冒
口内炎
倦怠感
冷え性
こむらがえり　など

漢方の主な役割

- 不定愁訴に対応する
- 西洋医学の補完医療（抗がん薬の補完療法など）となる
- 慢性疾患，高齢疾患などの西洋薬の薬剤数・量の削減に役立つ

図3 漢方薬が得意な疾患の例と主な役割

3 医療用漢方製剤と市販の一般用漢方製剤

　漢方薬は1967年より保険適用となり，現在までに148種が医療保険が使える漢方製剤として認められている．それらの漢方薬を分類すると図4のようになる．中国で2〜3世紀に書物に記された生薬製剤がそのまま漢方薬として用いられているものも多く，現在私たちが使っている漢方薬はいわば長い長い安全性試験を経て今に残っている安全な薬といえる．

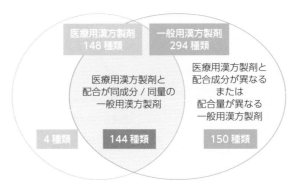

図4　漢方薬の分類

4 漢方薬の有害作用

漢方薬を構成する生薬は，生薬に含まれる多種の化合物の集合体である．過剰な服薬では，それらの生薬成分が毒性を発揮する濃度にもなる．したがって気をつけるのは以下の場合となる．**①有害作用を示しやすい生薬が含まれているとき，②長時間にわたって漢方薬を服用しているとき，③複数の種類の漢方薬を服用しているとき**．状況に応じて定期的に血液検査などが必要になる．

【有害作用を引き起こしやすい生薬】

甘草

● 甘草（かんぞう）：甘草は漢方薬の70％以上に含まれている最もポピュラーな生薬である．有害作用として，低カリウム血症，低アルドステロン症があり，むくみや血圧上昇などが起こる．

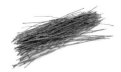

麻黄

● 麻黄（まおう）：麻黄の主成分であるエフェドリンは交感神経系の活性化作用があり，血管収縮，心臓刺激，鎮咳作用をきたす．その一方で有害作用として動悸，頻脈，血圧上昇，不眠などをもたらす．

附子

● 附子（ぶし）：附子はトリカブトの根からつくられており，主成分はアコニチンである．アコニチンは鎮痛，鎮静，体温上昇などの作用がある一方で，動悸，のぼせ，悪心，頭痛などの有害作用をきたす．

● 大黄（だいおう）：大黄の成分は下剤としても使われるセンノシドである．大黄の作用としては排便を促す（便秘に効く）作用がある．その一方で腹痛や下痢などの有害作用をきたす．

大黄

● 山梔子（さんしし）：山梔子はクチナシの果実である．主成分ゲニポシドが抗炎症，鎮静作用を有する一方で，長期間の使用は腸間膜静脈硬化症を発症し，腸閉塞や腸管狭窄および穿孔を引き起こすことがある．

● 芒硝（ぼうしょう）：芒硝は硫酸ナトリウムであり，下剤として用いられる漢方薬に含まれる．その一方で，下痢や腹痛を引き起こす．

山梔子

[生薬の写真]
撮影協力：北里大学東洋
医学総合研究所

5 科学的エビデンスをもちはじめた漢方薬

漢方薬は中国から6〜7世紀に日本に伝わり，江戸時代に日本人の特性，日本の土壌に合わせ改良が行われ，中国の中医薬とは異なる日本オリジナルの製

剤（漢方薬）として育ってきた．また日本の漢方薬は高い品質を有しており，その結果，多くの科学的エビデンスが西洋医学の土俵上で評価され，認められてきている．加えて，つらさ，だるさ，しびれなど，西洋の薬では対応しにくい症状を漢方薬が補完できる可能性が明らかになっている．がん患者のがん治療による有害作用を軽減させる漢方薬は科学的根拠を有するものが多く，各論において，その代表例として大建中湯，補中益気湯，六君子湯，五苓散，半夏瀉心湯などを個別に紹介する．

Ⓑ 漢方医学各論

1 医療用漢方薬でよく用いられる漢方薬

◉ 大建中湯
だいけんちゅうとう

　本邦で最も多く用いられている漢方薬である．構成生薬の種類は少なく，乾姜，人参，山椒からできている．腹が冷えて痛む，あるいは腹部膨満感の症状のある患者に用いられる．一般的には，便秘や外科手術後の腸管イレウスの予防などに用いられる．腸管に存在するtransient receptor potential（TRP）Aチャネルおよびある種のK^+チャネルに乾姜，山椒の成分がそれぞれ働き，相乗的作用により，腸管の血流が増え，腸管の運動が活性化されることが科学的に明らかになっている．

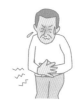

◉ 補中益気湯
ほちゅうえっきとう

　補中益気湯は10種の生薬（黄耆，蒼朮，人参，当帰，柴胡，大棗，陳皮，甘草，升麻，生姜）でできており，補剤とよばれる．体に体力や気力がない際にそれらを補う漢方薬の1つである．体力のない人ということで，高齢者やがん患者，術後の患者に用いられる．その他，十全大補湯（10種の生薬で構成），人参養栄湯（12種の生薬で構成）が補剤として用いられている．この3種のすべてに含まれる黄耆と当帰成分が免疫機能を高めることが明らかになっている．

補剤

- 補中益気湯
  （10種の生薬で構成）
- 十全大補湯
  （10種の生薬で構成）
- 人参養栄湯
  （12種の生薬で構成）

体に体力や気力がない際にそれらを補います

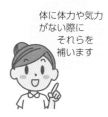

◉ 六君子湯
りっくんしとう

　六君子湯は8種の生薬（蒼朮，人参，半夏，茯苓，大棗，陳皮，甘草，生姜）でできている．胃腸の弱い人および食欲のないときなどに用いられる．六君子湯はその作用機序がよく知られた漢方薬の一つであり，生体にある（胃より分泌される）食欲促進ホルモン"グレリン"の分泌を増強させるなど，グレリンシグナルを強めることで食欲を回復させることが科学的に明らかになっている．

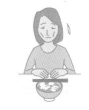

◉ 芍薬甘草湯
しゃくやくかんぞうとう

　芍薬と甘草の2種類の生薬の組合わせでできているシンプルな漢方薬である．急に起こる筋肉の痙攣，それに伴う痛みの改善薬として用いられており，こむ

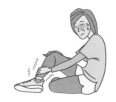

らがえりやマラソンで足がつった際などにも効果的である．抗がん薬による有害作用の一つ，筋肉痛にも効く．芍薬甘草湯は甘草の含有量が多いため，過剰摂取による低カリウム血症を起こしやすい．したがって，服薬中には**血中カリウム濃度の測定**などが必要である．薬草に含まれる成分がある種のCa^{2+}チャネルを抑制することで，筋肉の痙攣を抑制することがわかっている．

◎五苓散

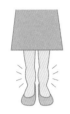

沢瀉，蒼朮，猪苓，茯苓，桂皮の5種の生薬でできている．喉が乾いたり，尿量が少ない状況に用いられる．体内での水分の配置のバランスを整える作用があるため，浮腫（むくみ），二日酔い，下痢などに奏効する．抗がん薬治療で起こる下肢の浮腫の改善にも用いられる．五苓散に含まれる成分が生体にある水を通す"水チャネル"を抑制することで，生体での水分の配置バランスを整えることが科学的に明らかになっている．

◎当帰芍薬散

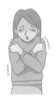

芍薬，蒼朮，沢瀉，茯苓，川芎，当帰の6つの生薬でできている．更年期障害の女性の冷え性，頭重，頭痛，めまい，肩こりや月経不順および月経困難などに用いられる．同様の症状では，当帰芍薬散に加え加味逍遙散や桂枝茯苓丸も用いられる．加味逍遙散はなかでも精神不安などの精神症状が前面に出る人，桂枝茯苓丸は同様の症状があり，比較的体力のある人に用いられる．

◎牛車腎気丸

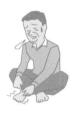

地黄，牛膝，山茱萸，山薬，車前子，沢瀉，茯苓，牡丹皮，桂皮，附子の10種の生薬からできている．高齢の人に用いられることが多く，疲れやすく下肢痛，腰痛，しびれ，排尿困難をもつ人に用いられる．牛車腎気丸の構成生薬のうち，牛膝と車前子を減らした8種の生薬でできているのが八味地黄丸で，八味地黄丸より桂皮と附子を減らした6種の生薬でできているのが六味丸である．これら3種の漢方薬は，症状に応じ選択され処方される．牛車腎気丸の生薬成分には，神経保護因子ならびに鎮痛成分が含まれており，これらが複合的に作用することで神経を保護し，痛みを止めることがわかっている．

◎抑肝散

当帰，釣藤鈎，川芎，蒼朮，茯苓，柴胡，甘草の7種の生薬でできている．元来は子どもの夜泣きや疳の虫に用いられてきたが，現在は高齢者の精神不安にも用いられている．特に認知症の際のせん妄やうつ，幻覚などの周辺症状に用いられる．消化器症状の改善を期待して，抑肝散に消化器症状改善作用を有する陳皮，半夏を加えたものが抑肝散加陳皮半夏である．抑肝散の生薬成分には，中枢で興奮性に働くグルタミン酸のシグナルを抑制するものが含まれており，その結果，精神不安や不眠に奏効することがわかってきている．

◎ 半夏瀉心湯
<small>はんげしゃしんとう</small>

　半夏，黄芩，乾姜，甘草，大棗，人参，黄連の7種の生薬でできている．基本的に消化管粘膜に作用する漢方薬であり，口内炎，胃炎，消化不良，下痢，二日酔いに奏効する．特に口内炎の治癒を早めることが基礎および臨床研究により確かめられている．黄連湯は半夏瀉心湯を構成する生薬のうちの黄芩を桂皮に変えたもので，半夏瀉心湯と同様，口内炎に効く．また，茵蔯蒿湯も口内炎に効くが，併せて黄疸の症状改善にも用いられる．半夏瀉心湯を構成する7生薬は，抗炎症，抗酸化，鎮痛，抗菌，および組織修復作用を有し，この総合作用で消化管の症状を和らげる．特に乾姜はそのすべての作用を併せもつスーパー生薬である．

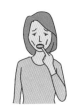

2 高齢者に用いられる漢方薬

　高齢になると，健康と疾患の間である，漢方医学的には「未病」★4 ゾーンに含まれる人が増えてくる．西洋医学的にはこのゾーンは「フレイル」★5 といわれる領域と考え，特別な対応が行われている．一般的に高齢になると新陳代謝が衰え，体力が低下する．高齢者でみられる諸症状には，「補剤」とよばれる漢方薬を中心に症状緩和の処方が行われる．高齢者によくみられる症状ならびに対応する漢方薬は以下の通りである．

食欲不振や体力低下：
　補剤に区分される補中益気湯，十全大補湯，人参養栄湯ならびに準補剤である六君子湯が用いられる．食欲不振が前面に出る場合には六君子湯が，体力低下，倦怠感が前面に出るときは補中益気湯，人参養栄湯が，貧血や疲れやすいなどの症状が主になるときは十全大補湯が用いられる．

寝つけない，体がだるい，または怒りっぽい，興奮しやすいなど：
　抑肝散や加味帰脾湯が用いられる．

高齢者のかすみ目，腰痛，尿関連疾患：
　牛車腎気丸，八味地黄丸が用いられる．

高齢者の死因の上位を占める閉塞性呼吸器疾患（COPD）：
　人参養栄湯，柴朴湯，麦門冬湯が用いられる．

3 がん患者に用いられる漢方薬

　がんそのもの，あるいはがん治療に伴う有害作用◆で起こるさまざまな症状の改善に表2のような漢方薬が用いられる．

　大腸がんに対する外科手術後の腸管の癒着，腸管運動不全，および腸管イレウスなどに対して，これらの症状緩和に大建中湯が奏効することが経験的に知られていた．基礎医学研究を基に大建中湯が腸管運動を活発化させたり，腸管癒着を防止したりすることが科学的エビデンスをもって明らかになり，現在で

★4　未病
「発病には至らないものの健康な状態から離れつつある状態」．自覚症状はなくても検査で異常がみられる場合と，自覚症状があっても検査では異常がない場合に大別される．

★5　フレイル
日本老年医学会が2014年に提唱した概念で，"Frailty（虚弱）"の日本語訳．健康な状態と要介護状態の中間に位置し，身体的機能や認知機能の低下がみられる状態のことを指すが，適切な治療や予防を行うことで要介護状態に進まずにすむ可能性がある．

◆がん治療に伴う有害作用
→第5章 抗がん薬 参照

表2　抗がん薬の有害作用に科学的根拠をもって処方される漢方薬

症状	悪心・嘔吐，食欲不振	体力低下・倦怠感	手足の痛み・しびれ	口内炎，下痢
漢方薬	● 六君子湯	● 補中益気湯 ● 十全大補湯 ● 人参養栄湯	● 牛車腎気丸 ● 芍薬甘草湯	● 半夏瀉心湯

は多くの術後症例に用いられている．

　また，放射線治療の有害作用として，口腔がんや頭頸部がん患者には口内炎が生じるが，近年，半夏瀉心湯が口腔粘膜炎の痛みを和らげ，治癒を早めることが複数の基礎，臨床研究を通してわかってきた．

　加えて，抗がん薬の有害作用としてしばしば起こる嘔気・嘔吐，倦怠感・疲れ，手足のしびれや痛み，食欲不振，口内炎に六君子湯，補中益気湯，十全大補湯をはじめとする表2のような漢方薬が奏効することが科学的根拠をもってわかってきている．

4 婦人科疾患による症状を改善する漢方薬

　婦人科特有の疾患には，漢方薬が適用となる症状がある．更年期障害や月経前症候群などには，代表的漢方薬として当帰芍薬散，桂枝茯苓丸，加味逍遙散が用いられる．イライラなどの神経症状が全面に出るものは加味逍遙散，やせて虚弱傾向の人には当帰芍薬散，体力はあり実証であるが症状を有する人には桂枝茯苓丸が用いられる．

三大婦人漢方薬

当帰芍薬散　虚証

加味逍遙散

桂枝茯苓丸　実証

第14章 章末問題

解答 ➡

問1 正しいものには○，誤っているものには×を記せ．

a）漢方薬は植物由来の生薬のみでつくられている．

b）多くの漢方薬に含まれている甘草は，摂りすぎると低カリウム血症や低アルドステロン症を引き起こすことがある．

c）漢方薬は急性心筋梗塞の救命にも使われるものがある．

d）漢方医学の診断法は，西洋医学のそれとは異なる医療体系がある．

問2 1）〜5）の症状緩和に用いられる漢方薬をa）〜e）の中から選べ．

1）倦怠感，食欲不振　　　　　　　　　a）半夏瀉心湯

2）食欲不振，嘔吐症　　　　　　　　　b）当帰芍薬散

3）下肢痛，しびれ　　　　　　　　　　c）牛車腎気丸

4）冷え性，更年期障害，月経困難　　　d）六君子湯

5）口内炎，下痢　　　　　　　　　　　e）補中益気湯

問3 1）〜5）の語句と関連があるものをa）〜e）の中から選べ．

1）フレイル　　　　　　　　　　　　　　a）補剤

2）高齢者不眠，認知症周辺症状　　　　　b）大建中湯

3）人参，乾姜，山椒，膠飴　　　　　　　c）抑肝散

4）補中益気湯，十全大補湯，人参養栄湯　d）証

5）陰陽，虚実　　　　　　　　　　　　　e）未病

問4 正しいものには○，誤っているものには×を記せ．

a）漢方薬は中国より伝わり，日本で発展した．

b）漢方薬はほとんどの疾患に有効に用いることができる．

c）漢方薬はすべて市販品として購入できる．

d）麻黄の主成分はアドレナリンであり，交感神経活性化作用がある．

e）閉塞性呼吸器疾患（COPD）には人参養栄湯などの漢方薬が用いられる．

第15章 輸液

- 体部の水分の組成および体部への分布の状態を理解する
- 浸透圧の違いによって体内の水分が移動するしくみを理解する
- 補充する輸液の特徴および病態ごとの輸液製剤の使い分けを理解する
- 水分補給および電解質調整のための輸液以外にも栄養輸液剤や高カロリー輸液製剤がある

1 体内での水分の組成と分布

ヒト成人の生体での水分量の比率は約60%である．残り40%は固形分であり，タンパク質（20%），脂質（15%），無機質（ミネラル）（4%）および糖質・その他（1%）で構成されている．60%の水分のうち2/3（全体の40%）は細胞内の水分であり，残り1/3（全体の20%）は細胞外液で構成される．細胞外液は組織間液（15%）と血管の中にある血漿（5%）でできている（図1）．体液量の割合は，年齢，性別，脂肪量などにより変化する．一般に小児では水分量が多く，体重の70〜80%を占めるが，高齢者や皮下脂肪の多い女性ではその割合が約50%と少なくなる．小児も高齢者も脱水を起こしやすいため注意が必要である．

さまざまな疾患あるいは病態により，ヒトは体組成成分のバランスが崩れたり，また水分が減ることにより脱水となる．輸液は，水や電解質[★1]の補充を通して生体内での電解質バランスなどを回復させ，水分を補充する目的で用いられる．脱水は水分欠乏型とNa⁺欠乏型に大別され（図2），場合に応じた改善が必要となるため，さまざまな組成の輸液が開発され用いられている．

★1　電解質
体液に溶けているさまざまな物質は，電解質と非電解質に分けられる．電解質とは水に溶けると電気を帯びてイオンになる物質のこと．電解質は，本章で解説されているような細胞の浸透圧を調節以外にも，筋肉細胞や神経細胞の働きにかかわるなど，重要な働きをしている．

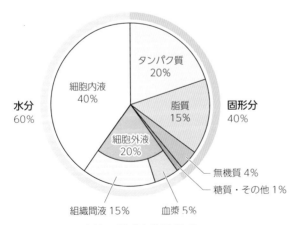

図1　ヒトの身体の構成と体液組成

2 輸液の目的

　輸液の目的は3つある．①**体液のバランス調整**，②**栄養の補給**，③**手術時などの薬剤投与ルートの確保**である．その理由は，**1**で説明した，体内での水分ならびに電解質の異常を是正すること，加えて生体から喪失した栄養を補うことが生命維持のために重要だからである．さらに，体内での環境が大きく変わることが予想される手術においてバランスの変化を是正するために，事前準備として輸液を行える環境を整えておくことも重要である．

3 体液のバランス補正のための輸液法

　大量の電解質水溶液を点滴ルートにて体内に注入することを電解質輸液とよぶ．脱水は "**水分欠乏型脱水**" と "**Na^+欠乏型脱水**" に分けられ，それぞれに対処できる多種類の輸液が用意されている（図2）．

　浸透圧は溶液1L中に溶けている分子数として計算される．細胞膜などを隔てて浸透圧に差があると，同じ圧になろうとするため，浸透圧が低い方から高い方へ水が移動する．つまり浸透圧の低い薄い溶液から浸透圧の高い濃い溶液へ水が移動する．**血液の浸透圧は約285 mOsm/L**（ミリオスモルパーリッター）であり，この浸透圧とほぼ等しいものを**等張液**，低いものを**低張液**，高いものを**高張液**という．1Lの水にブドウ糖が50g溶けている5％ブドウ糖液は等張液となる．また食塩の場合は，1Lの水に9gの食塩を溶かす（0.9％食塩液）と等張液となり，これが**生理食塩液**（生食）として使用されている．

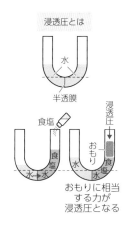

浸透圧とは

「安全・上手にできる注射マニュアル」（上田裕一，他），p53，中山書店，2014 より引用

(1) 持続的に**体液を喪失する**	水分欠乏型脱水	
例：食事が持続的に摂れない 食事量がきわめて少ない 長時間の運動 暑い日差しの下での仕事	● 細胞内液も喪失するため細胞内および細胞外への両方への体液補充が必要 ● 細胞内に水分補給できる低張電解質を投与する	細胞外液 血漿 組織間液 細胞内液
(2) 急激に**体液を喪失する**	Na^+欠乏型脱水	
例：嘔吐，下痢による水分喪失 大けが，大手術による 血液喪失（大出血）	● 嘔吐，下痢によりNa^+を多く含む細胞外液を喪失する ● 出血も細胞外液喪失の1つである ● Na^+を含有する等張電解質液を投与する	細胞外液 血漿 組織間液 細胞内液

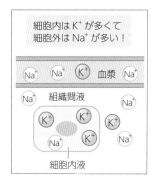

細胞内は K^+ が多くて細胞外は Na^+ が多い！

図2　ヒトの脱水様式の種類

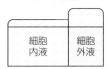

1～4号液

細胞
内液 ／ 細胞
外液

細胞外液補充液と
5％ブドウ糖液が混合
されたものと考えると…
5％ブドウ糖液
→細胞外液と細胞内液へ
細胞外液補充液→細胞外液へ

細胞外液補充液

細胞
内液 ／ 細胞
外液

細胞外液に分布

5％ブドウ糖液

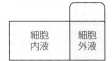

細胞
内液 ／ 細胞
外液

細胞外液にも細胞内液にも
均等に分布！

1）水分欠乏型脱水に用いられる輸液製剤

　水分欠乏型脱水は，「食事がずっと摂れていない」あるいは「長時間日差しの下で運動をして生体の水分が失われている」状態で，**細胞外液および細胞内の水分の両方が失われている**．その是正のために，**細胞外に加え細胞内へも水分補給できる低張電解質で組成された輸液製剤**を用いた輸液が行われる．さまざまな状態において用いられる輸液の組成を表1に示す．

　低張性の輸液製剤は，生体内水分ならびに電解質バランスの是正のため4種類の輸液製剤が用意されている．すなわち**開始液（1号液），脱水補給液（2号液），維持液（3号液）および術後回復液（4号液）**である．これらの多くは，含まれる電解質濃度が正常の血漿の約1/3～1/2で調整されている．そのため，これらの輸液製剤の浸透圧は生体内のものより低い．浸透圧を生体のそれと合わせるために3～5％程度の糖質（主としてブドウ糖）が添加されており，等張液となるよう調整されている（図3）．

◎ 開始液（1号液）

　生理食塩液の1/4～1/2のNa$^+$およびCl$^-$が含まれており，K$^+$を含まないのが特徴である．腎機能の状態が不明，および病態が不明である際，K$^+$が高いのか低いのかわからないときがある．**高カリウム血症であれば追加のK$^+$は禁**

表1　代表的な電解質輸液剤の組成

輸液の分類		製品名	電解質濃度（mEq/L）						ブドウ糖（g/L）	カロリー（kcal/L）
			Na$^+$	K$^+$	Ca^{2+}	Mg^{2+}	Cl$^-$	Lactate$^-$		
低張電解質液	開始液（1号液）	ソリタ-T1号輸液	90				70	20	26	104
		KN1号輸液	77				77	0	25	100
	脱水補給液（2号液）	ソリタ-T2号輸液	84	20			66	20	32	128
		KN2号輸液	60	25		2	49	25	23.5	94
	維持液（3号液）	ソリタ-T3号輸液	35	20			35	20	43	172
		KN3号輸液	50	20			50	20	27	108
		フルクトラクト注	50	20			50	20	27（果糖）	108
	術後回復液（4号液）	ソリタ-T4号輸液	30				20	10	43	172
		KN4号輸液	30				20	10	40	160
等張電解質液	細胞外液補充液	リンゲル液	147	4	4.5		155.5			
		乳酸リンゲル液								
		ラクテック注	130	4	3		109	28		
		ラクテックG輸液	130	4	3		109	28	50（ソルビトール）	200
		生理食塩液	154				154			
酸・塩基補正剤		メイロン静注7％	833					HCO$_3$$^-$ 833		

忌である．このようにK^+の代謝状況がよくわからない場合，まずはK^+を含まない開始液（1号液）が用いられる．

◉ 脱水補給液（2号液）

Na^+とCl^-濃度は開始液とほぼ同じであるが，乳酸ナトリウム（ラクテート）ならびに高濃度K^+を含む．**K^+のロスが明らかな脱水**である際にこの2号液を用いると，その効果は速効的であり有効である．

◉ 維持液（3号液）

前述の脱水補給液と比べNa^+，Cl^-濃度はやや低く，K^+，乳酸，リン酸などの濃度は脱水補給液と同等である．維持液という名前のとおり，**生体が必要とする1日水分量などの維持が必要な場合に合うようにつくられた製剤**である．

◉ 術後回復液（4号液）

術後腎機能低下を念頭にした病態に用いられ，また**腎機能が未熟である新生児の術後**などにも用いられる．Na^+濃度は低く，K^+濃度はゼロあるいは低濃度となっている．

2）Na^+欠乏型脱水に用いられる輸液製剤（細胞外液補充液）

細胞外液が欠乏するような急激な失血や，**嘔吐などによるNa^+欠乏型脱水**の輸液に用いる．等張電解質液は細胞外液とほぼ同様の性状であり，細胞外液を是正する際に用いられる．**生理食塩液**，生理食塩液にKClと$CaCl_2$を加えた**リ**

- 低カリウム血漿
  ➡ 筋力低下や四肢の麻痺
- 高カリウム血漿
  ➡ 心停止
を起こすことがある

Kイオンを調節することが大切です

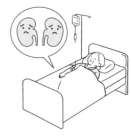

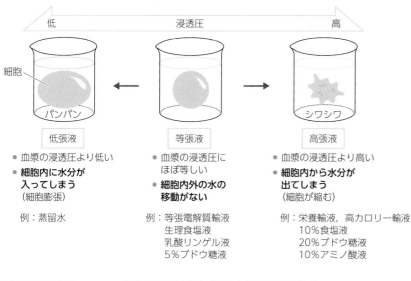

| 低　　　　　　浸透圧　　　　　　高 |

細胞

低張液	等張液	高張液
パンパン		シワシワ

- 血漿の浸透圧より低い
- **細胞内に水分が入ってしまう**（細胞膨張）

例：蒸留水

- 血漿の浸透圧にほぼ等しい
- **細胞内外の水の移動がない**

例：等張電解質輸液
　　生理食塩液
　　乳酸リンゲル液
　　5％ブドウ糖液

- 血漿の浸透圧より高い
- **細胞内から水分が出てしまう**（細胞が縮む）

例：栄養輸液，高カロリー輸液
　　10％食塩液
　　20％ブドウ糖液
　　10％アミノ酸液

低張電解質液

電解質＋糖類で等張液に調整してある

- 血漿の浸透圧と等しくなるよう調整されている
- 電解質濃度は血漿より低張であるため，浸透圧を等張にするためにブドウ糖が追加されている

例：電解質1〜4号液

図3　浸透圧の違いによる水分の移動と輸液製剤との関係

ンゲル液，NaClの一部を乳酸ナトリウム（ラクテート）に置換した**乳酸リンゲル液**が用いられる（表1）．

3）酸，塩基補正に用いられる輸液製剤

　血液のpHは，主に**重炭酸緩衝系（HCO$_3^-$とH$_2$CO$_3$の濃度比など）**によって調節を受けており，健康成人ではpHは**7.35〜7.45**に保たれている．血液のpHは計算式pH = 6.1 + log[HCO$_3^-$]/[H$_2$CO$_3$]であらわされ，つまり，[HCO$_3^-$]が増えるとpHは高くなる．

【代謝性アシドーシスと呼吸性アシドーシス】

- 下痢では大量のHCO$_3^-$が失われる．また糖尿病が悪化すると血中のケトン体が増加するが，その場合もHCO$_3^-$が減少するため，pHは酸性側に傾く．この状態を"代謝性アシドーシス"という．

- 慢性閉塞性肺疾患など，肺での換気障害があると，血中のH$_2$CO$_3$が蓄積するためpHは酸性となる．これを"呼吸性アシドーシス"という．

- 代謝性アシドーシス，呼吸性アシドーシスのいずれの場合も炭酸水素ナトリウム（NaHCO$_3$，重曹），重曹を主成分とするメイロンや乳酸ナトリウム（乳酸は代謝されてHCO$_3^-$を生じる）を静脈内投与で用いる．

【代謝性アルカローシスと呼吸性アルカローシス】

- 胃液の嘔吐などにより体からpHの低い胃酸が大量に失われると，血液のpHはアルカリ性となり，このとき血中の[HCO$_3^-$]は増加する．これを"代謝性アルカローシス"という．代謝性アルカローシスではK$^+$欠乏やCl$^-$欠乏を伴う例が多く，NaCl，KCl，NH$_4$Clの静脈内投与による電解質補正が行われる．

- 過換気により動脈血二酸化炭素分圧（PaCO$_2$）が低下すると，pHはアルカリ性となる．これを"呼吸性アルカローシス"という．この症状で死に至ることはない．患者を落ち着かせゆっくりとした大きな呼吸などを行ってもらう．

4 栄養補給に用いられる輸液製剤

　文字通り栄養を経静脈的に補給するために用いられる輸液製剤である．投与ルートの違いにより**末梢静脈栄養法**および**中心静脈栄養法**の2種類があり，輸液の種類は以下のように分類される．

◎ 糖質輸液剤

　本剤は**水分およびカロリー補給**に用いられる．カロリー補給としては，主としてブドウ糖液（5〜7％），キシリトール液，フルクトース液，マルトース液が用いられる．

◎ アミノ酸輸液製剤

　体内に**アミノ酸を補充する**ための輸液剤である．アミノ酸輸液製剤は，タンパク質補給の目的で投与されるほか，肝性脳症時の分岐鎖アミノ酸補充にも使

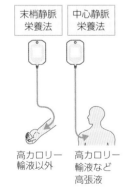

末梢静脈　中心静脈
栄養法　　栄養法

高カロリー　高カロリー
輸液以外　　輸液など
　　　　　　高張液

用される．また体内でのタンパク質合成にアミノ酸を有効に利用させるには十分なカロリーが必要となる．

◉脂肪乳剤

末梢静脈栄養や中心静脈栄養を行う際，**カロリー補給（脂肪はカロリーが高いため選ばれる）および必須脂肪酸を供給する**目的で脂肪乳剤が用いられる．その種類として，脂肪分を10％含むもの，20％含むものがある．必須脂肪酸★2が含まれる．

◉ビタミン製剤，微量元素製剤

経口摂取が行えず輸液のみでの水分および栄養補給が続くと，各種ビタミンや微量元素が欠乏状態となる．したがって，高カロリー輸液製剤にビタミン製剤や微量元素製剤を含ませて投与することが多い．

◉高カロリー輸液製剤

高カロリーの栄養を体内に補給するために用いられる．その基本的製剤は，高濃度糖質に各種の電解質を組合わせたものである．中心静脈栄養を行うときは，必要とされる栄養成分に応じ，アミノ酸輸液製剤，脂肪乳剤，ビタミン製剤，微量元素製剤を組合わせる．

★2 必須脂肪酸（多価不飽和脂肪酸）
体内でつくることができないため，食物から摂取しなければならない脂肪酸．リノール酸，α-リノレン酸，アラキドン酸，DHA，EPAなどがある．

問1 正しいものには○，誤っているものには×を示せ．

　　a）低張性の輸液製剤は，等張にするためアルブミンで浸透圧を調整してある．

　　b）乳幼児や小児は成人に比べて脱水はしにくい．成人に比べ水分保持能が高く，必要水分量は少ないためである．

　　c）低カリウム血症では筋力低下や四肢の麻痺，高カリウム血症では心停止をきたすことがある．したがって輸液に際しては，含まれるK⁺イオンを調節することが重要である．

　　d）生体内の水分量は全体の60％を占める．40％は細胞外に，20％は細胞内に分布している．

問2 正しいものには○，誤っているものには×を示せ．

　　a）代表的な輸液剤には輸液開始液，維持液，細胞外液補充液などがあり，おのおのの組成が異なっている．

　　b）輸液開始液にはK⁺（カリウム）が含まれている．

　　c）細胞外液補充液は血清に近い組成であり，ナトリウムが多く含まれる．

　　d）高カロリー輸液製剤は糖液等が多く含まれていて浸透圧が高いため，末梢血管からではなく中心静脈より点滴を行う．

問3 （　　）に入る適切な語句や数字を記載せよ．

　　輸液を行ううえで重要な因子は浸透圧である．血液の浸透圧は約（①）mOsm/L（ミリオスモルパーリッター）である．これとほぼ等しい場合を等張，等張の低い場合を（②），高い場合を（③）とよぶ．等張の生理食塩水は（④）％，ブドウ糖であれば（⑤）％となる．

文 献 一 覧

第1章「薬の基礎知識」，2章「薬物治療の注意点」

- 柳田邦彦：1. 医薬品総論．ナーシング・グラフィカ 疾病の成り立ちと回復の促進② 「臨床薬理学」（赤瀬智子，柳田俊彦／編），pp22-42，メディカ出版，2023

第3章「くすりと法律・新薬の開発」

1）厚生労働省：チーム医療の推進について（チーム医療の推進に関する検討会 報告書）平成22年3月19日　https://www.mhlw.go.jp/shingi/2010/03/dl/s0319-9a.pdf
- 「CRCテキストブック 第3版」（日本臨床薬理学会／編，中野重行，他／責任編集），医学書院，2013
- 「新薬が創る ひろがる未来 てきすとぶっく 製薬産業2022-2023」（日本製薬工業協会広報委員会／編），日本医薬情報センター，2022
- 「調剤学総論 改訂14版」（堀岡正義／原著，調剤学総論編集委員会／改訂），南山堂，2022

第4章「感染症治療薬」

- 平原康寿：2. 感染症に使用する薬．ナーシング・グラフィカ 疾病の成り立ちと回復の促進② 「臨床薬理学」（赤瀬智子，柳田俊彦／編），メディカ出版，2023

第5章「抗がん薬」

- 「臨床腫瘍薬学 第2版」（日本臨床腫瘍薬学会／編），じほう，2022
- 「がん必須ポイント 第4版」（金岡祐次，吉村知哲／監，吉村知哲／編著），じほう，2019
- 「系統看護学講座-専門基礎分野 疾病のなりたちと回復の促進3 薬理学 第15版」（吉岡充弘／代表著者），医学書院，2022
- 「安全使用これだけは必要！外来がん化学療法Q＆A抗がん薬の適正・安全使用と副作用対策 第2版」（古河 洋，阿南節子／編著，松山賢治／監）じほう，2010

第7章「抗炎症薬・鎮痛薬」

- 「NEW薬理学（改訂第7版）」（田中千賀子，加藤隆一，成宮周／編），南山堂，2017
- 「基礎から学ぶ生物学・細胞生物学 第4版」（和田 勝／著，高田耕司／編集協力），羊土社，2020

第8章「末梢神経系に作用する薬」

- 「NEW薬理学（改訂第7版）」（田中千賀子，加藤隆一，成宮周／編），南山堂，2017
- 「今日の治療指針 2023年版」（福井次矢，高木 誠，小室一成／総編集），医学書院，2023

第9章「中枢神経系に作用する薬」

1）日本麻酔科学会 安全委員会，悪性高熱症WG：悪性高熱症患者の管理に関するガイドライン 2016 -安全な麻酔管理のために-，2016　https://anesth.or.jp/files/pdf/guideline_akuseikounetsu.pdf
2）「頭痛の診療ガイドライン 2021」（日本神経学会，他／監，頭痛の診療ガイドライン作成委員会／編），医学書院，2021

- 「ベッドサイドの薬理学」（笹栗俊之，宮田篤郎／編），丸善出版，2018
- 日本神経精神薬理学会，日本臨床精神神経薬理学会：統合失調症薬物治療ガイドライン 2022　https://www.jsnp-org.jp/csrinfo/img/togo_guideline2022.pdf
- 「パーキンソン病診療ガイドライン 2018」（日本神経学会／監，パーキンソン病診療ガイドライン作成委員会／編），医学書院，2018　https://www.neurology-jp.org/guidelinem/parkinson_2018.html
- Scheffer IE, et al：ILAE classification of the epilepsies：Position paper of the ILAE Commission for Classification and Terminology. Epilepsia, 58：512-521, 2017
- 「国際抗てんかん連盟によるてんかん発作型の操作的分類：ILAE分類・用語委員会の公式声明」（日本てんかん学会分類・用語委員会／編，中川栄二，他／監），2018
- 重藤寛史：医学と医療の最前線 新規抗てんかん薬の特色と臨床的有用性．日内会誌，107：1108-1114, 2018
- 日本麻酔科学会：麻酔薬および麻酔関連薬使用ガイドライン改訂第3版，2016
- 「慢性頭痛の診療ガイドライン 2013」（日本神経学会，日本頭痛学会／監，慢性頭痛の診療ガイドライン作成委員会／編），医学書院，2013

第10章「循環器系疾患治療薬」

- 「高血圧治療ガイドライン 2019」（日本高血圧学会高血圧治療ガイドライン作成委員会／編），ライフサイエンス出版，2019
- 日本循環器学会，他：急性冠症候群ガイドライン（2018年改訂版）．2019　https://www.j-circ.or.jp/cms/wp-content/uploads/2018/11/JCS2018_kimura.pdf
- 日本循環器学会，他：慢性冠動脈疾患診断ガイドライン（2018年改訂版）．2019　https://www.j-circ.or.jp/cms/wp-content/uploads/2020/02/JCS2018_yamagishi_tamaki.pdf
- 日本循環器学会，他：冠攣縮性狭心症の診断と治療に関するガイドライン（2013年改訂版）．2014　https://www.j-circ.or.jp/cms/wp-content/uploads/2020/02/JCS2013_ogawah_h.pdf
- 日本循環器学会，他：2021年 JCS/JHFSガイドラインフォーカスアップデート版 急性・慢性心不全診療．2021　https://www.j-circ.or.jp/cms/wp-content/uploads/2021/03/JCS2021_Tsutsui.pdf
- 日本循環器学会，他：急性・慢性心不全診療ガイドライン（2017年改訂版）．2022　https://www.j-circ.or.jp/cms/wp-content/uploads/2017/06/JCS2017_tsutsui_h.pdf
- 日本循環器学会，他：2020年改訂版 不整脈薬物治療ガイドライン．2020　https://www.j-circ.or.jp/cms/wp-content/uploads/2020/01/JCS2020_Ono.pdf
- 「エビデンスに基づくCKD診療ガイドライン 2018」（日本腎臓学会／編），東京医学社，2018
- 日本腎臓学会：日本腎臓学会 HIF-PH阻害薬適正使用に関するrecommendation．日腎会誌，62：711-716, 2020
- 「脳卒中治療ガイドライン 2021」（日本脳卒中学会 脳卒中ガイドライン委員会／編），協和企画，2021
- 国立がん研究センター　https://www.ncc.go.jp/jp/index.html
- 竹尾和寛，他：フィブリノゲンの多様性—その構造と機能，および分子進化について—．血栓止血誌，24：302, 2013

索引
index

数　字

Ⅰ型アレルギー ………………………… 132
1号液 …………………………………… 326
2号液 …………………………………… 327
3号液 …………………………………… 327
4号液 …………………………………… 327
5α還元酵素阻害薬 …………………… 302
5-FC …………………………………… 88
5-HT$_{1F}$受容体作動薬 ………………… 209
5-HT$_{2A}$受容体遮断作用 ……………… 182
5-HT$_{2C}$受容体 ………………………… 182
5-HT$_3$受容体 ………………………… 292
5-HT$_3$受容体遮断薬 ………………… 292
20Sプロテアソーム阻害薬 …………… 113
30リボソーム …………………………… 78
50リボソーム …………………………… 78

欧　文

A

α$_1$受容体 …………………………… 182
α-グルコシダーゼ阻害薬 …………… 265
α遮断薬 ……………………………… 216
AADC（aromatic L-amino acid
　　decarboxylase）………………… 186
Aβ42 ………………………………… 191
ACE阻害薬
　……217（降圧薬），239（腎不全）
AChE ………………………………… 192
ACh放出阻害薬 ……………………… 155
ACh補充療法 ………………………… 192
ADCC ………………………… 109, 128

ADE（adverse drug event）……… 44
ADH …………………………………… 285
ADR（adverse drug reaction）…… 44
AG（authorized generic）………… 19
AIDS（acquired immunodeficiency
　　syndrome）……………………… 90
ANP製剤 ……………………………… 227
ARB …… 217（降圧薬），239（腎不全）
ARNI …… 217（降圧薬），227（心不全）
ART …………………………………… 90
ATPase ……………………………… 26
AUC（area under the curve）
　………………………………… 27, 80
A型ボツリヌス毒素 ………… 156, 161

B

β-エンドルフィン …………………… 168
β遮断薬 …… 217（降圧薬），222（狭心症），
　　227（心不全），232（抗不整脈薬），
　　276（甲状腺疾患）
β-ラクタム系抗菌薬 ………………… 81
BBB（blood-brain-barrier）……… 169
BCR-ABLチロシンキナーゼ阻害薬
　……………………………………… 112
BOT（basal supported oral
　　therapy）……………………… 260
BPSD（behavioral and psychologi-
　　cal symptoms of dementia）… 191
BRAFセリン-スレオニンキナーゼ
　　阻害薬 ………………………… 113
BuChE ……………………………… 192
BZP …………………………………… 171
BZP系薬剤 …………………………… 197
B型肝炎ウイルス治療薬 …………… 92
B型肝炎ワクチン …………………… 127
B型ボツリヌス毒素 ………………… 156

C

Ca^{2+}チャネル ……………………… 25
Ca拮抗薬 …… 216（降圧薬），218,
　　222（狭心症），233（抗不整脈薬）
CDC …………………………………… 110

CGRP関連薬剤 ……………………… 209
ChE阻害薬
　……156（副交感神経作用薬），192（認知症）
CKD（chronic kidney disease）…… 49
ClC-2活性化薬 ……………………… 293
Cmax ………………………………… 27
COMT阻害薬 ………………………… 188
COX-2 ……………………………… 139
CTL …………………………………… 120
CTLA-4〔cytotoxic T-lymphocyte
　　（associated） antigen 4〕……… 115
CTZ …………………………………… 291
CYP ……………………………… 33, 39
CYP3A4阻害作用 …………………… 39
C型肝炎ウイルス治療薬 …………… 93

D

D$_4$受容体 …………………………… 182
DAA ………………………………… 93
DCI（decarboxylase inhibitor）… 188
definitive therapy ………………… 75
DLT（dose limiting toxicity）…… 104
DMARDs ……………………………… 142
DOAC ………………………………… 253
Dose dense療法 …………………… 103
DPP-4阻害薬 ………………………… 262
DSS（dopamine system stabilizer）
　……………………………………… 182

E・F

EC$_{50}$ ………………………… 24, 46
ED治療薬 …………………………… 302
EGFR/HER2チロシンキナーゼ
　　阻害薬 ………………………… 111
EI（entry inhibitor）……………… 90
EI（exposure index）……………… 52
EML4-ALKチロシンキナーゼ
　　阻害薬 ………………………… 112
empiric therapy …………………… 75
ENaC ………………………………… 218

用語の掲載ページが複数ある場合：下線は説明がより詳細な箇所を示しています．（　）は用語が掲載されている項目を示しています．

ENaC 阻害薬 236
FOXP3 120
FT$_3$ 272
FT$_4$ 272

G

γ-アミノ酪酸 168
GABA 25, 168
GABA$_A$ 受容体 168, 171, 197
G-CSF 255
GLP-1 受容体作動薬 262
Gompertz のモデル 103
GP II b/III a 247
GPSP（good post-marketing study practice） 69
GVP（good vigilance practice） 69

H

H$^+$，K$^+$-ATPase 26, 289
H$_1$ 受容体 182
HCG 287
HCN チャネル遮断薬 233
HCV 93
HDL-C 266
HFpEF 226
HFrEF 226
HIF-PH 阻害薬 239
HIV（human immunodeficiency virus） 90
HMG 286
HMG-CoA 還元酵素阻害薬 267

I・J・K

INSTI 90
irAE 115
JAK 阻害薬 123
KN1 ～ 4 号 326

L

LD$_{50}$ 46
LDL-C 266
L-DOPA 186
L-DOPA 賦活薬 188
Lennox-Gastaut 症候群 196
LH-RH アゴニスト 113
log-kill 仮説 103
L-アスパラギナーゼ 108
L-アスパラギン酸カルシウム 279
L-カルボシステイン 298

M

M2 タンパク阻害薬 90
MAC（minimum alveolar concentration） 203
MAO-B 阻害薬 188
MARTA（multi-acting receptor-targeted antipsychotics） 182
MHC（major histocompatibility complex） 117
MIC 78
milk-to-plasma drug concentration 52
MMI 275
M/P 比 52
MRA 218
MRB 218
mTOR 阻害薬 113（抗がん薬），122（免疫抑制薬）
MTP 阻害薬 270
MTX 106（抗がん薬），120（免疫抑制薬），142（関節リウマチ）

N

Na$^+$/Cl$^-$ 共輸送体 216
Na$^+$ 欠乏型脱水 327
NaSSA（noradrenergic and specific serotonergic antidepressant） 176
Na チャネル 234

Na トランスポーター 234
NF-κB 活性化受容体リガンド 277
NK$_1$ 受容体遮断薬 293
NK 細胞 119
NMDA 受容体阻害薬 193
NNRTI 90
Norton-Simon 理論 103
NRTI 90
NS3/4A セリンプロテアーゼ阻害薬 93
NS5A ウイルス複合体形成阻害薬 93
NS5B RNA ポリメラーゼ阻害薬 93
NSAIDs 138（抗炎症薬），208（片頭痛）
NSAIDs 過敏症 295
NYHA 分類 225

O・P

OD 錠 28
OTC 医薬品 17
P2Y$_2$ プリン受容体刺激薬 313
PAM 158
PCA ポンプ 201
P-CAB（potassium-competitive acid blocker） 290
PCSK9 阻害薬 270
PD（pharmacodynamics） 21, 79
PD-1 115
PDE5 阻害薬 301
PGE$_1$ 304
PGE$_2$ 133, 304
PGF$_{2\alpha}$ 304
PG（prostaglandin） 291
pH 32, 37, 328
PI 90
PK 79
PMDA 61
PPARα 270
PPARγ 266
PPI 290

index

PTU 275
P糖タンパク質 53, 169

R

RANKL 277
RA系 217
RA系阻害薬 223, 227
Rhoキナーゼ阻害薬 312
RMP（risk management plan）............ 69
RNAポリメラーゼ阻害薬 89
RNAワクチン 127

S

S1P受容体調節薬 122
SARS-CoV-2ワクチン 127
SDA（serotonin-dopamine antagonist）............ 182
SERM 279
sGC刺激薬 228
SGLT2 237
SGLT2阻害薬
.... 228（心不全）, 237（利尿薬）, 264（糖尿病）
SIADH 287
Skipperのexponential growth model 103
SNRI（serotonin noradrenaline reuptake inhibitor）............ 176
SSRI（selective serotonin reuptake inhibitor）............ 176
SU薬 261
SV2A（synaptic vesicle protein 2A）............ 197

T・V

$T_{1/2}$ 27
T細胞 118
TCA（tricyclic antidepressant）............ 175
TCIポンプ 205
TCR 118

TD_{50} 46
TDM 46
TG 266
Th1細胞 119
Th2細胞 119
Th17細胞 120
TIVA（total intravenous anesthesia）............ 203
Tmax 27
TNF-α 140
t-PA 243, 254
Treg 120
V_2受容体 237
VEGFRチロシンキナーゼ阻害薬 111

和　文

あ

アウグスベルガーの式 42
アカシジア 184
アカルボース 265
アキシチニブ 111
悪性高熱症 205
悪性症候群 184, 187
アゴニスト 22
亜酸化窒素 205
アシクロビル 90
アジスロマイシン 84
アジルサルタン 218
アスナプレビル 93
アスピリン .... 138（抗炎症薬）, 141（関節リウマチ）, 223（狭心症）, 244（脳梗塞）, 249（抗血小板薬）
アスピリン喘息 138, 295
アセタゾラミド 312
アセチルコリン 156, 168
アセチルコリンエステラーゼ（AChE）............ 192
アセチルコリン仮説 191
アセチルシステイン 298

アセトアミノフェン 140, 208
アゼラスチン 135
アゼルニジピン 217
アゾール系 87
アダパレン 309
アダムス・ストークス症候群 152
アダリムマブ 122
アテゾリズマブ
.... 115（抗がん薬）, 124（免疫増強薬）
アデノシンA_{2A}受容体拮抗薬 189
アテノロール .... 153（交感神経作用薬）, 217（降圧薬）, 222（狭心症）, 227（心不全）, 232（抗不整脈薬）
アテローム血栓性脳梗塞 242
アトバコン・プログアニル合剤 94
アトピー性皮膚炎 307
アトルバスタチン
.... 223（狭心症）, 268（脂質異常症）
アドレナリン 149, 168
アドレナリン受容体刺激薬 151
アドレナリン受容体遮断薬 153
アドレナリン反転 150
アドレナリンα受容体遮断薬 153
アドレナリンα_1受容体 216
── 刺激薬 152
──遮断薬 300
アドレナリンα_2受容体刺激薬 152
アドレナリンβ受容体 217
──遮断薬 153
アドレナリンβ_1受容体刺激薬 151
アドレナリンβ_2受容体刺激薬
.... 151（交感神経作用薬）, 295（気管支喘息）, 304（子宮弛緩）
アドレナリンβ_3受容体刺激薬
152（交感神経作用薬）, 299（過活動膀胱）
アトロピン .... 155（副交感神経作用薬）, 291（消化性潰瘍）, 293（止痢薬）
アトロピン代用薬 155
アナキンラ 123
アナストロゾール 114
アナフィラキシー 47, 150
アバロパラチド 278
アファチニブ 111

アプラクロニジン 312
アフリベルセプト 313
アブレーション治療 230
アプレピタント 293
あへん法 61
アポモルヒネ 189
アマンタジン 90（抗インフルエンザ薬），188（パーキンソン病）
アミオダロン 233
アミカシン 83
アミトリプチリン 175（抗うつ薬），210（片頭痛）
アミノグリコシド系抗菌薬 83
アミノ酸輸液製剤 328
アミノフィリン 297
アミロイドカスケード仮説 191
アミロイドβ沈着 191
アムホテリシンB 86
アムロジピン 217（降圧薬），222（狭心症）
アモキシシリン 81
アリピプラゾール 183
アルギニン 286
アルキル化薬 105
アルコール 98
アルツハイマー病 191
アルテプラーゼ 223（心筋梗塞），243（脳血管障害），254（血栓症治療薬）
アルテメテル・ルメファントリン合剤 94
アルファカルシドール 279
アルブミン 38
アルプロスタジルアルファデクス 309
アルベカシン 83, 84
アルベンダゾール 95
アレルギー 131
アレンドロン酸 277
アログリプチン 263
アロステリック効果 23
アロステリック増強作用 193
アロプリノール 282

アロマターゼ阻害薬 114
アンジオテンシンII 217
アンジオテンシンII受容体ネプリライシン阻害薬 218
アンジオテンシンII1型受容体拮抗薬（ARB） 217（降圧薬），239（腎不全）
アンジオテンシン変換酵素（ACE）阻害薬 217（降圧薬），239（腎不全）
安全な血液製剤の安定供給の確保等に関する法律 62
アンタゴニスト 22
アンチトロンビンIII 252
アンテドラッグ 32
アンドロゲン 114
アンピシリン 81
アンピシリン／スルバクタム 81
アンブロキソール 298
アンベノニウム 156

い

イオンチャネル 25
イオンチャネル内蔵型受容体 25
イキセキズマブ 122
異型狭心症 220
イコサペント酸エチル 271
イサブコナゾール 88
維持液 327
医師法 59
イストラデフィリン 189
イソソルビド 222
イソフルラン 204
イソプレナリン 152
イソプロテレノール 152
一次止血 246
一酸化窒素 132
一般用医薬品 17
イトラコナゾール 88
イバブラジン 233
イバンドロン酸 277

イピリムマブ 115（抗がん薬），125（免疫増強薬）
イフェンプロジル 245
イブジラスト 245
イプラトロピウム 296
イベルメクチン 95
イホスファミド 105
イマチニブ 112
イミダフェナシン 300
イミプラミン 175
イミペネム 82
イメグリミン 263
医薬品医療機器総合機構 61
医薬品医療機器等法 16, 59
医薬品リスク管理計画 69
イリノテカン 108
医療用医薬品 16
陰イオン交換樹脂 269
インクレチン関連薬 262
インジセトロン 292
インスリン 258
インスリン製剤 259
インスリン様成長因子 287
陰性症状 178
インターフェロン 92（抗ウイルス薬），124（免疫増強薬）
インターロイキン 140
インダカテロール 152（交感神経作用薬），296（気管支喘息）
インダパミド 216（降圧薬），235（利尿薬）
インテグラーゼ阻害薬 90
インドメタシン 140
インフュージョンリアクション 111
インフリキシマブ 122（免疫抑制薬），143（関節リウマチ），309（乾癬）
インフルエンザワクチン 126

う

ウイルス直接作用薬 93
ウイルスベクターワクチン 127

ウェアリングオフ──186
ヴォーン・ウイリアムズ分類──231
ウステキヌマブ──122
うつ病──174
ウパダシチニブ──123
ウロガストロン──291
運動神経──145

え

エカベト──291
エキセメスタン──114
エサキセレノン──218
エスケープ現象──275
エスシタロプラム──176
エスタゾラム──170
エストラジオール
　　──278（骨粗鬆症），287（末梢ホルモン）
エストラジオール・
　　レボノルゲストレル──278
エストリオール──287
エストロゲン──114（乳がん），
　　276（骨粗鬆症），287（末梢ホルモン）
エゼチミブ──269
エソメプラゾール──290
エタネルセプト──122
エダラボン──245
エチゾラム
　　──170（睡眠薬），172（抗不安薬）
エチルシステイン──298
エドキサバン──253
エトポシド──107
エドロホニウム──156
エナラプリル
　　218（降圧薬），223（狭心症），227（心不全）
エピナスチン──135
エブスタイン奇形──178
エプレレノン
　　──227（心不全），237（利尿薬）
エペリゾン──160
エベロリムス
　　──113（抗がん薬），122（免疫抑制薬）
エボラワクチン──127

エボロクマブ──270
エムトリシタビン──91
エリスロポエチン
　　──239（腎不全），255（造血に働く因子）
エリブリン──107
エルカトニン──280
エルゴタミン──208
エルゴメトリン──304
エルデカルシトール──279
エルトロンボパグ──255
エルバスビル──93
エルロチニブ──111
エレトリプタン──208
エレヌマブ──209
塩基性薬物──31
炎症──131
遠心性──145
エンタカポン──188
エンテカビル──93
エンドセリン──245
エンパグリフロジン──228（心不全），
　　237（利尿薬），265（糖尿病）

お

嘔吐──291
オーソライズドジェネリック──19
オキサゾリジノン系──85
オキサリプラチン──107
オキシコドン──200
オキシトシン
　　285（下垂体後葉ホルモン），303（子宮収縮）
オキシブチニン──300
オキシメテバノール──297
オクトレオチド──286
オクレリズマブ──124
オザグレル
　　135（抗アレルギー薬），250（抗血小板薬）
オザニモド──122
オシメルチニブ──111
オシロドロスタット──287
オセルタミビル──88

オピオイド──198
オピオイドペプチド──168
オファツムマブ──124
オマリズマブ──123
オミデネパグイソプロピル──312
オメガ-3脂肪酸エチル──271
オメプラゾール──290
オランザピン──182
オレキシン受容体のアンタゴニスト
　　──171
オンダンセトロン──292

か

開始液──326
過活動膀胱治療薬──299
顎骨壊死──277
核酸系逆転写酵素阻害薬──90
覚醒剤──18
覚醒剤取締法──62
獲得免疫──117
角膜上皮治療薬──313
下行性疼痛抑制系神経──199
過酢酸──97
下垂体後葉ホルモン──303
下垂体性性腺刺激ホルモン──286
下垂体前葉ホルモン──284
ガス性麻酔薬──204
ガストリン受容体拮抗薬──291
カスポファンギン──88
家族性高コレステロール血症──270
活性化ビタミンD_3──279
活性酸素──244
活動電位──232
カテコールアミン──149, 226
カナキヌマブ──123
カナグリフロジン
　　──237（利尿薬），265（糖尿病）
カナマイシン──83
カバジタキセル──107
ガバペンチン──197

カプトプリル
　　　218（降圧薬），239（腎不全）

カペシタビン……………………… 106

カベルゴリン……189（パーキンソン病），
　　　286（下垂体前葉ホルモン）

かゆみ…………………………… 310

可溶性グアニル酸シクラーゼ
　刺激薬………………………… 228

ガランタミン
　156（副交感神経作用薬），193（認知症）

カリウムイオン競合型アシッド
　ブロッカー…………………… 290

カリウムチャネル遮断薬………… 233

カリウム保持性利尿薬…………… 236

ガルカネズマブ………………… 209

カルシウム……………………… 279

カルシウム（Ca）拮抗薬
　210（片頭痛），216（降圧薬），233（不整脈）

カルシトニン…………………… 280

カルシトリオール……………… 279

カルシニューリン阻害薬………… 121

カルシポトリオール…………… 309

カルバペネム系抗菌薬…………… 82

カルバマゼピン………………… 177

カルビドパ……………………… 188

カルベジロール………………… 153

カルペリチド
　227（心不全），237（利尿薬）

カルボプラチン………………… 107

カルムスチン…………………… 105

カルメロース…………………… 293

加齢黄斑変性症………………… 313

ガレノキサシン………………… 83

カロリー補給…………………… 329

眼圧…………………… 157, 310

感覚神経……………… 145, 162, 166

眼科用薬………………………… 310

ガンシクロビル………………… 91

環状ポリペプチド系……………… 85

関節リウマチ…………………… 140

乾癬……………………………… 309

感染経路………………………… 75

完全作動薬……………………… 23

甘草……………………………… 318

間代発作………………………… 194

漢方医学………………………… 315

漢方薬…………………………… 315

緩和ケア………………………… 201

き

記憶（メモリー）細胞………… 119

期外収縮………………………… 229

気管支喘息……………………… 294

キサンチン誘導体系薬物………… 296

キシリトール液………………… 328

気道潤滑薬……………………… 298

気道粘液修復薬………………… 298

気道粘液溶解薬………………… 298

気道分泌促進薬………………… 297

キニーネ………………………… 94

キノロン系抗菌薬……………… 83

揮発性麻酔薬…………………… 203

気分安定薬……………………… 177

気分障害………………………… 174

逆説睡眠………………………… 170

キャップ依存性エンドヌクレアーゼ
　阻害薬………………………… 89

キャンディン系………………… 88

吸収…………………… 30, 37

弓状核－下垂体系……………… 180

求心性…………………………… 145

急性冠動脈症候群……………… 220

急性錐体外路症状……………… 183

吸着……………………………… 38

吸着薬…………………………… 294

吸入投与………………………… 30

吸入副腎皮質ステロイド………… 295

吸入麻酔薬……………………… 203

強化インスリン療法…………… 260

凝固……………………………… 246

競合的拮抗薬…………………… 23

凝固カスケード………………… 252

狭心症………………… 219, 266

強心薬…………………………… 226

強直発作………………………… 194

強迫性障害……………………… 172

局所麻酔薬……………………… 162

虚血性心疾患…………………… 221

去痰薬…………………………… 297

キレート………………………… 38

筋強剛…………………………… 185

筋弛緩…………………………… 202

筋弛緩薬……………… 159, 206

金製剤…………………………… 142

く

グアンファシン………………… 152

クエチアピン…………………… 182

クエン酸カリウム・クエン酸
　ナトリウム水和物
　241（腎不全），283（高尿酸血症）

クエン酸第一鉄ナトリウム……… 255

クエン酸マグネシウム…………… 293

グセルクマブ…………………… 122

クッシング症候群……………… 137

くも膜下出血…………………… 242

クラゾセンタン………………… 245

グラニセトロン………………… 292

グラム陰性菌…………………… 81

グラム陽性菌…………………… 81

クラリスロマイシン…………… 84

グリア細胞…………… 169, 192

グリコペプチド系……………… 84

グリセロール
　237（利尿薬），245（脳浮腫）

クリゾチニブ…………………… 112

グリニド薬……………………… 262

グリベンクラミド……………… 262

グリメピリド…………………… 262

クリンダマイシン……………… 309

グルカゴン……………………… 286

グルクロン酸抱合……………… 35

グルコース共役輸送体2………… 237

グルタチオン……312
グルタミン酸……168
グルタミン酸興奮神経毒性仮説…192
グルタラール……98
グルタルアルデヒド……98
グレープフルーツ……173
クレメジン……241
クレンブテロール……296
クロザピン……182
クロストリディオイデス・
　ディフィシル……84
クロチアゼパム……172
クロトリマゾール……308
クロナゼパム……197
クロニジン……152
クロピドグレル……223（狭心症），
　244（脳梗塞），248（抗血小板薬）
クロミフェン……286
クロミプラミン……175
クロモグリク酸……135
クロライドイオンチャネル活性化薬
　……293
クロルプロマジン……182
クロルヘキシジン……99
クロルマジノン
　……114（抗がん薬），302（前立腺肥大症）

け

経験的治療……75
経口投与……28
珪酸アルミニウム……294
経皮投与……30
劇薬……17
下剤……293
ケタミン……206
血液／ガス分配係数……203
血液関連感染症……94
血液凝固系……251
血液脳関門……169
結核菌……81
結核ワクチン……126

血管拡張薬……228
血管透過性亢進……132
血漿タンパク質……32
欠神発作……194
血栓溶解薬……223, 243, <u>254</u>
血中濃度……27
血中濃度半減期……27
ケトーシス……265
ゲフィチニブ……111
ゲメプロスト……304
下痢……293
原因療法薬……19
検査薬……285
ゲンタマイシン……83

こ

抗CD20抗体
　……110（抗がん薬），124（免疫抑制薬）
抗CTLA-4抗体……124
抗EGFR抗体……109
抗HER2抗体……110
抗HIV薬……90
抗IgE抗体……123
抗IL-1抗体……123
抗IL-4受容体抗体……123
抗IL-6抗体……123
抗IL-17抗体……122
抗IL-23抗体……122
高LDL-C血症……266
抗MRSA薬……84
抗PD-1抗体
　……115（抗がん薬），124（免疫増強薬）
抗PD-L1抗体
　……115（抗がん薬），124（免疫増強薬）
抗RANKLモノクローナル抗体…277
高TG血症……266
抗TNF-α抗体……122
抗VEGF-R2抗体……109
抗VEGF抗体……109
降圧薬……215

抗アンドロゲン薬……114
抗インフルエンザ薬……88
抗ウイルス薬……88
抗うつ薬……174
抗エストロゲン薬……114
好塩基球……119
抗炎症薬……<u>130</u>, 283
高カロリー輸液製剤……329
交感神経……145
抗がん性抗生物質……108
抗がん薬……102
抗寄生虫薬……94
抗凝固薬……244, <u>251</u>
口腔粘膜投与……30
攻撃因子抑制薬……290
高血圧……<u>215</u>, 280
抗血小板薬
　……223（狭心症），244（脳梗塞），<u>247</u>
抗甲状腺薬……274
抗コリン薬
　154（副交感神経作用薬），189（パーキンソン
　病），291（消化性潰瘍），300（過活動膀胱）
高コレステロール血症……266
抗サイトメガロウイルス薬……91
好酸球……119
甲状腺機能亢進症……274
甲状腺機能低下症……273
甲状腺クリーゼ……275
甲状腺刺激ホルモン……286
甲状腺中毒症……274
甲状腺ホルモン……<u>271</u>, 287
甲状腺ホルモン製剤……274
抗真菌薬……85
高水準消毒薬……97
抗スクレロスチンモノクローナル
　抗体……278
抗精神病薬……179
向精神薬……18, <u>179</u>
抗蟯虫薬……95
酵素……25
抗体依存性細胞傷害……110

好中球 119
高張液 325
抗てんかん薬 194
後天性免疫不全症候群 90
抗トキソプラズマ薬 95
抗毒素 128
抗トリコモナス薬 95
高尿酸血症 280
後発医薬品 19
抗ヒスタミン薬
　133（抗アレルギー薬），310（眼科用薬）
抗不安薬 171
抗不整脈薬 229
高プロラクチン血症 184
抗ヘルペスウイルス薬 90
硬膜外血腫 242
硬膜下血腫 242
抗マラリア薬 94
抗利尿ホルモン 285
抗利尿ホルモン不適合分泌症候群
　287
効力 23
高リン血症治療薬 240
高齢者 43
コカイン 163
呼吸性アシドーシス 328
呼吸性アルカローシス 328
黒質－線条体系 180
黒質緻密部 190
黒質（網様部）／淡蒼球内節 190
牛車腎気丸 320
ゴセレリン 286
骨格筋直接弛緩薬 161
骨吸収 276
骨形成 276
骨粗鬆症 276
骨密度 276
コデイン
　200（麻薬性鎮痛薬），297（鎮咳薬）
ゴナドトロピン 286
ゴナドレリン 286

コリンエステラーゼ阻害薬
　156（副交感神経作用薬），192（認知症）
コリン作動薬 156
コルチコレリン 286
コルヒチン 283
五苓散 320
コレスチミド 269
コレスチラミン 269
コンドロイチン硫酸 313
コントローラー 296

さ

サイアザイド系利尿薬 235
催奇形性 49
最高血中濃度 27
最高血中濃度到達時間 27
最小中毒濃度 27
最小肺胞内濃度 203
最小発育阻止濃度 78
最小有効濃度 27
最小有効量 45
最大有効量 45
最適治療 75
催不整脈作用 231
細胞外液補充液 327
細胞障害性T細胞（CTL） 120
細胞傷害性Tリンパ球抗原4 115
細胞障害性抗がん薬 104
サクビトリルバルサルタン
　218（降圧薬），227（心不全），237（利尿薬）
ざ瘡 308
殺菌作用 77
ザナミビル 89
サリン 158
サルブタモール
　151（交感神経作用薬），296（気管支喘息）
サルメテロール 152
酸，塩基補正 328
酸化マグネシウム 293
三環系抗うつ薬 175

山梔子 318
三叉神経血管説 207
酸性薬物 31

し

次亜塩素酸ナトリウム 99
シアノコバラミン 255
ジェネリック医薬品 19
ジオクチルソジウムスルホサクシネート 293
歯科医師法 59
時間依存性 78
ジギタリス 226
子宮弛緩薬 303
子宮収縮薬 303
ジクアホソル 313
シクレソニド 295
シクロオキシゲナーゼ 138
シクロスポリン
　121（免疫抑制薬），309（乾癬）
シクロフェニル 286
シクロホスファミド 105
ジゴキシン 227
脂質異常症 266
脂質代謝異常改善薬 223
視床下部ホルモン 284
次硝酸ビスマス 294
四診 316
ジスキネジア 184, 186
ジスチグミン 156
ジストニア 184
シスプラチン 107
姿勢保持障害 185
自然免疫 117
持続痛 200
ジソピラミド 232
シタグリプチン 263
シタフロキサシン 83
シトクロムP450 33
ジドブジン 90

シナプス 168
シナプスティックノイズ 193
ジノプロスト 304
ジノプロストン 304
市販直後調査 69
ジヒドロコデイン 297
ジフェンヒドラミン
　　135（抗アレルギー薬），292（制吐薬），
　　308（アトピー性皮膚炎）
ジフテリアワクチン 127
シプロフロキサシン 83
脂肪乳剤 329
シポニモド 122
シメチジン 290
ジメモルファン 297
ジメンヒドリナート 292
社会不安障害 172
弱毒生ワクチン 125
若年性ミオクロニーてんかん 196
芍薬甘草湯 319
重症筋無力症 156
重曹 241
重炭酸緩衝系 328
周辺症状 191
収斂薬 294
縮瞳薬 312
熟眠障害 170
主作用 44
樹状細胞 119
術後回復液 327
受動輸送体 26
授乳中に注意が必要な薬物 53
主要組織適合遺伝子複合体 117
受容体 22
腫瘍崩壊症候群 283
証 316
消化管運動 38
消化性潰瘍 289
笑気 205
硝酸薬 221

小腸コレステロールトランスポーター
　　阻害薬 268
焦点 157
焦点発作 194
衝動制御障害 189
消毒薬 95
小児 41
小児気管支喘息 152
小児欠神てんかん 196
承認申請 68
上皮性ナトリウムチャネル 218
　　──阻害薬 236
静脈麻酔薬 205
初回通過効果 28
食塩水 214
食事の時間 38
褥瘡 309
女性ホルモン 276
女性ホルモン薬 278
除痛ラダー 199
徐波睡眠 170
徐放剤 29
処方せん 62
徐脈 152
徐脈性不整脈 229
自律神経系 145
止痢薬 293
ジルコニウムシクロケイ酸
　　ナトリウム水和物 241
ジルチアゼム
　　222（狭心症），233（抗不整脈薬）
シルデナフィル 302
シロスタゾール　223（狭心症），
　　244（脳梗塞），250（抗血小板薬）
シロドシン　153（交感神経作用薬），
　　300（前立腺肥大症）
シロリムス 122
心筋梗塞 220, 266
真菌症 308
心筋の伝導障害 184
神経炎症仮説 174
神経筋接合部遮断薬 161

神経原線維変化 191
神経細胞 166
神経細胞保護薬 193
神経症状 183
神経新生仮説 174
神経体液性因子 226
神経伝達物質 168
神経ペプチド 168
心血管病 280
心原性脳塞栓症 242
人工透析 239
新生児 41
腎性貧血治療薬 239
振戦 185
身体依存 54
浸透圧 325
浸透圧利尿薬 237
心毒性 107
侵入阻害薬 90
心拍出量 213
真皮 307
心不全 224
腎不全 238
心房細動 229
心房性ナトリウム利尿ペプチド
　　（ANP）製剤
　　227（心不全），237（利尿薬）
新薬 59
親和性 23

す

錐体外路症状 182
垂直感染 75
水痘ワクチン 126
水分欠乏型脱水 326
水平感染 75
睡眠時無呼吸症候群 172
睡眠薬 170
スキサメトニウム 161, 207
スクレロスチン 278

用語の掲載ページが複数ある場合：下線は説明がより詳細な箇所を示しています．（　）は用語が掲載されている項目を示しています．

スコポラミン
155（副交感神経作用薬），291（消化性潰瘍）

スタチン 267

スティーブンス・ジョンソン症候群
48, 198, 293

ステロイド 135

ステロイド外用薬 308, 310

ステロイド骨格 136

ストレプトマイシン 83

スニチニブ 112

スピロノラクトン 218（降圧薬），
227（心不全），237（利尿薬）

スボレキサント 171

スマトリプタン 208

スルピリド 182

スルファジアジン 95

スルファジアジン銀 309

スルホニル尿素薬 261

せ

制御性T細胞 120

静菌作用 78

製剤学的試験 67

精神依存 53

精神症状 183

性腺刺激ホルモン 286

性腺刺激ホルモン放出ホルモン 286

製造販売後調査 69

成長ホルモン 286

制吐薬 208, 292

生物学的製剤 143

生理食塩液 325

セクキヌマブ 122

舌下錠 30

セツキシマブ 109

セトラキサート 291

セファゾリン 82

セフェピム 82

セフェム系抗菌薬 82

セフォタキシム 82

セフォチアム 82

セフタジジム 82

セフトリアキソン 82

セフトロザン／タゾバクタム 82

セフメタゾール 82

セベラマー 240

セボフルラン 204

セマグルチド 263

セラトロダスト
135（抗アレルギー薬），250（抗血小板薬）

セルトラリン 176

セレギリン 188

セレコキシブ 140

セロトニン 168

セロトニン5-HT₃受容体遮断薬 292

セロトニン・ドパミン
アンタゴニスト 182

セロトニン・ノルアドレナリン
再取り込み阻害薬 176

線条体 190

全静脈麻酔 203

全身麻酔薬 202

選択的PPAR α モジュレーター 270

選択的エストロゲン受容体
モジュレーター 279

選択的セロトニン再取り込み阻害薬
176

センナ 293

センノシド 293

全般強直間代発作のみを示す
てんかん 196

全般性不安障害 172

全般発作 194

線溶 246

前立腺肥大症治療薬 300

そ

躁うつ病 174

早期覚醒 170

双極性障害 174

相互作用 37

掻痒症治療薬 241

即時型アレルギー 132

速放剤 29

組織修復・粘膜保護作用薬 291

ソタロール 233

速効型インスリン分泌促進薬 262

ゾニサミド 188

ゾピクロン 171

ソホスブビル 94

ソマトロピン 286

ソラフェニブ 112

ソリタT1～4号 326

ソリフェナシン 300

ゾルピデム 171

ゾルミトリプタン 208

た

第Ⅰ相反応 32

第Ⅱ相反応 32

第1類医薬品 17

第2類医薬品 17

第3類医薬品 17

第三級アミン 155

第三級アミンChE阻害薬 192

第4級アンモニウム塩 100

第四級アンモニウム化合物 155

第X因子 251

ダイアモックス 237

大黄 318

大建中湯 319

胎児毒性 49

代謝 32, 39

代謝拮抗薬
106（抗がん薬），120（免疫抑制薬）

代謝性アシドーシス 328

代謝性アルカローシス 328

体重増加 184

対症療法 224

対症療法薬 19

体性神経系 145

index

耐糖能異常 184
大脳基底核神経回路 190
胎盤通過性 50
胎盤ホルモン 287
大麻取締法 61
タウ 191
多価不飽和脂肪酸 271
タカルシトール 309
ダカルバジン 105
タキサン系 107
ダクラタスビル 93
タクロリムス
　121（免疫抑制薬），308（アトピー性皮膚炎）
多元受容体作用抗精神病薬 182
タダラフィル 301, 302
脱水 325
脱水補給液 327
脱力発作 194
ダビガトラン 254
ダプトマイシン 85
ダプロデュスタット 239
タペンタドール 201
タムスロシン
　153（交感神経作用薬），300（前立腺肥大症）
タモキシフェン 114
ダルテパリン 252
ダルベポエチン 255
炭酸脱水酵素阻害薬
　237（利尿薬），312（緑内障）
炭酸リチウム 178
短時間作用型ベンゾジアゼピン
　受容体アゴニスト 170
ダントロレン 161, 205
タンニン酸アルブミン 294

ち

チアゾリジン薬 265
チアマゾール
　275（甲状腺疾患），287（末梢ホルモン）
チアミラール 206
チーム医療 69

チェーンストークス型呼吸 202
チオペンタール 206
知覚神経 145, 162, 166
チザニジン
　152（交感神経作用薬），160（筋弛緩薬）
致死量 45
チニダゾール 95
遅発性錐体外路症状 184
チペピジン 297
チモロール
　210（片頭痛），312（緑内障）
中核症状 191
注射投与 29
中水準消毒薬 98
中枢神経系 166
中枢性筋弛緩薬 159
中性脂肪 266
中毒性表皮壊死症 48
中毒量 45
中脳−皮質系 180
中脳−辺縁系 180
腸運動抑制薬 293
腸肝循環 35
調剤 60
長時間作用型ベンゾジアゼピン
　受容体アゴニスト 170
腸内細菌叢 38
腸溶剤 29
直腸内投与 30
治療域 27
治療係数 46
治療量 45
チロトロピン 286
鎮咳薬 297
沈降炭酸カルシウム 240
鎮静 202
鎮痛 202
鎮痛薬 130

つ・て

痛風 280
痛風発作 283
ツロブテロール
　151（交感神経作用薬），296（気管支喘息）
低HDL-C血症 266
定型抗精神病薬 181
低血糖 261
テイコプラニン 84
低水準消毒薬 99
低張液 325
低分子医薬品 18
低分子化合物 111
テオフィリン 297
テガフール・ギメラシル・
　オテラシルカリウム配合薬 106
デキサメタゾン 120（免疫抑制薬），
　137（抗炎症薬），287（末梢ホルモン）
デキストロメトルファン 297
デクスメデトミジン 152
テジゾリド 85
テストステロン 287
デスフルラン 204
デスモプレシン 286
テトラコサクチド 286
テネリグリプチン 263
デノスマブ 278
テノホビル 90
テノホビル・アラフェナミド 93
テノホビル・ジソプロキシル 93
テプレノン 291
テモゾロミド 105
デュタステリド 302
デュピルマブ 123
デュラグルチド 263
デュロキセチン 176
テラプレビル 93
テリパラチド 278
テルビナフィン 308
テルブタリン 296

テルミサルタン ……………… 223（狭心症），227（心不全），239（腎不全）

電位依存性チャネル …………… 25

電解質 …………………………… 324

てんかん ………………………… 194

添付文書 ………………………… 64

と

当帰芍薬散 ……………………… 320

洞結節 …………………………… 233

瞳孔 ……………………………… 157

統合失調症 ……………………… 178

糖質コルチコイド ……………… 135

糖質輸液剤 ……………………… 328

等張液 …………………………… 325

糖尿病 …………………… 184, 258

動脈硬化 ………………………… 214

動脈硬化性疾患 ………………… 266

ドキサゾシン
……153（交感神経作用薬），216（降圧薬）

ドキソルビシン ………………… 107

毒性試験 ………………………… 67

特発性部分てんかん …………… 196

毒物及び劇物取締法 …………… 61

毒薬 ……………………………… 17

トシリズマブ …………………… 123

ドセタキセル …………………… 107

ドチヌラド ……………………… 282

突出痛 …………………………… 200

ドネペジル
…156（副交感神経作用薬），193（認知症）

ドパミン ……………… 151, 168, 185

ドパミン D2 受容体遮断作用 … 179

ドパミン D2 受容体遮断薬 …… 292

ドパミン D2 受容体部分アゴニスト
…………………………………… 182

ドパミン受容体刺激薬（ドパミン
アゴニスト）………………… 189

ドパミン神経系 ………………… 180

ドパミン放出促進薬 …………… 188

トピラマート
………197（抗てんかん薬），210（片頭痛）

トピロキソスタット …………… 282

トファシチニブ ………………… 123

ドブタミン ……………………… 151

トブラマイシン ………………… 83

トポイソメラーゼⅠ阻害薬 …… 108

トポイソメラーゼⅡ阻害薬 …… 107

トホグリフロジン
……………23（利尿薬），265（糖尿病）

ドライアイ ……………………… 313

トラスツズマブ ………………… 110

トレチノイントコフェリル …… 309

トラフェルミンスプレー ……… 309

トラニラスト …………………… 135

トラマドール …………………… 201

トランスポーター …………… 26, 169

トリアゾラム …………………… 170

トリアムテレン ………………… 236

トリグリセリド ………………… 266

トリクロルメチアジド…216（降圧薬），
227（心不全），235（利尿薬）

トリプタン ……………………… 208

トリフルリジン・チピラシル…… 106

トリヘキシフェニジル ………… 189

トリロスタン …………………… 287

トルテロジン …………………… 300

トルバプタン
………227（心不全），237（利尿薬），287

ドロキシドパ …………………… 191

トロンボキサン A2 …………… 250

トロンボポエチン ……………… 255

ドンペリドン
………209（片頭痛），292（制吐薬）

な

内分泌療法 ……………………… 113

ナチュラルキラー細胞 ………… 119

ナテグリニド …………………… 262

ナトリウムチャネル遮断薬 …… 231

ナファゾリン …………………… 152

ナフトピジル
153（交感神経作用薬），300（前立腺肥大症）

ナラトリプタン ………………… 208

ナルコレプシー ………………… 172

ナルフラフィン ……………… 241, 310

に

ニカルジピン …………………… 217

ニコチン酸トコフェロール …… 271

ニコチン酸誘導体 ……………… 271

ニコモール ……………………… 271

ニコランジル
………222（狭心症），228（心不全），

二次止血 ………………………… 246

二次無効 ………………………… 262

ニセルゴリン …………………… 245

ニトラゼパム …………………… 170

ニトログリセリン
221（狭心症），222（狭心症），228（心不全）

ニフェジピン …………………… 222

ニプラジロール ………………… 312

ニボルマブ
………115（抗がん薬），124（免疫増強薬）

日本脳炎ワクチン ……………… 127

日本薬局方 ……………………… 16

乳酸リンゲル液 ………………… 326

乳汁分泌ホルモン ……………… 286

入眠障害 ………………………… 170

ニューロキニンNK1受容体遮断薬
…………………………………… 293

ニューロン ……………………… 166

尿アルカリ化薬 ………………… 283

尿細管 …………………………… 234

尿酸 ……………………………… 280

尿酸生成抑制薬 ………………… 282

尿酸排泄促進薬 ………………… 282

尿酸分解酵素薬 ………………… 282

尿素 ……………………………… 308

尿道 ……………………………… 298

尿毒症治療薬 …………………… 240

尿崩症 …………………………… 286

尿路結石 280
妊娠継続 49
妊娠高血圧 152
認知症 191

ね・の

ネオスチグミン 156
ネガティブフィードバック機構 20
ネビラピン 91
粘液水腫性昏睡 273
ノイラミニダーゼ阻害薬 89
脳梗塞 242, 266
脳出血 242
脳神経 167
濃度依存性 79
能動的分泌 40
能動輸送体 26
ノルアドレナリン 150, 168
ノルアドレナリン作動性・特異的
　セロトニン受容体作動性抗うつ薬
　 176
ノルアドレナリン前駆物質 191
ノンレム睡眠 170

は

パーキンソン病 185
肺炎球菌 81
肺炎球菌ワクチン 127
バイオアベイラビリティ 31
バイオ医薬品 18
バイオシミラー 19
排泄 34, 40
排尿 298
培養検査 76
白内障 312
パクリタキセル 107
曝露係数 52
バクロフェン 160
破傷風ワクチン 127

バセドウ病 274
バゼドキシフェン 279
バソプレシン 285
バソプレシン V_2 受容体拮抗薬 237
麦角アルカロイド 304
麦角系ドパミンアゴニスト 189
バッカル錠 30
発がん性 49
白金化合物 107
パニック障害 171
パニツムマブ 109
パニペネム 82
パピローマウイルスワクチン 127
バラシクロビル 90
バランス麻酔 203
針刺し事故 94
バリシチニブ 123
パリペリドン 182
バルガンシクロビル 91
バルサルタン 239
バルデナフィル 302
ハルナックの表 43
バルビツール酸系鎮静薬 206
バルプロ酸 177 (気分安定薬),
　197 (抗てんかん薬), 210 (片頭痛)
バロキサビル 88
パロキセチン 176
ハロペリドール 182
半夏瀉心湯 321
バンコマイシン 84

ひ

ヒアルロン酸 313
ピオグリタゾン 266
非可逆性 ChE 阻害薬 158
非核酸系逆転写酵素阻害薬 90
皮下組織 307
ビカルタミド 114
非競合的拮抗薬 23
非強心薬 227

ビグアナイド薬 263
ピコスルファート 293
ビサコジル 293
微小管阻害薬 107
ヒスタミン 130
ヒスタミン H_1 受容体遮断薬 292
ヒスタミン H_2 受容体拮抗薬 290
非ステロイド性抗炎症薬 283
ビスホスホネート薬 276
非選択的アドレナリン β 受容体
　刺激薬 152
ビソプロロール 153
ビタミン B_{12} 255
ビタミン D_3 279
ビタミン K 253
ビタミン K_2 279
ビタミン製剤 329
必須脂肪酸 329
非定型抗精神病薬 182
ヒト絨毛性性腺刺激ホルモン 287
ヒト心房性ナトリウム利尿ペプチド
　 237
ヒト免疫不全ウイルス 90
ヒドロクロロチアジド
　 216 (降圧薬), 235 (利尿薬)
ヒドロコルチゾン 287
ヒドロモルフォン 201
泌尿生殖器系治療薬 298
非麦角系ドパミンアゴニスト 189
皮膚科用薬 306
ビベグロン
　 152 (交感神経作用薬), 299 (過活動膀胱)
ピペラシリン / タゾバクタム 81
ビペリデン 189
非ベンゾジアゼピン系 171
ひまし油 293
非麻薬性鎮咳薬 297
肥満細胞 119
百日咳ワクチン 127
病相 177
標的治療 75

表皮 307
非用量関連性の薬物有害反応 45
ピランテル 95
ビランテロール 152
ピリドスチグミン 156
ピリミジン系 88
ピリミジン系代謝拮抗薬 106
ピリメタミン 95
微量元素製剤 329
非臨床試験 67
ピルシカイニド 232
ピレノキシン 312
ピレバミピド 291
ピレンゼピン 291
ピロカルピン
　156（副交感神経作用薬），312（緑内障）
ビンカアルカロイド系 107
ビンクリスチン 107
貧血 254
ピンドロール 232
頻拍性不整脈 229
ビンブラスチン 107

ふ

ファビピラビル 89
ファムシクロビル 90
ファモチジン 290
不安障害 171
ファンタスティック4 229
フィブラート系薬 270
フィルグラスチム 255
フィルゴチニブ 123
フィンゴリモド 122
風疹ワクチン 126
フェソテロジン 300
フェニレフリン 152
フェノフィブラート 271
フェブキソスタット 282
フェンタニル 200, 206
フェントラミン 153

フォリトロピン 286
不活化ワクチン 126
副交感神経 146
副甲状腺ホルモン 278
副作用 44
副腎クリーゼ 137
副腎皮質刺激ホルモン 286
副腎皮質刺激ホルモン放出
　ホルモン 286
副腎皮質ステロイド 120, 275, 283
副腎皮質ホルモン 287
附子 318
ブシラミン 142
ブスルファン 105
不整脈 229
ブチリルコリンエステラーゼ 192
ブデソニド 295
ブドウ球菌 81
ブドウ糖液 328
フドステイン 298
ブナゾシン 153
ブプレノルフィン 201
部分作動薬 23
ブホルミン 264
不眠症 170
プラジカンテル 95
ブラジキニン 141
プラスグレル 249
プラスミノゲンアクチベーター 254
プラゾシン 153
フラノクマリン類 39
プラバスタチン
　223（狭心症），268（脂質異常症）
プラミペキソール 189
プラリドキシム 158
プラルモレリン 286
プランルカスト
　135（抗アレルギー薬），297（気管支喘息）
フリーラジカル 244
フルオロウラシル 106
フルクトース液 328

フルクトラクト注 326
フルコナゾール 88
フルシトシン 88
フルタミド 114
フルチカゾン 295
フルボキサミン 176
フルマゼニル 173
フルラゼパム 170
フレアアップ 113
フレイル 321
ブレオマイシン 108
フレカイニド 232
プレドニゾロン
　　120（免疫抑制薬），137（抗炎症薬），
　141（関節リウマチ），287（末梢ホルモン）
フレマネズマブ 209
プロカインアミド 232
プロカイン（エステル型） 163
プロカテロール
　151（交感神経作用薬），296（気管支喘息）
プログラム細胞死1受容体 115
プログルミド 291
プロスタグランジン
　133（抗アレルギー薬），291（消化性潰瘍），
　304（子宮収縮）
プロスタグランジンEP₂受容体
　作動薬 312
プロスタグランジンFP受容体
　作動薬 312
フロセミド
　　227（心不全），236（利尿薬）
ブロチゾラム 170
プロチレリン 286
プロテアーゼ阻害薬 90
プロドラッグ 32
プロトンポンプ阻害薬 290
ブロナンセリン 182
プロピベリン 300
プロピルチオウラシル
　　275（甲状腺疾患），287（末梢ホルモン）
プロブコール 269
プロプラノロール
　　153（交感神経作用薬），210（片頭痛），
　217（降圧薬），222（狭心症），227（心不全）

プロベネシド 282
プロポフォール 205
プロポフォール注入症候群 205
ブロマゼパム 172
ブロムヘキシン 297
プロメタジン 292
ブロモクリプチン 189（パーキンソン病），286（下垂体前葉ホルモン）
プロラクチン 286
分子標的治療薬 108
分布 32, 38

へ

ペガプタニブ 313
ペグインターフェロン α-2b 92
ペグインターフェロン α-2a 92
ペグビソマント 287
ベクロメタゾン 295
ベザフィブラート 271
ベタネコール 156
ペニシリン系抗菌薬 81
ベバシズマブ 109（抗がん薬），313（眼科用薬）
ヘパリン 252（抗凝固薬），308（アトピー性皮膚炎）
ヘパリン類似物質 308
ペフィシチニブ 123
ペマフィブラート 271
ペムブロリズマブ 115（抗がん薬），124（免疫増強薬）
ベムラフェニブ 113
ペメトレキセド 106
ベラドンナアルカロイド 154
ベラパミル 233
ベラプロスト 250
ペラミビル 88
ペランパネル 197
ペルオキシソーム増殖因子活性化受容体γ 266
ペルゴリド 189
ペルジピン 217

ベルパタスビル 93
ペロスピロン 182
変異原性 49
ベンザルコニウム塩化物 100
ベンジルペニシリン 81
片頭痛治療薬 207
ベンズブロマロン 282
ベンセラジド 188
ベンゾジアゼピン系薬剤 197
ベンゾジアゼピン系全身麻酔薬 206
ベンゾジアゼピン受容体アゴニスト 170, 172
ペンタゾシン 201
ベンダムスチン 105
便秘 202, 293

ほ

防御因子増強薬 291
抱合 33
膀胱 298
芳香族L-アミノ酸脱炭酸酵素 186
房室結節 233
放出ホルモン 286
芒硝 318
房水 310
保菌 76
ボグリボース 265
補剤 321
ポサコナゾール 88
補充療法薬 19
ホスアプレピタント 293
ホスカルネット 91
ホスフルコナゾール 88
ホスホジエステラーゼ 250
ホスホジエステラーゼ阻害薬 226
ホスホジエステラーゼ5阻害薬 301
補体依存性細胞傷害 110
補中益気湯 319
勃起障害 302
ボツリヌス毒素 161

ボノプラザン 291
ポビドンヨード 99
ポビドンヨード・シュガー配合軟膏 309
ポリエン系 86
ポリオワクチン 127
ボリコナゾール 88
ポリスチレンスルホン酸ナトリウム 241
ポリファーマシー 54
ボルテゾミブ 113
ホルムアルデヒド 98
ホルモテロール 152（交感神経作用薬），296（気管支喘息）
ホルモン製剤 285
ポンプ 26

ま

麻黄 318
膜糖タンパクⅡb/Ⅲa 247
マグネシウム製剤 304
マクロファージ 119
マクロライド系抗菌薬 84
麻疹ワクチン 126
マスト細胞 119
末梢血管抵抗 213
末梢神経系 145
末梢神経障害 107
末梢性AADC阻害薬 188
末梢性筋弛緩薬 161
マプロチリン 175
麻薬 17
麻薬及び向精神薬取締法 62
麻薬施用者免許 17
麻薬性鎮咳薬 297
麻薬性鎮痛薬 198
マラビロク 91
マルチキナーゼ阻害薬 112
マルトース液 328
満月様顔貌 137

index

慢性腎臓病 280

マンニトール 237（利尿薬）, 245（脳浮腫）

み

ミアンセリン 175

ミオクロニー発作 194

ミカファンギン 88

ミグリトール 265

ミコナゾール 308

ミコフェノール酸 120

ミソプロストール 291

ミダゾラム 206

ミチグリニド 262

ミドドリン 152

ミネラルコルチコイド受容体拮抗薬 218（降圧薬）, 227（心不全）, 236（利尿薬）

ミノマイシン 309

未病 321

未分類てんかん発作 194

ミラベグロン 152（交感神経作用薬）, 299（過活動膀胱）

ミルタザピン 176

ミルナシプラン 176

む

無顆粒球症 184, 275

無機ヨウ素薬 275

無効量 45

ムスカリン受容体 182

ムスカリン受容体拮抗薬 189

ムスカリン受容体刺激薬 156

ムスカリン受容体遮断薬 154

無動 185

め

メイロン 326

メカセルミン 287

メキシレチン 232

メサドン 201

メチルジゴキシン 227

メチルシステイン 298

メチルドパ 152

メチルプレドニゾロン 120

滅菌 96

メトカルバモール 160

メトクロプラミド 209（片頭痛）, 292（制吐薬）

メトトレキサート 106（抗がん薬）, 120（免疫抑制薬）, 142（関節リウマチ）

メトホルミン 264

メトロニダゾール 95

メナテトレノン 280

メフロキン 94

メペンゾラート 293

メベンダゾール 95

メポリズマブ 123

メマンチン 193

メモリー細胞 119

メラトニン受容体のアゴニスト 171

メロペネム 82

免疫関連有害事象 115

免疫グロブリン製剤 128

免疫増強薬 124

免疫チェックポイント阻害薬 115（抗がん薬）, 124（免疫増強薬）

も

モノアミン 168

モノアミン仮説 174

モノアミン受容体仮説 174

モノクローナル抗体 109

モメタゾン 295

モルヒネ 200（麻薬性鎮痛薬）, 297（鎮咳薬）

モンテルカスト 297

や

薬害 69

薬剤師法 60

薬剤性パーキンソン症候群 183

薬事法 59

薬物依存 53

薬物性肝障害 48

薬物性腎障害 49

薬物耐性 53

薬物動態 79

薬物動態学 27

薬物動態学的相互作用 37

薬物動態試験 68

薬物有害事象 44

薬物有害反応 44

薬理学的試験 67

薬力学 21, 79

薬力学的相互作用 41

薬価基準収載 66

薬機法 16, 59

ヤヌスキナーゼ阻害薬 123

ゆ

有機リン化合物 158

有効量 45

輸液 324

よ

葉酸 255

葉酸代謝拮抗薬 106

要指導医薬品 16

陽性症状 178

用量関連性の薬物有害反応 45

用量制限毒性 104

抑うつ 174

抑肝散 320

予防接種薬 125

予防薬 19

四環系抗うつ薬 175

ら

ラクテック注 ⋯⋯⋯⋯⋯ 326
ラクナ梗塞 ⋯⋯⋯⋯⋯ 242
ラコサミド ⋯⋯⋯⋯⋯ 197
ラサギリン ⋯⋯⋯⋯⋯ 188
ラスクフロキサシン ⋯⋯⋯⋯⋯ 83
ラスブリカーゼ ⋯⋯⋯⋯⋯ 283
ラスミジタン ⋯⋯⋯⋯⋯ 209
ラタノプロスト ⋯⋯⋯⋯⋯ 312
ラニナミビル ⋯⋯⋯⋯⋯ 88
ラニムスチン ⋯⋯⋯⋯⋯ 105
ラパチニブ ⋯⋯⋯⋯⋯ 111
ラピッド・サイクラー ⋯⋯⋯⋯⋯ 176
ラベプラゾール ⋯⋯⋯⋯⋯ 290
ラミブジン ⋯⋯⋯⋯⋯ 90, 93
ラムシルマブ ⋯⋯⋯⋯⋯ 109
ラメルテオン ⋯⋯⋯⋯⋯ 171
ラモセトロン ⋯⋯⋯⋯⋯ 292
ラモトリギン
⋯⋯177（気分安定薬），196（抗てんかん薬）
ラルテグラビル ⋯⋯⋯⋯⋯ 91
ラロキシフェン ⋯⋯⋯⋯⋯ 279
ランソプラゾール ⋯⋯⋯⋯⋯ 290
ランレオチド ⋯⋯⋯⋯⋯ 286

り

リアノジン受容体 ⋯⋯⋯⋯⋯ 161
リオチロニン ⋯⋯⋯⋯⋯ 274
リガンド ⋯⋯⋯⋯⋯ 22
リガンド依存性チャネル ⋯⋯⋯⋯⋯ 25
リキシセナチド ⋯⋯⋯⋯⋯ 263
リザトリプタン ⋯⋯⋯⋯⋯ 208
リサンキズマブ ⋯⋯⋯⋯⋯ 122
リスペリドン ⋯⋯⋯⋯⋯ 182
リセドロン酸 ⋯⋯⋯⋯⋯ 277
離脱症状 ⋯⋯⋯⋯⋯ 137（ステロイド），
173（ベンゾジアゼピン受容体アゴニスト）
リチウム ⋯⋯⋯⋯⋯ 177
リツキシマブ
⋯⋯110（抗がん薬），124（免疫抑制薬）

六君子湯 ⋯⋯⋯⋯⋯ 319
リドカイン ⋯⋯⋯⋯⋯ 232
リドカイン（アミド型） ⋯⋯⋯⋯⋯ 163
リトドリン
⋯⋯152（交感神経作用薬），304（子宮弛緩）
リトナビル ⋯⋯⋯⋯⋯ 91
利尿薬 ⋯⋯⋯⋯⋯ 216, 227, 233
リネゾリド ⋯⋯⋯⋯⋯ 85
リパスジル ⋯⋯⋯⋯⋯ 312
リバスチグミン
⋯⋯156（副交感神経作用薬），193（認知症）
リバビリン ⋯⋯⋯⋯⋯ 93
リフィル処方せん ⋯⋯⋯⋯⋯ 62
リュープロレリン
113（抗がん薬），286（下垂体前葉ホルモン）
両性界面活性剤 ⋯⋯⋯⋯⋯ 100
緑内障 ⋯⋯⋯⋯⋯ 311
緑膿菌 ⋯⋯⋯⋯⋯ 81
リラグルチド ⋯⋯⋯⋯⋯ 263
リリーバー ⋯⋯⋯⋯⋯ 296
リロナセプト ⋯⋯⋯⋯⋯ 123
リンゲル液 ⋯⋯⋯⋯⋯ 326
リン酸水素カルシウム ⋯⋯⋯⋯⋯ 279
臨床試験 ⋯⋯⋯⋯⋯ 68

る・れ

ループ利尿薬 ⋯⋯⋯⋯⋯ 236
ルビプロストン ⋯⋯⋯⋯⋯ 293
レカネマブ ⋯⋯⋯⋯⋯ 194
レジン ⋯⋯⋯⋯⋯ 269
レスキュー・ドーズ ⋯⋯⋯⋯⋯ 200
レスリズマブ ⋯⋯⋯⋯⋯ 123
レッドネック（レッドマン）症候群
⋯⋯⋯⋯⋯ 85
レテルモビル ⋯⋯⋯⋯⋯ 91
レトロゾール ⋯⋯⋯⋯⋯ 114
レニン−アンジオテンシン系阻害薬
217（降圧薬），223（狭心症），227（心不全）
レパグリニド ⋯⋯⋯⋯⋯ 262
レバミピド ⋯⋯⋯⋯⋯ 313
レベチラセタム ⋯⋯⋯⋯⋯ 197

レボチロキシン
⋯⋯274（甲状腺疾患），287（末梢ホルモン）
レボドパ ⋯⋯⋯⋯⋯ 187
レボフロキサシン ⋯⋯⋯⋯⋯ 83
レミフェンタニル ⋯⋯⋯⋯⋯ 206
レミマゾラム ⋯⋯⋯⋯⋯ 206
レム睡眠 ⋯⋯⋯⋯⋯ 170
レルゴリクス ⋯⋯⋯⋯⋯ 286
レンバチニブ ⋯⋯⋯⋯⋯ 112
レンボレキサント ⋯⋯⋯⋯⋯ 171

ろ

ロイコトリエン ⋯⋯⋯⋯⋯ 130
ロイコトリエン受容体拮抗薬 ⋯⋯ 297
老化 ⋯⋯⋯⋯⋯ 238
労作性狭心症 ⋯⋯⋯⋯⋯ 220
老人斑 ⋯⋯⋯⋯⋯ 191
ロキサチジン ⋯⋯⋯⋯⋯ 290
ロキサデュスタット ⋯⋯⋯⋯⋯ 239
ロキソニン ⋯⋯⋯⋯⋯ 140
ロクロニウム ⋯⋯⋯⋯⋯ 161, 206
ロサルタン ⋯⋯⋯⋯⋯ 218
ロスバスタチン ⋯⋯⋯⋯⋯ 268
ロタウイルスワクチン ⋯⋯⋯⋯⋯ 126
ロチゴチン ⋯⋯⋯⋯⋯ 189
ロピニロール ⋯⋯⋯⋯⋯ 189
ロフラゼプ酸エチルメイラックス
⋯⋯⋯⋯⋯ 172
ロペラミド ⋯⋯⋯⋯⋯ 293
ロミタピド ⋯⋯⋯⋯⋯ 270
ロメリジン ⋯⋯⋯⋯⋯ 210
ロモソズマブ ⋯⋯⋯⋯⋯ 278
ロラゼパム ⋯⋯⋯⋯⋯ 172

わ

ワセリン ⋯⋯⋯⋯⋯ 308
ワルファリン ⋯⋯⋯⋯⋯ 253

編者プロフィール

柳田 俊彦（やなぎた　としひこ）

宮崎大学医学部看護学科臨床薬理学 教授

1965年宮崎県生まれ．1990年宮崎医科大学卒業，泌尿器科入局．1997年宮崎医科大学薬理学講座助手，兼任講師，准教授を経て2014年より現職．

看護学科長，宮崎大学医学部附属病院臨床研究支援センター副センター長，放送大学客員教授（看護師特定行為研修 臨床薬理学特論）を併任．文部科学省の「大学における看護系人材養成の在り方に関する検討会」「薬学系人材養成の在り方に関する検討会」委員，日本薬理学会理事など歴任．編著に，『臨床薬理学 第7版（ナーシング・グラフィカ）』（メディカ出版），『エキスパートナース増刊号 知りたいことだけ集めたくすりの"なるほど！"』（照林社）など．

薬の基本とはたらきがわかる薬理学

2023年11月15日　第1刷発行

編　集	柳田俊彦	
発行人	一戸敦子	
発行所	株式会社 羊 土 社	
	〒101-0052	
	東京都千代田区神田小川町2-5-1	
	TEL　03（5282）1211	
	FAX　03（5282）1212	
	E-mail　eigyo@yodosha.co.jp	
	URL　www.yodosha.co.jp/	
表紙オブジェ	京楽堂 片山瑳紀（判子作家）	
印刷所	三美印刷株式会社	

ⓒ YODOSHA CO., LTD. 2023
Printed in Japan

ISBN978-4-7581-2169-9

羊土社　発行書籍

感染制御の基本がわかる微生物学・免疫学

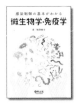

増澤俊幸／著
定価 3,080 円（本体 2,800 円 + 税 10%）　B5 判　254 頁　ISBN 978-4-7581-0975-8

微生物の基礎知識から院内感染対策，手指消毒やマスクの脱着方法まで，将来医療に従事する学生にとって必要な知識をコンパクトにまとめた教科書．看護師国家試験に頻出の内容も網羅．臓器・組織別感染症の章も必見．

はじめの一歩の薬理学　第2版

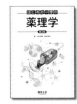

石井邦雄，坂本謙司／著
定価 3,190 円（本体 2,900 円 + 税 10%）　B5 判　310 頁　ISBN 978-4-7581-2094-4

身近な薬が「どうして効くのか」を丁寧に解説した薬理定番テキスト．カラーイラストで捉える機序は記憶に残ると評判．「感覚器」「感染症」「抗癌剤」など独立・整理し，医療の現場とよりリンクさせやすくなりました．

FLASH薬理学

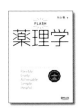

丸山　敬／著
定価 3,520 円（本体 3,200 円 + 税 10%）　B5 判　375 頁　ISBN 978-4-7581-2089-0

薬理学の要点を簡潔にまとめた，詳しすぎず易しすぎないちょうどよい教科書．通読も拾い読みもしやすく，WEB 特典の解答付きの応用問題で重要事項の復習ができます．医学生や看護・医療系学生がまず読むべき1冊！

ライフステージや疾患背景から学ぶ臨床薬理学

～テーラーメイド薬物治療の基本知識と処方の実際

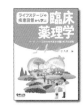

大井一弥／著
定価 4,070 円（本体 3,700 円 + 税 10%）　B5 判　190 頁　ISBN 978-4-7581-0936-9

コアカリの「テーラーメイド薬物治療」を網羅した画期的なテキスト．高齢者，妊婦，小児，腎疾患，肝疾患など薬物治療で考慮すべき重要因子をおさえることができます！章末のチェック問題は国家試験に頻出の薬剤をセレクト！

動画×書籍で学ぶ解剖学・生理学7日間で総復習できる本

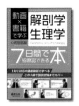

町田志樹／著
定価 4,950 円（本体 4,500 円 + 税 10%）　B5 判　278 頁　ISBN 978-4-7581-0267-4

全 165 項目1対1対応の講義動画でわかる！膨大な解剖学と生理学を，7日間に区分した章立ててスケジューリングしているので，計画的に学習を進めることができます．医療系学部の国家試験の基礎固めにおすすめ！

楽しくわかる栄養学

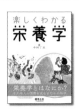

中村丁次／著
定価 2,860 円（本体 2,600 円 + 税 10%）　B5 判　215 頁　ISBN 978-4-7581-0899-7

「どうしてバランスのよい食事が大切なのか」「そもそも栄養とは何か」という栄養学の基本から，栄養アセスメント，経腸栄養など医療の現場で役立つ知識まで学べます．栄養の世界を知る第一歩として最適の教科書．

羊土社　発行書籍

ていねいな保健統計学　第2版

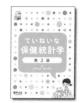

白戸亮吉，鈴木研太／著
定価 2,420 円（本体 2,200 円 + 税 10%）　B5 判　199 頁　ISBN 978-4-7581-0976-5

看護師・保健師国試対応！難しい数式なしで基本的な考え方をていねいに解説しているから，平均
も標準偏差も検定もこれで納得！はじめの一冊に最適です．第 2 版では統計データを更新．国試過
去問入りの練習問題付き．

生理学・生化学につながる　ていねいな生物学

白戸亮吉，小川由香里，鈴木研太／著
定価 2,420 円（本体 2,200 円 + 税 10%）　B5 判　220 頁　ISBN 978-4-7581-2110-1

医療者を目指すうえで必要な知識を厳選！生理学・生化学・医療に自然につながる解説で，1 冊で
生物学の基本から生理学・生化学への入門まで．親しみやすいキャラクターとていねいな解説で楽
しく学べます．

生理学・生化学につながる　ていねいな化学

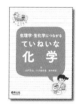

白戸亮吉，小川由香里，鈴木研太／著
定価 2,200 円（本体 2,000 円 + 税 10%）　B5 判　192 頁　ISBN 978-4-7581-2100-2

医療者を目指すうえで必要な知識を厳選！生理学・生化学・医療とのつながりがみえる解説で「な
ぜ化学が必要か」がわかります．化学が苦手でも親しみやすいキャラクターとていねいな解説で楽
しく学べます！

はじめの一歩の病態・疾患学

～病態生理から治療までわかる

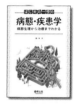

林　洋／編
定価 2,970 円（本体 2,700 円 + 税 10%）　B5 判　311 頁　ISBN 978-4-7581-2085-2

臨床現場で必要な知識をこの 1 冊に凝縮．臓器別の解説により病態を判断する力はもちろん，ケア
へつながる視点が身につきます．病態と疾患の関係にすぐアクセスできる病名索引付き．看護学生
の教科書におすすめです．

はじめの一歩の病理学　第2版

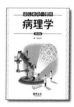

深山正久／編
定価 3,190 円（本体 2,900 円 + 税 10%）　B5 判　279 頁　ISBN 978-4-7581-2084-5

病理学の「総論」に重点をおいた内容構成だから，病気の種類や成り立ちの全体像がしっかり掴め
る．改訂により，近年重要視されている代謝障害や老年症候群の記述を強化．看護など医療系学生
の教科書として最適．

はじめの一歩の生化学・分子生物学　第3版

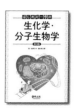

前野正夫，磯川桂太郎／著
定価 4,180 円（本体 3,800 円 + 税 10%）　B5 判　238 頁　ISBN 978-4-7581-2072-2

初版より長く愛され続ける教科書が待望のカラー化！高校で生物を学んでいない方にとってわかり
やすい解説と細部までこだわったイラストが満載．第 3 版では，幹細胞・血液検査など医療分野の
学習に役立つ内容を追加！

羊土社　発行書籍

プラスαの服薬指導に活かす！食事と栄養
～疾患別132の疑問に答えます

日本調剤株式会社／編
定価 3,740円（本体 3,400円＋税10%）　A5判　280頁　ISBN 978-4-7581-0947-5

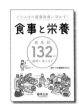

薬局ですぐに役立つ，食事と栄養132のQ&Aを厳選！疾患別に解説しているので，服薬指導の際の食事のアドバイスや患者さんからの相談に自信をもって対応できます！食品別の栄養成分量など，すぐに役立つ資料も満載！

忙しい人のための公衆衛生
～「なぜ？」から学ぶ保健・福祉・健康・感染対策

平井康仁／著
定価 2,970円（本体 2,700円＋税10%）　A5判　206頁　ISBN 978-4-7581-2368-6

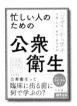

国試に頻出だけど苦手！という学生のために，臨床につながる目線で根拠とポイントを解説した入門書．医学と行政，健康を守るしくみ，合理的な意思決定のための衛生統計が短時間で学べる．理解を助ける国試例題付き！

薬を扱うなら知っておきたい！薬剤経済はじめの一歩

赤沢　学／編
定価 3,190円（本体 2,900円＋税10%）　A5判　132頁　ISBN 978-4-7581-0944-4

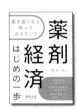

薬の「価値」を効果と値段の両面から評価する手法の，医療者・学生のためのコンパクトな入門書．基礎編は，薬剤経済の概要と分析の基本を，実践編は，感染症対策や糖尿病治療・膵がん化学療法などへの応用例を紹介．

医療統計解析使いこなし実践ガイド
～臨床研究で迷わないQ&A

対馬栄輝／編
定価 3,080円（本体 2,800円＋税10%）　A5判　254頁　ISBN 978-4-7581-0248-3

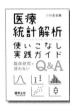

「結局，統計解析ってどうやったらいいの？」そんな疑問にお答えします！統計手法の選び方，論文への書き方から統計ソフトを使った具体的な解析手順まで，数式なし・Q&A形式で楽しくわかる！

基礎から学ぶ遺伝看護学
～「継承性」と「多様性」の看護学

中込さと子／監，西垣昌和，渡邉　淳／編
定価 2,640円（本体 2,400円＋税10%）　B5判　178頁　ISBN 978-4-7581-0973-4

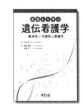

遺伝学を基礎から学べ，周産期・母性・小児・成人・がん…と様々な領域での看護実践にダイレクトにつながる，卒前・卒後教育用の教科書．遺伝医療・ゲノム医療の普及が進むこれからの時代の看護に必携の一冊．

看護学生・若手看護師のための　急変させない患者観察テクニック
～小さな変化を見逃さない！できる看護師のみかた・考え方

池上敬一／著
定価 2,970円（本体 2,700円＋税10%）　B5判　237頁　ISBN 978-4-7581-0971-0

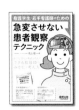

「急変して予期せぬ心停止！」とならないために，できる看護師が行う「急変の芽を摘み取る方法」を"14枚の知識カード"にまとめて解説！本書をマスターすれば，できる看護師の思考パターンで動けます！